科学出版社“十四五”普[illegible]教材

医学实验动物学

（第2版）

刘恩岐　师长宏　谭冬梅　主编

科学出版社

北　京

内 容 简 介

本教材为《医学实验动物学》第2版，是科学出版社“十四五”普通高等教育研究生规划教材之一。全书共12章，包括实验动物在生物医学研究中的地位和作用，实验动物福利与伦理，常用实验动物种类及其生物学特性，实验动物质量控制（遗传、微生物、环境和营养），动物实验设计，人类疾病动物模型，基因修饰动物制作及应用，实验动物饲养和管理，实验动物麻醉和安乐死，动物实验技术。本教材保持了第1版简明扼要的特点，突出理论教学、实验操作和技能培训，系统介绍了实验动物的基本知识和动物实验技术。

本教材是从事生物医学研究本科生、研究生教科书，也是从事动物实验研究、兽医、实验动物饲养以及其他参与动物实验的专业人士的必备参考书。

图书在版编目（CIP）数据

医学实验动物学/刘恩岐，师长宏，谭冬梅主编. —2版. —北京：科学出版社，2024.6

科学出版社“十四五”普通高等教育研究生规划教材

ISBN 978-7-03-077568-9

Ⅰ. ①医… Ⅱ. ①刘… ②师… ③谭… Ⅲ. ①医用实验动物 Ⅳ. ①R-332

中国国家版本馆CIP数据核字（2024）第013777号

责任编辑：李秀伟 / 责任校对：郑金红
责任印制：赵 博 / 封面设计：无极书装

科学出版社 出版
北京东黄城根北街16号
邮政编码：100717
http://www.sciencep.com

中煤（北京）印务有限公司印刷
科学出版社发行 各地新华书店经销
*
2008年5月第 一 版 开本：720×1000 1/16
2024年6月第 二 版 印张：26 1/2
2025年1月第十二次印刷 字数：534 000

定价：158.00元

（如有印装质量问题，我社负责调换）

《医学实验动物学》（第 2 版）编委会

主　编：刘恩岐　师长宏　谭冬梅

编　委：（以姓氏笔画为序）

白　亮　西安交通大学

师长宏　空军军医大学

刘恩岐　西安交通大学

宋国华　山西医科大学

张　海　空军军医大学

范江霖　五邑大学

赵四海　西安交通大学

高长青　中南大学湘雅医院

谭　毅　重庆医科大学

谭冬梅　重庆医科大学

《医学实验动物学》（第 1 版）编委会

主　编： 刘恩岐　尹海林　顾为望

副主编： 薛智谋　杨卫东　杨鹏辉　刘田福

编　委：（以姓氏笔画为序）

王忠东　青海省实验动物中心

尹海林　四川大学

孔利佳　华中科技大学

北嶋修司　日本佐贺大学

师长宏　第四军医大学

朱德生　北京大学

刘田福　山西医科大学

刘恩岐　西安交通大学

杨　萍　复旦大学

杨卫东　宁夏医学院

杨鹏辉　西安交通大学

赵四海　西安交通大学

夏　洋　陕西省实验动物管理委员会

顾为望　南方医科大学

薛智谋　苏州大学

第 2 版前言

人类历史上所有划时代的医学进步都是通过生物医学研究来实现的，所有的生物医学研究都是为了认识生命的本质、改善人类和动物的健康。动物实验是以实验研究证据为基础、以结果为导向的临床前研究，在疾病防治、病痛缓解、寿命延长，以及药物与医疗设备研发、外科手术创新等方面不可或缺。到目前为止，共有 225 人获诺贝尔生理学或医学奖，其中 188 人的研究成果来自动物实验。美国国立卫生研究院（NIH）每年用于动物实验研究的经费为 120 亿～145 亿美元，占 NIH 资助生物医学研究总经费的 47%左右。动物实验不仅扩大了我们的生物医学知识，而且还大大改善了人类和动物的健康。自 1900 年以来，动物实验研究的成就帮助美国人延长了大约 25 年的平均寿命。犬瘟热疫苗的使用，仅在英国每年就能拯救 20 万只幼犬性命。毫无疑问，动物研究使人和动物均受益。然而，有些人仍然反对动物研究，因为他们认为动物实验研究会给动物带来疼痛和伤害，甚至怀疑动物实验结果的临床转化价值，动物实验面临挑战。因此，如何根据 3Rs 原则［替代（replacement）、减少（reduction）、优化（refinement）］及动物福利伦理基本原则，有效地开展动物实验研究，已成为每一位生物医学研究人员必须面对的一个基本问题。

大多数农业、生物、医学院校开设了实验动物科学相关课程。但不同院校实验动物学课程体系相差较大，使用教材内容、质量参差不齐。为了给学习实验动物学的学生提供一本合适的、包含最先进技术的实用教科书， 2008 年在科学出版社的帮助下，我们编写了《医学实验动物学》，该教材出版后需求较大，出版社重印了 9 次，产生了较大的社会影响力。但是随着生物医学的不断进步及动物实验技术的日新月异，该教材相关内容迫切需要更新。在西安交通大学研究生教学改革项目的大力支持下，我们决定编撰《医学实验动物学》（第 2 版）教材。

本教材以《医学实验动物学》（第 1 版）为基础，结合作者团队几十年的实验动物学教学、动物实验研究和多本教材的编写经验，在咨询了使用实验动物进行生物医学研究的老师和研究生，并进行了较长时间思考之后，我们全面进行了更新并完成了编撰工作。

本书仍保持第 1 版简明扼要的特色，以理论教学、实验操作和技能培训为重点，系统涵盖了实验动物的基本知识和动物实验的技术（包括最新技术）。为了更好地开展教学工作，将第 1 版的 8 章内容扩展到 12 章，将第 1 版“实验动物质量控制”拆分为“实验动物遗传质量控制”“实验动物微生物质量控制”“实验动物环境和营养控制”3个章节；从第1版“人类疾病动物模型”和“动物实验技术”中将“基因修饰动物制作及应用”、“实验动物麻醉和安乐死”分别拆分出来，单独成章。在本教材编撰过程中，我们力求将对实验动物科学的理解及所了解的实验动物科学最新进展呈现给大家，但由于编委认识的局限性，本教材中的一些内容仍需要推敲和完善，恳请各位老师和学生多提意见，以便再版时修订、补充和完善。即便如此，我们充分相信，本教材不仅是从事生物医学研究本科生、研究生的标准教科书，也是从事动物实验研究、兽医、实验动物饲养及其他参与动物实验的专业人士必备的参考书。

编　者

2023年5月

第 1 版前言

生物医学研究中大约 70%的课题要用到实验动物，动物实验增加了人类的科学知识，极大地改善了人类和动物的健康状况。如从 1900 年到现在，来自动物实验取得的成果，使美国人的平均寿命增加了 25 岁。但是，国际社会也有一部分人认为动物实验不但成本太高，而且会给动物带来痛苦和伤害，因而对动物实验研究有异议。如何看待和有效地实施动物实验研究、遵循以“替代、减少、优化”为主要内容的 3Rs 原则、保障动物福利，是即将从事生物医学研究的学生必须要面对的问题。

我国绝大多数高等医药院校、农业院校给硕士研究生开设实验动物学课程，但缺乏相应的教材。2004 年，我们在卫生部教材办公室和全国高等医药教材建设研究会的支持下，编写了全国第一本面向高等医药院校硕士研究生使用的《医学实验动物学》教材，产生了一定的影响。最近，在西安交通大学“985”工程研究生教材建设项目和科学出版社的支持下，我们重新组织在实验动物学教学一线的老师，吸收前本教材的优点、摈弃其缺陷，编写了这本《医学实验动物学》教材。在编写过程中，我们结合部分编委在国内外学习和工作的经验，吸收了发达国家相关学科教学和培训内容，以学生使用实验动物进行生物医学研究为出发点，淡化了实验动物科技工作者本身研究的内容，较系统地介绍了实验动物基础知识和动物实验基本技术，包括：实验动物质量控制、常用实验动物特性、动物实验技术、人类疾病动物模型、实验动物福利、动物实验设计、动物实验组织和管理。该书注重理论讲授、实验操作、技术培训三结合。

全书 8 章、39 节、37.5 万字。教材主要章节和编写分工如下：第一章由刘恩岐、尹海林、夏洋、朱德生编写；第二章由刘恩岐、顾为望、杨鹏辉、王忠东、杨萍、薛智谋编写；第三章由刘恩岐、孔利佳编写；第四章由刘恩岐、尹海林、师长宏、北嶋修司编写；第五章由尹海林、刘田福、赵四海编写；第六章由尹海林、杨卫东编写；第七章由尹海林、刘恩岐、杨鹏辉编写；第八章由顾为望、刘恩岐、尹海林编写。初稿完成后，由副主编负责初审、互审，然后经编委会讨论后由主编统稿、征求编委意见后定稿。

各位编委都是多年从事实验动物学教学一线的老师，力求把实验动物学的精髓写进这本教材。科学出版社认真负责的态度，一直贯穿在组稿、内容确定、文字推敲、校对等教材出版的各个环节。西安交通大学“985”工程研究生教材建设项目给予了一定的经济支持。以上的工作基础，使本教材的质量得到了保障。

因各院校开设的实验动物学课程重点有所不同，教师可以结合自己的教学实践，取舍所需内容。

最后，我们认为教材中仍有一些内容需要推敲和完善，敬请使用这本教材的老师和同学及时将你们的意见和建议反馈给我们，以便再版时补充、完善。

编　者

2008年5月

目 录

第一章　实验动物在生物医学研究中的地位和作用

在生物医学（biomedicine）研究规划、论证、设计和实施过程中，实验方法、设备和材料的选择相当重要。常用的生物医学研究实验材料包括：①人类志愿者；②实验动物（laboratory animal）；③动植物或人类的细胞、组织、器官及胚胎；④细菌、真菌及低等生物；⑤计算机模型（model）、理化产品等非生命体替代模型。每一项生物医学研究都应根据具体研究目的、手段，在法律和伦理范畴之内，选取最经济、最直接的实验材料。

基于大样本人群临床、基因组（genome）数据与现代分子生物学分析工具（如生物信息学）有机结合，人们可以更深入理解疾病与遗传、环境之间的关系，但是对人类志愿者观察性研究（observational study）往往反映疾病和某种致病因素的相关性（correlation），并不能直接反映或测试因果关系（causal relationship）。细胞、细菌测试或计算机模拟也不能提供整体生物背景（如血压调节、药物或病原体全身作用），这种情况下需要从简单的体外（*in vitro*）研究过渡到复杂的体内（*in vivo*）研究，动物实验（animal experiment）不可或缺。

自 1900 年以来，生物医学知识的广泛普及和应用很大程度上归功于实验动物的使用，绝大多数生物医学研究领域划时代的研究成果（如诺贝尔生理学或医学奖获奖项目）均来自于动物实验。历经 100 多年的发展，生物医学工作者已经充分意识到，只有利用实验动物去了解整个机体（而不是某个器官、组织）健康和疾病状态下生理功能变化及其协调机制，才可能做好疾病预防和治疗。

本章简要介绍实验动物基本概念和动物实验的基本知识、实验动物和生物医学研究的关系、动物实验伦理及动物实验管理等内容。

第一节　实验动物学

一、实验动物学概论

20 世纪 50 年代后期，生物医学实验研究迫切需要高质量的实验动物和准确、可重复的动物实验结果，近交系（inbred strain）小鼠的出现并大量使用，促使一门新的专门研究实验动物和动物实验的科学——实验动物学（laboratory animal science）的诞生。前者研究实验动物遗传、育种、质量控制、疾病防治及动物福利（animal welfare）等内容；后者是指以生物医学实验研究为目的，在保障动物福利的前提下，对动物进行各种处理，获得新的、科学的实验数据。

实验动物学的主要任务是提供合格、标准的实验动物用于生物医学研究，以便收集足够多的与人类或其他动物临床表现相似、结果准确及可重复的资料。

动物实验主要应用在医学、药学、生物学和兽医学等生物医学研究领域，从实验动物使用数量看，医学领域使用的动物数量占绝大多数，主要用于教学、培训、研究及药品或食品等功能评价和安全性检测。实验动物也是制造生物药物（如用地鼠原代肾细胞为材料，生产肾综合征出血热病毒疫苗）的原材料。专门研究医学实验动物和医学动物实验的科学被称为医学实验动物学（medical laboratory animal science）。

实验动物学作为一门独立的新兴学科，在孟德尔定律被重新发现以后得以迅速发展。1944年，美国科学院首次把实验动物标准化问题提上议事日程，可视为现代实验动物学的起点。1966年，“实验动物学”的名字第一次出现在科学文献中，标志着这门新学科的诞生。

实验动物学虽是一门比较年轻的科学，但它已经建立起自身完整的理论体系，也派生出相关分支学科，如实验动物育种学（laboratory animal breeding）、实验动物微生物学（laboratory animal microbiology）、实验动物环境生态学（laboratory animal environmental ecology）、实验动物营养学（laboratory animal nutrition）、实验动物医学（laboratory animal medicine）、比较医学（comparative medicine）、动物实验方法学（animal experiment methodology）、实验动物饲养管理（laboratory animal husbandry）等。

实验动物科学的重要性在于它是医学生物学研究的重要手段和支撑条件，直接影响着许多生物医学研究课题的确立、实施及结果的可靠性；它的迅速发展又把许多生物医学课题的研究引入新的境地，推动和引领了整个生物医学发展。

二、实验动物

（一）实验动物的种类

自然界动物种类繁多，到目前为止，已知多达150万种以上。采用物种自然分类法，以动物的外部性状、内部构造、生活方式、生物发生和彼此间的血缘关系等为依据，可以将所有动物以门（phylum）、纲（class）、目（order）、科（family）、属（genus）、种（species）进行分类。除此之外，还可用亚门、亚纲、亚目、亚科、亚属、亚种等进行更细的分类。

种即物种，是存在于自然界中一个特定种群的生殖群体，与其他种群的生殖群体之间存在生殖隔离。物种是生物分类的基本单位，它的形成是自然选择（natural selection）的结果。例如，现代生物医学研究中最常用的“标准”近交系小鼠

C57BL/6，在物种分类上属于脊椎动物门（Vertebrata）、哺乳纲（Mammalia）、真兽亚纲（Eutheria）、啮齿目（Rodentia）、鼠型亚目（Myomorpha）、鼠科（Muridae）、小家鼠属（*Mus*）、小家鼠种（*Mus musculus*）。目前，全世界在生物医学研究中广泛使用的实验小鼠主要来源于 *M. m. domesticus*、*M. m. musculus*、*M. m. molossinus* 和 *M. m. castaneus* 这 4 个亚种。

物种之间存在生殖隔离。在自然界，*Mus musculus* 不能与 *M. spretus*、*M. spicilegus* 和 *M. macedonicus* 杂交而产生后代。然而，在人工繁育条件下，不同物种小鼠有可能交配并产下后代，但并不是 *M. musculus* 与其他所有属（*Mus*）的小鼠都能够交配或者获得后代。

自然界所有动物中，只有极少部分用于生物医学研究。生物医学研究中使用的实验动物，除了少量的无脊椎动物外，绝大多数是脊椎动物门哺乳纲动物。其中，啮齿目动物使用量占整个脊椎动物的 80%以上，而小鼠又占整个啮齿目实验动物的 70%以上。

（二）实验动物和实验用动物

为了将真正用于生物医学研究的动物和其他类型的动物区分开来，可人为将自然界所有动物按照其存在状态分为实验动物、经济动物（economical animal）、野生动物（wild animal）、宠物（pet）和观赏动物（ornamental animal）。

1. 实验动物

根据国家《实验动物管理条例》，实验动物（laboratory animal）是指经人工饲育，对其携带的微生物实行控制，遗传背景明确或者来源清楚的，用于科学研究、教学、检定以及其他科学实验的动物。狭义的实验动物是指专门培育供生物医学实验研究使用的动物，主要是指以生物医学研究、教学、医疗、鉴定、诊断、生物制品生产与检定等需要为目的，通过人工培育、繁殖而来的标准化动物品种（stock）或品系（strain）。按照这个定义，真正的实验动物必须具备以下三个特点。

1）从遗传控制角度看，实验动物必须是来源清楚、人工培育、遗传背景明确的动物。所以，实验动物是遗传限定动物（genetically defined animal）。按遗传背景不同，可以简单分为同基因型动物和不同基因型动物两大类。同基因型动物是指近交系和杂交一代（F_1 hybrid）动物，而不同基因型动物主要是指远交系（outbred strain）和杂交二代（F_2 hybrid）动物等。近交系动物又衍生出同源导入近交系（congenic inbred strain）、同源突变近交系（coisogenic inbred strain）、重组近交系（recombinant inbred strain）、分离近交系（separate inbred strain）、染色体互换近交系（consomic strain）、重组同类系（recombinant congenic strain）等。

实验动物遗传质量控制详见第四章。

2）从微生物控制角度看，所有实验动物携带的微生物、寄生虫都受人工严格控制。为了保证动物实验的准确性、敏感性和可重复性，实验动物的微生物和寄生虫控制除了必须控制动物本身疾病外，还要控制动物的潜伏感染及对动物虽不致病但可能干扰动物实验结果的病原体。据此，《实验动物 微生物、寄生虫学等级及监测》（GB 14922—2022）将实验动物分为三个等级：普通级动物［conventional（CV）animal］、无特定病原体级动物［specific pathogen free（SPF）animal］、无菌级动物［germ free（GF）animal］。

实验动物微生物和寄生虫质量控制详见第五章。

3）从应用角度看，所有实验动物最终都用于生物医学研究。目前，在生物医学、制药、化工、农业、环保、商检、外贸、军工、宇航等领域，实验动物总是作为前沿哨兵，在不能用人类进行科学实验的最低伦理要求线上，代替人类，验证了一个又一个生物医学真理。

按照以上狭义的实验动物概念，小鼠、大鼠、地鼠、豚鼠、兔、犬等进行了多年人工饲养，已经被培育成为合格的实验动物。而其他一些鸟类、鱼类、小型猪、非人灵长类等动物的实验动物化工作正在进行中，从严格意义上讲还不是真正的实验动物。

经济动物也被称为家畜（domestic animal），是以人类社会生活需要为目标，以经济性状（肉、乳、蛋、皮毛等）作为人工选择（artificial selection）指标，定向驯养、培育、繁殖的动物。很多经济动物也被用在生物医学研究中，如猪、马、牛、绵羊、山羊、鸡、鸭、鹅、鸽、鱼类等，其中一部分经济动物已经十分接近作为实验动物的苛刻标准，但与小鼠、大鼠等“标准”实验动物相比，其品质（遗传和微生物控制）还不能说是很完美。

野生动物是指自然状态下生存的动物。为了研究需要，人类有时从自然界捕获这些动物直接进行动物实验研究，而没有进行人工繁殖、饲养，如，生物医学教学中大量使用的青蛙、蟾蜍、蝾螈等。事实上，科学研究中使用的野生鱼类、无脊椎动物、鸟类、非人灵长类等，除少数外，均没有进行人工繁殖生产。

宠物多指家庭以非经济目的而豢养的动物，大多用于消除孤寂或娱乐。宠物以人工繁育的哺乳类（如犬、猫）和鸟类（如鹦鹉）动物居多。猫虽是常用实验动物，但标准化繁殖困难、供应机构稀有。

观赏动物一般为濒临灭绝动物（endangered animal）或引人注目的动物，极少用于动物实验。

2．实验用动物

实验用动物（animal for research 或 experimental animal）泛指一切用于生物

医学实验的动物，除了严格意义上的实验动物外，还包括经济动物、野生动物、宠物及观赏动物，也包括无脊椎动物。

实验用动物要比实验动物范围广很多。将实验用动物和实验动物区分开来有其重要性，也有其局限性。

在动物实验的重复性方面，实验用动物和实验动物有较大的差异。重复性（reproducibility）要求动物实验能达到像化学反应（chemical reaction）一样的精确度，这就要求实验动物也需具有化学试剂那样的"纯度"。为了使科学研究有较好的重复性和可比性（comparability），就必须对动物进行严格的遗传控制、微生物/寄生虫控制、营养控制和环境控制。这些严格要求只有实验动物能够符合，而野生动物、经济动物几乎不可能。因为野生动物生活在野生环境中，是"适者生存"自然选择的产物；而家畜等经济动物虽然是人工选择的品种，但它的选种是以经济性状为目标，追求的是经济效益。

狭义的实验动物概念，很难定义目前生物医学研究的热点模式动物如斑马鱼（zebra fish）、秀丽隐杆线虫（*Caenorhabditis elegans*）及给遗传学带来划时代意义的果蝇（fruit fly），是属于远交系还是近交系动物，是普通级还是 SPF 动物。狭义实验动物概念是在小鼠、大鼠等啮齿类动物完成实验动物化取得巨大成功的基础上发展起来的，对于啮齿类以外的动物并不一定适用。例如，近交系实验动物是指兄妹连续交配 20 代以上、近交系数大于 0.98 的动物。除啮齿类以外的大多数动物无法实现如此高度的近交。因此，有些学者认为，鸡、鹌鹑等鸟类只要近交系数大于 0.5，就可以认为是近交系动物。

许多不常见的实验用动物对于生物医学研究也有着不可替代的贡献。例如，旱獭肝炎病毒（woodchuck hepatitis virus）感染旱獭（woodchuck）引起的肝硬化、肝癌病理生理特征几乎与人类感染乙型肝炎病毒（hepatitis B virus）的病理结果高度一致，可用于评估影响人体肝脏病理及癌症进展易感环境和毒理因素。再如，普通九带犰狳（nine-banded armadillo）体温异常低（32℃），却是麻风杆菌（*Mycobacterium leprae*）独特的非人宿主，几十年来，犰狳是研究人类麻风病发病机理、测试相关疫苗的理想模型。

在生物医学研究中，严格区分实验动物和实验用动物意义不大。为了叙述方便，如果没有特别说明，本教材中提到的实验动物实际上是指实验用动物。生物医学研究中所涉及的实验用动物既有脊椎动物，又有果蝇和秀丽隐杆线虫之类的无脊椎动物。本书主要讲述常用的脊椎动物类实验动物。在脊椎动物中，哺乳类实验动物占绝大多数，这也是动物福利所要保护的主要实验动物类群。

3. 实验动物标准化

实验动物标准化是指实验动物生产条件（环境和设施）标准化、实验动物质量标准化（遗传质量控制、微生物和寄生虫控制及营养控制）和动物实验条件标准化。要达到这几个“标准化”，必须对实验动物进行遗传控制、微生物学控制、寄生虫学控制、营养控制、环境和设施控制。

动物实验标准化（standardization of animal experiment）是指动物质量和实验条件标准化。一般来说，动物实验标准化实际上包含实验动物标准化和动物实验条件标准化，前者是后者的保证。讨论动物实验标准化时，主要强调后者。标准化动物实验可以增加实验结果的重复性，使实验室内和不同实验室之间的动物实验结果具有重复性和可比性，提高动物实验结果的可信度（reliability）和临床转化效率。从统计学观点来看，标准化可以减少动物个体间度量值变异（variation），降低每次实验所需动物数量，减少动物实验成本，保障动物福利。

实验动物和动物实验环境设施标准化详见第六章。

4. 基因修饰实验动物

Gordon 等（1980）采用显微注射技术将外源 DNA 注入小鼠受精卵的原核期细胞的雄性原核（male pronucleus），成功获得了带有外源基因并能稳定遗传的转基因动物（transgenic animal）。与此方法同时建立的携带打靶突变的胚胎干细胞（embryonic stem cell，ESC）被注入正常囊胚，发育成为嵌合体小鼠（chimera mouse）。随后，内源性基因被剔除（基因失活）后培育的基因敲除（knock out）小鼠等相继培育成功。目前，利用 CRISPR/Cas9 基因编辑技术可以很容易获得各种基因修饰（genetically modified）动物模型。采用核移植（nuclear transfer）培育克隆动物（clone animal），利用 *N*-乙基-*N*-亚硝基脲（*N*-ethyl-*N*-nitrosourea，ENU）诱发突变模型动物，根据 RNAi（RNA interference）原理成功培育基因敲减（knock-down）动物。动物遗传工程技术的日益成熟和迅速发展，培育了大量的基因修饰动物，大大丰富了实验动物资源，为生物医学研究提供了一个强有力的工具。

基因修饰动物制作方法及其应用详见第九章。

三、动物实验

1. 动物实验概念

生物医学研究领域内许多里程碑式的研究成果均来自动物实验。根据美国国会技术评估办公室（Congress Office of Technology Assessment）和美国国家生物医学协会（National Association for Biomedical Research）统计，美国政府资助的所有生物医学研究项目中，70%以上的课题使用实验动物。1901～2022 年的诺贝尔生理学或医学奖获奖研究中，25 种动物被应用，包括小鼠、大鼠、兔、犬、豚鼠、地鼠、猴等常规实验动物及猫、猪、鸡、蛙、鸽子、马、鱼、蛇、果蝇、蜜蜂、海兔、线虫等实验用动物。225 位获诺贝尔生理学或医学奖科学家当中，188 位的研究成果来自动物实验，占 84%。动物实验对于生物医学研究的重要性可见一斑。

大多数实验动物生命周期比较短，如小鼠的一个繁殖周期只有 70 天，成年体重只有 20～30g，寿命只有 2～3 年，用作实验动物可以在很短的时间和有限的空间内观察到一个动物的整个繁育和生命过程。人类多数疾病的发展过程十分复杂，要深入探讨其疾病的发病机理及防治是不能，也不应该在患者身上进行试验，但可以通过对动物各种疾病和生命现象的研究进而类推到人类。

实验动物容易感染类似人类的一些疾病，对动物这些疾病研究的结果可以应用于人类的类似疾病，也有利于其他动物类似疾病的预防和治疗。所以，动物实验对人类和动物本身都是有益的。

脊髓灰质炎（poliomyelitis）是一种古老又可怕的疾病，第二次世界大战后在欧美国家流行。1948～1952 年，美国有 11 000 名患者死于脊髓灰质炎，200 000 人因为脊髓灰质炎造成瘫痪或肢体萎缩畸形。今天，几乎人人都知道，儿童服用脊髓灰质炎糖丸疫苗后，终身不再受脊髓灰质炎的威胁。除了脊髓灰质炎外，儿童注射了伤寒、白喉、百日咳、天花、破伤风疫苗后，同样可以避免被这些疾病感染。成年人能够健康地生活，很大程度上得益于疫苗的贡献。事实上，这些疫苗的产生经过了无数次的动物实验。

另外，开展动物实验研究也有利于改善动物的福利。例如，犬瘟热（canine distemper）是由病毒引起、极易传播的一种犬的传染病，过去英国就有 80%的幼犬因为感染犬瘟热而死亡。20 世纪 20～30 年代，科学家利用动物实验研究犬瘟热疫苗时，遭到了反对动物实验团体的强烈反对，他们甚至向英国国会下议院提出了《犬保护议案》（Dog Protection Bills），企图说服下议院认定医学研究使用犬是非法的。幸运的是，英国医学研究组织说服政府没有通过该提案。科学家们最终研究出犬瘟热疫苗，由此英国每年有 20 万只幼犬获得新生。再如，猫免疫缺陷病毒（feline immunodeficiency virus，FIV）和猫白血病病毒（feline leukemia virus，FeLV）感染是导致猫死亡的主要原因，大约有 15%的猫感染 FIV 或 FeLV。通过动物实验成功研制的 FIV 和 FeLV 疫苗，使猫避免了这些病毒的感染。

动物实验技术详见第十二章。

2. 动物实验原理

目前使用的大多数实验动物，虽然在进化史上与人类的血缘关系比较远，但仍然是非常有用的实验动物。因为实验动物的组织、器官、生理代谢特征与人类及其他动物有相似之处，动物的生理学、解剖学、药学及外科学的基本原理对于所有动物（包括人类）都是适用的。

基因组和后基因组时代的发现证明，任何动物（即使是无脊椎动物）都可能成为研究人类疾病极具吸引力的模型动物。例如，看似与人类毫无关系、生活在土壤中、长度不到 1mm 的秀丽隐杆线虫，基因组序列与人类也有 40%同源，蛋白质中平均 49%的氨基酸与人类相同。对秀丽隐杆线虫的实验研究，发现了调节器官发育和细胞程序性死亡（programmed cell death）的关键性基因，并证明这些基因也存在于高等动物（包括人类）中。这一发现开启了探究人体细胞分化和演变的大门，并对很多人类疾病发病机制的研究产生深远的影响。

在生物进化史上，小鼠在 6800 万年前就与人类分道扬镳，其基因组序列于 2002 年 12 月测定完成，估计有 27 000～30 500 个蛋白编码基因（protein-coding gene），其中 99%的基因在人类基因组中可以找到“匹配”（match）序列。研究小鼠的每一个基因及其功能，将对认识人类本身和人类疾病产生深远的影响。

与人类相比，实验动物对药物和某些化学物质的反应可能有所不同。通过自发或利用现代生物技术改造动物的基因组，使动物“人源化”（humanized），即实验动物体内携带有人体组织或细胞，从而减少与人类在某些方面的差异性，以便更适合作为人类的模型。例如，利用转基因技术改变啮齿类实验动物对药物的代谢，缩小与人类的差异。

有关人类疾病动物模型制作及评价详见第八章。

受伦理道德和法律法规的约束，不是所有的生物医学研究都能够使用实验动物，也不是所有的动物都能应用于生物医学研究。目前和今后相当长的一段时间内，动物实验仍是生物医学领域的有效研究手段之一。采用其他方法取代常规动物实验被称为动物实验替代法（alternative method）。

有关生物医学研究的动物实验设计详见第七章。

3. 动物实验结果

在动物实验研究中，有人将动物的反应（动物实验的结果）简单归纳为以下公式：

$$R=(A+B+C)\times(D+E)+F$$

式中，R 是动物的反应，也就是动物实验处理的结果。A 代表动物的反应。B 代表某物种（species）对实验处理的反应；通过基因操作（gene manipulation）技术可以改造动物种，从而达到影响动物实验结果的目的。C 代表个体（如性别、年龄）的反应；对动物遗传质量的控制，可以减少动物个体之间的差异。D 代表环境因素和动物种/品种、动物个体相互作用后对实验结果的影响。E 代表应激（stress）

反应；通过改善动物福利，减轻动物疼痛或痛苦（distress）可以获得更准确的实验结果。*F* 代表实验误差。

在生物医学研究中，“标化” *A*、*B*、*C*、*D*、*E* 尤为重要，可以有效减少非处理（untreatment）因素对 *R*（动物的反应）的干扰。

第二节　实验动物的历史和应用

一、实验动物起源

动物实验研究中最常用的小鼠起源于欧洲，大鼠起源于中亚。据史料记载，人类饲养小鼠的历史至少有 3000 年。中国古籍中记载公元前 1100 年，饲养花斑小鼠。18 世纪中国和日本饲养的宠物小鼠被转送到欧洲，与当地小鼠进行杂交，成为现代实验小鼠的鼻祖。

生物医学研究中使用小鼠的历史也很悠久。早在 1664 年，Robert Hooke（1635—1703）就用小鼠研究空气的特性。记录小鼠毛色遗传的书籍于 18 世纪在欧洲出版。但 20 世纪以前，人们使用实验动物进行科学研究并不系统和持续。

1902 年，美国哈佛大学的 William Ernest Castle（1867—1962）拉开了近代生物医学研究领域中饲养和使用小鼠的序幕。当时，科研中使用的小鼠主要来源于 Abbie E. C. Lathrop（1868—1918）在马萨诸塞州一个农场里专门饲养的小鼠，Lathrop 不但出售小鼠给科研机构，而且还进行了小鼠繁殖和育种研究，成功培育自发肿瘤小鼠品系。现代生物医学研究中许多最常用的近交系小鼠，均来自 Castle 和 Lathrop 饲养的小鼠，如“金标准近交系小鼠”——C57BL/6，就来自 Lathrop 饲养的 57 号小鼠。

Castle 和他的学生 Clarence Cook Little（1888—1971）认识到小鼠在遗传纯合子研究中的价值，开始对小鼠进行近亲交配。Little 采用连续高度近亲交配（兄妹交配）的育种方式，于 1909 年成功培育世界上第一个近交系小鼠 DBA。其中，D、B、A 分别代表毛色基因的英文缩写 dilute、brown 和 non-agouti。在随后的 10 年内，Little、Strong、Dune 和 Furth 等人又陆续成功培育 A、C57BL、C3H、CBA、BALB/c、101、129、AKR 等著名近交系小鼠。实际上，目前应用最广泛的近交系小鼠基本上是在 1920～1930 年培育的。其中，Little 在 1921 年培育成功的 C57BL/6 近交系小鼠，是世界公认的“标准”近交系实验动物。常用的近交系大鼠也是在这个时期培育而成的，其中大多数是由 Curtis 和 Dunning 在哥伦比亚大学肿瘤研究所完成，如 F344、M520、Z61、ACI、ACH、A7322 等。到 1930 年已经成功培育 12 个近交系大鼠。1906 年美国农业部畜牧局的 Rommel 开始了豚鼠近交实验，他培育的近交系豚鼠 2、13 至今仍在使用。

根据“小鼠、大鼠国际标准命名委员会”（International Committee on Standardized Nomenclature for Mice and Rats）统计，全世界登记在册的近交系小鼠品系478个、近交系大鼠品系234个，其中TA1、615、LIBP/1、NJS和T739近交系小鼠由中国培育而成。目前，世界上一些新的近交系小鼠、大鼠陆续培育成功，也有一些品系逐渐被淘汰。

虽然小鼠和大鼠的品系较多，但在生物医学研究中常用的主要有C57BL/6、BALB/c、DBA/2、129、C3H、A、AKR、CBA、SJL等10多个近交小鼠和ICR、NIH及昆明（Kunming，KM）等远交系。小鼠基因组序列的测定对象是C57BL/6小鼠。大鼠常用的远交系有Sprague Dawley （SD）、Wistar，近交系有SHR、F344、LEW、LOW等。

访问http://www.informatics.jax.org/external/festing，可以查阅目前全世界培育成功的近交系小鼠和大鼠的资料。

除了小鼠、大鼠外，近交系地鼠、豚鼠、兔、鸡等实验动物也先后培育成功，用于生物医学研究。

1918年起，我国也开始饲养繁殖小鼠用于实验研究，并陆续从国外引进小鼠、大鼠、兔和金黄地鼠等进行饲养繁殖。其中，1947年从印度引进白化小鼠到昆明，后来该种群遍布全国，成为今天国内应用数量较多的远交系小鼠——昆明（KM）小鼠。2015年，全国使用KM小鼠374万只。目前，我国科技工作者在长爪沙鼠、黑线仓鼠、树鼩、喜马拉雅旱獭、鼠兔、东方田鼠、剑尾鱼、小型猪等中国特色实验动物品种开发方面做了大量工作，为生物医学研究提供更多的选择。

常用实验动物的生物学特性及其在生物医学研究中的应用详见第三章。

生物医学使用的实验动物与人类进化关系越接近，其作为模型的潜在价值就越大，这个观点是极其错误的。生物医学研究选择“合适”的动物模型才是最重要的，如果体外实验就能回答一个科学假设，就不要开展体内研究；同样，使用小鼠能找到答案，绝对不应使用非人灵长类动物。使用某种动物开展生物医学研究并不依据这种动物多么像人类、血缘关系多么接近人类，而是该动物“适合”研究人类某种生物学现象。

二、动物实验和生物医学研究

在现代生物医学研究领域，实验研究的条件可以概括为AEIR 4个基本要素，A代表animal（动物）、E代表equipment（设备）、I代表information（信息）、R代表reagent（试剂），其中动物排在4个基本要素之首。实验动物作为人类的替代者或模型，伴随着生物医学一起成长和发展。

西方医学主要起源于古希腊。公元前 400 年，第一本医学手册《希波克拉底文集》(*Corpus Hippocraticum*)就有使用动物的例子。古罗马物理和医学家 Claudius Galen（130—201），使用猪、犬和非人灵长类进行医学生理学研究。从那时起，医学研究使用动物一直持续了几个世纪。从基督教出现并统治罗马以后，实验科学研究几乎完全停止，直到文艺复兴时期，才重新开始实验医学（experimental medicine)研究，但当时流行的是解剖学。在这一时期，也出现了法国 Rene Descartes（1596—1650）这样的哲学家，用纯粹的机械原理来解释生命，认为动物和人的区别在于动物没有灵魂和意识，动物的行为就像没有感觉的机器，在理论上支持了使用动物进行实验研究。从那个时代开始，人们逐渐认识到实验医学研究对于改善人类的生活方式和健康的重要性，开始了比较深入的实验医学研究。

通过下面几个简单的事例，可以很清楚地看出实验医学对于现代医学的贡献。Andreas Vesalius（1514—1564）依靠动物实验，建立了解剖学与生理学的对应关系，成为现代人体解剖学奠基人。William Harvey（1578—1657）在动物身上发现并建立了血液循环理论。1878 年德国科学家 Robert Koch（1843—1910）通过对牛、绵羊疾病的研究，发现了结核杆菌。他还将分离出来的炭疽杆菌接种到小鼠体内，复制出小鼠炭疽疾病，并从患炭疽病的小鼠体内分离到了同样的细菌，证明了炭疽杆菌与炭疽病的关系。随后，创造性提出了“科赫法则”(Koch postulates)，确定了动物实验在鉴定病原体中的关键性作用，今天仍被当作“金科玉律”。Louis Pasteur（1822—1895）确定了炭疽、狂犬病等动物病原性生物是导致动物和人类发生疾病的病原体，1884 年成功研制狂犬病疫苗。19 世纪末 20 世纪初，俄国生理学家巴甫洛夫（Ivan Petrovich Pavlov）（1849—1936）用犬研究消化生理和高级神经活动，提出了条件反射（conditioned reflex）概念，开创了高级神经活动生理的研究。19 世纪末，德国细菌学家 Friedrich Löffler（1852—1915）用豚鼠等动物研究白喉杆菌(*Corynebacterium diphtheriae*)，发现动物死亡的原因不是细菌本身，而是细菌产生的毒素。这一发现提出了预防白喉的免疫疗法，开创了抗生素治疗的新时代。1914 年，日本人山极和市川用沥青长期涂抹家兔耳等部位，成功地诱发出皮肤癌，进一步研究发现沥青中的 3, 4-苯并芘是化学致癌物，从而证实了化学物质的致癌作用。法国生理学家 Charles Richet（1850—1935）通过动物实验发现了过敏的本质是抗原抗体反应，从而推动了变态反应性疾病的研究。1975 年，英国科学家 Georges Köhler（1946—1995）和 César Milstein（1927—2002）成功创造了用杂交瘤研制单克隆抗体（monoclonal antibody）技术，给抗原鉴定、传染病诊断、肿瘤研究与治疗等带来了革命性的变化，是近代生物医学研究中的重大突破。这项新技术使用的主要材料就是近交系小鼠 BALB/c 及其骨髓瘤传代细胞。假如没有近交系小鼠以及生物医学工作者对此的充分了解和利用，也就没有 BALB/c 小鼠骨髓瘤细胞与其免疫后的脾细胞融合技术的出现及单克隆抗体技术的产生。近年来，制作成功的重度免疫缺陷（immunodeficiency）小鼠NOG和NSG模型，加速了人源化动物模型的培育和应用，迅速成为个体化医疗（personalized medicine）和精准医疗（precision medicine）的“标准工具”。

我国18岁以上人群糖尿病患病率为11.2%，患病人数位居世界第一。如果不注射胰岛素，胰岛素依赖型糖尿病（1型）患者会很快死亡、很多2型糖尿病患者也将不治。20世纪初，加拿大Frederick Banting（1891—1941）和Charles Best（1899—1978）等许多科学家使用犬和兔子反复实验，分离、提纯、鉴定了胰岛素，确定了胰岛素的功能。目前，仅美国就有140万1型糖尿病患者、690万2型糖尿病患者，通过注射胰岛素来治疗糖尿病，延长了寿命。动物实验研究给高血压患者（美国有5000万人，我国有2.7亿人）带来福音。科学家通过动物实验，发明了许多预防和治疗高血压及高血压引起的中风、心脏病的药物。犬心脏手术和移植实验的成功，使得人类进行类似的手术成为可能。今天，癌症治疗所采用的放射线疗法和化学疗法（药物），是用鸡、大鼠、小鼠和兔反复实验发展而来的。过去，治疗癌症的一个严重副作用是患者出现恶心、呕吐，通过白鼬（ferret）研究，人们发明了一种新药来防止恶心和呕吐。同样，如果不进行动物实验，现在免疫治疗（immunotherapy）广泛使用的程序性死亡蛋白-1（programmed death-1，PD-1）及其配体（PD-L1）、细胞毒性T淋巴细胞相关抗原4（cytotoxic T lymphocyte-associated antigen-4，CTLA-4）抑制剂及其他类型单克隆抗体、嵌合抗原受体T细胞免疫疗法（chimeric antigen receptor T-cell immunotherapy，CAR-T）、T细胞受体（TCR）工程化T细胞（T cell receptor engineered T cell，TCR-T）等癌症的治疗方案就不可能出现。

当然，人们对疾病的认识还很有限，很多动物实验还在继续进行中。随着人类寿命的不断增加，很多人可能患诸如帕金森病（Parkinson’s disease）这类的老年病和某些癌症。对于艾滋病、乙型肝炎和其他许多折磨人但目前尚不能治愈的疾病及遗传病等，还需要更深入地研究。注射胰岛素不是理想的治疗糖尿病的办法，科学家正在进行动物实验研究，寻找理想的治愈方法。例如，通过胰岛素缓释技术代替注射法，通过组织移植有望彻底治愈糖尿病。

在生物医学研究中，实验动物既是实验研究的载体，又是人类疾病的模型动物，同时还可以用来生产生物制品、进行生物学检测、教学等。实验动物也是军事、航天等诸多领域的“功臣”。在未来，实验动物不但可能成为人体器官移植的供体，而且是进行功能基因组和疾病基因组学研究的“核心模型”。

三、实验动物使用现状

1. 实验动物使用数量

全球实验动物使用数量一直缺乏较为准确的数字。有学者估计，1960年全世界大约使用3000万只脊椎类实验动物，1993年为6000万～8500万只。2008年，英国学者Taylor等根据美国、英国等37个国家公布（或推算出来）的实验动物使用数量50 425 021只，利用每个国家发表生物医学研究论文数量与使用实验动物数量建立了一个数学模型，推导出2005年全世界179个国家的实验动物使用数量为1.152亿只。也有学者估计这个数字在0.82亿～1.54亿只。2019年，Taylor等重新估算，2015年全球实验动物使用量为1.921亿只（该数字包括因取组织而处死的动物，以及遗传突变、基因修饰及以繁育为目的饲养但未使用的动物）。使用量排名前10位的国家分别是中国（20 496 670只）、日本（15 033 305只）、美国（14 574 839只）、加拿大（3 570 352只）、澳大利亚（3 248 483只）、韩国（3 110 998只）、英国（2 586 942只）、巴西（2 179 621只）、德国（2 044 894只）和法国（1 901 752只）。

随着公众对生物医学研究及生物医学伦理的关注，很多国家在法律层面上对生物医学研究中的实验动物使用有严格要求，并要定期收集、统计和出版生物医学研究中实验动物使用种类、范围和数量等相关信息。目前欧盟（European Union）使用的相关立法是EU Directive 2010/63/EU，旨在保护生物医学研究中使用的实验动物。根据该条例，欧盟成员国所有脊椎动物的使用数量必须依法记录并提交欧盟，所以，欧盟成员国在实验动物使用种类和数量等方面的统计相对准确。

图1-1反映出我国、美国（推算数据）、部分欧盟成员国近年来在生物医学研究、教学、测试等领域的实验动物使用数量。

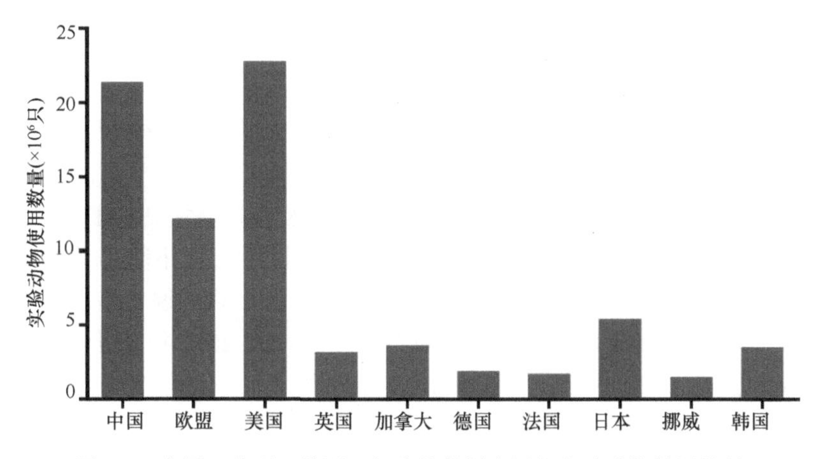

图1-1 中国、欧盟、美国及部分其他国家近年实验动物使用数量

从世界范围来看，从20世纪初期到70年代初期，实验动物的使用量急剧上升，70年代中后期处于稳定时期。80年代以后逐步下降，目前又处在比较平稳的时期。从图1-2可以看出，近年来，欧盟、美国、英国实验动物使用数量呈连续下降趋势。

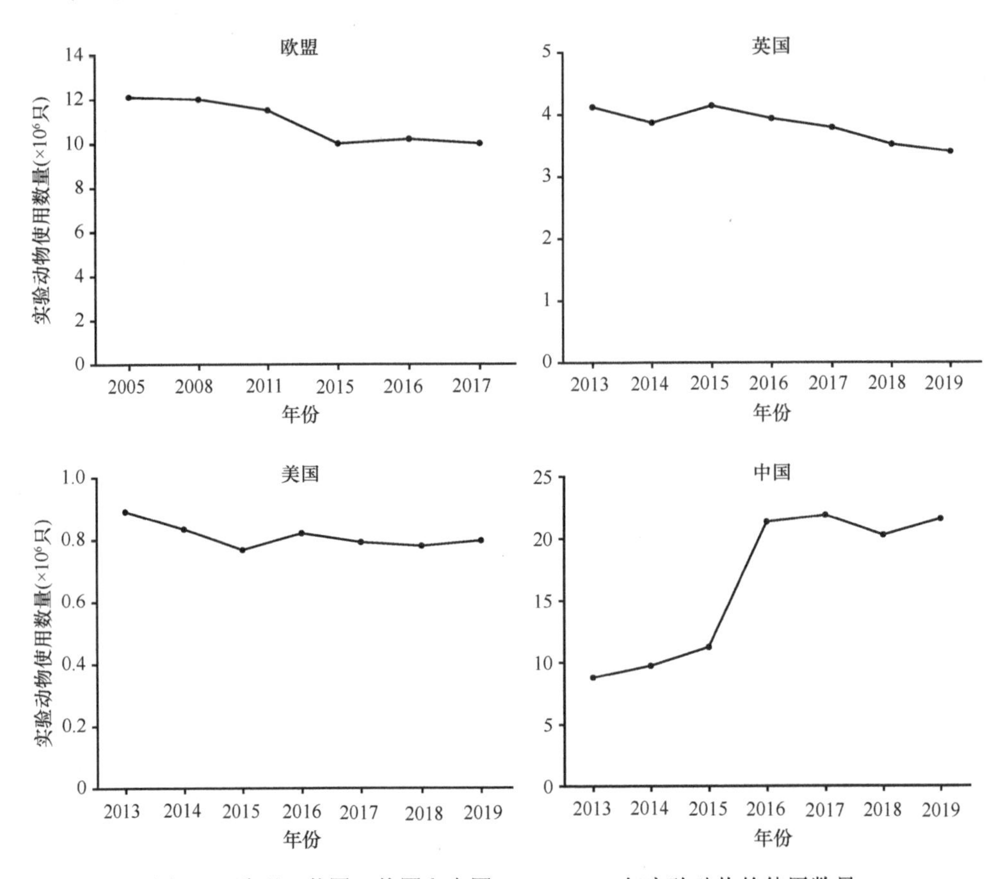

图 1-2 欧盟、英国、美国和中国 2013～2019 年实验动物的使用数量

图中美国实验动物使用数据是指受美国《动物福利法》（Animal Welfare Act）保护的实验动物资源（不包括小鼠、大鼠、鸟类和冷血动物）

英国实验室动物数量从 1945～1971 年，由 118 万只增加到 561 万只，增加了 375%，然后逐年下降。1986 年下降至 311 万只，比 1971 年下降了 45%。1987 年以后，轻微上升。2001 年，这一数字减少到 262 万只，以后逐年增加，2012 年达到 411 万只，比 2001 年增长了 57%。与 2010 年相比，2017 年总计使用 379 万只动物，减少了 4%。2020 年使用量比 2019 年减少 15%，只有 288 万只，是 2004 年以来使用实验动物数量最少的年份。

2017 年，欧盟繁育实验动物数量为 1260 万只，使用了 9 388 162 只，使用量较 2016 年下降了 4.4%。

据日本实验动物科学学会（JALAS）调查，1990 年，日本用于科学实验的实验动物总数为 8 737 770 只，1995 年达到峰值 10 013 584 只，此后逐渐减少至 1998 年的 5 626 116 只。猫、犬数量减少了 65%，非人灵长类动物和经济动物也大幅度减少。

美国受《动物福利法》保护的实验动物种类，包括豚鼠、地鼠、家兔、猫、犬、猪、绵羊、非人灵长类、海洋哺乳类动物等，根据美国农业部的详细统计，这些动物使用数量呈下降趋势（图 1-2）。2018 年和 2019 年，上述实验动物数量分别是 780 070 只和 797 546 只。整个欧盟 93%的研究使用的实验动物是美国《动物福利法》不涉及的物种，如果同样的比例应用在美国，估计有 1100 万～2300 万（该估计基于动物数量，比不包括小鼠和大鼠的哺乳动物的数量高 15～30 倍）的脊椎动物用于科学研究（图 1-1）。然而，没有公开的统计数据来证实这一点。

1975 年日本小鼠和大鼠使用量为 11 281 680 只，1989 年下降到 7 041 578 只。与 1975 年相比，1992 年加拿大使用动物的比例也大幅度减少。欧洲大多数国家也存在类似情况。

中国近十年来实验动物使用数量急剧增加。小鼠、大鼠、地鼠、家兔、豚鼠、猪、犬、非人灵长类等常规实验动物的使用量，从 2013 年的 879 万只增加到 2019 年的 2159 万只（图 1-2）。

2. 实验动物使用种类

从科学研究使用的动物种类来看，80%以上是啮齿类实验动物。据英国内务部（Home Office）最新统计，英国 2020 年全年使用动物 288 万只，使用数量最多的动物依次是小鼠、大鼠、鱼类、鸟类、其他哺乳类（非啮齿类）、两栖类和爬行类，非基因修饰动物中小鼠、大鼠和鱼类分别占动物总使用量的 57%、14%和 13%。欧盟 2017 年实验动物使用量为 9 388 162 只，其中，小鼠占 61%、鱼类占 13%、大鼠占 12%，其他哺乳动物占 8%，犬、猫、非人灵长类动物占 0.3%。美国 2019 年实验动物（仅指受《动物福利法》保护动物）使用量最多的是豚鼠（181 993 只）、家兔（142 472 只）、地鼠（98 262 只）、非人灵长类（68 257 只）、犬（58 511 只）、猪（50 777 只）、猫（18 270 只）和绵羊（13 593 只），其他品系 165 017 只。中国 2019 年使用 8 种常规实验动物 2159 万只，占比 1%以上的实验动物依次为小鼠 72.4%、大鼠 14.2%、家兔 8.8%、豚鼠 4.0%（图 1-3）。

3. 使用实验动物的种类变化

从世界范围来看，几十年来生物医学研究中使用动物的数量不但逐步减少，而且使用实验动物的种类也发生了明显变化。与 2015 年相比，2017 年欧盟两栖动物、头足类、爬行动物等使用数量减少 42%，地鼠（减少 37%）、马、驴及其杂交种（减少 25%）、鸟类（减少 11%）、绵羊和山羊（减少 9%）、犬（减少 6%）、猫（减少 5%）、大鼠（减少 5%）和鱼（减少 4%）的使用数量也有下降。蒙古沙鼠、猫和山羊的使用量仅分别为 271 只、131 只和 53 只，而牛（增加 14%）、

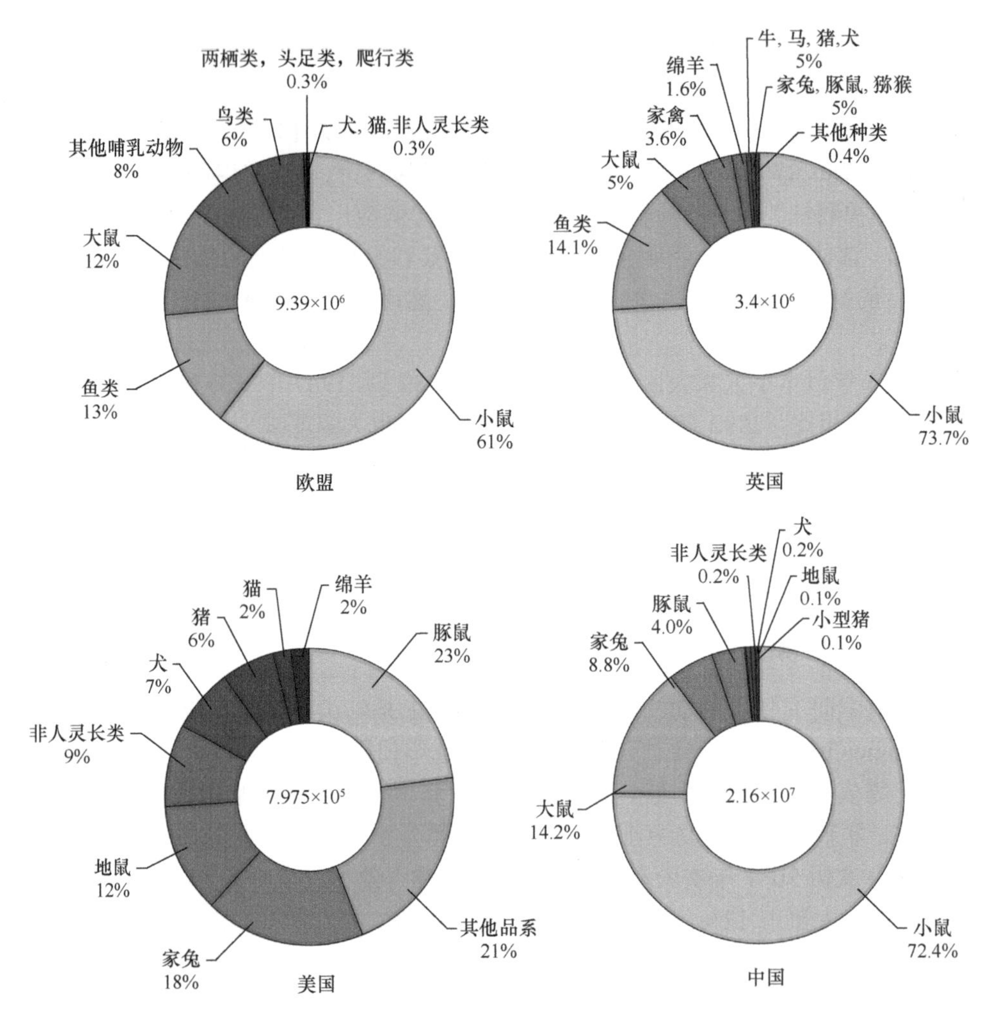

图 1-3　欧盟 2017 年、英国 2019 年、美国 2019 年和中国 2019 年使用的主要实验动物种类和占比
美国实验动物数据是受美国《动物福利法》保护的实验动物种类，不包括小鼠、大鼠、鸟类和冷血动物

非人灵长类（增加 15%）使用数量增加。食蟹猴占非人灵长类的 88%，是非人灵长类动物中最常用的物种。用于人类传染病研究的蝙蝠使用量大幅攀升。欧盟国家连续多年没有使用野生非人灵长类动物。

与 1975 年相比，1992 年加拿大在其他动物用量大幅度减少的情况下，鱼类使用量增加了近 4 倍，而且在很多研究领域（如毒理学），鱼类代替了哺乳动物。2000 年，英国动物科学研究中鱼类的使用量比 1999 年增加了 98%，从 122 438 尾增加到 243 019 尾。目前，鱼类已经代替大鼠成为欧盟生物医学研究使用量排名第二的实验动物类型。

虽然生物医学研究中使用动物的总数量在减少，但动物实验研究的强度和力度不但没有减弱，反而在加强。其中，一个明显的特征是基因修饰动物的用量急剧增加。从1995～2012年，英国科研用常规动物数量由227万只下降到168万只，减少了26%，而基因修饰动物的使用量却从21万只增加到191万只，增长了810%。2012年，基因修饰动物使用数量首次超过常规动物，成为英国生命科学研究使用数量最多的实验动物类型。2017年，英国基因修饰动物使用量达190万只，其中小鼠约接近89%；其次是鱼类，约接近11%；大鼠占0.4%。2017年欧盟使用基因修饰动物259万只，主要是斑马鱼和小鼠。除此之外，基因修饰大鼠、其他鱼类、家禽、家兔、非洲爪蟾、猪、绵羊、非人灵长类也开始繁育，用于生物医学研究。

目前，几乎人类所有疾病发病过程都可以使用基因修饰动物模型模拟出来，基因修饰动物的使用大大缩短了医学研究的时间，降低了研究成本，提高了生物医学实验研究结果的可靠性。因此，基因修饰动物模型是目前生命科学研究的核心模型，而基因修饰小鼠模型是最主要的基因修饰动物模型。

4. 实验动物使用数量与生物医学研究

通过查阅生物医学数据库PubMed发现，1995～2005年发表的与动物实验有关的所有文献中，36%使用大鼠、25%使用小鼠，家兔、犬和猪分别占9%、7%和4%，其他动物占20%。但从2002年以后，使用小鼠研究发表论文数量超过大鼠，并且差距在进一步增大。同样，查阅Web of Science数据库收录的1922～2020年发表的动物实验论文，使用小鼠、犬、猪、非人灵长类等动物的研究论文持续增加，而使用大鼠、家兔、豚鼠和地鼠的研究近几十年呈下降趋势。

Taylor和Alvarez（2019）统计了全世界37个国家2015年实验动物实际使用数量（官方公布可靠数据），然后又检索了这些国家2016年发表的PubMed数据库收录的论文总数，通过回归分析，发现这些国家2016年论文发表数量与上一年实验动物使用总数之间有很强的相关性，$y=1.497x+0.4552$。其中，y为某个国家上一年实验动物使用数量，x为这个国家该年发表的被PubMed数据库收录的论文总数，决定系数$R^2=0.9188$。PubMed收录论文的数量多寡，可以从一个层面反映一个国家生物医学研究水平的高低。反过来说，PubMed收录论文的数量与使用实验动物数量强相关，可以说使用实验动物的数量，反映一个国家、地区或某个研究机构生物医学研究水准。例如，2010年，PubMed收录的中国和美国利用小鼠研究的论文数量分别是5967篇和23 235篇；2020年，这一数字分别为24 192篇和15 902篇，中国平均年增长6.8%，与中国2013～2019年实验动物（包括小鼠）使用数量平均每年8.4%增幅接近。两者相比较，可以看出我国实验动物使用数量的增加与我国基础科学研究水平提高和科技实力快速增强的步伐高度一致。

第三节　实验动物的管理

一、动物实验引发的争议

因进化论闻名于世的 Charles Darwin（1809—1882）于 1872 年出版著作 *The Expression of Emotion in Man and Animals*，第一次提出非人动物也像人类一样有情感（emotion）和意识（consciousness）。经过一个多世纪的研究和发现，已经证实，像小鼠一样的低等动物面对同伴遭受不当对待，也会像高等动物一样产生生理及心理上的痛苦。所以，动物不是 René Descartes 眼中纯粹的“机器”，而是有情感、有意识、能推理（reasoning）的“活物”。甚至有人认为，有意识的动物与人类之间的界限也变得不那么明确。基于此，动物实验伦理学依据受到挑战，动物实验必将面临争议。

目前，在发达国家，真正的斗争发生在想方设法减轻科学研究中动物痛苦和疼痛的科学家与那些企图取缔动物实验、动物源食品甚至宠物的所谓的“动物权利”（animal right）组织、“动物解放阵线（Animal Liberation Front）”等极端的动物保护主义者之间。近年来，这些组织威胁进行动物实验的科学家、暴力捣毁实验设备、破坏实验数据、释放或偷窃实验动物。他们无视动物实验给人和动物本身带来的革命性进步，反而固执地认为，由“疯狂科学家”在缺乏正义性和公正性情况下进行动物实验，获得的实验数据不可靠。当然，动物实验临床转化效率低下，也是我们不得不面对的事实，也给反对动物实验者以口实。

在世界范围内，比较温和地反对动物实验的组织和个人认为使用动物进行研究会给动物带来额外的痛苦和疼痛，应该停止动物实验研究。其实，反对动物实验的人忽视了很多人和动物正在遭受疾病的折磨。事实上，只有继续进行动物实验研究，才可能减轻疾病给绝大多数人和动物带来的痛苦和疼痛，并且延长他们的寿命。大多数涉及动物实验的科学研究项目并不会给动物带来明显的痛苦和疼痛，可能引起疼痛的研究事先会对动物进行麻醉，避免疼痛引起的应激干扰实验结果。疼痛和不安可能由实验或非实验因素引起，而这些都可通过良好的实验方案设计得以解决。近代科学技术和实验动物医学的最新成就可为进一步降低和避免动物的疼痛和不安提供新途径。

还有一些人认为，科学家已经拥有足够的医学知识，没有必要再进行动物实验研究，只需要利用已经掌握的知识，或者使用诸如细胞培养、计算机模型等技术代替动物实验就可以了。但事实上，人类对诸如癌症、心脏病、新生儿猝死综合征等还很不了解，全世界每年约有 5000 万人死于各类疾病。人类和动物的身体非常复杂，除了动物模型外，没有一个模型能够描述疾病如何作用于人体，非动物模型只能部分反映疾病的特征。

所以，只有使用实验动物才可能继续进行生物医学研究和开发安全有效的药物，给人类和动物的健康带来益处。当然，在动物实验研究中，要重视保障动物福利、优化动物实验设计、完善动物实验过程，不断增加动物实验可重复性和准确性。

二、动物福利和动物实验替代

1. 实验动物福利

随着人类生命伦理学的发展，人们重新对动物地位进行哲学、宗教和文化的思考。动物不再是缺乏感觉的“自动机器”，作为一种生命形式，与人类一样有着基本的生存需要和高层次的心理需要。动物具有各种感觉能力，也有丰富的情绪和才能，如情爱和爱心、记忆、专注和好奇、模仿及推理等，有的甚至十分发达。作为与人类共存于一个相互依赖的生态系统里的动物，应该受到人类的关心和尊重，平等考虑它们的利益，即动物福利。

人类对动物的利用与动物福利是对立统一的两个方面。就生物医学研究而言，如果动物福利要求过高，不但会给科学研究带来沉重的经济负担，而且由于研究受到限制，许多动物实验不得不终止。相反，如果让动物遭受无谓疼痛和痛苦，又与人类的伦理观背道而驰。所以，真正的动物福利不是片面地保护动物，而是在动物利用的同时，兼顾动物的福利状况，反对使用极端手段和方式进行动物实验。

在动物实验研究中，动物福利更加强调保证动物健康、舒适生存的外部条件。例如，生存环境富足（environment enrichment）能使动物处于生理和心理愉悦的状态。当外界条件无法满足动物的生理需求时，就标志着动物福利恶化。

2. 3Rs 原则

20 世纪 50 年代初，生物科学研究使用的实验动物数量猛增，引起了社会公众对动物保护和实验动物的关注。动物学家 William Russell 和微生物学家 Rex Burch 第一次全面系统地提出了 3Rs 原则。

3Rs 原则是 replacement（替代）、reduction（减少）和 refinement（优化）的简称。具体地讲，3Rs 原则是指在科学研究中，使用较少量的动物获取同样多的实验数据或使用一定数量的动物能获得更多实验数据的方法；使用其他方法而不用动物进行实验或课题研究，达到与动物实验相同的效果；通过改进和完善实验程序，减轻或减少动物的疼痛和不安，改善动物福利。

生物医学工作者应把 3Rs 原则作为生物医学的一个分支去研究，对 3Rs 原则要有一个比较深入的了解，把 3Rs 原则的研究和应用看作一次机会，而不是一种威胁。3Rs 原则研究的深入为生物医学和其他领域的研究提供了有力的支撑和保障，使生物医学研究更加科学，实验结果更加准确和可靠。

动物实验的伦理依据、面临的挑战，以及生物医学研究必须遵守的基本规则、3Rs 原则研究进展及具体应用详见第二章。

三、实验动物管理层次

管理实验动物的目的是在生物医学教学、研究、测试等活动中，能够人道地对待实验动物，使动物的福利得到保障，提高生物医学研究的质量。

实验动物管理可以简单地分为两个层次，第一个层次是国家或地方政府颁布的强制性法律、法规，如美国联邦政府制定的《动物福利法》（Animal Welfare Act）、美国公共卫生署（The Public Health Service，PHS）制定的《人道的管理和使用实验动物条例》（PHS Policy on Humane Care and Use of Laboratory Animals）、食品药品监督管理局（The Food and Drug Administration，FDA）颁布的良好实验室规范（Good Laboratory Practice，GLP）等。我国政府颁布的《实验动物管理条例》《实验动物质量管理办法》及《实验动物 微生物学、寄生虫学等级及监测》等实验动物相关国家标准和一些省（自治区、直辖市）制定的《实验动物管理条例》（办法）等均属于强制执行的法规，实验动物生产和动物实验研究的相关单位和个人必须无条件执行。第二个层次是一些学术团体、基金组织、科研单位（研究所、大学）制定的管理办法及动物实验研究者自愿遵守的规章制度，如实验动物管理评估和认证协会（Association for Assessment and Accreditation of Laboratory Animal Care，AAALAC）的认证，我国《实验动物 福利伦理审查指南》（GB/T 35892—2018）、《实验动物 沙门菌检测方法》（GB/T 14926.1—2001）等国家推荐标准。另外，研究人员申请科研基金时，基金代理机构也可能对实验动物的管理有一些特殊要求，必须遵守。

美国国家研究理事会（National Research Council）领导下的实验动物资源研究所（Institute of Laboratory Animal Resources，ILAR）编辑出版了《实验动物管理和使用指南》（*Guide for the Care and Use of Laboratory Animals*），申请美国国立卫生研究院（National Institute of Health，NIH）相关基金开展生物医学研究时，只要涉及脊椎动物，NIH 要求必须遵守该指南。AAALAC 对研究单位的认证和评估也以《实验动物管理和使用指南》为标准，许多国家也参照该标准管理本国的实验动物工作。

对动物实验的管理主要依靠专门的组织、协会，情节特别严重的案件，如严重违反《动物福利法》等，则直接由法院按司法程序实施。

具体到一个纯粹的动物实验项目，从科学与道德角度出发，需要良好的实验设计方案，加上高效、合理的动物实验组织与管理，不仅能获得准确的实验结果，而且可避免使用过多的动物，既符合动物伦理，又节约时间和成本。

使用实验动物进行生物医学研究会涉及科研人员、技术员和动物饲养员等，是一个非常复杂的研究过程，其工作量决定了一个科研人员根本不可能管理整个项目，需要项目成员进行适当的分工、配合。研究人员设计、组织、实施动物实验和经费管理，撰写研究报告；具有动物实验资格的技术员按照实验设计进行具体的实验操作；动物饲养员负责动物日常饲喂、管理；实验动物管理委员会检查实验中动物的福利是否得到保障、实验方法是否人道等。

如果不能很好地组织和管理动物实验项目，可能得不到正确的研究结论，验证不了研究者最初提出的假设。因而，一个成功的动物实验研究专家就像一个项目经理，必须深刻理解动物实验的结构（组织）和过程（管理），以便利用有利因素，克服不利因素，使动物实验顺利完成。

有关实验动物组织和管理详见第十章。

四、实验动物管理法规体系

1876 年英国颁布了全世界第一部与动物实验有关的法律《防止虐待动物法》（Cruelty to Animals Act），保护科学研究中的动物。美国联邦政府最早制定的保护实验动物的法律是 1966 年颁布的《动物福利法》（Animal Welfare Act）（经多次修订）。最初法律保护的动物主要有非人灵长类、犬、猫、兔、豚鼠、地鼠等动物的非法运输问题。1985 年，美国修订《动物福利法》并颁布了《改善实验动物标准法》（Improved Standard for the Laboratory Animals Act），涵盖非人灵长类、犬、猫的麻醉、止痛和饲养环境等。1985 年修订版的《动物福利法》将家畜、家禽纳入保护范围。在不久的将来，小鼠、大鼠和鸟类也有可能受到《动物福利法》的保护。另外，美国 1985 年颁布的《卫生研究扩展法》（Health Research Extension Act）规定科研单位申请美国相关卫生基金时，必须遵守 PHS 制定的《人道的管理和使用实验动物条例》。PHS 对实验动物的管理主要采用 ILAR 的《实验动物管理和使用指南》。《人道的管理和使用实验动物条例》和《实验动物管理和使用指南》所涉及的动物包括所有的脊椎动物。

美国 PHS 和《动物福利法》要求进行动物实验研究的相关单位要成立由兽医、动物实验的科学家、非科研工作者（如伦理学家、律师）及本单位以外的人员组成“实验动物管理和使用委员会”（The Institutional Animal Care and Use Committee，IACUC），该委员会能够代表部分联邦政府的职能，按照 IACUC 指南，IACUC 指导、监督和检查本单位实验动物的管理和使用。另外，IACUC 每年要向国家实验动物福利办公室（the Office of Laboratory Animal Welfare，OLAW）提交年度总结和评估报告。

1986年，英国国会通过了另一项与动物实验有关的法律——《动物（科学程序）法》[Animals(Scientific Procedures)Act，ASPA]。2013年修订该法案允许使用实验动物进行生物医学研究，规范实验动物使用程序。

除了EU Directive 2010/63/EU以外，经过多年的讨论和酝酿，1986年，欧洲共同体（European Community）外长会议通过了各成员国必须执行的《动物实验和其他科学研究中使用的脊椎动物保护条例》（Directive for the Protection of Vertebrate Animals Used for Experimental and other Scientific Purpose），对实验动物的设施、管理、替代、麻醉、安乐死、检测、伦理、培训等方面都有详细要求。

从立法角度讲，我国还没有一部专门的、完整的生物医学研究中有关动物保护或动物福利的法规。现行的《中华人民共和国野生动物保护法》《中华人民共和国动物防疫法》《中华人民共和国生物安全法》等几部单行法中，很少涉及实验动物。2018年颁布实施的国家标准《实验动物 福利伦理审查指南》（GB/T 35892—2018）规定了实验动物生产、运输和使用过程中的福利伦理审查和管理的要求，是目前我国比较全面的实验动物福利伦理管理指南，但相关的法律体系还有待进一步完善。

五、动物实验申请

按照正常管理程序，任何人进行动物实验研究时，都应该到本单位或主管部门的IACUC领取“动物实验申请书”，认真填写、签名、盖章，IACUC正式批准后，才能开始实验。

动物实验申请书的内容除了申请日期、申请者单位、姓名、职务、联系方式外，主要是动物实验研究计划，包括研究题目、内容、实验理由、实验方法、实验过程中动物是否疼痛或痛苦（如果有，用什么方法排除）、麻醉方法、实验结束时对动物的处置。此外，还包括实验预定日期、动物种类、实验动物品种或品系名称、动物规格、动物级别、饲养环境、动物供应商名称、动物实验场所、动物实验经费预算与来源、申请日期、IACUC批准日期等，不同国家、地区略有不同。

一般来讲，使用常用实验动物进行普通动物实验的项目都能获得IACUC通过，但如果涉及野生动物、非人灵长类动物等特殊项目，IACUC要认真讨论，并可能报请上一级IACUC甚至是国家主管部门批准。例如，在英国，科学研究中使用的所有活的脊椎动物和章鱼（octopus）受英国《动物（科学程序）法》（ASPA）保护，无脊椎动物（如果蝇、线虫等）不受保护。除非得到内务部同意（但内务部只批准很特殊的项目），法律禁止使用任何野生动物进行生物医学研究。所以，近年来，英国没有人使用政府禁止使用的猩猩科（Pongidae）动物进行实验研究。

动物实验研究反映的是生命活动的复杂性。因此，从科学研究角度出发，动物实验研究中使用的作为人类模型的动物与人类越相似，得出正确研究结论的可能性就越高，但这类动物恰恰正是被公众关注，并被一些人强烈反对用于动物实验研究的动物。

六、实验动物科学组织

世界上许多国家成立了实验动物学协会、学会或其他科学组织，有些已经发展成为比较卓越和有影响的国际组织。

比较著名的实验动物科学组织有美国实验动物科学协会（The American Association for Laboratory Animal Science，AALAS）(http://www.aalas.org)，该协会致力于人道管理和对待实验动物及美国联邦政府认可的实验动物科学技术人员的培训、资格认定等；欧洲实验动物科学联盟（Federation of European Laboratory Animal Science Associations，FELASA）(http://www.felasa.org)，代表英国、法国、意大利等成员国利益，交流实验动物科学信息，优化动物实验条件，保证人道、合适地对待动物，推动欧洲实验动物科学的发展；实验动物管理评估和认证协会（AAALAC）(http://www.aaalac.org)，是一个非营利的私人组织，主要是通过自愿接受该组织的认证，推动科学研究中人道地对待实验动物。到目前为止，全世界已有包括美国NIH、美国红十字会等著名研究所和组织在内的900多家公司、大学、医院、研究所和政府有关单位通过了AAALAC认证。国际实验动物科学理事会（International Council for Laboratory Animal Science，ICLAS）(http://www.iclas.org/)是1956年由联合国教育、科学及文化组织（UNESCO）主办成立的一个国际科学组织，通过在全球科学研究范围内人道地管理和使用实验动物，促进人类和动物健康；医学实验中动物替代基金会（The Fund for the Replacement of Animals in Medical Experiments，FRAME）(http://www.frame.org.uk)致力于通过3Rs原则解决目前动物实验中存在的问题；中国实验动物学会（http://www.calas.org.cn/）成立于1987年，是由实验动物科学工作者组成的全国性的学术性法人社会团体，推动了我国实验动物科学的繁荣和发展。

美国杰克逊实验室（The Jackson Laboratory，JAX）(http://www.jax.org/)是由Clarence C. Little于1929年发起并成立的一个非营利的私立生物医学研究所。目前，该实验室是世界上最大的哺乳类动物遗传学研究基地，保存了2256种小鼠种鼠、胚胎或DNA样品及2000多种诱发突变小鼠（包括转基因小鼠），拥有全世界97%的小鼠遗传资源。在小鼠基因组信息学（mouse genome informatics）和比较基因组学（comparative genomics）研究方面居世界领先水平。2017年，这个实验室向全世界提供了JAX小鼠400多万只，仅美国就有12 000多家实验室使用了JAX小鼠。

七、实验动物技术培训

许多国家将实验动物技术培训和从业资格的认可，分为动物饲养和动物实验技术两大类。

欧洲议会（Council of Europe，Convention ETS 123，Article 26）和欧盟（European Union，Council Directive 86/609 EEC，Article 14）要求科学研究中涉及动物实验的从业人员，都应该经过正规实验动物学专业知识的教育和培训。按照欧洲议会和欧盟的要求，FELASA 设计了详细的实验动物学知识培训方案，根据每个人从事研究领域的不同，将培训内容和从业资格分为 A、B、C、D 四大类。A 类，适用于从事实验动物管理的人员（persons taking care of animals）。根据实验动物技术掌握的程度和从业时间，将 A 类又细分为四级，A 类一级、A 类二级、A 类三级和 A 类四级。B 类，适用于进行动物实验的人员（persons carrying out animal experiments）。C 类，适用于管理、指导动物实验的人员（persons responsible for directing animal experiments）。D 类，实验动物学专家（laboratory animal science specialists），真正地设计和实施动物实验，掌握足够的知识，能提高动物实验研究水平，人道、科学地使用动物。取得 D 类资格，必须经过不少于 80 学时实验动物学的专门培训。

美国的 AALAS 将实验动物技术人员资格分为三类：实验动物助理技师（assistant laboratory animal technician，ALAT）、实验动物技师（laboratory animal technician，LAT）、实验动物技术专家（laboratory animal technologist，LATG）。只有经过脱产理论学习和技术培训，参加考试并成绩合格，才可以获得相应的资格证书。中国实验动物学会（http://www.calas.org.cn/）也面向实验动物从业人员进行系统性的专业技术水平评价，考试合格者由中国实验动物学会颁发技术等级认可证书。证书分实验动物助理技师（初级）、实验动物技师（中级）、实验动物技术专家（高级）三个等级。

我国政府在《实验动物管理条例》和《实验动物质量管理办法》中也明确要求，从事实验动物生产和动物实验研究的专业人员必须经过省（自治区、直辖市）一级实验动物管理委员会组织的培训且考试合格后，才能从事相应的工作。

实验动物学教育和培训的目的是，通过培训，使相关人员接受以下观点：动物实验是生物医学研究必需的，目前没有其他方法能够完全替代动物实验；动物实验带来的益处相对于动物所遭受的痛苦来说是超值的；动物实验的设计和实施必须最大限度地保障动物福利；重点学习实验动物学基础理论知识、掌握实验动物饲养管理和动物实验的基本技能。

第四节　动物实验结果的临床转化

几乎所有应用于人类临床的方案最初的发展和测试都离不开动物实验研究。①动物实验研究提供了一个标准的遗传、环境控制条件及标准的基因水平的操作；②如果初期动物实验显示可能没有临床转化价值，那该治疗方案可能不必进行临床试验；③药物安全评价法规要求，必须开展广泛的动物实验研究以观察新药的毒性，在显示安全性后，才考虑临床应用；④动物实验提供了一个独特的视野来研究疾病的病理生理过程和发病原因，通过动物实验也可以发现疾病治疗新靶点。

动物实验结果应用于不同类型的人类疾病，需要动物模型准确地代表人类疾病病理发生过程及可能的遗传变异对治疗效果的影响，由于动物实验本身的局限性，在讨论动物实验研究成果的人类临床实践转化效率时，不得不面临一个令人尴尬的事实：绝大多数动物实验结果并不能转化到人类临床实践中去（failure rates in clinical research）！

下面举三个著名的研究报告或案例来讨论动物实验的局限性和必要性。

一、动物实验结果与人类临床试验结果可能不一致

2007 年，发表在世界著名期刊《英国医学杂志》（*British Medical Journal*）一项系统回顾分析显示，在 228 项动物实验研究结果与人类临床试验结果中，不一致的现象普遍存在。①类固醇（corticosteroid）治疗颅脑损伤，临床已经证明不仅无益处反而增加患者死亡率，但动物实验研究却发现有益。②提拉扎特（tirilazad）治疗急性缺血性脑卒中，临床试验发现提拉扎特有增加患者死亡和依赖性风险，但动物实验表明提拉扎特可减少梗死面积、提高动物神经行为评分级别，与临床结果相反。③抗纤溶药物（antifibrinolytics）治疗出血，临床发现减少出血，但动物实验结果不确定。④类固醇产前使用预防新生儿呼吸窘迫综合征（neonatal respiratory distress syndrome），临床试验发现能减少新生儿呼吸窘迫综合征发生率和降低新生儿死亡率，动物模型也能降低呼吸窘迫综合征的发生，但对新生儿死亡率影响无明确结果。⑤双磷酸盐类（bisphosphonates）药物预防和治疗骨质疏松症，临床试验表明其能够增加绝经后骨质疏松症妇女和卵巢切除动物的骨矿物密度（bone mineral density）。⑥溶栓（thrombolysis）治疗急性缺血性脑卒中（acute ischaemic stroke），溶栓治疗对缺血性中风患者有效，动物模型也证实组织纤溶酶原激活剂（tissue plasminogen activator）减少了动物梗死体积、改善了神经功能，与人类临床试验结果一致。以上人类临床试验结果大多与动物实验研究结果大相径庭，仅有少数结果相似或一致。

令人遗憾的是，在其他研究领域也发现类似动物实验结果与人类临床试验结果的不一致（甚至相互矛盾）的地方。例如，目前已经报道了 500 多个“神经保护性”动物实验治疗方案，但只有阿司匹林及用于早期静脉注射溶栓的组织纤溶酶原激活剂被证实对患者有效；肿瘤研究的动物实验与临床结果不统一。

二、只有少数动物实验研究转化到人类临床实践

2006 年发表在《美国医学会杂志》（*Journal of the American Medical Association*）的一项调查分析表明，即使发表在顶级期刊上极其重要的动物实验研究成果也只有少部分能够转化到人类临床研究。加拿大多伦多大学医学部 Hackam 和 Redelmeier 博士检索了 1980～2000 年发表在 7 个顶级科学期刊（*Science*、*Nature*、*Cell*、*Nature Medicine*、*Nature Genetics*、*Nature Immunology* 和 *Nature Biotechnology*），随后极有可能进行人体试验、高质量的有关疾病预防和治疗的动物实验研究项目（论文），结果发现，76 篇动物实验研究论文符合以上标准，而且实验结果都是阳性，平均每篇论文被引 889 次。在这 76 项动物实验研究中，大约 37%的动物实验设计和实验方法可靠。大多数实验在动物随机分组、多假设调整测试及实验结果盲选评估等方面存在缺陷。这 20 年间，动物实验方法学（质量）并没有显著提高。

76 项相关动物实验研究，仅有 28 项（37%）被应用转化到人类临床随机试验（human randomized trial），14 项（18%）临床随机试验与动物实验结果矛盾，34 项（45%）动物实验研究未进行临床转化而不了了之。从动物实验到临床转化平均时间是 7 年。最终，只有 8 项相关研究被应用于人类疾病治疗。

以上分析可见，即使发表在顶级期刊、产生广泛影响的高质量动物实验研究项目，大约 1/3 转化到人类随机试验中，最终转化到患者临床应用实践中的也只有 1/10。发表在其他期刊、质量稍有欠缺的动物实验研究的临床转化结果可想而知。

以上事例从一个侧面反映了动物实验向临床转化的难度。动物实验和临床试验结果不一致，可能部分归因于临床试验的缺点：①有些临床试验没有足够充分的数据来证明治疗方案的有效性。出于实际或者商业目的，有些临床试验在设计时隐瞒了动物实验中发现的药物功效的局限性。例如，在错过最佳时机之后的某个时间才给予治疗方案。②一些看起来前景很好的动物实验治疗方案在转化到临床时却失败了，可能是因为动物实验的数据不充分（例如，研究者可能选择阳性动物数据而舍弃同样有效但为阴性的数据），以及对有些方法缺陷的动物研究中取得的阳性结果过于乐观。③动物模型简化了人类疾病，因此这些动物模型不能充分模拟人类疾病病理生理学。实验动物与人类病患不一样，前者通常幼小、少有并发症。④相对于临床试验而言，动物实验没有效果或者结果阴性的论文不容易

发表或者根本不发表，因此给大家留下了动物实验比临床试验更容易出现阳性结果这样的印象。

在这里，我们面临需要重点解决②和③涉及的动物模型问题，消除偏倚（bias），提高动物实验准确性和可靠性，最终促使动物实验向临床转化。

基础研究向临床应用转化也是转化医学的基本需求，是生物医学研究的目标。在人类与疾病作斗争、对疾病认识逐步深化的过程中，也不乏基础研究向应用转化的成功案例，这是促进医学发展的具有里程碑意义的事件。

三、他汀类药物的研发启示

心血管疾病是人类健康“第一杀手”。20 世纪中期以前，人们缺乏对心血管病病因的认识和有效的预防及治疗手段。1948 年，美国 NIH 决定在马萨诸塞州弗雷明翰（Framingham）镇启动一项闻名于世的 Framingham Heart Study 项目，初始队列研究由 5209 名 28～62 岁的男女组成，包括 1644 对夫妻和 596 个家庭。经过 10 余年的随访，Framingham 研究创造性地提出了危险因素（risk factor）概念，发现高血压、吸烟、高胆固醇血症（hypercholesterolemia）是冠心病的危险因素，提示降低人体血液胆固醇水平有可能降低心血管病的发病率和死亡率。

1971 年，日本生物化学家远藤章（Akira Endo）从 6000 多种微生物菌株中筛选出能够抑制机体内源性胆固醇合成的化合物——美伐他汀（mevastatin），需要动物实验确认其降低血浆胆固醇的疗效。1974 年，远藤博士发现，给大鼠、小鼠高剂量美伐他汀（500mg/kg）并不能降低血浆胆固醇。1978 年，给母鸡饲料中添加 0.1%美伐他汀，30 天后母鸡血浆中胆固醇减少了 50%。继而对犬和猴子进行实验，发现美伐他汀能显著降低“坏”胆固醇（低密度脂蛋白胆固醇）。

美伐他汀能够显著降低家禽、犬类、非人灵长类等动物模型血浆胆固醇，而对传统、标准的啮齿类动物几乎没有效果。这是由于不同种属实验动物肝脏对脂蛋白的代谢途径存在差异，因而美伐他汀的疗效也出现差异。服用美伐他汀后，肝脏胆固醇合成减少，鸡、犬、猴、家兔血浆胆固醇消耗增加，血浆胆固醇水平下降。相反，大鼠和小鼠服用美伐他汀后，大鼠肝合成胆固醇相关酶代偿性升高、胆固醇合成增加；另外，美伐他汀还能减少大鼠和小鼠胆汁酸（胆固醇代谢产物）排泄。以上原因造成在大鼠和小鼠身上观察不到美伐他汀的有效性。1987 年，美国 FDA 批准了默克（Merck）公司的洛伐他汀（lovastatin）上市，开创了人类治疗高脂血症的一场革命，其深远意义与青霉素齐名。在过去 30 年内，人类心脏病和中风的死亡率下降了 50%，他汀是最重要的贡献者。涉及 91 000 个患者的 14 项国际大型临床试验证实，服用他汀治疗后，心脏病发病率下降 30%。目前，全世界有成千上万的人通过服用他汀类药物来预防和治疗心血管病。

他汀类药物的研制过程和现代生物医学发展历程提示，动物实验在生物医学研究中不可替代；任何一个生物医学问题的解决都需要从不同的侧面和不同的层次去探索。对于一个生物医学问题而言，不可能用一种动物模型完全解决。2015 年，诺贝尔生理学或医学奖的获奖项目——青蒿素（artemisinin）抗疟疾研究也是反复利用小鼠、大鼠、鸡、家兔、猪、犬、绵羊、牛和马等动物实验取得的研究成果。

成功实现临床转化的“有用”动物实验，诸如他汀的发现极大地推动了生物医学进展，对人类健康产生了巨大贡献。而那些没有实现临床转化的“无用”动物实验研究活动，对于揭示生物医学现象、认识生命活动规律也有重大的不可替代的意义。

人类是一个特别难模拟的物种，所有实验动物模型都不能完全模拟复杂的人类。人类近视、阿尔茨海默病、肥胖、糖尿病、哮喘、癌症、心脏病等是由遗传、环境、生活方式等许多因素相互作用引发的，现有的动物模型很难全面反映这些疾病的病理生理特征。同样，由于人群具有多样性（diversity）或者异质性（heterogeneity）及所处环境变化（flexibility），一群人甚至也不是另一群人的理想模型。大部分欧洲人具有两种重要的、参与乙醇代谢的乙醛脱氢酶（aldehyde dehydrogenase），一种在细胞质中（活性弱）、一种在线粒体中（活性强），但大部分亚洲人只有存在于细胞质中、活性差的乙醛脱氢酶。饮酒后，酒中乙醇被迅速氧化成乙醛，但不像欧洲人那样能再被迅速转化为乙酸，最终代谢成为二氧化碳和水。再如，细胞色素 P450 基因的变异使得不同人群或者不同个体之间药物代谢存在巨大差异，这种遗传和环境变异使药物“标准剂量”或“标准治疗”的传统概念面临挑战，因而需要个体或精准医疗。

SARS-CoV-2 引起的新型冠状病毒感染（COVID-19）全球暴发、大流行（pandemic），威胁全人类的生命健康，颠覆了人们对新发传染病的认识。当时医学实验动物学的主要任务就是要为 COVID-19 研究制作或提供“合适”的动物模型，人 ACE2 转基因小鼠、地鼠、雪貂及非人灵长类动物已经是抗击 SARS-CoV-2 的“英勇战士”，但还要发现更“合适”的动物模型，才能够促使或者引领生物医学研究工作者去发现并确认共存于动物和人类身上的 SARS-CoV-2 的感染机制，寻找预防和治疗措施。

动物实验面临的最大挑战之一是制作或选择一个合适的动物模型，利用这种模型开展动物实验研究，其研究成果可以转化到人类或其他动物身上。一个生物医学现象或者一种疾病本身可能存在一种基本的细胞或分子相互作用模式，这种基本生物学共性（biological commonality）在动物界相当保守，存在于不同动物物种中，也可能共存于植物、果蝇、线虫、酵母和细菌。人类和动物的“共性”是动物实验结果转化或外推的理论依据。动物模型的重要性在于发现并确定一个生物医学现象或者一种疾病本身“真实”的细胞或分子相互作用机理，然后将这种共性的、“真实”的互作模式外推到人类。

1957年，因提出了三羧酸循环理论而获诺贝尔生理学或医学奖的Hans Adolf Krebs（1900—1981），在重温另一获奖人August Krogh（1874—1949）的观点：“对于大多数的科学问题，总有一些动物或少数这样的动物，在它们身上可以最方便地继续研究。”深受启发，认为有相当多的动物是为人类特殊生理目的而被“创造”出来的，但这些被“创造”出来的功能并未被大多数人熟知。Krebs（1975）将August Krogh的观点总结为后人所熟知的August Krogh Principle：对于几乎所有科学问题，总会有一种动物最适合于研究！

August Krogh Principle指出了实验动物学基本核心问题：寻找合适特定动物模型，开展从动物到人类的比较生物学研究，寻求和证实存在于人类和其他动物的基本生物学共性，促进科学发现和创新！

（刘恩岐、范江霖）

参考文献

国家科技基础条件平台中心. 2023. 国家实验动物资源发展报告. 北京: 科学出版社.

刘恩岐. 2014. 人类疾病动物模型. 第2版. 北京: 人民卫生出版社.

刘恩岐, 尹海林, 顾为望. 2008. 医学实验动物学. 北京: 科学出版社.

Busquet F, Kleensang A, Rovida C, et al. 2020. New European Union Statistics on laboratory animal use – what really counts! ALTEX, 37(2): 1676.

Carbone L. 2021. Estimating mouse and rat use in American laboratories by extrapolation from *Animal Welfare Act*-regulated species. Sci Rep, 11(1): 493.

Cleary S J, Pitchford S C, Amison R T, et al. 2020. Animal models of mechanisms of SARS-CoV-2 infection and COVID-19 pathology. Br J Pharmacol, 177(21): 4851.

Endo A. 1992. The discovery and development of HMG-CoA reductase inhibitors. J Lipid Res, 33:1569.

Goodman J, Chandna A, Roe K. 2015. Trends in animal use at US research facilities. J Med Ethics, 41(7): 567.

Gordon JW, Scangos GA, Plotkin DJ, et al. 1980. Genetic transformation of mouse embryos by microinjection of purified DNA. Proc Natl Acad Sci USA, 77(12): 7380-7384.

Hackam D G. 2007. Translating animal research into clinical benefit. BMJ, 334: 163.

Hackam D G, Redelmeier D A. 2006. Translation of research evidence from animals to humans. JAMA, 296: 1731.

Hidalgo M, Amant F, Biankin A V, et al. 2014. Patient-derived xenograft models: an emerging platform for translational cancer research. Cancer Discov, 4(9): 998.

Home Office. 2021. Annual Statistics of Scientific Procedures on Living Animals Great Britain 2020. Ordered by the House of Commons.

Krogh A. 1929. Progress in physiology. Am J Physiol, 90: 243

Krebs H A. 1975. The August Krogh Principle: "For many problems there is an animal on which it can be most conveniently studied". J Exp Zool, 194:221

Landis S C, Amara S G, Asadullah K, et al. 2012. A call for transparent reporting to optimize the predictive value of preclinical research. Nature, 490: 187.

Liu E, Fan J. 2017. Fundamentals of Laboratory Animal Science. Boca Raton, F L: CRC, Taylor & Francis Group.

Matsuda Y. 2004. Recent trends in the number of laboratory animals used in Japan. Altern Lab Anim, 32 Suppl 1A:299.

Perel P, Roberts I, Sena E, et al. 2007. Comparison of treatment effects between animal experiments and clinical trials: systematic review. BMJ, 334:197.

Taylor K, Alvarez L R. 2019. An estimate of the number of animals used for scientific purposes worldwide in 2015. Altern Lab Anim, 47(5-6):196.

Taylor K, Gordon N, Langley G, et al. 2008. Estimates for worldwide laboratory animal use in 2005. Altern Lab Anim, 36:327.

van der Worp H B, Howells D W, Sena E S, et al. 2010. Can animal models of disease reliably inform human studies? PLoS Med, 7: e1000245.

Vergara P, Morahan G. 2018. The development and application of Laboratory Animal Science in China. Animal Model Exp Med, 1:247.

Yagami K, Mashimo T, Sekiguchi F, et al. 2010. Survey of live laboratory animals reared in Japan (2009). Exp Anim, 59: 531.

第二章　实验动物福利与伦理

尊重和善待动物是人类文明进步的体现，过去有人认为给动物提供足够的食物、饮水和避所就是保障动物福利（animal welfare）、维护动物权益，其实动物的需求远不止这些，高等动物不仅有敏锐的生理感觉，而且还有广泛的生理和心理需求。实验动物福利（laboratory animal welfare）是指人类保障实验动物健康和快乐生存权利的理念及其所提供的相应外部条件的总和，使实验动物处于生理和心理愉快的感受状态，无任何疾病、无行为异常、无心理紧张、无精神压抑等不良表现。实验动物伦理（laboratory animal ethics）是指人类对待实验动物和开展动物实验应遵守的社会道德标准和原则理念，总的原则是尊重生命、合理利用、仁慈对待。本章就实验动物福利的历史与内涵、3Rs 原则、实验动物伦理审查进行论述。

第一节　实验动物福利

一、动物福利的历史渊源

1. 动物与人类的道德关系

动物是地球上生物类群的主要组成部分，对于维持生态平衡及生物多样性必不可少，在地球生物圈中与人类具有同等的存在价值。实际上，长期以来，动物都处于被动地位，是人类的主要食物来源。以柏拉图（公元前 427—公元前 347 年）、亚里士多德（公元前 384—公元前 322 年）为代表的古希腊哲学思想体系中的“人类中心论”（anthropocentrism）认为，人类是宇宙的中心并统治自然界，在向自然界索取生存与发展资源的过程中，应以人的价值尺度为准绳和标尺。他们主张动物的存在就是为人类服务，结果导致动物的伦理地位下降，人类丝毫不顾及动物的命运，无数动物遭受残酷虐待和屠杀。欧洲文艺复兴开始后，被誉为近代哲学之父的法国哲学家笛卡尔认为，动物只有躯体没有思想或灵魂，既没有享受快乐的能力，也没有感受疼痛等其他任何感觉，只是一台不会思考的机器，这种“动物是机器”的机械哲学观支持大量使用动物做科学实验，以至于活体动物实验在麻醉术尚未发明的 17 世纪的欧洲十分盛行。此外，在欧洲一些国家的城镇，斗牛、纵犬咬熊等虐待动物的赌博活动十分流行。在乡下，任意毒打农耕家畜的现象也司空见惯。动物惨遭折磨和随意杀戮的状况一直到 20 世纪现代动物保护运动的广泛兴起才得以改善。

2. 反对虐待动物

19 世纪初，欧洲的一些有识之士最早把同情的目光投向动物，并试图在法律实践中解决这个道德议题。1809 年，一位英国勋爵提出一项禁止虐待动物的法案，但是在当时遭到人们的嘲笑，提案虽然在上议院获得通过，但在下议院被否决。随着时间推移和社会进步，人们关于动物利益的思考渐趋成熟。1822 年，人道主义者、爱尔兰政治家 Richard Martin（1754—1834）提出的《禁止虐待牲畜法》（Cruel Treatment of Cattle Act）获得上、下两议院通过，该法也被称为《马丁法》（Martin Act），是世界上第一部反对虐待动物的法律，这部法律首次认定虐待动物的行为是一种犯罪。尽管这个法令当时仅适用于体形大的家养动物（如牛和绵羊等），把其他大多数动物排除在外，但它仍然是动物福利保护史上的里程碑，自此，人们对待动物的态度发生了微妙的变化。《马丁法》不仅影响到英国民众，也影响到其他国家。1824 年，Martin 发起成立了世界上第一个反对虐待动物的组织防止虐待动物协会（Society for the Prevention of Cruelty to Animals，SPCA）。1835 年，《禁止虐待牲畜法》修订后改名为《禁止虐待动物法》（Cruelty to Animals Act），1849 年、1876 年再次修订，明确“限制动物实验、实施动物实验许可制度”。1840 年，维多利亚女王（Queen Victoria）允许在 SPCA 名称中加上“皇家”（royal）名称，改为英国皇家防止虐待动物协会（Royal Society for the Prevention of Cruelty to Animals，RSPCA）。RSPCA 雇用检查员（inspector），调查、判别虐待动物者并收集证据向政府报告。1911 年，在 RSPCA 建议下，英国议会通过《动物保护法》（Protection of Animals Act）取代《禁止虐待动物法》，规定虐待动物最高刑罚是 6 个月的“苦役”（hard labor）、罚款 25 英镑。英国《动物保护法》的大部分内容后来被整合到 2006 年颁布的《动物福利法》（Animal Welfare Act）中。目前，在英国虐待动物被认定是一种刑事犯罪，可能会被判刑入狱 6 个月。

在英国影响下，1850 年，法国通过反虐待动物法律。与此同时，爱尔兰、德国、奥地利、比利时和荷兰等国家也相继通过反虐待动物法律。1866 年，美国防止虐待动物协会（The American Society for the Prevention of Cruelty to Animals，ASPCA）成立，其宗旨是“提供有效的手段，防止整个美国虐待动物”。

迄今，全世界已经有 100 多个国家或地区制定了禁止虐待动物法或动物福利法，部分国际组织，如欧盟（European Union）、经济合作与发展组织（Organisation for Economic Co-operation and Development）、世界贸易组织（World Trade Organization）等也通过立法来规范其成员方。

3. 动物福利的提出

在讨论动物福利时，除了考虑动物的身体健康外，还应考虑心理健康。福利作为一个名词来定义一个人或一只动物的健康、快乐、舒适的生活状态。动物福利的定义从文字上有多种表述，如美国人休斯于 1976 年将动物福利定义为农场饲养的动物与其环境协调一致的精神和生理完全健康的状态。事实上，动物福利是一个相对的概念，国际上广泛承认的动物福利概念并不是绝对地反对使用动物，也不是一味地保护动物，而是应该怎样合理、人道地利用动物，尽量保护那些为人类作出贡献和牺牲的动物。通俗地讲，就是在动物的繁殖、饲养、运输、工作、实验、表演、陪伴、治疗和处死的过程中，要尽可能减少其所遭受痛苦的程度和持续时间。

动物福利的重要性因国家而异，因为每个国家在文化、宗教、经济发展、教育和认知方面存在差异。动物福利不仅是科学家，也是公众感兴趣的话题，没有适用于所有国家的动物福利法规或大家都能接受的“指南”。

二、动物福利内涵

1965 年，英国政府委托班戈（Bangor）大学 Roger Brambell（1901—1970）教授针对集约化养殖的动物福利状况开展调查，Brambell 在调研报告中提出“动物至少应该有足够的活动自由，能够毫无困难地转身，梳理自己，站立，躺下并伸展四肢”，被称为“五大自由”雏形。根据 Brambell 的报告，英国政府成立了农场动物福利咨询委员会（Farm Animal Welfare Advisory Committee）来监管畜牧业生产部门。1979 年 7 月，英国农场动物福利理事会（UK Farm Animal Welfare Council）取代农场动物福利咨询委员会，正式总结、提出了现在大家所熟知的动物福利“五大自由”（Five Freedoms）。1997 年 6 月，欧盟提出了《动物福利阿姆斯特丹条约》（Amsterdam Treaty Regarding Animal Welfare），该条约于 1997 年 10 月正式签署，1999 年 5 月 1 日生效。该条约对欧盟成员国的动物饲养、运输和屠宰等有关动物福利有详细要求，把动物福利“五大自由”看作是理想状态而不是必须接受的福利标准。

目前，“五大自由”已经被世界上多个组织和团体采用，包括世界动物卫生组织（World Organization for Animal Health，OIE）、欧洲兽医联合会（Federation of Veterinarians of Europe，FVE）、RSPCA、ASPCA 等。

动物福利一般也指保证动物健康、快乐的外部条件。当外部条件无法满足动物的健康、快乐时，意味着动物福利的恶化。科学发展到今天，已经可以对动物的感受状态进行测量和评定。例如，动物是否受伤或生病，是否感觉疼痛，是否情绪沮丧、压抑、恐慌等。

满足动物的需求是保障动物福利的首要原则。动物的需求主要表现在以下三个方面：维持生命需要、维持健康需要和维持舒适需要。这三个方面决定了动物的生活质量。人为地改变或限制动物的这些需要，会造成动物行为和生理方面的异常，影响动物的健康，影响科学实验的真实性。

解除动物的痛苦，让动物享有如下“五大自由”，是保障动物福利的基本原则。

1）享有不受饥渴的自由（freedom from hunger or thirst）（生理福利）：给动物提供保持健康的食物和饮水。

2）享有生活舒适的自由（freedom from discomfort）（环境福利）：给动物提供宽敞的栖息场所，能够舒适地休息和睡眠，免受困顿不适之苦。

3）享有不受痛苦、伤害和疾病的自由（freedom from pain，injury or disease）（卫生福利）：为动物做好疾病预防，如果动物生病，要采取积极有效的治疗手段，尽量缓解动物的痛苦。

4）享有表达天性的自由[freedom to express（most）normal behavior]（行为福利）：为动物提供足够的空间、适当的设施及与同类动物伙伴在一起的机会，使动物能够自由表达正常的习性。

5）享有无恐惧和焦虑的自由（freedom from fear and distress）（心理福利）：保证动物有良好的身体健康和生活环境，仁慈地对待动物，使动物免受精神上的痛苦。

这“五大自由”也是国际社会一致认同的保障动物福利的五大标准。目前，这些基本的动物福利条件日益被民众认同，并且逐步通过法律来保障。

三、实验动物福利保护

如果说人们在19世纪关注的只是家养动物的福利，那么到了20世纪，随着动物越来越多地应用于生物医学研究，实验动物福利成为公众关注的焦点，各个国家相继颁布相关的法律和条款。例如，美国联邦政府1966年颁布《动物福利法》（Animal Welfare Act），1970年、1976年、1985年、1990年、2002年、2007年、2008年、2013年不断修订和增加条款。1985年又颁布了《改善实验动物标准法》（Improved Standard for the Laboratory Animals Act）、《卫生研究扩展法》（Health Research Extension Act），等等。有些国家颁布了专门用于保障生物医学研究中实验动物福利的法规。例如，欧盟保护实验动物指令2010/63/EU、《动物实验和其他科学研究中使用的脊椎动物保护条例》（Directive for the Protection of Vertebrate Animals used for Experimental and other Scientific Purpose）等，实验动物福利的保障通过这些法规的实施得以具体落实。目前，美国和许多国家依据《实验动物管理和使用指南》（Guide for the Care and Use of Laboratory Animals）来管理实验动物和动物实验。

目前，中国还没有关于实验动物福利的法律，科技部2006年发布的《关于善待实验动物的指导性意见》对实验动物在饲养过程、运输过程及应用过程中的各项福利做了详细规定，是目前我国监管实验动物福利的行政依据。中国实验动物学会2017年发布团体标准《实验动物 福利伦理审查指南》，2018年2月6日被批准成为国家标准GB/T 35892—2018，于2018年9月1日正式实施。

2000年，一些动物福利组织提出了“世界动物福利宣言”（The Universal Declaration on Animal Welfare，UDAW），UDAW是一项拟议的政府间协议，旨在承认动物具有感情、防止虐待动物、减少动物痛苦、促进动物福利立法等。目前世界上几十个组织支持UDAW，建议联合国采用UDAW，承认动物的感知和人类对它们的责任的重要性。截至2014年10月，UDAW原则上得到了46个国家的支持。

四、影响动物福利的核心要素

动物福利中的生理福利、环境福利、卫生福利、行为福利、心理福利受到侵害时，动物会表现出不同程度的应激（stress）反应，严重者会表现出躯体的不适与疼痛，以及精神上的痛苦。了解应激、疼痛与动物福利密切相关的躯体和生理变化有助于理解这些负面效应对动物康乐状态的危害，实践中有助于评估和改善动物的福利水平。

1. 应激

应激是指个体面临或察觉到环境变化（应激源或刺激）对机体有威胁或挑战时做出的适应性和应对性反应的过程。当应激源作用于机体时，中枢神经系统接受、整合应激信息，传递至下丘脑，下丘脑通过交感-肾上腺髓质系统，释放大量儿茶酚胺，增加心、脑、骨骼肌的血流供应。同时，下丘脑分泌的神经激素可兴奋垂体-肾上腺皮质系统，广泛影响机体各系统的功能。哺乳动物的神经解剖结构和神经反射活动与人类十分相似，不同的刺激（如冷、热、缺氧、噪声、拥挤、长期紧张、营养不良、疾病等）会使动物产生一组相同的症状群，较强或较为持久的应激反应可引起机体生理功能的紊乱和失衡，严重时可引发病理性改变。

应激源（stressor）根据属性可分为生物刺激、心理或社会刺激。应激源的种类、强度、持续时间等均能影响机体对应激的反应结果，导致机体的应激反应表现多样，有的以躯体反应为主，有的以心理反应或精神表现为主，有的则二者兼有。躯体应激反应表现为心率与呼吸频率加快、出汗、肌肉颤抖、体温和血压下降、免疫力下降等早期的惊恐反应，一旦机体的抵抗力提高，克服了应激源的有害作用就达到适应状态；反之，如果应激源的刺激强度或持续时间超过了机体的防御补偿能力，动物器官就会出现衰竭，最终导致动物死亡。动物心理应激产生于饲养密度过大、个体或种群间冲突、种群内等级地位低下、饲养员粗暴对待等外界刺激，主要表现为焦虑、紧张、恐惧、愤怒、抑郁等不良情绪变化，持续的心理应激通常伴有食欲减退、发育受阻、性欲下降等生理改变。

在动物的饲养管理和应用过程中，饥饿、温湿度改变、噪声、照明、拥挤、抓捕、固定、采血、注射等都可能给动物造成应激反应，适当的良性应激（benign stress）反应有助于提高动物的适应能力，但要将这些应激源控制在动物生理状态所能适应的限度之内，避免恶性应激（malignant stress）反应的发生。

2. 疼痛

国际疼痛研究协会（International Association for the Study of Pain）关于疼痛（pain）的定义是，由真正存在或潜在的身体组织损伤引起的不舒服的知觉和心理感觉，疼痛包括疼痛反应和疼痛感觉，疼痛反应可以是局部的或全身性反应。人类的疼痛感觉多种多样，根据疼痛的性质分为锐痛、钝痛、刺痛、灼痛、绞痛、胀痛等，根据疼痛的程度分为微痛、轻痛、剧痛等，根据发生和持续时间分为急性疼痛和慢性疼痛，根据发生部位分为原发痛和继发痛。

实验动物与人类一样具有相似的感受疼痛刺激的神经反射弧，分布于外周皮肤或深部组织及内脏中，痛觉神经元接受伤害性刺激之后，通过传入性神经纤维和脊髓，将疼痛信息传入下丘脑和大脑皮层，产生疼痛感觉，从而引发疼痛反应。前者是一种主观感受，后者主要表现为机体各种生理机能的变化，包括局部反应、反射性反应和行为反应 3 种类型，其中，局部反应最简单，如受刺激局部出现程度不等的红肿等。反射性反应是指动物表现为骨骼肌收缩，试图迅速逃避伤害性刺激，或者动物心率加快、外周血管收缩、血压上升、瞳孔散大、汗腺和肾上腺髓质分泌增加，使动物尽可能处于防御、逃避或攻击的有利状态。行为反应是指动物对伤害性刺激所作出的躲避、逃跑、反抗、攻击等反应。

动物不会通过人类能够理解的语言表达疼痛感受，观察动物的行为模式改变是评估其遭受疼痛的主要方法。疼痛初发时所引起的行为反应是收缩性、保护性反应，逃避是最常见的行为方式。有时动物不得不改变自己的运动模式以使受伤害的肢体得以恢复，如跛行等。有时动物会退缩到比较安全的地方，减少活动。声音反应也具有一定的提示意义，如急性疼痛会引起动物尖叫和怒吼，慢性疼痛则使动物呻吟和叹息。动物的疼痛反应所表现出来的行为学、生理学和病理学的改变，很大程度上会干扰动物实验结果的准确性和真实性。

目前，关于实验动物疼痛程度的评价标准有许多研究报告，并且都力图以数字评分的形式反映出来。但是，不同的实验方法所采用的疼痛评判标准不同，所有目前的评判方法均因过于主观而不尽满意。疼痛的评价虽然比较困难，但应激和疼痛可以引起动物内分泌系统、神经系统功能的剧烈变化，从而影响动物实验结果这一事实不容忽视。因此，在饲养管理动物和动物实验过程中，应考虑使用一切手段减少动物所遭受的应激与疼痛。

3. 仁慈终点

“疼痛是患者共同经历的一部分，非缓解疼痛对患者身体和生理都具有有害的效应。”医学界和公众对减轻、缓解疼痛的重要性都有非常清楚的认识，同样地，对实验动物疼痛管理的重要性已经引起人们的重视。实验动物的疼痛经历来自于疾病诱发、实验操作和毒物给予。虽然相关的法律已规定引起动物短暂或轻微疼痛和痛苦的操作应该适当地使用镇静剂、镇痛剂和麻醉剂，但是，实验中引起的动物疼痛常不能使用药品来缓解，因为这些药物对实验的对象和结果有干扰作用。因此，法规规定非缓解疼痛和痛苦只能在为完成科学研究目标的阶段内允许存在。否则，对经历严重或长时间痛苦的动物应该在实验结束时或在实验过程中实施安乐死（euthanasia）。

仁慈终点（humane endpoint）是指在动物实验过程中，在得知实验结果时，及时选择动物表现疼痛和痛苦的较早阶段为实验的终点，也就是在不影响科学研究目标的实现和有效性的前提下，尽早结束实验。动物在出现严重的生理功能紊乱后，收集的数据可能无用或起误导作用。最理想的仁慈终点是在动物的疼痛和痛苦发生前就结束实验。当不能使用疼痛缓减药物的情况下，仁慈终点的提出和使用可以减轻和缩短动物经历疼痛的程度和时间。

决定是否提前结束动物实验、实施仁慈终点，必须经过严谨的“成本-利益分析”（cost-benefit analysis），在对动物造成的伤害与研究价值之间进行取舍。一般来说，当科学研究目标已经达成、动物遭受意外的或不该遭受的痛苦、动物实际遭受的痛苦比预期更严重等情况时，要考虑实施仁慈终点。是否实施动物实验仁慈终点，必须经过仔细评估。第十章第五节对实验动物仁慈终点有详细介绍。

4. 安乐死

许多实验伴随着高死亡率或产生进行性或严重的疾病导致动物死亡，及时准确地确定动物的垂死状态，采用安乐死结束动物生命，避免用死亡作为实验终点，可以减少动物不必要的疼痛和痛苦。安乐死是指人道地终止动物生命的方法，最大限度地减少或消除动物的惊恐和痛苦，使动物安静且快速地死亡。何时对动物进行安乐死，需要根据动物的临床表现做出相应的评估。

实施安乐死之前的动物垂死状态如能准确确认，无疑对动物福利有益，同时由于实验目标连贯，也直接给实验本身带来益处。如果人们能准确预测动物死亡的时间，安乐死就可按时间表的安排进行，这样可以准时地搜集那些由于动物意外死亡而不能得到的样本。例如，在对患有脑膜肿瘤的大鼠的研究中，以后肢麻痹而不是死亡作为实验终点。另外，迫近死亡可以改变重要的生理学变量，这种条件下收集的数据在整个研究中可能不正常甚至不可解释。例如，微生物感染的小鼠接近死亡时，会出现明显的体温过低，伴有不正常的脑电图（electroencephalogram）出现。将从死亡动物身上收集的数据与从活着的动物身上收集的数据加以比较，可以揭示迫近死亡前变化的实验变量，并可能成为死亡或临死状态的有效指示。

关于安乐死详细操作实施方法，参见第十一章第二节。

五、动物实验评估

近年来，动物实验过程中动物遭受的疼痛和伤害程度受到科学界和公众关注。

自 2014 年以来，英国将动物在实验过程中遇到伤害的“严重程度”分为 5 类：①亚阈值度（sub-threshold），已获批的动物实验项目，实际操作过程未造成超出规定阈值的痛苦，即低于由良好兽医操作，将注射针头插入皮下所引起的疼痛。②在全麻醉状态下不可恢复操作（non-recovery），即术后死亡。③轻度（mild），动物遭受轻度或短暂轻微疼痛或痛苦，在短时间内恢复到正常状态。④中度（moderate），对动物的正常状态造成了重大影响，但不威胁生命。在全身麻醉下，且术后镇痛效果良好的外科手术属于“中度”危害。⑤严重（severe），该操作对动物健康影响大，包括动物长期“患病”，行为或活动受限等。

2019 年，52%的实验动物经历“轻度”伤害，“低于阈值”的实验动物占 10%。2016～2019 年，遭受“严重”伤害的实验动物比例逐年下降。

按照 EU Directive 2010/63/EU 要求，欧盟成员国要报告在动物实验过程中动物所遭遇疼痛和痛苦的“实际严重程度”（actual severity）。2017 年，欧盟有 51%的实验动物在实验研究中的经历被评估为“轻度”危害，32%为“中度”危害，11%为“严重”伤害，有 6%的动物经历手术没有恢复过来。动物经历“严重”伤害的主要实验类型是腹水法产生单克隆抗体，其次是疾病诊断、生态毒性方面的急性毒性研究。伤害最小的领域是基于血液产品生产、教育和培训、皮肤过敏试验。

动物实验是在公众信任、伦理关注和科学需求三者之间寻求平衡，动物实验中动物一般要遭受痛苦和伤害，但我们一定要想方设法、采取一切措施，将给动物造成的痛苦和伤害减小到最低，践行 3Rs 原则，满足动物实验伦理要求，寻求公众理解和支持。

六、AAALAC 认证

研究机构的实验动物管理工作、动物福利状况等可以引入外部专业组织进行评估。AAALAC 是国际实验动物管理评估和认证协会（https://www.aaalac.org）的缩略语，它是独立的、非政府组织性质的国际认证机构，目的在于促进生产繁殖和应用实验动物的单位高标准、高品质地管理实验动物，从而确保实验动物的福利。AAALAC 认证是实验动物领域内全球公认的质量标志，有助于提高机构的正面形象及在同行之间的竞争力。

目前，世界上已有 34 个国家超过 900 家制药和生物技术公司、大学、医院、研究院所等机构自愿申请、验收合格之后获得 AAALAC 认证标识。截至 2018 年 12 月，中国获得 AAALAC 认证的单位超过 50 家，如南京大学模式动物研究所、中国医学科学院北京协和医院、上海交通大学、中国食品药品检定研究院、国家上海新药安全评价研究中心、沈阳化工研究院有限公司、上海药明康德新药开发有限公司、北京昭衍新药研究中心股份有限公司等。

第二节　3Rs 原则

一、3Rs 原则的提出

对于实验动物来说，各种形式的实验操作都会带来程度不同的应激反应和疼痛，特别是在制备或复制一些人类疾病动物模型，如感染性疾病、恶性肿瘤、脑缺血、糖尿病、骨折等过程中，以及用于新药的安全性评价时，实验动物将遭受难以避免的痛苦。1959 年，英国科学家 Russel 和 Burch 在《人道主义实验技术原理》（*Principles of Human Experimental Technique*）著作中首次完整地提出科学研究中关于动物实验的 3Rs 原则，即用其他方法替代（replacement）动物实验、减少（reduction）动物使用的数量、优化（refinement）实验设计方案，从而减轻动物遭受的痛苦，最大限度地保证动物的福利水平。符合伦理学法则的 3Rs 原则的提出在人类利益和动物利益之间寻找到了现实的平衡点。

在目前情况下，完全不进行动物实验是不现实的。对动物实验中伦理学问题的争论和讨论的结论之一是每一个从事研究的人员有义务和责任寻找替代动物实验的其他研究方法，努力在人类利益和动物利益之间找到相对的平衡。在动物内在价值越来越受到尊重的今天，人类面临动物实验不能做又不得不做的两难境地，符合伦理学法则的 3Rs 原则的提出是动物实验发展的必然。

科研人员尽管有按自己独特方法开展研究的权利，但也只能在动物福利法规的框架范围内享有学术自由、最优化地使用动物。目前，3Rs 原则的概念和理论已经被越来越多的科研工作者接受，出现了一些相关的基金组织、出版物及定期举办的国际或地区性的学术会议，还有专门从事研究 3Rs 原则的人员队伍和机构。过去，人们强调 3Rs 原则主要是出于对动物福利的考虑，近年来，人们逐渐认识到，应用 3Rs 原则不仅是应对动物保护主义和对动物伦理学责任的需要，也符合生命科学发展的要求。

二、3Rs 原则内容

1. 替代

替代是指尽可能用进化程度低等的实验动物或者非实验动物代替高等实验动物进行实验。替代分为相对代替和绝对代替，相对代替是指应用体外培养的细胞、组织、器官等代替具有活体生命的实验动物，或者用低等动物如细菌、真菌、昆虫、水生动物代替高等哺乳动物。例如，用果蝇研究遗传畸变、用细菌做 Ames 试验来检测化合物可能引起癌症的致突变能力；用斑马鱼研究神经元的迁移和分化，培育近交系斑马鱼用于基因突变筛选和发育缺陷的研究；用体外发酵系统或空心纤维系统培养杂交瘤细胞技术替代抽取小鼠腹水方式生产单克隆抗体等。绝对代替则是指完全不使用实验动物，而是采用物理、化学、数学公式和计算机模拟等非生命手段，如用 3D 技术展示组织与器官的解剖结构；用高效液相色谱（high performance liquid chromatography，HPLC）替代活体动物模型测量激素的浓度和纯度等。有些动物实验尚不能完全被代替，如在毒理学研究和生物安全性评价中，培养的细胞不能像整体动物那样评价不同途径（吸入、摄入、皮肤接触等）和长期染毒的后果，以及用来预测某些毒性作用的可逆性。

尽管动物实验替代方法的概念被广泛接受是近几年的事情，但动物实验中的 3Rs 原则却早已有人实践。1846 年，William Morton（1819—1868）首次将麻醉用到患者身上，随后不久，同样的麻醉药也在动物实验中应用。自 1876 年，英国按照《防止虐待动物法》，凡引起动物疼痛的实验均强制使用麻醉药物。有很长历史的组织培养是另外一个替代的方法。1885 年，Wilhelm Roux 在温热的盐溶液中成功地使鸡胚胎细胞保持存活。1907 年，Ross Harrison 第一次报道了细胞可在体外玻璃器皿中成功生长。在抗生素加入培养基以后，细胞培养技术迅速发展起来，目前已经成为一个非常标准的技术。今天替代的方法正被广泛应用于生物医学、兽医学研究、检验及教学的方方面面。发展替代方法的动力很大程度上是伦理学原因，其他因素也发挥了一定的作用。例如，使用实验动物成本很高、很费时间、很难标准化。替代方法的简化性，尤其是在器官/组织/

细胞水平研究其机理时是其优点，但简单系统的反应与在整体水平的反应事实上是不同的，这又是替代方法简化性的不足，物种的差异限制了在动物身上得到的数据应用到人的情况。

2. 减少

某一研究方案必须使用实验动物时，应考虑将使用动物的数量降到所必需的最小量。减少动物用量的伦理和经济目标可使遭受疼痛和不安的动物数量减至最少，避免动物、药品和实验用品等资源的无谓浪费。一般在保证实验结果科学性的前提下，减少动物用量的途径大致有三种：一是不同的科研实验项目尽可能合用动物；二是使用高质量的实验动物（如 SPF 动物），以质量代替数量；三是使用科学合理的实验设计，控制实验中的生物学变异来源。

但是，有些动物实验（如药品的法定检验）要求的动物数量不允许随意减少。

3. 优化

优化是指改进和完善实验设计和程序，改善动物设施、饲养管理、实验条件和实验操作技术，尽量减少实验过程对动物机体的损伤，减轻动物遭受的不安和痛苦程度。优化的原则不但符合伦理学的要求，对动物实验结果的科学性、重复性也是非常有价值的。例如，在大动物皮下埋置电子芯片，可以遥控获取动物体温、血压、心率等各项生理参数，遥测技术在不干扰和不人为引起动物紧张的情况下可以对一只动物进行长时间的连续测定，减少对动物的限制和动物的应激反应。采用动物导管埋入固定装置可以在动物体内反复取样和给药，从而减少对动物的麻醉和干扰。

三、3Rs 原则应用和发展

1. 体外技术

体外（*in vitro*）技术是目前最重要的一类替代动物实验的方法，但并不是每个体外技术都能被看成是一个替代模型。在有些研究领域里，体外技术本来就与研究本身不可分割，这种情况下，体外技术对动物实验并不会产生影响，因而也就不被认为是对动物实验的替代。

体外技术包括对细胞器、细胞、组织和器官的研究。广义的组织培养体外技术是指在营养培养基中使体外细胞、组织、器官或器官的一部分存活至少 24h 的技术。组织培养可以分成两大类：器官类培养和细胞培养。器官类培养又包括部分组织或器官的培养和整个器官的培养。器官类培养的目的是维持有关器官中细胞和组织之间的结构和功能关系。但是完整三维结构的器官培养妨碍了营养物到达每一个细胞和及时排除代谢废物。因此，培养的器官一般只有有限的生存时间，而且这种技术需要每次从动物或人身上取得新鲜的材料。

如今，现代组织培养技术能在体外进行器官重建。例如，将不同的皮肤组分分离、培养得到大量皮肤细胞，在适当的条件下将细胞接种在合适的基质上可以重建三维结构的皮肤。重建皮肤的技术拓展了对皮肤生物过程的认识，也可用于代替对皮肤进行腐蚀和射线照射筛选的动物实验。细胞培养和器官培养的类型不一样，细胞和细胞之间的连接可以用酶解或机械的办法破坏。当从组织得来的分散细胞放入培养液中进行培养时称为原代培养。当细胞培养进行两代以上时称为继代或传代培养。原代细胞的生存时间有限，但在有些情况下，通过自发或诱发的转化细胞可以不断分裂、永远生存下去，形成细胞株继续培养。某种细胞给予适当的物理或化学刺激时可以进行分化。分化过程中或多或少地恢复它原来的特性；如果细胞是干细胞，它可以像在体内发育一样，分化出其他的生物特性。原代细胞可以保存在液氮中以备后用。细胞株具有长久性和均质性，它的应用减少了对细胞供体动物的依赖。应用分子生物学技术对细胞进行修饰还可以改进细胞株的应用。基因改造后的细胞可带有新的生物学特征，如带有人的受体蛋白，这些细胞可以成为受体-结合实验研究模型，用于进行药物的筛选实验。

近年来兴起的类器官（organoid）是动物细胞分化形成类似高等动物器官的结构，这种自组织比培养中的细胞簇更具代表性，概括了器官发生的各个方面。因此，这些 3D 模型能够研究早期器官发育和组织的相互作用。类器官可以部分代替动物用于临床来预测患者对治疗的反应。

2. 使用低等动物

在实验中有时使用低等的生命形式（如细菌、真菌、昆虫或软体动物）来减少脊椎动物的使用量。最好的例子就是在检测化合物可能引起癌症的致突变性质时，采用细菌做的 Ames 试验。一些微小的有机体如酵母被广泛地用作特定基因表达的载体，这些特定的基因可以编码抗体片段甚至疫苗抗原。另一个用低等有机体的替代方法是利用鲎（limulus）开展的微量细菌内毒素热原检测方法。直到今天，兔仍然是专门用于检测所有非肠道使用药物热原试验的动物。如果在兔的静脉注射某种物质后体温上升，该物质就被认为是热原。鲎是一种海洋节肢动物，其血液中的有核变形细胞含有凝固酶原和可凝固蛋白。将这些变形细胞冻融裂解后制成鲎变形细胞溶解物（limulus amebocyte lysate，LAL），此溶解物若与待检标本中的内毒素相遇，内毒素激活 LAL 的凝固酶原成为凝固酶，作用于可凝固蛋白，使其凝聚成凝胶状态。鲎试验是目前检测内毒素最敏感的方法之一，比家兔热原试验敏感 10～100 倍，可测出 0.01～1ng/ml 的微量内毒素。虽然目前大量的产品检测由于技术原因还不能完全使用 LAL 试验，但 LAL 的应用已经大大减少了用于热原检测的兔的数量。

近些年，用低等脊椎动物鱼类代替高等脊椎动物，在毒理学、肿瘤学、基因突变筛选、血液等方面的研究取得了很大的进展。例如，培育出的斑马鱼近交系大量用于基因突变筛选和发育缺陷研究；剑尾鱼在毒理学研究中的应用减少了高等脊椎动物在这些领域的使用数量。

3. 免疫学技术

免疫学技术为许多体外方法奠定了基础，在诊断试验、疫苗质量控制和基础免疫学研究方面尤其有用。熟知的技术有酶联免疫吸附试验（ELISA）、血细胞凝集试验和放射免疫分析（RIA）。这些体外检测方法非常灵敏，但有些情况缺乏专一性，如在分辨有关抗原和抗体时。

1975 年，Georges Kohler 和 César Milstein 通过将生产抗体的细胞和骨髓瘤融合形成可传代培养的杂交瘤细胞，在挑选和克隆后，每个克隆的杂交瘤细胞可产出一种抗原专一的抗体，称为单克隆抗体（monoclonal antibody）。至今，许多动物，尤其是小鼠（如 BALB/c）用来生产单克隆抗体。这些动物通过腹腔注射杂交瘤细胞，10～14 天以后就可回收含有单抗的腹水。由于腹水加大了对腹腔和胸腔内器官的压力，动物非常痛苦。现在这个体内生产过程可以用几种体外技术代替，如用体外发酵系统或空心纤维系统培养杂交瘤细胞，通过不断地改进培养系统，现在单抗产量和成本比起体内的生产方式更有竞争力。在一些欧洲国家如荷兰、瑞士、英国都颁布了法规指南，对用动物生产单抗进行限制。

4. 化学、物理方法

化学、物理方法一般用于从一个复杂的多成分混合物中解析物质的组成，高效液相色谱（HPLC）就是这类技术中最典型的例子。这类方法代替动物实验的检测主要应用在激素质量控制方面。直到最近，许多产品如胰岛素、降钙素、催产素效价的测定都需要动物模型，大量的动物被用于这方面的检测。现在大部分天然结构的激素由重组 DNA 技术生产，产品品质和纯度都很好，这就使 HPLC 技术派上用场，实际上官方已经指定 HPLC 为一些激素制剂的效价测定技术。

5. 数学和计算机模型

任何一个化合物的分子结构、物理化学性质及生物活性之间都存在一定的关系。利用这方面的知识预测许多新型化合物的生物活性是可能的，包括它们的毒性，或通过引入微小的分子结构变化提高药物的药效。当分析一系列相关的化合物时，这种方法也可用来筛选和排序，从大量的后备化合物中进行初筛，剩下少量的药物再用动物实验来确定。

通过对已知物质的动物实验研究和人的经验而知，生命系统中的生物活性只能由化合物之间的相互作用/反应决定，而体外的研究进一步支持这个观点。随后可用计算机来设计所需结构和性质的新化合物，这项技术被称为计算机辅助药物设计，或理性药物设计，并且在开发治疗艾滋病的药物中得到应用。药物的发现总是遵循着体外试验和动物实验过程，应用计算机辅助药物设计技术对药物潜在生物活性进行初步筛选之后，真正用来做动物实验的化合物就减少了许多。

机体内发生的许多过程可以用数学方程式表示，即许多生理、生化、病理和毒理过程能建立数学模型。大多数情况下，这些模型是在计算机上建立和使用，所以也被称为计算机模型。生理学基础的药物动力学模型能在有机体生理学参数、药物的物理化学特性、药物可能的代谢这些基础上预测药物在体内的吸收、分布、代谢和排泄。

6. 人类模型

大多数由动物实验得到的结果都将推论到人的身上。由于动物与人之间在解剖学、生理学、代谢、生物动力学、药理和毒理反应方面的差别，还有如昏眩、情绪变化等在动物身上探测不到或很难探测到，所以，由动物身上得来的数据外推到人可能会引起一些问题，这就意味着人类是进行实验和测试的最好研究模型。但是，由于伦理学、法律的原因用人类进行这类实验是被反对的。然而，越来越多的人类材料被用于体外实验。例如，人类皮肤和肝脏模型就引起了研究者极大的兴趣。皮肤模型由人类的皮肤组织建立并用于测试和基础研究。人类血液用于筛选热原的方法正在合法化，可能不久后就能代替兔试验和LAL试验，其原理是当热原物质加入到人类血液中后，白细胞开始产生一类细胞因子，这些细胞因子可以通过ELISA检测或RNA探测方法检测到。

为了满足人类生物材料的需求，有必要建立一个人类组织库，满足科学研究中人类组织的供应问题。当对健康的志愿者进行临床试验时，必须把风险降到可以忍受的程度，确保没有不可逆转的副作用。现代医学技术如磁共振成像仪（MRI）和磁共振波谱仪（MRS）的安全性高，可以用人来进行研究。当然，患者和健康志愿者在实验前一定要完全被告知，并且获得医学伦理委员会的同意和授权。

7. 遥测技术

遥测技术可以从自由运动的动物身上持续接收预设的生理参数。动物在麻醉状态下被安装可以发射电信号的测量装置，通过无线接收装置收集包括体温、血压、心率、心电图等数据。在非干扰和非人为引起动物紧张的情况下，遥测技术对一只动物进行长时间连续的测定可减少动物的用量和痛苦。

8. 其他替代方法

在有些情况下，可以用从屠宰场得来的器官代替实验动物。用屠宰场得来的牛眼提取角膜进行眼睛刺激试验，取代用活体兔进行的 Draize 眼睛试验。兔眼刺激试验的有些参数可以用屠宰鸡的眼进行离体试验得到。另外一个用屠宰材料替代动物实验的例子是用猪耳检测皮肤刺激和渗透性。

在教学中，动物实验的目的并不是验证科学假说，而是一个学习知识、训练技能的过程。因此，教学中的动物实验都是重复以前做过的关于一些生物过程和性质的试验。出于这个原因，这些实验相对容易找到替代的方法。这里动物只是一个学习的工具，可以根据教学实验阐明理论和训练技能的目标模拟动物实验。一些特定的替代方法在教学中是行之有效的，如物理化学或三维模型、保留的样品、参与研究工作及通过音像材料和计算机教学。非介入技术对学生是安全的并且对发展替代方法也有利。音像材料教学是最广泛应用的替代方法，对发展伦理学的价值观非常有利。新的计算机技术在教学中引入了许多不同的替代方法，如互动式的学习程序、模拟、数字化录像和网站。使用多媒体可以演示实验过程和结果，甚至可以做得非常逼真。

9. 共享研究数据

在许多情况下，是否进行动物实验取决于以前的动物实验结果，没必要重复以前做过或没有多少科学价值的研究。因此，对于科学家来说，保存动物实验相关的数据并且共同分享非常重要。由于科学杂志包含了最新的研究成果，所以它是最重要的信息来源，也是信息的最初级来源。现在越来越多的杂志变成了容易快速获得的数字化形式。次级来源信息包括著作、研讨会、报告和网络得来的信息，参考手册、引用数据、数据库也属于这类。除了这两类之外，还有一类所谓的“灰色”文献，即非正式出版报告，如讲座、国际报告、政府文件等。

数字化信息正变得越来越重要。计算机技术的迅猛发展改善了这类信息的储存、交换和获取效率。通过互联网可以远距离从很大的数据库中得到信息。关于动物实验和替代研究的数据库都已建立起来，如 Norecopa 是挪威建立的国家共识平台（https://norecopa.no），收录了 3R Guide、NORINA、TextBase 等数据库，旨在推进 3Rs 原则。

四、3Rs 原则的综合应用

替代、减少、优化在动物实验过程中可以单独考虑，也可以综合考虑，彼此存在一定的关联性。自 20 世纪 80 年代开始，大多数欧洲国家使用的实验动物数量已经有所下降，这可能是几种因素协同作用的结果。荷兰的实验动物用量减少了 50%以上，如脊髓灰质炎疫苗通常用猕猴肾细胞培养生产，随着技术的不断改进，生产这种疫苗所用的非人灵长类数量越来越少。

每一种新方法对动物实验的替代作用都有限，不可能完全将动物实验代替。许多替代方法多用在动物实验的开始阶段，在此基础上再决定怎样进行后续的研究。

最开始用计算机模型评价某个化合物的物理、化学性质，如果得到阳性结果，这个化合物就被标为有腐蚀性；如果得到阴性结果，就测定其 pH。如果其 pH 在 11.5 以上或在 2.0 以下，就被认为有腐蚀性。如果其 pH 在 2.0～11.5，就用有效的非动物的替代模型进行试验，如果结果仍然是阴性，则用动物进行进一步测试。这个化合物的皮肤刺激性还要通过眼睛刺激试验来检验。在这个简单的分层分析方法中，判断是否有必要做动物实验前，采用了 3 个预试方法。实际上，在药物工业中应用这种分层分析方法可以使实验动物的用量减少 50%。

五、基因工程技术对 3Rs 原则的挑战

转基因（transgenic）和基因打靶（gene targeting）技术是目前对生物医学研究产生巨大影响的生物技术方法，这些技术的开展对 3Rs 原则中的“减少”提出了挑战。为了得到 3～4 只基因工程动物的“首建者”（founder），淘汰牺牲的动物可能超过 100 只，而且转基因动物首建者的表型不尽相同，经常需要保持一个以上的传代系。培育初期，饲养转基因动物的房屋设施急剧增加，所需的开支急剧上升。转基因动物在研究中使用数量的增加对整个动物用量的影响正在考察评估中。总体而言，建立一个新的转基因动物品系本身需要大量的动物，越来越多的领域需要使用转基因动物进行研究，说明在生物医学研究中动物的用量将再一次增加。但是，从另外一方面来看，转基因动物的使用可以优化科学研究方案，研究的对象目标更明确，不需要在大量动物个体之间探索某个基因的功能表现，最终会减少相应领域的动物用量。

基因工程技术似乎对动物实验进行了优化，相比于那些直接甚至残忍的诱发突变技术，如 X 射线照射和化学致癌物诱发癌症，基因工程技术更符合道德伦理学的要求，对卵母细胞或早期胚胎的操作也不会引起实验动物的痛苦。基因工程技术还可以培育出人源化的动物模型，减小动物模型与人体之间结果外推的障碍。然而，转基因动物的产生引起了新的伦理学的质疑，那就是动物自然本质（野生型或传统的近交系）的改变。

六、3Rs 原则应用框架

3Rs 原则是生物医学研究遵循的基本原则，在每一项研究中，如何确保动物实验所有阶段（实验设计、实验操作、过程分析、研究报告）能够积极主动应用 3Rs 原则，英国国家研究用动物替代优化和减少研究中心（National Centre for the Replacement Refinement & Reduction of Animals in Research，NC3Rs）给出了 3Rs 原则制度框架（Institutional framework for the 3Rs）（https://www.nc3rs.org.uk/institutional-framework-3rs）。

NC3Rs 致力于开发一系列资源，支持 3Rs 原则推广和实施。下面是 NC3Rs 给动物实验研究机构建议采纳或考虑的 7 项相关原则。

1. 增加资源获取渠道

为所有参与动物研究的人员提供方便的在线资源、活动信息、培训课程、机构动物实验政策和标准操作规程（SOP）等，使每一位人员掌握 3Rs 原则最新最全面的信息。

2. 积极倡导

不应该简单地将 3Rs 原则看成是兽医和动物饲养人员的职责，鼓励所有动物实验相关人员积极参与，要从 NC3Rs 网站（https://www.nc3rs.org.uk/）、科学文献和会议等资源找出 3Rs 原则相关资料，与同事分享。鼓励开展 3Rs 原则研究，使 3Rs 原则成为动物实验室常规工作。

3. 广泛参与

动员不涉及动物实验学科（如数学、材料科学等）人员广泛参与，走出 3Rs 原则现有模式和程序，应用新的科学和技术创新，加速 3Rs 原则发展。

4. 奖励

每年向对 3Rs 原则作出重大贡献的个人颁发 3Rs 原则奖，提高其在 3Rs 原则科学研究机构中的地位和形象。

5. 支持 3Rs 原则培训

提供参与 3Rs 原则培训机会，积极参加 NC3Rs 组织的活动、各种研讨会等。

6. 传播 3Rs 原则进展

鼓励所有工作人员将有关 3Rs 原则的信息纳入论文、海报和演讲中。在报告动物实验研究成果时，将遵守 NC3Rs 制定的 ARRIVE 指南作为一项基本要求。

7. 战略性措施

研究机构应该重点关注动物数量、动物实验效能等，动员并促进研究机构内所有层面广泛、科学地参与 3Rs 原则。

采用最新的科学技术来取代动物研究，节约动物实验时间和成本，设计最佳的动物实验方案，使动物实验方法和研究结果具有稳健性（robust）和可重复性（reproducible），改善实验动物福利。

第三节　实验动物伦理

传统伦理是指人类处理相互之间关系（如父子、夫妻、同事、朋友等关系）所应遵循的道德和标准。随着社会文明的进步，人与自然环境、人与动物的关系也被纳入伦理学的研究范畴。实验动物伦理（laboratory animal ethic）是指人类在生物医学研究中对待实验动物和开展动物实验应遵守的道德标准，总的原则是尊重生命、合理利用、仁慈对待。人类对动物的认识和态度在不同的历史发展时期是不同的，世界各地不同民族对待动物的态度受其经济与文化的影响也不完全一致。

一般在科研论文里，所用动物放在“材料和方法”部分描述，研究中实验动物只不过是实验过程中的一个物体，被说成是活的仪器或试剂，其价值仅在于能提高科学实验的重复性和有效性。在伦理学领域，如何评价动物此时的价值已经深深烙上了“人类中心论”的固执观念，此时的动物也只是具有相当于仪器、试剂的价值。

一、对待动物实验的态度

1. 动物权利

关于动物权利（animal right）的讨论始于 20 世纪 60 年代，标志性事件是 1978 年 10 月 15 日《世界动物权利宣言》（The Universal Declaration of Animal Rights）的出版发表。1989 年动物权利协会（Association of Animal Rights）重新组织此宣言，并于 1990 年提交给联合国教育、科学及文化组织（United Nations Educational，Scientific and Cultural Organization，UNESCO），同年向公众宣传。《世界动物权利宣言》认为动物有权存在、受到尊重、得到良好待遇，在任何情况下都不得被无理抛弃或杀死。

1975 年，美国普林斯顿大学的生命伦理学教授 Peter Singer 出版了《动物解放》（*Animal Liberation*）一书，提出物种平等原则，主张对动物的利益进行平等的道德考虑，试图把动物纳入人类的道德共同体之中。Singer 认为物种歧视

（speciesism）与性别歧视、种族歧视一样违背了道德原则。动物具备感受快乐和痛苦的能力及自我意识，具备了生命个体拥有利益的充分必要条件，因而拥有生命的权利。Singer认为对疼痛和痛苦的感受，人和动物（物种）不应该存在界限，人和动物的“差别”不是智商高低的量的问题，而是有无理性的质的问题，因此，动物实验应该平等考量（equal consideration）动物的感受！

事实上，动物不能担当权利的主体，因为动物不具有完备的道德意识，没有道德判断能力，动物界的弱肉强食就无所谓道德问题。人类经过长期的进化，处于食物链的最高端，食肉是人的生理需要，同样符合大自然的弱肉强食规律，如果说有道德问题，也只能是在何种情况下杀生、选择何种杀生方式时才存在。利用动物开展生物医学实验研究是为了人类的健康，既是生理需要也是心理需要，当然，在利用动物的过程中，人类不能无辜让动物承受不必要的痛苦，负有保护动物的道德义务。

2. 动物解放

Singer的*Animal Liberation*被誉为“动物解放的圣经”，动物拥有生命权利的理念得到了部分西方民众的高度赞誉和积极响应，众多动物保护组织及运动风起云涌，席卷欧美大陆。动物解放是动物权利思想的进一步极端化，不仅反映在道德理念上，而且付诸在行动中，具体表现为危险的极端言行方式，目前在西方发达国家的主要城市中流行。动物解放组织坚决捍卫动物的生命权利，反对为了人类琐碎利益而屠杀动物，倡导素食主义、禁止狩猎、取缔动物工厂或农场、禁止开展残忍的动物实验。个别激进组织，如“动物解放前线”（Animal Liberation Front）为了达到所谓拯救动物的目的，在学术会议会场、大学研究机构、动物养殖场等涉及动物饲养、动物实验的地方不断地组织游行示威，甚至采取恐吓、威胁、破坏等暴力手段。动物解放组织的言行提醒科学界在饲养繁殖实验动物和动物实验过程中要尊重生命，大力开展3Rs原则研究和应用，同时加强宣传和立法保护，避免实验动物领域的科学研究受到干扰。

二、实验动物伦理的基本原则

动物与人类一样有感知、情感需求，人类有责任和义务尊重动物的生存权，保证动物的福利。当人类利益与动物利益发生冲突时，牺牲动物利益在伦理道德上是可以接受的。具体到实验动物领域中，尽管还存在电击、放射性照射、母爱剥夺、强迫游泳等实验手段，给实验动物的肉体和精神造成损害和痛苦，但是，即使是Singer本人也没有要求完全废除动物实验，因为他自己也看到动物实验积累了真正的知识，给人类和其他动物带来了好处。在怎样对待实验动物和动物实验的问题上，Singer 提出两个解决方向：一是禁止那些低水平重复、对人类知识毫无益处的动物实验；二是大力发展不使用动物做实验的替代方法。

实验动物伦理的基本原则是尊重生命、合理利用、仁慈对待，具体的实践是遵循 3Rs 原则。

1. 尊重生命

动物具有感受快乐、痛苦的能力及自我意识，与人类具备相同的生命特征，是自然界中与人类同时进化、协调发展的朋友，共同参与组成平衡与稳定的生态系统。实验动物是专门培育的特殊动物群体，为了人类利益注定要贡献出生命，实验动物工作者必须以神圣的责任感和同情心善待实验动物。

2. 合理利用

当动物实验无法被替代时，要科学地选择实验动物品种和数量，优化实验设计方案，避免无科学价值的实验和不必要的重复实验。

3. 仁慈对待

在实验动物饲养繁殖、运输及应用于科学研究的过程中，人类应当充分保证实验动物的福利，防止或减少动物的应激和疼痛。许多实验伴随着高死亡率，或产生进行性或严重的疾病，最终导致动物死亡。当动物出现极度痛苦而无法缓解时，应选择仁慈终点作为有效的实验终点，避免用死亡作为实验终点。必须结束动物生命时，应选择无任何痛苦的安乐死。

三、实验动物福利伦理审查

1. 审查目的

目前，世界上已有 163 个国家或地区颁布了超过 263 部关于动物福利和保护的法律法规。据统计，生物医学研究中有 70%以上的科研项目涉及动物实验，为了保证实验动物在应用过程中的福利，发达国家对科研行为进行伦理学审查和评估已经成为一种制度。未经伦理审查的科研项目不准立项，学术论文不能发表；未经伦理审查的新技术不能使用和交易；未经伦理审查的人体实验不能开展；未经伦理审查的新药不能进入临床试验。近年来国外众多生物医学期刊对含有动物实验的论文发表都提出了伦理审查的要求，迫使我国加快实验动物福利伦理审查的步伐。中国的实验动物科学起步较晚，但发展较快，《关于善待实验动物的指导性意见》和《实验动物 福利伦理审查指南》（GB/T 35892—2018）明确规定了实验动物的福利要求和伦理审查内容。

2. 审查机构

依据国内外关于实验动物福利的法律、法规、规章和制度，实验动物生产单位、使用单位应成立实验动物管理和使用委员会（IACUC）或实验动物福利伦理委员会，负责本单位有关实验动物福利伦理审查和监督管理工作，保证本单位的实验动物设施符合要求，从业人员得到必要的专业培训，动物实验方案的设计遵循 3Rs 原则。任何涉及实验动物的科研项目必须通过 IACUC 或实验动物福利伦理委员会的审批才能安排动物实验。

3. 审查内容

IACUC 或实验动物福利伦理委员会受理申请之后，将对实验动物饲养和使用有关的项目建议书、实施方案、动物实验新技术、项目实施情况和项目验收等涉及福利伦理的内容进行审查，包括：使用动物的理由和目的；申请实验动物种类和数量的理由；实验动物可能受到的所有不适或伤害；实验动物饲养、运输和实验设施条件；实验动物来源和质量；动物镇静、镇痛和麻醉措施；术后护理和观察；仁慈终点选择；安乐死操作规范；人员安全及其他必要审查的内容。

4. 跟踪管理

IACUC 或实验动物福利伦理委员会对已经批准、正在执行的动物实验方案具有跟踪监督管理的责任和权利，跟踪审查的内容包括：现场检查是否遵循实验方案和相关规范；动物实验过程中可能出现偏差或不良事件；听取研究进展报告；接到举报之后的现场取证；项目结束时的终结审查等。

（谭　毅、谭冬梅）

参 考 文 献

曹文斌. 2010. 西方动物解放论与中国佛教护生观比较研究. 北京: 人民出版社.

贺争鸣, 李根平, 李冠民, 等. 2011. 实验动物福利与动物实验科学. 北京: 科学出版社.

李卫华. 2009. 农场动物福利规范. 北京: 中国农业科学技术出版社.

刘恩岐, 尹海林, 顾为望. 2008. 医学实验动物学. 北京: 科学出版社.

刘晓宇, 卢选成, 贺争鸣. 2016. 实验动物仁慈终点技术研究的发展与应用. 实验动物科学, 33(2): 54-60.

王禄增, 王捷, 于海英. 2004. 动物暨实验动物福利学法规进展. 沈阳: 辽宁民族出版社.

吴素香. 2011. 善待生命——生命伦理学概论. 广州: 中山大学出版社.

中华人民共和国国家质量监督检验检疫总局, 中国国家标准化管理委员会. 2018. 实验动物 福利伦理审查指南(GB/T 35892—2018).

Singer P, Regan T. 2010. 动物权利与人类义务. 曾代平，代峰译. 北京：北京大学出版社.
Gardiner B. 2014. Animal welfare, animal rights. Aust Vet J, 92(3): N6.
Kilkenny C, Browne W J, Cuthill I C, et al. 2010. Improving bioscience research reporting：the ARRIVE guidelines for reporting animal research. PLoS Biol, 8(6): e1000412.
Koknaroglu H, Akunal T. 2013. Animal welfare：an animal science approach. Meat Sci, 95:821-827.
Percie du Sert N, Ahluwalia A, Alam S, et al. 2020. Reporting animal research: explanation and elaboration for the ARRIVE guidelines 2.0. PLoS Biol, 18(7): e3000411.
Smith A J, Clutton R E, Lilley E, et al. 2018. PREPARE：guidelines for planning animal research and testing. Lab Anim-UK, 52(2): 135-141.
Workman P, Aboagye E O, Balkwill F, et al. 2010. Guidelines for the welfare and use of animals in cancer research. Br J Cancer, 102(11): 1555-1577.

第三章　常用实验动物种类及其生物学特性

基于 August Krogh Principle，我们知道“对于几乎所有科学问题，总会有一种动物最适合于研究”，生物医学工作一项重要的工作就是，寻找合适特定动物模型，开展从动物到人类的比较生物学研究，寻求和证实存在于人类和其他动物的基本生物学共性。基于此，本章主要介绍生物医学研究中常用实验动物如小鼠、大鼠、豚鼠、兔、地鼠、沙鼠、犬、非人灵长类动物及猪、猫、树鼩、绵羊/山羊、鸡、青蛙等其他实验动物的种类和生物学特性，供生物医学研究人员寻找和选择“合适动物模型”，“最方便地进行研究”。

第一节　小鼠、大鼠和豚鼠

一、小鼠

小鼠（mouse，*Mus musculus*）在分类上属于哺乳纲啮齿目鼠科小鼠属，染色体 $2n$=40。实验小鼠来源于野生小家鼠（图 3-1），从 17 世纪开始用于比较解剖学研究及动物实验，祖先是欧洲小家鼠（*Mus domesticus*），但融合了亚洲小鼠的一些基因。20 世纪初，小鼠被广泛用于遗传学研究，1909 年世界上第一个近交系小鼠在美国培育成功。经过长期人工饲养和选育，现在已建立 478 个近交系、200 多个远交群、2000 多个突变品系。目前，用遗传工程技术生产的基因修饰小鼠已在生物医学研究中占有非常重要的地位。

小鼠是当今生物医学领域研究最详尽、用量最大、用途最广、品种品系最多的哺乳类实验动物。

（一）生物学特性

1. 一般特性

小鼠（图 3-2）全身被毛，面部尖突，嘴脸前部两侧有触须，耳耸立呈半圆形，眼睛大而鲜红。尾长约与体长相等，成年鼠一般体长 10～15cm。尾部被有短毛和环状角质鳞片。有多种毛色，如白色、鼠灰色、黑色、棕色、黄色、肉桂色等。

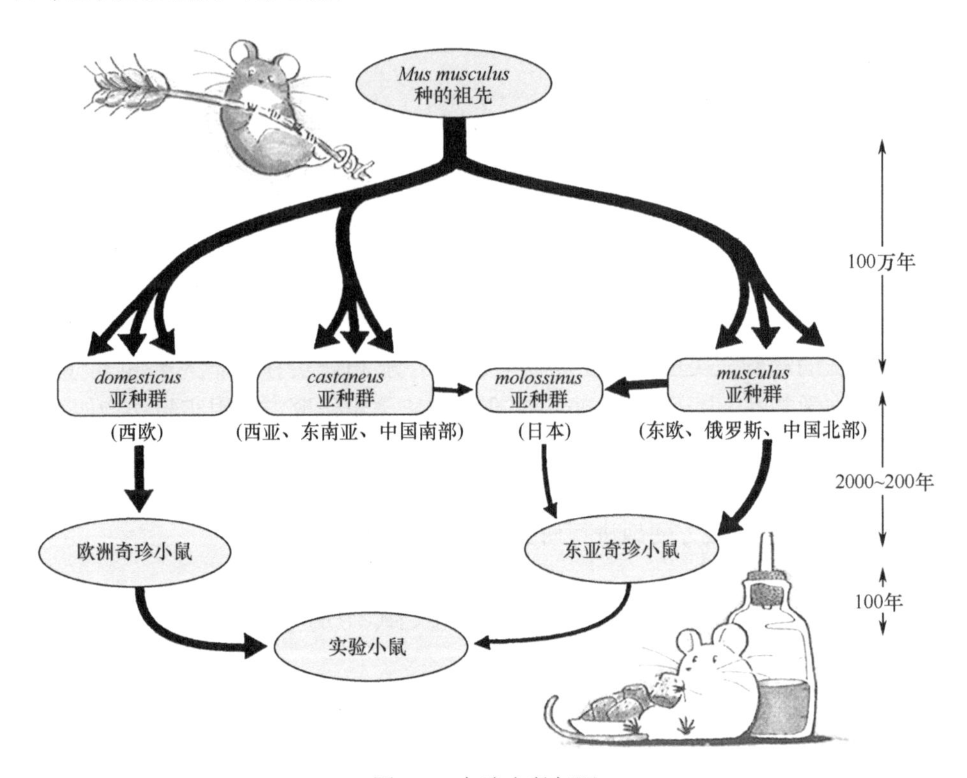

图 3-1　实验小鼠起源

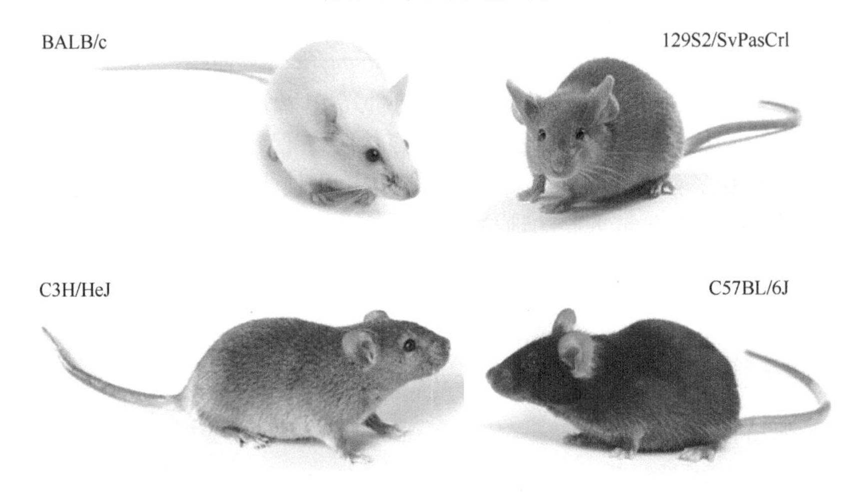

图 3-2　常见实验小鼠品系（彩图请扫封底二维码）

小鼠体小娇嫩，皮肤无汗腺，对外界环境适应能力差。性情温顺。喜居光线暗淡的环境，习惯于昼伏夜动，进食、交配、分娩多发生在夜间。活动高峰每天有两次，一次在傍晚之后，另一次在黎明前后。

小鼠为群居动物（social animal），群养时生长发育较单独饲养快，过分拥挤会抑制生殖能力。性成熟早，非同窝的雄性在一起易互斗并咬伤，群体中处于优势者保留胡须，处于劣势者则掉毛，胡须被拔光。小鼠对外来刺激极为敏感，强光、噪声、气味等刺激均可导致神经紊乱，发生吃仔现象。

2. 解剖学特点

（1）骨骼系统

全身骨骼包括头骨、椎骨、胸骨、肋骨和四肢骨。齿式为 2（1003/1003）=16，上下颌骨各有 2 个门齿和 6 个臼齿，没有犬齿和前臼齿。门齿终生不断生长，依靠经常磨损来维持门齿的长度。

（2）消化系统

食管细，长约 2cm，位于气管的背面，其内壁有一层厚的角质化鳞状上皮，有利于灌胃操作。胃分为前胃和腺胃，胃容量小（1.0～1.5ml），功能较差，不耐饥饿，小鼠灌胃给药的剂量不能超过 1.0ml。与兔、豚鼠等草食性动物相比，小鼠肠道较短，盲肠不发达。

（3）呼吸系统

右肺 4 叶（上、中、下和心后叶），左肺为一整叶，表面有一条不太深的沟。气管由 15 个白色环状软骨组成，气管及支气管不发达，不适于作为慢性支气管炎模型。

（4）循环系统

心脏由左、右心房和左、右心室组成。心尖位于近胸骨端第四肋间，为心脏采血的最佳进针部位。尾部血管丰富，静脉表浅粗大，适宜静脉注射。

（5）淋巴系统

小鼠的淋巴系统很发达，但腭或咽部无扁桃体，外界刺激可使淋巴系统增生，导致淋巴系统疾病。脾脏中含有造血细胞，包括巨核细胞、原始造血细胞等组成的造血灶，有造血功能。骨髓为红骨髓而无黄骨髓，终生造血。

（6）生殖系统

雌鼠为“Y”形双子宫。卵巢外周有系膜包绕，不与腹腔相通故无宫外孕。乳腺发达，胸部 3 对、蹊部 2 对。雄鼠为双睾丸，幼年时藏存于腹腔内，性成熟后下降到阴囊。前列腺分背、腹两叶。

3. 生理学特性

（1）生长发育

小鼠刚出生时体重仅 1.5g 左右，1 月龄时 12～19g，1.5～2 月龄时可达 20～40g。新生仔鼠赤裸无毛，皮肤肉红色，不开眼，耳郭与皮肤粘连。3 天仔鼠脐带脱落，皮肤转为白色，开始长毛并出现胡须。4～6 天有听觉，被毛长齐。12～14 天睁眼，长出上门齿，开始采食及饮水。3 周龄可离乳独立生活。4 周龄雌鼠阴腔张开。5 周龄雄鼠睾丸落至阴囊，开始生成精子。成年小鼠的性别很容易区分，仔鼠或幼鼠主要通过外生殖器突起与肛门之间的距离判定，近者为雌性，远者为雄性。

小鼠生长发育的快慢与其品系、营养状况、健康状况、环境条件及母鼠的哺乳能力、生产胎次均有密切关系。小鼠不同年龄阶段的平均体重见图 3-3。

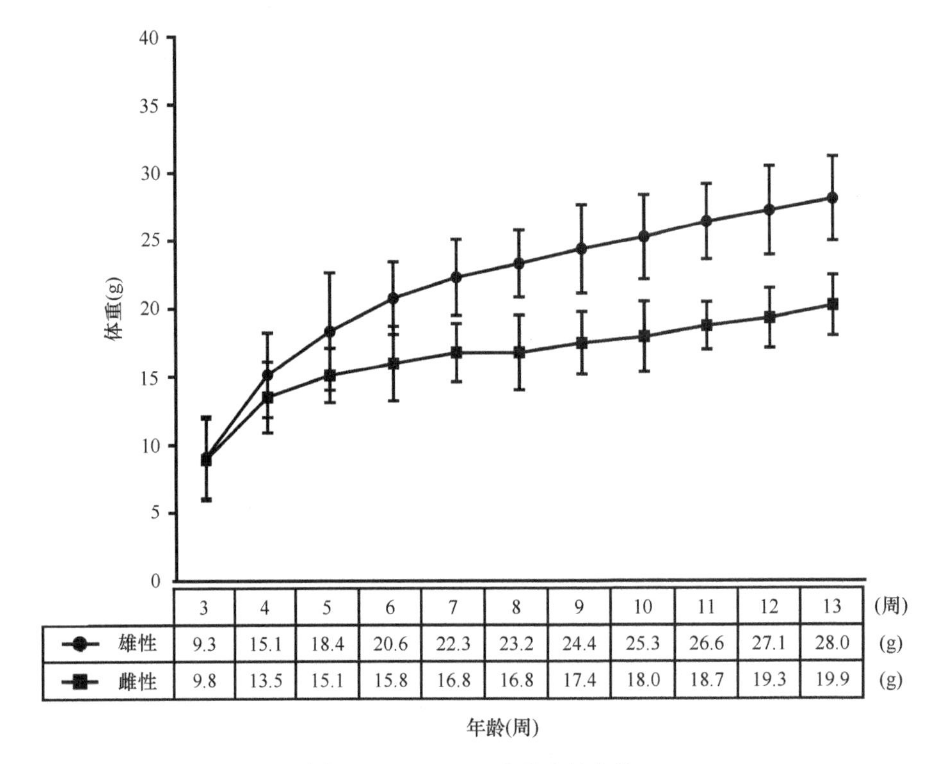

	3	4	5	6	7	8	9	10	11	12	13	(周)
雄性	9.3	15.1	18.4	20.6	22.3	23.2	24.4	25.3	26.6	27.1	28.0	(g)
雌性	9.8	13.5	15.1	15.8	16.8	16.8	17.4	18.0	18.7	19.3	19.9	(g)

图 3-3　C57BL/6J 小鼠生长曲线

（2）生殖生理

小鼠性成熟早，6～7 周龄时已性成熟，雄鼠 36 天时可在附睾精液中找到活动的精子，雌鼠 37 天时即可发情排卵。雄鼠体成熟为 70～80 天，雌鼠为 65～75 天，故小鼠开始繁殖一般是在 65～90 天。雌鼠性周期（即发情周期）4～5 天，分为前期、发情期、后期和发情间期，根据阴道涂片的细胞学变化可以推断性周期的不同阶段。妊娠期 19～21 天，哺乳期 20～22 天，每胎产仔（窝产仔数）6～15 只，全年多发情，年产 6～9 胎。性活动可维持 1 年左右。

雄鼠性成熟后，开始产生精子并分泌雄性激素，副性腺（精囊、凝固腺等）分泌精液，并在交配后 10～12h 的雌鼠阴道和子宫颈中凝固，形成阴栓（vaginal plug）。阴栓是小鼠是否交配的重要特征，较其他啮齿动物更明显，不易脱落，能防止精液倒流，提高受精能力，它的出现可以作为计算妊娠起始时间的依据。

（3）体温与水调节

小鼠的体温为37～39℃，按照每克体重计算，其体表面积相对较大，对环境温度的波动有明显反应。小鼠对寒冷的应答为不发抖产热作用，寒冷静态下小鼠产生的热量相当于基础代谢的3倍，比任何其他动物的变化幅度都大。小鼠没有汗腺，不能加大喘气，唾液分泌能力有限。如果环境温度升高则通过体温升高、代谢率下降及耳血管扩张来加快散热，这表明小鼠并不是一种真正的温血动物。持续高温（32℃以上）常引起小鼠死亡或后续出现某些功能的不可逆损害。小鼠在21～25℃的环境内生长较快，产仔多，活力强。

小鼠体表蒸发面积与体重之比比其他哺乳动物大，对水分缺失更敏感，饮水量为4～7ml/d，水分在体内的周转期短，水分代谢的半衰期仅为1.1天，可通过呼出气体在鼻腔内冷却及尿液的高度浓缩来保持水分。

小鼠的生理参数见表3-1。

表3-1　小鼠、大鼠、豚鼠的生理参数

		小鼠	大鼠	豚鼠
基本生理参数				
成年	雄性体重（g）	20～40	300～600	350～600
	雌性体重（g）	25～40	250～500	350～600
	寿命（年）	2～2.5	2.5～3	4～5
	心率（次/min）	300～800	300～500	230～380
	呼吸频率（次/min）	100～200	70～110	42～104
	体温（℃）	37～39	37.8～38.7	38～40
	染色体数（2*n*）	40	42	64
	体表面积（cm^2）	20g：36	50g：130	400g：565
			130g：250	800g：720
			200g：325	
	饮水量[ml/(100g·d)]	15	10～12	10
青春期	雌性（周）	5	6～8	4～5
	雄性（周）	—	—	8～10
繁殖期	雌性（周）	8～10	12～16	9～10
	雄性（周）	8～10	12～16	9～10
	发情周期（天）	4～5	4～5	13～20

续表

		小鼠	大鼠	豚鼠
基本生理参数				
繁殖期	发情期（h）	14	14	1～18
	妊娠期（天）	19～21	19～23	68（65～70）
	窝产仔数	6～15	6～12	1～8
	新生鼠体重（g）	0.5～1.5	5.5～10	50～115
	断乳体重（g）	10	40～50	180～240
	离乳日龄（天）	21～28	21～22	15～21
血液参数				
血容量（ml/kg）		76～80	60	69～75
血红蛋白量（g/100ml）		10～17	14～20	12～15
红细胞压积（vol%）		39～49	36～48	38～48
白细胞（$\times 1000/mm^3$）		5～12	6～17	7～13
血糖（mg/100ml）		124～262	134～219	60～125

注：“—”代表暂时没有相关数据，后同。

（二）在生物医学研究中的应用

小鼠的体形小，生长繁殖快，质量标准明确，易于控制和管理操作，在生物医学研究的各个领域得到了广泛应用。关于小鼠命名、近交系和远交群等概念的定义详见本书第四章。

1. 药物研究

（1）药物毒性和安全性评价实验

小鼠常被用于药物的急性、亚急性、慢性毒性试验，以及半数致死量和最大耐受量测定，还被广泛用于药物的安全性评价实验，如致畸、致癌、致突变的“三致”实验。

（2）生物效价实验

小鼠被广泛用于血清、疫苗等生物制品的效价检定及各种生物效应的研究。

（3）药效学研究

小鼠常被用于某些药物的药效学和副作用评价。例如，利用小鼠瞳孔放大现象测试药物对副交感神经的影响；用声源性惊厥小鼠评价抗痉挛药物；用小鼠角膜和耳郭反射评价镇静药的药效。小鼠对镇咳药敏感，在氢氧化铵雾剂刺激下有咳嗽反应，是研究镇咳药的首选动物。

2. 肿瘤学研究

（1）肿瘤模型

大约有 244 个近交系小鼠品系或亚系都有其特定的自发性肿瘤。例如，AKR 小鼠白血病发病率可达 90%，C3H 小鼠乳腺癌发病率达 90%～100%。从肿瘤发生学上来看，这些自发性肿瘤与人体肿瘤相近，为研究各种类型肿瘤的发生、生物学特征及防治提供了极好的动物模型。另外，小鼠对致癌物敏感，可诱发各种供研究用的肿瘤模型。例如，用二乙基亚硝胺诱发小鼠肺癌、甲基胆蒽诱发小鼠胃癌和宫颈癌等。

（2）人体肿瘤研究

免疫缺陷小鼠可接受各种人类肿瘤细胞的移植，成为活的癌细胞“试管”，是研究人类肿瘤生长发育、转移和治疗的重要动物模型。

（3）肿瘤遗传学研究

小鼠已成为肿瘤遗传学研究的主要动物，用于原病毒基因组学说、癌基因假说的研究，如对小鼠乳腺癌、垂体肿瘤、肾上腺皮质肿瘤发生过程中基因成分的相互作用进行了大量的研究分析。

3. 微生物学研究

小鼠对多种病原体和毒素敏感，适宜复制多种细菌性和病毒性疾病模型，特别适用于疟疾、血吸虫病、马锥虫病、流行性感冒、脑炎、狂犬病及其他许多疾病的感染研究及实验治疗。还可用于对病原体的致病力、宿主抵抗机制、病理学和治疗方案进行研究。

4. 遗传学研究

小鼠的毛色变化多种多样，其遗传学基础已研究得比较清楚。因此，毛色常作为小鼠遗传学分析中的遗传标记。重组近交系小鼠将双亲品系的基因自由组合、重组产生一系列的子系，这些子系是小鼠遗传学分析的重要工具，主要用于研究基因定位及其连锁关系。同源近交系小鼠常用来研究多态性基因位点的多效性、基因的效应和功能及发现新的等位基因。基因修饰小鼠可用于研究基因的功能、表达和调节，探索疾病的分子遗传学基础和基因治疗方法。

5. 免疫学研究

将 BALB/c、AKR、C57BL/6J 等小鼠免疫后的脾细胞与骨髓细胞融合，可进行单克隆抗体的制备和研究。利用免疫功能缺陷的小鼠进行免疫学研究，如无胸腺的突变系裸鼠由于缺乏 T 细胞，常用于研究 T 细胞功能及细胞免疫在免疫应答反应中的作用。重症联合免疫缺陷（severe combined immuno deficiency，

SCID）小鼠是一种先天性 T 细胞和 B 细胞联合免疫缺陷的突变系动物，有利于研究 NK 细胞、LAK 细胞、巨噬细胞和粒细胞等“自然防御”细胞和免疫辅助细胞的分化和功能，以及它们与淋巴细胞及其分泌的淋巴因子的相互作用。SCID 小鼠能接受同种或异种淋巴组织移植，是研究淋巴组织细胞分化和功能的活体测试系统。NZB 小鼠有自发性自身免疫贫血症，可用于研究自身免疫疾病的机制。

6. 老年学研究

胶原蛋白老化常被视为机体老化的指标。研究表明，随着鼠龄增长，小鼠胶原结构中双体和多聚体比例增加，皮肤中 α 螺旋结构减少，而 β 折叠结构未增加。雄性老龄 C57BL/6J 小鼠脑中纹状体的多巴胺含量降低，酪氨酸转化率下降，一些物质在下丘脑和纹状体中分解代谢减慢。垂体功能低下、生长激素缺乏的侏儒小鼠，其寿命只有 5 个月（正常小鼠为 20 个月），表现为灰毛、皮肤萎缩、双眼白内障等，是研究生长激素与老化关系的模型。

7. 内分泌疾病研究

小鼠内分泌腺结构缺陷常引起类似人类的内分泌疾病，如肾上腺皮质肥大造成肾上腺功能亢进，发生类似人类库欣综合征。肾上腺淀粉样变性造成肾上腺激素分泌不足可导致 Addison 病症状。此外，小鼠还可用来研究甲状旁腺激素失活引起的钙磷代谢紊乱、次生骨吸收障碍，以及糖尿病和抑尿素缺乏造成的尿崩症、遗传性家族肥胖症、胰岛发育不全造成的肥胖症。

目前生物医学研究中使用最多的小鼠模型是基因修饰（转基因、基因敲除、基因敲入和基因敲低）小鼠，几乎所有人类疾病模型均可通过基因修饰模型模拟出来。

二、大鼠

常见大鼠（rat）包括黑色大鼠（black rat，*Rattus rattus*）和褐色大鼠（brown rat，*Rattus norvegicus*），后者也称为挪威大鼠（Norway rat），这两种大鼠通常也被称为旧世界（Old World）大鼠，起源于亚洲。1895 年，美国马萨诸塞州克拉克大学（Clark University）人工饲养褐色大鼠并育成白化种群，开展营养和生理学研究，成为现代实验大鼠（laboratory rat）的祖先。实验大鼠在分类上属于哺乳纲啮齿目鼠科大鼠属，染色体 $2n$=42。1906 年，美国费城的威斯塔研究所（Wistar Institute）培育出 Wistar 大鼠，以后又先后培育出 SD（Sprague Dawley）大鼠、Lewis 大鼠、Long-Evans 大鼠等其他品种品系。大鼠是最常用的实验动物之一，用量仅次于小鼠，广泛应用于生物医学研究的各个领域。

（一）生物学特性

1. 一般特征

大鼠（图 3-4）外观与小鼠相似，但体形较大。成年大鼠一般体长 18～20cm。尾上被有短毛和环状角质鳞片。大鼠皮肤缺少汗腺，汗腺仅分布于爪垫上。大鼠对新环境适应能力强，夜间和清晨比较活跃，采食、交配多在此期间发生。喜啃咬，性情温顺，易于捕捉。大鼠对环境的干湿度敏感，相对湿度小于 40%的高温条件下，可引起大鼠尾部皮肤（或趾）环状缩小，称为环状坏死症。

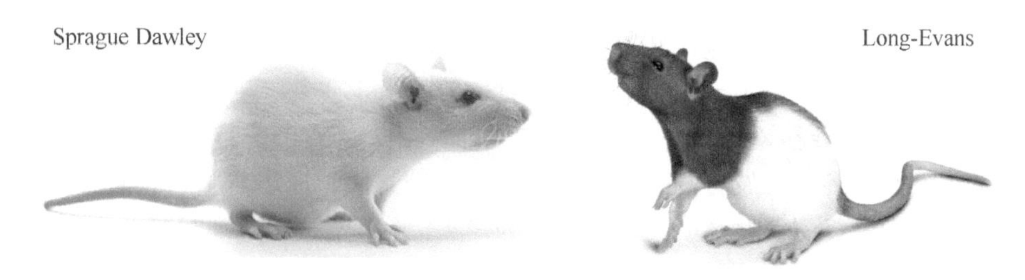

图 3-4　实验大鼠（彩图请扫封底二维码）

当被粗暴操作、营养缺乏或听到其他大鼠尖叫时，大鼠会变得紧张不安，难于捕捉，甚至攻击人。孕鼠和哺乳鼠更易产生攻击人的倾向。大鼠食性较杂，对营养缺乏敏感，特别是维生素 A 和氨基酸不足时可发生典型症状，可用于营养学研究。

2. 解剖学特点

（1）骨骼系统

全身骨骼包括头骨、椎骨、胸骨、肋骨和前后肢骨。齿式为 2（1003/1003）= 16，上下颌各有 2 个门齿和 6 个臼齿。门齿终生不断生长，故需经常磨损以维持其长度。臼齿的解剖形态与人类相似，给予致龋菌丛和致龋食物可产生与人一样的龋损。

（2）消化系统

胃分为前胃（非腺胃）和胃体（腺胃）两部分，由一个界限嵴隔开，食管通过此嵴的一个褶进入胃小弯，此褶收缩时封闭贲门口，阻止食物反流，是大鼠不会呕吐的原因，胃容量 4～7ml。肝分为六叶（左外叶、左中叶、中叶、右叶、尾状叶和乳突叶），再生能力强，切除 60%～70%后可再生，肝库普弗细胞（Kupffer cell）95%有吞噬能力，适用于肝外科实验研究。无胆囊，来自各叶的胆管形成胆总管，在距幽门括约肌 2.5cm 处通入十二指肠，适宜作为胆管插管模型。

（3）呼吸系统

肺结构有些特别，左肺为 1 个大叶，右肺分成 4 叶（前叶、中叶、副叶、后叶）。气管位于食道的腹侧，由 24 个背面不相衔接的“U”形软骨环构成。气管及支气管腺体不发达，不宜作慢性支气管炎模型及进行去痰平喘药物的研究。

（4）循环系统

心脏和外周循环与其他哺乳动物稍有不同。心脏的血液供给既来自冠状动脉，也来自冠状外动脉，后者起源于颈内动脉和锁骨下动脉。尾部血管丰富，具有运动平衡和调节体温等功能，尾静脉表浅粗大，适宜注射。

（5）泌尿系统

右肾比左肾靠近头侧，其头极在第一腰椎水平，尾极在第三腰椎水平。肾只有一个乳头和一个肾盏，可有效地进行肾套管插入术研究。

（6）生殖系统

雄性有许多高度发育的副性腺，包括大的精囊腺、尿道球腺、凝固腺和前列腺。腹股沟管终生保持开放，雌性子宫为“Y”形双子宫，胸部和腹部各有 3 对乳头。

（7）内分泌系统

垂体较脆弱地附着在脑底漏斗下部，可用吸管吸除垂体，适宜制作垂体摘除模型。垂体和肾上腺功能发达，应激反应灵敏。

3. 生理学特性

（1）生长发育

新生鼠体重 5.5～10g，全身无毛，两耳关闭，四肢短小。3～4 天两耳张开，8～10 天长出门齿，14～17 天开眼，16 天被毛长齐，20～21 天可断奶。大鼠生长发育的快慢与其品系、营养状况、健康状况、环境条件及母鼠的哺乳能力、生产胎次均有密切关系。平均体重见图 3-5。一般成年雄鼠 300～600g，雌鼠 250～500g，寿命为 2.5～3 年。

（2）生殖生理

大鼠的繁殖力强，雄鼠出生后 30～35 天睾丸下降进入阴囊，45～60 天产生精子，60 天可自行交配，但 90 天体成熟后才为最适繁殖期。雌鼠一般 70～75 天阴道开口，初次发情排卵是在阴道开口前后，12～16 周体成熟进入最适繁殖期。大鼠是自发排卵，但在非发情期也可通过强行交配诱导排卵。雌鼠性周期为 4～5 天，可分为前期、发情期、后期和发情间期，阴道涂片可判断发情周期。雌鼠成群饲养时，可抑制发情。大鼠是全年多发情动物，存在产后发情。妊娠期为 19～23 天，平均为 21 天，每胎产仔数平均为 6～12 只。

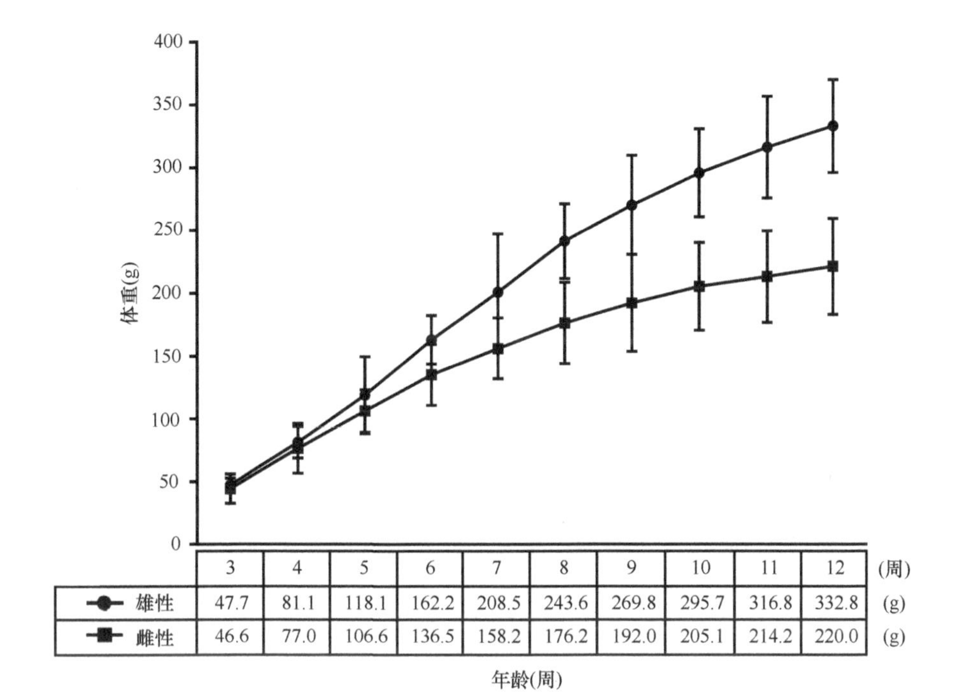

	3	4	5	6	7	8	9	10	11	12	(周)
—●— 雄性	47.7	81.1	118.1	162.2	208.5	243.6	269.8	295.7	316.8	332.8	(g)
—■— 雌性	46.6	77.0	106.6	136.5	158.2	176.2	192.0	205.1	214.2	220.0	(g)

图 3-5　SD 大鼠生长曲线

（3）体温与水调节

大鼠的体温为 37.8～38.7℃，皮肤汗腺不发达，仅在爪垫上有分布。尾部是散热的主要器官。饮水量为 20～45ml/d。

4. 营养学特点

大鼠是营养学研究的优良动物模型。大鼠对各种营养素缺乏非常敏感，易产生营养缺乏症。例如，维生素 A、维生素 E、维生素 K、核黄素和硫胺的缺乏可引起不育、皮肤病及出血。大鼠能有效存储脂溶性维生素 B_{12}，制造维生素 C 及通过食粪满足其对维生素 B 的大部分需要。此外，大鼠也是研究钙磷代谢的常用动物。

大鼠的生理参数见表 3-1。

（二）在生物医学研究中的应用

大鼠因其体形大小适中，繁殖快，产仔多，易饲养，给药方便，采样量合适，易操作，畸胎发生率低且行为多样化，所以在生物医学研究中应用广泛，用量仅次于小鼠。

1. 药物学研究

（1）药物毒理学研究

大鼠常用于药物亚急性试验、慢性试验，评价和确定药物的吸收、分布、排泄、剂量–效应曲线，以及服药后的临床和组织学检查，也用于研究药物致畸试验。在评价药物对副交感神经效应中，药物刺激和抑制效应通过大鼠的一些体征表现进行判断，如分泌唾液、流泪、弓背、发抖、不自觉咀嚼等。评价药物对肾功能的影响可通过测定大鼠服药后5h的尿量来实现。大鼠还用来评价甾体类避孕药的副作用，如服药后发胖、肿瘤发生率升高等指标。

（2）药效学研究

利血平和阿扑吗啡可诱导大鼠神经性异常行为，通常采用迷宫训练、奖励和惩罚效应来评价神经药物的药效。大鼠血压和血管阻力对药物的反应很敏感，可用于新药筛选及心血管药物的药理研究。大鼠踝关节对炎症反应敏感，常用于筛选抗关节炎药物，也可用于对多发性关节炎、化脓性关节炎、淋巴腺炎、变态反应性关节炎、中耳炎、内耳炎等治疗药物的评价。

2. 行为学研究

大鼠体形大小合适，行为表现多样，情绪反应灵敏，适应新环境快，探索性强，可人为唤起和控制其动、视、触、嗅等感觉，神经系统反应与人有一定相似性，所以在行为学研究中应用广泛。例如，迷宫踏板训练用来测试大鼠的学习和记忆能力；特殊的电击装置用来测试大鼠记忆判断和回避惩罚的能力；观察与神经反射异常有关的行为表现，进行神经官能症、狂郁精神病、精神发育阻滞等高级神经活动障碍研究。

3. 老年病学研究

年龄与环境因素密切相关，老年病研究可选用SPF以上的大鼠，并严格控制环境条件。例如，可从大鼠得到足够量的血样和其他体液样品进行衰老的激素生理生化研究，探讨衰老过程中与DNA合成、复制、转录和翻译有关酶活性及其改变；饲喂山黧豆素可引起大鼠胶原中双体和多体增加，而新合成的胶原和弹性蛋白成熟度不够，制备结构蛋白老化的动物模型；限制大鼠食量，每天给予七成量的食物，可延长大鼠寿命并发现其尾腱胶原的老化速度减缓。

4. 心血管疾病研究

目前已培育出几种高血压品系大鼠，如心肌肥大的自发性高血压大鼠、新西兰自发高血压大鼠、遗传性下丘脑尿崩症高血压大鼠、对盐敏感和抗性的高血压同类系大鼠等都是研究高血压的首选动物。通过诱发还可使大鼠出现肺动脉高压症、心肌劳损、局部缺血心脏病等模型。

5. 内分泌疾病研究

大鼠的内分泌腺容易通过手术摘除，尤其是垂体更易摘除。常用于研究各种腺体对全身生理生化功能的调节、激素腺体与靶器官的相互作用、激素对生殖功能的调控及计划生育。一些内分泌功能失调造成的疾病可找到相应的自发或诱发大鼠模型，如尿崩症、糖尿病、甲状腺功能衰退、甲状腺功能低下造成的新生儿强直性痉挛等。肥胖品系大鼠可用于研究高脂血症。大鼠还可用于应激性胃溃疡、卒中、呆小病（克汀病）等与内分泌有关的研究。

6. 微生物学研究

大鼠对多种细菌、病毒和寄生虫敏感，适宜复制多种细菌性和病毒性疾病模型，是研究支气管肺炎、副伤寒的重要实验动物。出生 5 天的大鼠接种流感杆菌用以研究细菌性软脑膜炎。1 岁大鼠静脉内接种大肠杆菌可产生肾盂肾炎病的动物模型。旋毛虫、血吸虫和锥虫病等也可用大鼠诱发制作疾病动物模型。

7. 营养代谢研究

大鼠对营养物质缺乏敏感，可发生典型缺乏症状，是营养学研究使用最早、最多的实验动物，如适用于对各种维生素缺乏症，蛋白质、氨基酸及钙磷代谢，以及各种营养不良、淀粉样变性的研究。

8. 口腔医学研究

大鼠适宜于龋齿与微生物、唾液和食物的关系及牙垢产生的条件、牙周炎实验等，口腔组织生长发育及其影响因素，以及口腔肿瘤的发生和治疗等研究。

三、豚鼠

豚鼠（guinea pig，*Cavia porcellus*）在分类学上属哺乳纲啮齿目豪猪亚目豚鼠科豚鼠属，染色体 $2n=64$。原产于南美洲安第斯山脉地区，作为食用动物而被驯养，16 世纪作为观赏动物传入欧洲，后由荷兰传到日本，再传入中国，故称荷兰猪，其他名称还有天竺鼠、海猪等。

（一）生物学特性

1. 一般特征

豚鼠（图 3-6 左）体形短粗，头大，耳朵和四肢短小，无尾，全身被毛，前足有4趾，后足有3趾，趾端有尖锐短爪，两眼明亮，耳壳薄而血管明显，上唇分裂，多种毛色如白色、黑色、棕色、黄色等，毛色组成有单色、双色和三色。

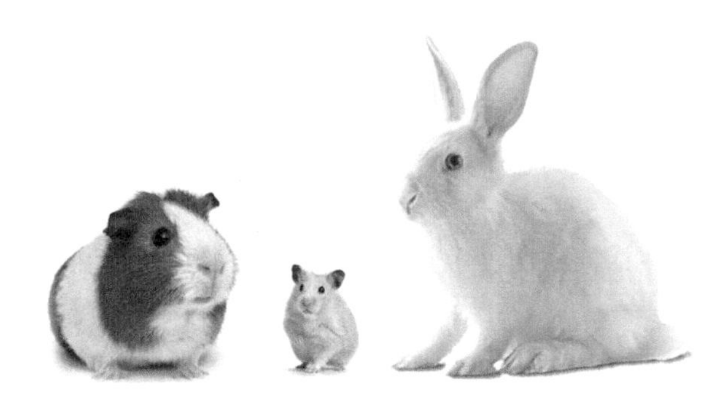

图3-6　豚鼠、叙利亚地鼠和家兔（彩图请扫封底二维码）

豚鼠是草食性动物，喜食纤维素较多的禾本科嫩草，食量较大。性情温顺，很少相互打斗或攻击，也不抓咬人。四肢短小，不善于攀爬或跳跃。听觉和嗅觉发达，对环境中声音、气味、温度等变化很敏感，胆小易惊，喜欢安静和干燥环境。突然的响声、震动或环境变化可引起四散奔逃或呆滞不动，甚至引起孕鼠流产。喜群居，表现为成群活动，集体采食或休息。一雄多雌的群体具有明显的群居稳定性。

豚鼠对抗生素高度敏感，青霉素对豚鼠的毒性比对其他动物大100～1000倍，因此，治疗豚鼠的感染性疾病常用磺胺类药物。

2. 解剖学特点

（1）骨骼系统

全身骨骼由头骨、躯干骨和四肢骨组成。齿式为2（1013/1013）=20，门齿呈弓形，深入颌部，咀嚼面锐利，能终生生长，臼齿发达。

（2）消化系统

胃壁非常薄，黏膜呈襞状，胃容量为20～30ml。肠管较长，约为体长的10倍，盲肠发达，约占整个腹腔容积的1/3。肝脏呈暗黄色，胰腺呈乳白色、脂肪样片状，分布于十二指肠弯曲部的肠系膜上。

（3）呼吸系统

气管及支气管不发达，只在喉部有气管腺体，支气管以下皆无。右肺4叶（上、中、下叶和侧叶），左肺3叶（上、中、下叶）。

（4）循环系统

心脏位于胸腔前部中央，由左、右心房和左、右心室组成。

（5）淋巴系统

豚鼠淋巴系统较发达，对侵入的病原微生物极为敏感。肺组织中淋巴组织特别丰富，肺中的淋巴结具有高度的反应性，在少量机械或细菌刺激时，很快发生淋巴结炎。胸腺位于颈部的下颌到胸腔入口之间，与其他动物都不同。

（6）神经系统

胚胎期 42～45 天脑发育成熟，大脑半球没有明显的沟回，只有原始的深沟，属于平滑脑组织，较其他同类动物发达。

（7）生殖系统

雌雄的腹部皆有 1 对乳腺，但雌性乳头比较细长。雌性具有无孔的阴道闭合膜，发情期张开，非发情期闭合。雄性有位于两侧的突起的阴囊，内含睾丸，出生后睾丸并不下降到阴囊，但通过腹壁可以触及。

3. 生理学特性

（1）生长发育

豚鼠出生后即能活动，体重 50～115g，全身被毛，有牙，眼耳张开。几小时之后可自行采食，几天之后能独立生活。生长发育较快，在出生后的 2 个月内平均每天增重 2.5～3.5g。成年豚鼠体重一般为 350～600g。寿命一般为 4～5 年。

（2）生殖生理

豚鼠性成熟早，雌性一般在 14 天时卵泡开始发育，60 天左右开始排卵。雄性 30 天左右有性活动，90 天后才具有生殖能力的射精。豚鼠一般在 5 月龄左右达到体成熟，性周期为 13～20 天（平均 16 天），发情时间可持续 1～18h，妊娠期长达 65～70 天，每胎产仔 1～8 只，多数为 3 只或 4 只，仔鼠一般在 15～21 天断奶。豚鼠为全年多发情动物，并有产后性周期。雄性射出的精液含有精子和副性腺分泌物，分泌物在雌性阴道中凝固形成阴栓。此栓被脱落的阴道上皮覆盖，在阴道口停留数小时脱落。

（3）血细胞特性

豚鼠的红细胞、血红蛋白和红细胞压积比其他啮齿类动物要低。淋巴细胞中有一种细胞被称为 Kurloff 小体，它是一种特殊的单核白细胞，胞质内含有大的黏多糖包涵体，正常生理情况下，只在血管或胸腺内可见。在雌激素刺激和妊娠情况下，数量比平时明显增多，并由肺和脾红髓转移至胸腺和胎盘。

（4）营养代谢

体内缺乏左旋葡萄糖内酯氧化酶，机体自身不能合成维生素 C，所需维生素 C 必须来源于饲料。

（5）体温调节

耐冷不耐热，自动调节体温的能力较差，温度过高或者过低都会降低豚鼠的抗病能力。饮水量为 85～150ml/d。

豚鼠的生理参数见表 3-1。

（二）在生物医学研究中的应用

1. 免疫学研究

豚鼠易于过敏，是进行过敏反应或变态反应研究的首选动物。注射马血清很容易复制过敏性休克动物模型，迟发超敏反应与人类相似。2～3月龄、体重350～400g的豚鼠最适宜用于过敏反应研究。常用实验动物接受致敏物质的反应程度不同，其顺序为豚鼠>家兔>犬>小鼠>猫。豚鼠血清中的补体含量在所有动物中最高，免疫学实验中所用的补体多来自豚鼠血清。

2. 药物学研究

豚鼠皮肤对毒物刺激反应灵敏，其反应近似人类，通常用于局部皮肤毒物作用的试验。例如，研究化妆品对局部皮肤的刺激反应；豚鼠妊娠期长，胎儿发育完全，幼仔形态功能已成熟，适用于药物或毒物对胎儿后期发育影响的试验；豚鼠对组织胺类药物很敏感，可引起支气管痉挛性哮喘，常用于药物药效的测试模型；7%的氨气、二氧化硫、柠檬酸吸入都可引起豚鼠咳嗽，常用于镇咳药物的药效评价；豚鼠常用于测试局部麻醉药，如角膜擦伤、皮肤灼伤。

3. 传染病研究

豚鼠对结核杆菌、白喉杆菌、钩端螺旋体、布鲁氏菌、沙门菌、疱疹病毒、淋巴细胞脉络丛脑膜炎病毒等多种病原体都比较敏感，尤其对结核杆菌有高度敏感性，感染后的病变酷似人类的病变，是结核菌分离、鉴别及疾病诊断、病理研究的最佳动物。

4. 耳郭研究

豚鼠耳郭大，易于进入中耳和内耳操作，耳蜗的血管伸至中耳腔，可以进行内耳微循环观察。听觉敏锐，对700～2000Hz的纯音最敏感，存在可见的普赖厄反射，常用于听觉的内耳疾病研究，如噪声对听力的影响、耳毒性抗生素研究等。

5. 营养代谢研究

豚鼠体内不能合成维生素C，对其缺乏十分敏感，可出现一系列坏血病症状，是研究实验性坏血病的良好动物模型。

6. 其他研究

豚鼠耐低氧，抗缺氧能力比小鼠强4倍、比大鼠强2倍。切断颈部两侧的迷走神经可导致肺水肿，是急性肺水肿研究的动物模型。

第二节 兔、地鼠和沙鼠

一、兔

兔（rabbit，*Oryctolagus cuniculus*）在分类学上属哺乳纲兔形目兔科真兔属，染色体 $2n=44$。实验用兔是1600年前从欧洲野生穴兔驯化而来，广泛应用于心血管病、内分泌、脂质代谢、遗传学、药理学等研究领域，是生物医学实验研究中最常用的动物之一。新西兰兔和日本大耳白兔是最常用的品种。

（一）生物学特性

1. 一般特征

兔体形中等（图3-6右），毛色主要有白、黑、红、灰蓝等色，耳朵大，眼睛大而圆，腰臀丰满，四肢粗壮有力。

兔具有夜行性和嗜眠性，夜间活跃，白天安静，除采食时间外，常常闭目睡眠。听觉和嗅觉都十分灵敏，胆小怕惊。性情温顺，喜欢独居，如果将相同性别的成年兔群养，经常发生斗殴咬伤。喜欢清洁、干燥、凉爽的环境。喜欢磨牙且有啃咬习惯。

2. 解剖学特点

（1）骨骼系统

全身骨骼共275块，由头骨、椎骨、肋骨、胸骨、前后肢骨组成。齿式为2（2033/1023）=28，门齿发达，上颌除1对门齿外，其后还有1对小门齿，无犬齿，臼齿宽大。

（2）消化系统

兔有4对唾液腺，分为耳下腺（腮腺）、颌下腺、舌下腺和眶下腺，其他哺乳动物不具有眶下腺。胃单室，肠道约为体长的10倍。盲肠发达，里面繁殖着大量细菌和原生动物。回肠和盲肠连接处膨大形成一个厚壁的圆囊，是兔特有的圆小囊。囊内充满淋巴组织，黏膜可分泌碱性液体，可中和盲肠中微生物分解纤维素所产生的各种有机酸，有利于消化吸收。胰腺散在十二指肠“U”形弯曲部的肠系膜上，浅粉红色，颜色质地似脂肪，胰导管开口远离胆管开口。

（3）呼吸系统

肺为海绵状，一般右肺比左肺大，左肺2叶（尖叶、心隔叶），右肺4叶（尖叶、心叶、隔叶、中间叶）。胸腔构造与其他动物不同，胸腔中央有纵隔将胸腔分为互不相通的左右两半。

（4）循环系统

心脏被有心包胸膜，当开胸后打开心包，暴露心脏进行实验操作时，只要不弄破纵隔膜，就不需做人工呼吸。

（5）淋巴系统

后肢膝关节屈面腘窝处有一个比较大的呈卵圆形的腘淋巴结，长约5mm，极易触摸固定，适于作淋巴结内注射。

（6）神经系统

颈部有独立的减压神经，位于交感神经与迷走神经之间。人、犬、猫等此神经并不单独行走。最粗、白色者为迷走神经，较细、灰色者为交感神经，最细者为减压神经。

（7）感觉器官

耳郭大，血管清晰，便于血管注射和采血。眼球大，虹膜内色素细胞决定眼睛的颜色，白兔的眼睛虹膜完全缺乏色素，因眼球内血管通透，所以看上去是红色。

（8）生殖系统

雄兔的腹股沟管宽短，终生不封闭，睾丸可以自由下降到阴囊或缩回腹腔。雌兔有2个完全分离的子宫和子宫颈，分别开口于阴道，为双子宫类型。

3. 生理学特性

（1）生长发育

生长发育迅速，仔兔出生时全身裸露，眼睛紧闭，耳闭塞无孔，趾趾相连，不能自由活动，出生后3～4天开始长毛，4～8天脚趾开始分开，6～8天耳内出现与外界相通的小孔，10～12天眼睛睁开，21天左右即能正常吃饲料，30天左右被毛形成。仔兔出生时体重约50g，1月时体重相当于出生时的10倍，出生至3月体重增加呈直线上升，3月以后体重增加相对缓慢。大多数品种的雄兔比雌兔生长速度快。

兔有换毛现象，一种是年龄性换毛，分别在100天、130～190天；另一种是季节性换毛，发生在春秋两季。

（2）生殖生理

性成熟较早，小型品种3～4月龄，中型品种4～5月龄，大型品种5～6月龄，体成熟年龄比性成熟推迟1个月左右。兔是典型的刺激性排卵动物，交配后10～12h排卵，性周期一般为8～15天，无明显的发情期，但雌兔可出现性欲活跃期，具体表现为好动、不安、少食和外阴稍有肿胀、潮红，有分泌物，持续3～4天，此时交配，极易受孕。无效交配后，由于排卵后黄体形成，可出现假孕现象，产生乳腺、子宫增大等表现，经过16～17天而终止。妊娠期为29～36天，平均32天，母兔的妊娠检查常采用简便易行的摸胎法，一般在配种后10天左右进行。哺乳期40～45天。

（3）营养代谢

典型的草食动物，有发达的盲肠，对粗纤维的消化力较强，饲料中粗纤维含量不足常可引起消化性腹泻，所以，饲料中的粗纤维含量一般控制在 10%～15%为宜。粪便有白天排出的颗粒状硬粪和夜间排出的团块状软粪两种，兔有从肛门直接食软粪的癖好，但不吃已经落地或其他家兔排泄的粪便，软粪中含有丰富的粗蛋白、粗纤维和 B 族维生素。

兔的生理参数见表 3-2。

表 3-2　兔、金黄地鼠、沙鼠的生理参数

		兔	金黄地鼠	沙鼠
一般生理参数				
成年	雄性体重（g）	2000～5000	120～140	80～110
	雌性体重（g）	2000～6000	140～160	70～100
	寿命（年）	5～6	2.5～3	3～4
	心率（次/min）	130～325	250～500	360
	呼吸频率（次/min）	30～60	40～120	90
	体温（℃）	38.5～39.5	37～38	38.1～38.4
	染色体数（2*n*）	44	44	44
	体表面积（cm^2）	1.5kg：1323 2.5kg：1860	125g：260	90g：205
	饮水量[ml/（100g·d）]	6	8～10	4～7
青春期	雌性（周）	16	4～6	9～12
	雄性（周）	20	7～9	10～12
繁殖期	雌性（周）	20～36	6～8	9～12
	雄性（周）	24～40	10～12	9～12
	发情周期（天）	8～15	4～5	4～6
	发情期（h）	—	2～24	—
	妊娠期（天）	32（29～36）	14～17	24～26
	窝产仔数	4～10	5～10	4～8
	新生兔、鼠体重（g）	30～100	2～3	1.5～2
	断乳体重（g）	—	30～40	—
	离乳日龄（天）	35～56	20～22	20～30
血液参数				
	血容量（ml/kg）	60	80	66～78
	血红蛋白量（g/100ml）	10～16	10～18	13～16
	红细胞压积（vol%）	36～48	36～60	44～47
	白细胞（×1000/mm^3）	5～11	3～11	7～12
	血糖（mg/100ml）	78～155	60～150	50～135

（4）体温调节

耐热不耐寒，依靠呼吸和耳朵散热。体温为 38.5～39.5℃，变化敏感，最易产生恒定的发热反应。

（二）在生物医学研究中的应用

1. 动脉粥样硬化研究

兔的脂蛋白特征与人相似，在脂蛋白代谢方面更适合于人动脉粥样硬化（atherosclerosis）的研究，是目前研究人动脉粥样硬化应用最广泛的动物模型之一。

（1）脂蛋白特征与人类相似

兔的低密度脂蛋白（low density lipoprotein，LDL）含量高，与人相似，而啮齿类实验动物的高密度脂蛋白（high density lipoprotein，HDL）占优势。兔的肝脏不能编码载脂蛋白（apolipoprotein，Apo）B48mRNA，与人的肝脏一样只能合成 ApoB100，兔血浆中富含胆固醇酯转移蛋白（cholesteryl ester transfer protein，CETP），CETP 在动脉粥样硬化发生和发展中起重要作用，有利于高胆固醇饲料诱发兔动脉粥样硬化。小鼠缺乏 CETP。兔的这些特性使之成为独特的模型用于研究血浆脂蛋白的代谢及与动脉粥样硬化的关系（表 3-3）。

表 3-3　人、兔和小鼠脂蛋白代谢特征的比较

	小鼠	兔	人类
脂蛋白概貌	HDL 含量高	LDL 含量高	LDL 含量高
是否含有 CETP	无	有	有
肝 ApoB 编辑功能	有	无	无
ApoB48	乳糜微粒，极低密度脂蛋白（very low density Lipoprotein，VLDL）	乳糜微粒	乳糜微粒
肝脂酶活性	高，70% 在血液中	低，主要局限于肝脏	高，局限于肝脏
肝 LDL 受体	通常较多	少	少
ApoA Ⅱ	有	无	有
饮食中的胆固醇	多数品系抵制	敏感	—
动脉粥样硬化	抵制	敏感	—

（2）高胆固醇饲料诱发动脉粥样硬化

高脂饲料中胆固醇含量达 0.2%～2.0%时可使兔血浆中的胆固醇浓度迅速升高，促进动脉粥样硬化形成和发展。饲喂胆固醇饲料 2 周后，兔血管内皮下细胞外脂质开始沉积，单核细胞和巨噬细胞浸润并出现脂滴。1 个月后，主动脉出现脂肪条纹，内含由巨噬细胞转化的泡沫细胞。3～6 个月时，脂肪条斑变成由细胞内外脂质沉积而成的纤维斑块，这些斑块发展成为严重的动脉粥样硬化病变。平滑

肌细胞也变成泡沫细胞，胶原纤维合成增加，出现坏死灶，胆固醇结晶体析出。血管病变主要分布在主动脉弓和胸主动脉，而腹主动脉的病变轻微一些。

（3）自发性高胆固醇血症模型

渡边（Watanabe heritable hyperlipidemic，WHHL）兔和圣·托马斯（St. Thomas's hospital strain，STHS）兔是研究高胆固醇血症和动脉粥样硬化的两个常用自发性动物模型。WHHL 兔是单基因隐性突变造成 LDL 受体缺陷，饲喂普通饲料就可以形成高胆固醇血症和动脉粥样硬化，纯合子 WHHL 兔血清胆固醇的浓度是正常日本大耳白兔的 8～14 倍。WHHL 兔的临床特征和病理变化与人家族性高胆固醇血症（familial hypercholesterolemia）非常相似。使用 WHHL 兔既可以在 LDL 受体缺陷的情况下研究脂蛋白功能，又不需要饲喂高胆固醇饲料就可以直接研究高胆固醇血症和动脉粥样硬化的关系。STHS 兔的肝脏合成极低密度脂蛋白（VLDL）功能亢进，饲喂正常饲料就可造成血中 LDL、中密度脂蛋白（intermediate density lipoprotein，IDL）和 VLDL 浓度升高。该品系兔脂质代谢的特性和病理变化与高胆固醇饲料诱发的高胆固醇血症不同，具有人复合性高胆固醇血症的特征。

2. 发热及热原实验研究

由于兔体温变化十分灵敏，发热反应典型、恒定，所以，兔被广泛应用于制药工业和生物制品等各类制剂的热原实验。例如，给兔注射细菌培养液和内毒素可引起感染性发热反应，如皮下注射大肠杆菌或乙型副伤寒杆菌培养液，几小时可引起发热并持续 12h；给兔注射化学药品或异性蛋白等可引起非感染性发热，如皮下注射 2%二硝基酚溶液（30mg）15～20min 后开始发热，1～1.5h 达高峰，体温升高 2～3℃。

3. 免疫学研究

兔的免疫反应灵敏，易于注射和采血，血清产量较多，被广泛用于人畜各类抗血清和诊断血清的研制，如病原体免疫血清、间接免疫血清、抗补体抗体血清、抗组织免疫血清等。

4. 眼科学研究

兔的眼球大，几乎呈圆形，体积 5～6cm^3，重量 3～4g，便于进行手术操作和观察，是眼科研究中最常用的动物。以左右眼对比观察药物疗效和治疗原理，可排除异体间个体差异，如在双眼角膜上复制等大、等深的创伤瘢痕模型。

5. 皮肤反应实验研究

兔的皮肤对刺激反应敏感，其反应近似人，常选用兔的耳朵内侧进行毒物、化妆品等对皮肤局部作用影响的研究。

二、地鼠

地鼠（hamster）又称为仓鼠，是一种小型啮齿类动物，广泛分布于欧亚大陆的许多地区。在分类学上属于哺乳纲啮齿目仓鼠科仓鼠亚科。由野生动物驯养后进入实验室。作为实验动物的地鼠主要有两种：金黄地鼠（golden hamster，*Mesocricetus auratus*）又名叙利亚地鼠，染色体 $2n=44$；中国地鼠（Chinese hamster，*Cricetulus griseus*）又名黑线仓鼠，染色体 $2n=22$。生物医学研究使用的地鼠中 90% 以上是金黄地鼠。

（一）生物学特性

1. 一般特性

金黄地鼠（图 3-6 中）背部毛色为淡褐色或金黄色，侧面及腹部为白色。成年体长 16～19cm，雌性体重 120g，雄性 100g。尾粗短，有颊囊。耳色深，呈深圆形，眼小而明亮，被毛柔软。中国地鼠呈灰褐色，体形小，体长大约 9.5cm，成年体重约 40g，眼大呈黑色，外表肥壮，短尾，背部从头顶直至尾基部有一暗色条纹。昼伏夜行，夜晚活动十分活跃，行动不敏捷。有嗜眠习惯，熟睡时全身松弛，如死亡状，不易弄醒。对室温变化敏感，一般于 8～9℃时可出现冬眠，低于 13℃时易冻死幼仔。因此，室温以 22～25℃为宜，相对湿度 40%～60%。地鼠生活能力强，食性广泛，以植物性食物为主。口腔两侧有发达颊囊，可储藏转运多种食物用于冬眠，或搬运筑巢材料。性情凶猛好斗，常互相厮打，雌性比雄性强壮。繁殖能力强，春末秋初为繁殖高峰时段。

2. 解剖学特点

金黄地鼠的门齿终生生长，齿式为 2（1003/1003）=16。口腔两侧各有一个很深的颊囊，深度为 3.5～4.5cm，直径为 2～3cm。脊椎由颈椎、胸椎、腰椎、荐椎、尾椎组成。左肺 1 叶、右肺 4 叶。胃由前胃和腺胃组成。肝分为 6 叶，左肝 2 叶、右肝 3 叶和 1 个很小的中间叶。小肠的长度为体长的 3～4 倍，无胆囊，胆总管直接开口于十二指肠。肾乳头很长，一直伸到输尿管内。全身有 15 个淋巴中心、35～44 个淋巴结。中国地鼠的睾丸较大，约为体重的 3.5%，位于腹腔内脐部左侧和胃下端，睾丸有两块大的积液囊。子宫呈“Y”形，左右各有一个圆形的卵巢，卵巢一次排卵约 20 个，雌性乳头 6～7 对。地鼠臀髋部有一种腺体，性兴奋时分泌物会使局部皮肤湿润，雌鼠腺体发育不如雄鼠完全，腺体外露也不明显。

3. 生理学特点

金黄地鼠30～32天性成熟，性周期4～5天，每次持续10h，分为发情前期、发情期、发情后期和静止期，排卵在发情期的当日傍晚至深夜。常年发情动物，有产后发情的特点。每年产5～7胎，每胎产仔5～10只。新生地鼠无毛，眼耳紧闭，出生后第5天耳张开，15天睁眼，21天断乳。金黄地鼠的妊娠期短，约15天（14～17天），是啮齿类动物中最短者，生育期为1～5年，哺乳期为21天，平均寿命为2.5～3年。金黄地鼠对皮肤移植反应很特殊，同一封闭群的个体间的皮肤移植均可存活，并能长期成活，而不同种群间的皮肤移植则100%被排斥。

中国地鼠8周龄性成熟，性周期平均4.5（3～7）天，妊娠期平均20.5（19～21）天，哺乳期20～25天，乳头4对，寿命2～2.5年。成年中国地鼠体重约35g，雄性比雌性大。染色体11对，大而易辨认，其中X染色体与人类染色体形态相似，而Y染色体形态较特殊。中国地鼠胰岛易退化，细胞萎缩退变，易产生真性糖尿病，血糖可比正常高出2～8倍。

金黄地鼠的生理参数见表3-2。

（二）在生物医学研究中的应用

1. 肿瘤移植和治疗研究

地鼠的颊囊缺少腺体和完整的淋巴通路，对外来组织不产生免疫排斥，某些同源正常组织细胞或肿瘤细胞接种于地鼠颊囊中易于生长和观察，尤其是金黄地鼠对移植瘤接受性强，所以被广泛应用于研究肿瘤增殖、药物筛选、X射线治疗等。

2. 遗传学研究

中国地鼠染色体大，数量少，易于比较鉴别，是研究染色体畸变和复制机制的极好材料。在各种组织细胞的体外培养中，容易建立保持染色体在二倍体水平的细胞株，在抗药性、抗病毒性、温度敏感性和营养需要的选择中，建立了许多突变型细胞株。

3. 生殖生理研究

金黄地鼠妊娠期短，性周期较准，卵子大，人精子能穿透其透明带，常用于计划生育中精子活动能力的评估。

4. 微生物学研究

地鼠对病毒、细菌敏感，适宜复制病毒、细菌性疾病模型。对各种血清型的钩端螺旋体感受性强，病变典型，适宜复制钩端螺旋体的病理模型，并进行病原分离等研究。地鼠的肾细胞可供脑炎、流感、腺病毒、立克次体及原虫的分离使用，也是制作狂犬疫苗和脑炎疫苗的活组织材料。

5. 糖尿病研究

近交系中国地鼠易发生自发性遗传性糖尿病，是研究真性糖尿病的良好动物模型。

三、沙鼠

沙鼠（gerbils，*Meriones unguieulataus*）在分类学上属于哺乳纲啮齿目鼠科沙鼠亚科沙鼠属，染色体 $2n$=44。主要分布于我国内蒙古、陕西、宁夏、青海等地的草原地区，是一种小型草原动物。自20世纪60年代开始，由于生物医学研究的发展，国内外科学工作者对沙鼠进行了开发和驯化，目前已作为实验动物建立了若干远交和近交种群。

（一）生物学特性

1. 一般特性

沙鼠是一种小型草食动物，体形大小介于大、小鼠之间，成年体重平均77.9g，雄大于雌，体长97～132mm，耳长12～17mm，耳壳前缘有灰白色长毛，内侧顶端毛短而少，其余部分裸露。背毛棕灰色，体侧与颊部毛色较淡，腹部呈灰色。尾软，粗而长，几乎与躯干等长，长97～106mm，覆有被毛，尾尖形成毛簇。后肢长而发达，可做垂直与水平运动，长27～30mm，被以细毛，趾端有弯锥形长而有力的爪，适于掘洞。

沙鼠是昼夜活动的动物，短期剧烈活动与短期休息或沉睡交替，午夜和下午3点左右为活动高峰，行动敏捷，有一定的攀越能力。性情温顺，通常不发生斗殴，但成年沙鼠混养常导致激烈斗殴，并伴有损伤和死亡。沙鼠排尿量较少，有时仅有几滴，粪便干燥。对温差适应性强。

2. 解剖学特点

沙鼠的齿式为2（1003/1003）=16，牙齿尖利。颈椎7块、胸椎12～14块、腰椎5～6块、荐椎4块、尾椎27～30块。腹中线上有一卵圆形、棕褐色并被有蜡样物质的由增生的皮脂腺组成的标记腺，其分泌物具有特殊气味，用于标记活动领地。雄性沙鼠的腺体比雌鼠大且出现早，成年时会形成无毛区，群养时，腺体分泌最旺盛的个体为统治者。雌鼠的腺体较小，一般不易被发现，标记活动在妊娠期及哺乳早期增强。雄性成年沙鼠阴囊突起明显，并在阴囊与肛门周围有黑色素沉着。眼角内侧有副泪腺，分泌的吸引素通过鼻道与唾液混合，在清洁腹部时散发，具有吸引发情期雌鼠交配的作用。

沙鼠的肾上腺较大，是相同体重大鼠的3倍，产生的盐皮质激素也较多，切除肾上腺的沙鼠不能通过体外补钠而维持钠盐的代谢平衡。沙鼠的一个非常重要的解剖学特征是脑底动脉环（Willis 环）的后交通支不同程度缺损，不能连接颈内动脉和椎基底动脉，如结扎单侧颈动脉常发生脑梗死，是研究人类脑血管疾病的重要模型。

3. 生理学特点

沙鼠为全年多发情动物。雌鼠性成熟期为9～12周，雄鼠为10～12周，性周期4～6天，妊娠期25天左右，每胎产仔4～8只，哺乳期为14～29天，仔鼠离乳期为21天左右，离乳时仔鼠体重约12g。初生仔鼠无毛，重1.5～2g，贴耳，闭眼。3～4天耳壳竖立，第6天开始长毛，第8～9天长出门齿，第16～18天开眼。适配年龄从3～6月龄起，雌鼠可繁殖15个月，沙鼠平均寿命3～4年。

沙鼠的生理参数见表3-2。

（二）在生物医学研究中的应用

沙鼠作为实验动物的使用量比大鼠、小鼠、豚鼠、地鼠要少很多，但在某些特殊研究领域具有重要价值，且其他实验动物无法替代。

1. 神经科学研究

由于沙鼠具有独特的脑血管解剖特征，利用它建立脑缺血模型较容易，可用于脑梗死引起的中风、缺血、脑血流量改变等疾患及药物治疗研究。沙鼠还具有类似人类的自发性癫痫发作的特点，是癫痫研究常用的实验动物模型。

2. 微生物学研究

沙鼠对流行性出血热病毒敏感，适应毒株范围广泛，病毒在体内繁殖快，易分离和传代，是研究流行性出血热的重要模型。另外，沙鼠对钩端螺旋体、狂犬病毒和脊髓灰质炎病毒及其他多种病原菌敏感。

沙鼠自然感染寄生虫不多见，但对实验性感染丝虫、原虫、线虫、绦虫和吸虫都非常敏感，是研究这些寄生虫疾病重要的动物模型，被广泛应用于丝虫病及抗丝虫药物筛选的研究。

3. 内分泌学研究

繁殖期沙鼠肾上腺皮质类固醇分泌旺盛，同时伴有高血糖和动脉硬化症等。在应激状态下，如过冷或浓乙醚环境中，肾上腺释放糖皮质激素明显增加，但醛固酮分泌不受影响。沙鼠睾丸间质细胞在促黄体生成素的作用下，不仅释放雄性激素，也分泌黄体酮，二者的分泌呈明显正相关，因此，在内分泌研究中可利用沙鼠探索雄性激素对皮质腺发育的影响，也用作研究肾上腺、睾丸间质分泌激素的特点和代谢情况。

4. 代谢病研究

沙鼠血清胆固醇含量极易受饲料中胆固醇含量的影响，且肝内类脂质含量较高，能维持高血脂和高胆固醇水平，对研究高血脂、胆固醇吸收和代谢具有重要价值。沙鼠还常用于糖代谢相关疾病的研究，如糖尿病、肥胖症、牙周炎、白内障等。

5. 肿瘤学研究

24 月龄以上的老龄沙鼠 10%～20%自发产生多种肿瘤，主要发生于肾上腺皮质、卵巢和皮肤等部位。沙鼠是除人类以外唯一产生自发性耳胆脂瘤的动物，用电耳蜗记录技术可清晰记录出耳胆脂瘤的发生。与其他动物相比，沙鼠对肿瘤的移植比较容易接受，可用于肿瘤生长及转移研究。

6. 其他研究

沙鼠耐辐射能力较强，可用于探索机体抗辐射机理的研究。还可通过研究沙鼠的社会结构及生活区域的特点进行心理和行为研究。沙鼠对缺水的耐受力极强，可利用沙鼠饮水与尿量关系研究肾功能。此外，沙鼠对铅的蓄积能力较强，是复制慢性铅中毒的良好模型。

第三节　犬、猪、猫、绵羊/山羊

一、犬

犬（dog，*Canis familiaris*）在分类上属于哺乳纲食肉目犬科犬属，染色体 $2n$=78。犬与人类有漫长的共同生活和相互依赖的历史，是已被驯养的家养动物，现广泛用于动物实验。原产于英国的比格犬（Beagle）是国际上公认的实验用犬，该犬秉性温和，体形小，成年体重为 7～10kg，体长 30～40cm，短毛，花斑色。

（一）生物学特性

1. 一般特性

犬（图 3-7 左）大脑发达，喜近人，有服从主人意志的天性。喜食肉类及啃咬骨头。由于长期家畜化，也可杂食或素食，但饲料中应保证其对动物蛋白和脂肪的基本需要。健康犬的鼻尖呈油状滋润，以手背触之有凉感。汗腺很不发达，散热主要依靠加大呼吸频率，舌伸出口外喘式呼吸来加速散热。视网膜上无黄斑，无最清晰的视觉点。犬习惯不停地运动，故饲养时需要有一定的活动场地。

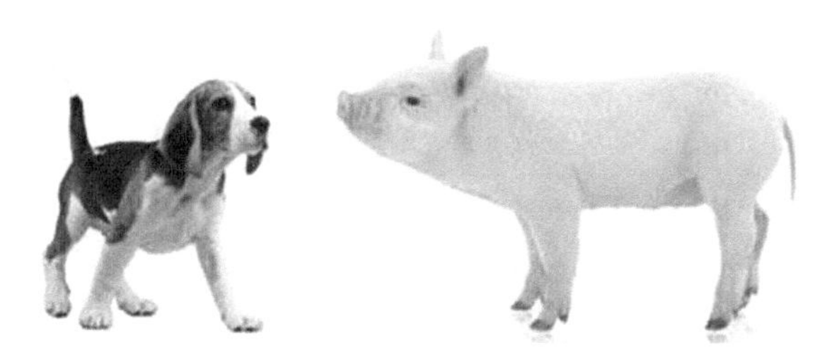

图 3-7　比格犬和小型猪（彩图请扫封底二维码）

2. 解剖学特点

齿式为 2（3142/3142）=40，犬的牙齿具备食肉目动物的特点，犬齿、前臼齿发达，撕咬力强，咀嚼力差。仔犬出生后 10 多天即生乳齿，2 月后开始换齿，8～10 月恒齿出齐。全身骨骼包括头骨、椎骨、胸骨、肋骨、前后肢骨及阴茎骨。无锁骨，阴茎骨是犬科动物特有的骨骼。

犬的胃较小，肠道短，仅为体长的 3～4 倍。肝脏较大，胰腺较小，易被摘除。循环系统比较发达，心脏较大，占体重的 0.1%～0.5%。脾是最大的储血器官。左肺分 3 叶、右肺分 4 叶。中枢神经系统包括脑和脊髓，脑重量一般为体重的 1/40～1/30，大脑发达，与人脑有许多相似之处。雌犬为双角子宫，两侧卵巢完全包围在与输卵管相通的浆液性囊内，一般无宫外孕发生。雄犬无精囊腺和尿道球腺，附睾较大，前列腺发达。

3. 生理学特性

犬的视觉不灵敏，每只眼只有单独视野，视角低于 25°，看不见正面近距离的目标，视力范围仅 20～30m。犬还是红绿色盲，故不宜用红绿色作为刺激进行条件反射实验。嗅觉发达，鼻黏膜上布满灵敏的嗅神经细胞，嗅觉能力超过人类 1000 倍。听觉也很灵敏，比人灵敏 16 倍，可听范围在 50～55 000Hz。味觉不够敏感。犬有 A、B、C、D、E 5 种血型，只有 A 型血具有抗原性，会引起输血反应。犬的神经类型不同导致性格各异，用途也不一样，一般分为 4 种：多血质（活泼型）——均衡的灵活型；黏液质（安静型）——均衡的迟钝型；胆汁质（不可抑制型）——不均衡，兴奋占优势；忧郁质（衰弱型）——兴奋和抑制均不发达。

犬属于春秋季单发情动物，发情后 2～3 天排卵。性周期 180 天，发情期 8～14 天，妊娠期 55～65 天，每胎平均产仔 6 只，哺乳期 45～60 天。自然寿命 15～22 年。

犬的生理参数见表3-4。

表3-4 犬、猫、猪、绵羊/山羊的生理参数

		犬	猪	猫	绵羊/山羊
一般生理参数					
成年	雄性体重（kg）	10～80	200～300	3～7	50～70
	雌性体重（kg）	10～60	150～220	3～4	50～60
	寿命（年）	15～22	16（14～18）	8～14	10～15
	心率（次/min）	80～150	60～90	100～120	70～80
	呼吸频率（次/min）	20～30	8～18	20～40	12～25
	体温（℃）	38～39	38～40	38～39.5	38.5～40
	染色体数（2*n*）	78	38	38	54/60
	饮水量[ml/（100g·d）]	—	2～6	0.03～0.25	—
青春期	雌性（月）	8～14	5～7	6～8	6～10
	雄性（月）	7～8	5～7	6.5～7	6～10
繁殖期	雌性（月）	>12	>7	10～12	>10
	雄性（月）	9～14	>7	>12	>10
	动情周期（天）	4～8	21（18～24）	15～18	17（14～20）/21（15～24）
	妊娠期（天）	55～65	114（110～118）	63（60～68）	150（140～160）/148（141～159）
	窝产仔数	6（3～6）	11～16	3～5	1～3
	新生动物体重（g）	200～500	900～1600	90～130	—
	断乳体重（g）	6（1～14）	—	—	—
	离乳日龄	45～60天	约60天	约60天	4个月/3个月
血液参数					
	血容量（ml/kg）	72～77	74	65～75	80/60～70
	血红蛋白量（g/100ml）	12～17	11～13	11～14	11～13/8～12
	红细胞压积（vol%）	37～55	41	24～55	32/34
	白细胞（×1000/mm^3）	7～17	8～16	9～20	15～20/8～12
	血糖（mg/100ml）	60～80	60～90	75～110	30～60

（二）在生物医学研究中的应用

1. 实验外科学研究

犬广泛应用于实验外科各方面的研究，如心血管外科、脑外科、断肢再植、器官和组织移植等。临床外科医生通过动物实验以取得经验和技巧，在研究新手术方案或麻醉方法时，往往选用犬做动物实验。

2. 基础医学研究

犬是目前基础医学研究和教学中最常用的动物之一，尤其在生理、药理、病理生理等实验研究中起着重要的作用。犬的神经、血液循环系统很发达，适合进行失血性休克、弥漫性血管内凝血、脂质在动脉中的沉积、动脉粥样硬化症、急性心肌梗死、心律失常、急性肺动脉高压、条件反射、脊髓传导实验、大脑皮层定位等实验研究。犬常用于新药在临床前的各种药理实验、代谢试验及毒性实验。

3. 慢性实验研究

犬易于调教，通过短期训练即可较好地配合实验，非常适合于进行慢性实验研究。犬的消化系统发达，与人有相同的消化过程，常用于慢性消化系统瘘道的制作，如可用无菌手术方法制作唾液腺瘘、食道瘘、肠瘘、胃瘘、胆囊瘘来观察胃肠运动和消化吸收、分泌等变化。

二、小型猪

小型猪（miniature pig，*Sus scrofa*）在分类上属于哺乳纲偶蹄目不反刍亚目野猪科猪属，染色体 $2n$=38。猪在解剖、生理、营养和新陈代谢等方面与人类非常相似，故成为研究人类疾病的重要动物模型。普通猪的体躯肥大，不利于实验管理和操作，考虑到饲养管理成本，国内外科技工作者利用野生或半野生土种猪和家养猪进行交配，或利用自然形成的小体形猪培育出体重 25～40kg 的小型猪（图 3～7 右），成为理想的动物实验材料。

（一）生物学特性

1. 一般特性

猪喜群居。杂食动物，食量大，消化快，喜爱甜味，排泄有规律。

2. 解剖特点

齿式为 2（3143/3143）=44，有发达的门齿和犬齿，齿冠尖锐突出，臼齿也较发达。颈椎 17 块、胸椎 14 块、腰椎 14 块（包括 4 块荐椎）、尾椎 21～23 块。

胃为单室混合型，不反刍，在近食管口端有一扁圆锥形突起，称为憩室。贲门腺占胃的大部分，幽门腺比其他动物宽大。胆囊的浓缩能力很低，胆汁的分泌量也相当少。消化特点介于食肉类与反刍类之间。

猪的汗腺不发达，皮下有脂肪层，与人的皮肤组织结构很相似，上皮修复再生性也相似，皮下脂肪层和烧伤后内分泌与代谢的改变也相似。

猪的心血管系统、消化系统、皮肤、营养需要、骨骼发育及矿物质代谢等都与人极其相似，小型猪的体形大小和驯服习性允许进行反复采样和进行外科手术。

3. 生理学特性

雄猪性成熟期早，3 月龄就可配种，雌猪 4 月龄开始发情，即可配种。性周期 21 天左右，发情期持续 4 天左右，妊娠期约 114 天，哺乳期 60 天。胎盘属于上皮绒毛膜型，初生仔猪体内没有母源性抗体，只能从初乳中获得。多胎，经产雌猪一年能产 2 胎。若缩短仔猪哺乳期和使用激素，雌猪 2 年可产 5 胎，甚至 1 年产 3 胎。自然寿命平均 16 年。

猪的生理参数见表 3-4。

（二）在生物医学研究中的应用

1. 皮肤烧伤研究

烧伤是临床上常见的皮肤疾病。由于猪皮肤与人非常相似，包括体表毛发的疏密、表皮厚薄、皮下脂肪层、烧伤皮肤的体液和代谢变化机制等，故小型猪是进行实验性烧伤研究的理想动物。小型猪的皮肤制品还可用于烧伤后创面覆盖，比常用的液体石蜡纱布的愈合速度快 1 倍，可减少疼痛和感染，有利于血管再生。

2. 心血管病研究

小型猪在老年病的冠状动脉研究中特别有用，其冠状动脉循环在解剖学、血流动力学方面与人类很相似，猪与人对高胆固醇饮食的反应是一样的，幼猪和成年猪可以自然发生动脉粥样硬化，病变前期与人相似。某些品种的老龄猪在饲喂人类饮食后能产生动脉、冠状动脉和脑血管粥样硬化病变，与人的特点非常相似。

3. 悉生猪和无菌猪应用研究

悉生猪和无菌猪可通过病原体的接种或移植，用于研究各种细菌、病毒、寄生虫疾病或血液病、代谢性疾病等其他疾病。

4. 其他应用研究

在美国培育的辛克莱小型猪中，80%可发生自发性皮肤黑色素瘤，病变过程与人类相似，是研究人类黑色素瘤的良好模型。美国的尤卡坦小型猪只需一次性静脉注射水合阿脲就可以产生急性糖尿病的症状。新生仔猪的呼吸、泌尿和血液系统与新生婴儿很相似，常用于营养和婴儿食谱研究。猪的病毒性肠炎可作为婴儿的轮状病毒腹泻模型。此外，小型猪还可以用于遗传性或营养性疾病如先天性红细胞病、先天性肌肉痉挛等研究。

国外已普遍利用猪的心脏瓣膜来修补人的心脏瓣膜缺损，目前每年可达几万例，我国临床上也已开始应用。基因修饰猪可作为人器官移植的异种供体。

三、猫

猫（cat，*Felis catus*）在分类上属于哺乳纲食肉目猫科猫属，染色体 $2n$=38。19 世纪末开始用于动物实验，大多来自宠物市场。近年来，不少国家开始对猫进行专门的饲养繁殖，已经培育出了无菌猫、SPF 猫。

（一）生物学特性

1. 一般特性

猫性情孤独，喜欢自由的生活，偏好舒适、明亮、干燥的环境，有在固定地点大小便的习惯，便后立即掩埋。牙齿和爪十分尖锐，善捕捉、攀登。经过驯养的猫比较温顺，对人有亲切感。每年春夏和秋冬各换毛一次。喜食鱼、肉，能用舌舔除附在骨上的肉。对环境变化敏感。

2. 解剖学特点

猫的齿式为 2（3131/3121）=30。有 12 颗不大的门齿、4 颗锐利的犬齿和锐利的臼齿，上颌的后假臼齿和下颌的第 1 臼齿特别粗大。猫的颈椎 7 块、胸椎 13 块、腰椎 7 块、荐椎 3 块、尾椎 21 块、肋骨 13 对，前肢 5 趾，后肢 4 趾。有阴茎骨。爪发达而尖锐，呈三角钩形，能伸开缩回，趾垫间有少量汗腺。

胸腔较小，腹腔很大。单胃，肠较短，盲肠小，肠壁较厚。大网膜非常发达，连着胃、肠、脾、胰，有固定和保护作用。肝分 5 叶，肺分 7 叶，双角子宫，腹部有 4 对乳头。雄猫排尿向后方。

舌上有无数突起的丝状乳头，被有较厚的角质层，呈倒钩状，为猫科动物特有。大脑和小脑发达。猫眼与其他动物不同，能按照光线的强弱灵敏地调节瞳孔，白天光线强时瞳孔可收缩成竖线状，晚上瞳孔可变得很大，视力良好。口边有触须，具有感觉性能。

3. 生理学特性

猫的血压稳定，血管壁坚韧。红细胞大小不均一，有些红细胞边缘有一环形灰白结构，称为红细胞折射体，占红细胞总数的 10%左右。猫的血型分为 A、B、AB 三种。

猫属典型的刺激性排卵，即只有经过交配刺激，才能排卵。发情时，雌猫发出粗大叫声，骚动不安，手压猫背，有踏足举尾动作。交配时发出特有叫声，雌猫交配后有在地上打滚的行为，交配后24h开始排卵，妊娠期63（60～68）天。自然寿命8～14年。

猫对呕吐反应灵敏，受到机械和化学刺激易发生咳嗽。平衡感好。瞬膜反应敏感。对吗啡的反应与其他动物不同，犬、兔、大鼠、猴等表现为中枢抑制，猫表现为中枢兴奋。

猫的生理参数见表3-4。

（二）在生物医学研究中的应用

1. 生理学实验研究

猫具有极敏感的神经系统，头盖骨和脑的形状固定，是脑神经生理学研究的较好实验动物，常用于做针刺麻醉、去大脑僵直、姿势反射等实验。

2. 药理学实验研究

猫血压恒定，血管壁坚韧，心搏力强，便于手术操作，能描绘完好的血压曲线，适合进行药物对循环系统作用机制的分析。还可通过瞬膜反射，分析药物对交感神经和节后神经节的影响。易于制备脊髓猫以排除脊髓以上中枢神经系统对血压的影响。

3. 疾病模型研究

猫可制备很多疾病动物模型，如弓形体病、Klinefelter综合征、先天性吡咯紫质沉着症、白化病、耳聋症、脊柱裂，病毒引起的营养不良、急性幼儿死亡综合征、先天性心脏病、草酸尿、卟啉病等。

4. 其他研究

猫呕吐反射敏感，适于做呕吐实验。还可作为研究人类畸胎学、老年学、行为学的动物模型。

四、绵羊

绵羊（sheep，*Ovis aries*）在分类上属于哺乳纲偶蹄目牛科绵羊属，染色体 $2n=54$。

1. 生物学特性

绵羊（图3-8右）较山羊温顺，合群性好，灵活性与耐力较差，喜干燥，潮湿环境易使绵羊患腐蹄病和感染寄生虫，怕热不怕冷，夏季要及时剪毛，对疾病有较强抵抗。喜吃青草而不喜吃树叶，对饲料的消化力强，利用率高。绵羊嘴尖、唇薄，齿唇有一纵沟，如兔唇状，较灵活，有利于采食牧草，下腭门齿向外有一定倾斜度，可食很短的牧草。绵羊为反刍动物，有 4 个胃，其胰腺不论进食时还是平时都不断地进行分泌，胆囊的浓缩能力较差。

绵羊性成熟为 7～8 月龄，性周期 17（14～20）天，发情持续时间平均为 24h，排卵在发情后 12～41h 内，妊娠期 150（140～160）天，哺乳期 4 个月，每胎产仔 1～2 只。

2. 在生物医学研究中的应用

绵羊为免疫学研究中常用的动物，可制备抗人全血清免疫血清，研究肿瘤、巨球蛋白血症和丙种球蛋白缺乏病。绵羊的红细胞是许多血清学试验如体外结合试验的主要材料。此外，还用于生理学实验、实验外科学等。绵羊的蓝舌病还可用于人类的脑积水病研究。

五、山羊

山羊（goat，*Capra hircus*）在分类上属于哺乳纲偶蹄目牛科山羊属，染色体 $2n$=60。

1. 生物学特性

山羊（图 3-8 左）雌雄皆有角。山羊性情活泼，行动敏捷，易驯养，采食性广，喜合群，爱清洁干燥，厌恶潮湿，抗病能力强，繁殖力强，一般两年三产或一年两产，每胎产仔 1～3 只。性成熟年龄为 6 个月，最佳繁殖年龄为 3～5 岁。性周期 21（15～24）天，发情持续 2～3 天，一般均在秋季，发情后 9～19h 排卵，妊娠期 148（141～159）天，哺乳期 3 个月。

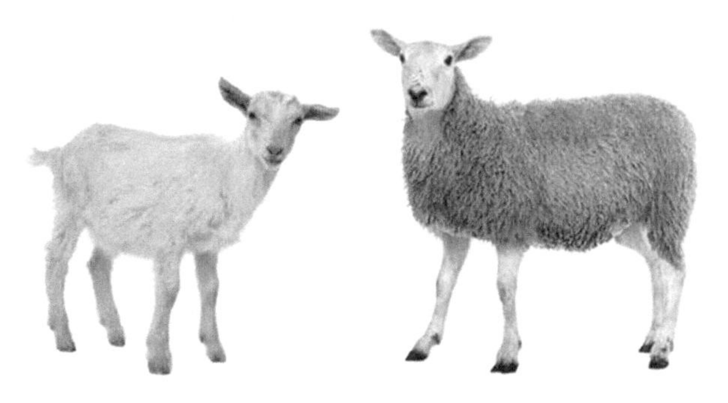

图 3-8　山羊和绵羊（彩图请扫封底二维码）

山羊和绵羊的生理参数见表3-4。

2. 在生物医学研究中的应用

山羊的颈静脉表浅而粗大，采血容易，血液学诊断、微生物学血液培养基等均大量使用山羊血，山羊也是免疫学研究和生物医学研究中较好的实验动物。奶山羊乳腺发达，产奶量大，可用于泌乳生理学的研究。此外，还应用于营养学、放射医学、实验外科学、微生物学研究及复制肺水肿模型等。

第四节　非人灵长类

非人灵长类（non-human primate）在分类学上属于灵长目，其解剖结构、生理特性、行为特征等很多方面与人类相似，是研究人类疾病理想的模型。但是，受动物福利与伦理，以及日益减少的资源限制，非人灵长类动物作为实验动物的经济成本和社会成本日益增加。生物医学研究中常用的非人灵长类实验动物有猕猴（rhesus monkey）、食蟹猴（cynomolgus monkey）、狨猴（marmoset）和黑猩猩（chimpanzee）。本节主要介绍猕猴和食蟹猴的特性及应用。

一、猕猴

（一）生物学特性

猕猴（rhesus monkey，*Macaca mulatta*）在分类学上属于灵长目猴科猕猴属，染色体 $2n=42$，别名恒河猴。分布于我国长江以南各省，以及印度、缅甸、泰国等东南亚国家。

1. 一般特征

猕猴（图3-9左）体形中等且匀称，体重5～10kg，两眼朝前方，眉骨高，眼窝深，背毛棕黄色至臀部逐渐变深为深黄色，肩及前肢色泽略浅，胸腹部浅灰色，冠毛向后，面部呈肉红色，尾巴长约为体长的1/2，尾毛长而密，下垂。

猕猴是热带、亚热带动物，生活规律与人类相似，一般是白天活动。野生时群栖于接近水源的林区或草原。群居性强，喜闹，雌雄老幼几十只生活在一起，由直线型社会组成。群猴领袖为猴王，是最凶猛、最强壮的雄猴。猴群活动范围较固定，群体之间从不相互跨越。

猕猴为杂食性动物，以植物果实、嫩叶、根茎为主，有颊囊，可用来暂时储存食物。善攀登、跳跃，会游泳。大脑发达，聪明伶俐，有较发达的智力和神经控制。动作敏捷，好奇心与模仿力很强。猕猴的拇指和其余四指相对，具有握力，能操纵工具。猕猴之间经常斗架，受惊吓会发出叫声。经驯养后，能领会和配合实验者进行实验。体内缺乏维生素C合成酶，需从食物中摄取。

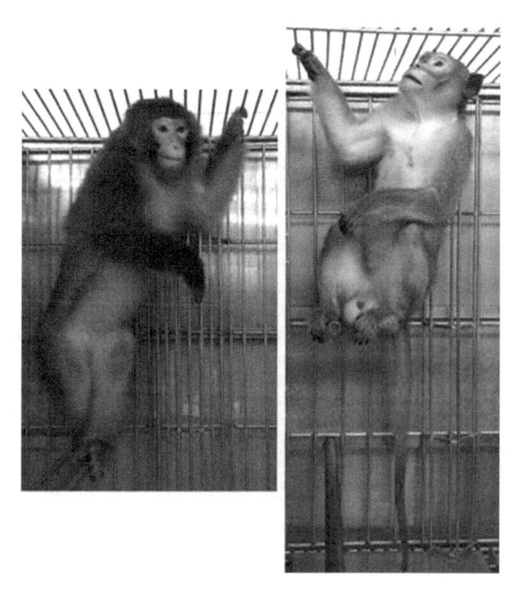

图3-9　猕猴和食蟹猴（彩图请扫封底二维码）

2. 解剖学特点

猕猴具有一般哺乳动物的共同特征，有爪、锁骨和胎盘，具有骨质环绕的眼眶，有3种牙齿和脱落更新的恒齿，成年齿式为2（2123/2123）=32。颈椎7块、胸椎12块、腰椎7块、荐椎2～3块、尾椎13～15块。大脑发达，具有大量的沟回。皮肤有汗腺，五指（趾），拇指与其他指头相对，指上有扁平指甲。单室胃，有发达的盲肠。肺叶不成对，右肺3～4叶，左肺2～3叶。雌性胸部有2个乳房，单子宫，有性皮肤，即生殖器附近及整个臀部在排卵前期特别是排卵期呈明显肿胀、发红，月经之前消退。雄性阴茎下垂，睾丸在阴囊内。

视觉敏感，视网膜上有黄斑和中央凹，有视杆细胞和视锥细胞，有色觉，能辨别各种颜色，空间立体感强。听觉灵敏，但是嗅觉不发达。

3. 生理学特性

雄性3岁左右性成熟，雌性3～5岁性成熟后发生月经，性周期28天左右，月经期1～5天，会出现乳腺肿大，月经时最明显，月经后开始消退。有明显的繁殖季节。雄猴精液射出后1min内形成凝块，正常射精量为4～5g，在37℃，30～40min后自溶为0.5～0.7ml富含精子的液体。妊娠期165天左右。每胎产仔1个，极少2个，年产1胎。新生猴体重0.4～0.55 kg，8 h睁眼，第一天不会吮奶，幼猴会抓住雌猴腹部或背部皮肤，在母亲携带下生活。出生7周后，可离开母体，独自游玩。哺乳期半年以上。自然寿命为20～30年。

猕猴属的血型分两类，一类与人类的A、B、O和Rh型相同，猕猴多为B型；另一类是猕猴特有。

几种常见非人灵长类动物的生理参数比较见表3-5。

表3-5　几种常见非人灵长类动物的生理参数

		狨猴	食蟹猴	猕猴	黑猩猩
一般生理参数					
成年	雄性体重（kg）	0.4～0.6	5～7	4～9	35～45
	雌性体重（kg）	0.4～0.5	3～4	6～11	45～60
	寿命（年）	10～16	15～25	20～30	40～50
	心率（次/min）	—	100～150	100～150	85～90
	呼吸频率（次/min）	—	40～65	40～65	30～60
	体温（℃）	—	37～40	36～40	36～39
	染色体数（2*n*）	—	42	42	48
	体表面积（cm^2）	—	—	—	—
	饮水量[ml/（100g·d）]	—	—	—	—
青春期	雌性（年）	0.8～1	3～4	3～4	6～8
	雄性（年）	0.8～1	3～4	3～5	8～10
繁殖期	雌性（年）	1.5～2	4～5	3～4	9～10
	雄性（年）	1.5～2	4～5	4～5	10～12
	动情周期（天）	27～29	31	28	32～38
	月经期（天）	4	3	—	
	妊娠期（天）	142～146	161	155～170	210～250
	窝产仔数	2～3	1	1	1
	新生动物体重（g）	25～35	300～400	400～550	1500
	断乳体重（g）	80～120	800～1200	1000～1500	—
	离乳日龄（月）	3～6	4～7	约6月	36
血液参数					
	血容量（ml/kg）	70	—	50～90	62～65
	血红蛋白量（g/100ml）	—	—	11～12.5	10～14
	红细胞压积（vol%）	—	—	39～43	38～43
	白细胞（×1000/mm^3）	—	—	7～13	10～14
	血糖（mg/100ml）	—	—	60～160	80～95

（二）在生物医学研究中的应用

猕猴在形态和机能上有很多与人类相似的部分，是医学和生物学研究中最重要的动物模型。全世界每年应用于疫苗生产、检验和医学研究、生物学研究的猕猴数量众多。

1. 生理学研究

可用于脑功能、血液循环、血型、呼吸生理、生殖生理、神经生理、内分泌、行为学及老年学等方面的研究。

2. 传染病研究和疫苗试验研究

猕猴是某些人类传染病的唯一易感动物，如肝炎病毒、脊髓灰质炎病毒、麻疹病毒、B 病毒、马尔堡病毒、艾滋病病毒、痢疾杆菌、赤痢阿米巴等，也是结核分枝杆菌的易感宿主。在制造和鉴定脊髓灰质炎疫苗时，猕猴是唯一的实验动物。

3. 药理和毒理学研究

猕猴与人的生殖生理非常接近，是人类避孕药研究极为理想的实验动物。筛选抗震颤性麻痹药物最有价值的方法是电解损伤引起猕猴震颤。猕猴对麻醉药与毒品的依赖性表现与人类较接近，戒断症状较明显，易于观察，是新镇静剂进入临床试用前必须完成的试验。猕猴是药物新陈代谢研究的良好实验动物，在已研究的化合物中，71%的药物在猕猴体内代谢与在人体内代谢相似。猕猴也是研究药物致畸实验的良好动物。

4. 器官移植研究

猕猴是研究人类器官移植的重要动物模型，猕猴的主要组织相容性抗原（RHLA）与人的 HLA 抗原相似，有高度的多态性，基因位点排列与人类相似，是灵长类动物组织相容性复合体基因区域的主要研究对象。

5. 生殖研究

猕猴的生殖解剖和生殖生理与人类非常相似，是研究配子发生、胚胎植入、妊娠疾病、避孕药物筛选的理想模型。

二、食蟹猴

（一）生物学特性

食蟹猴（crab-eating or cynomolgus monkey，*Macaca fascicularis*）在分类学上

属于灵长目猴科猕猴属，染色体 $2n=42$，因为喜欢在退潮后到海边觅食螃蟹及贝类，故名食蟹猴，由于尾长，又称为长尾猴。广泛分布于马来半岛、爪哇岛、苏门答腊岛等东南亚国家的岛屿上，活动范围包括原始森林、次生林、红树林及其他一些靠近水域的森林地区。根据毛色、体长、头型等不同至少有20个亚种。

1. 一般特征

食蟹猴（图3-9右）体形比猕猴小，成年身长为38～55cm，尾长为40～65cm。成年雄性体重5～7kg，雌性体重为3～4kg。毛色呈黄色、灰色、褐色不等，腹毛及四肢内侧毛色浅白。冠毛后披，中线处形成短嵴，面带须毛，眼围皮裸，眼睑上侧有白色三角区；耳直立，目色黑。鼻子平坦，鼻孔很窄。寿命约15～25岁，杂食性，以水果和种子为主。昼行性。栖息地不离水域，善于游泳。群居，几十只为一群。

2. 解剖学特点

食蟹猴的解剖学特点与猕猴基本相似。眼眶由骨形成环状，使两眼向前，眼间距较窄，视觉发达，可以在树林之间活动时较准确地判定距离，辨别色彩，但嗅觉退化，头骨的构造也随之改变，鼻孔朝前向下紧靠。吻部突出，有可以储存食物的颊囊，两腭粗壮，成年齿式为2（2123/2123）=32，通常为低冠齿，臼齿呈四方形并有4个较低的锥状突起，适于咀嚼。颈椎7块、胸椎12块、腰椎7块、荐椎2～3块、尾椎13～15块。大脑发达，具有大量的沟回。皮肤有汗腺，手足均有5个指（趾），指甲呈扁平状。锁骨发达，四肢关节灵活，上腕部及大腿部由躯干部分离，因而前后肢可以前后左右自由运动，前腕和小腿的2根骨头分离而且松松地连接在一起，适合握住树枝，通常四肢基本等长。单室胃，有发达的盲肠。胸前只有1对乳头。

3. 生理学特性

食蟹猴具有与猕猴相似的遗传学、生理生化、代谢生物学特征。血型主要有B型、A型、AB型，少见O型。

雄性4岁性成熟，雌性3.5岁性成熟之后有规律的月经周期，约29天，分为卵泡期和黄体期，月经出血时间2～4天，激素水平的变化规律与人类相似。发情期母猴的性皮肤肿胀，但是仅波及小部分尾基，呈青灰色。雄性阴茎小，龟头呈纽扣状圆形。繁殖季节不明显，全年均可交配繁殖。怀孕期为6～7个月，每胎产1仔，哺乳期4～7个月。婚配为一雄多雌制，成员之间等级地位鲜明，“猴王”多通过争斗厮打取得群体的统治地位。

食蟹猴的生理参数见表3-5。

（二）在生物医学研究中的应用

20 世纪 60 年代，美国、日本、荷兰、德国等发达国家先后建立多个灵长类中心，利用食蟹猴开展科学研究。80 年代，中国在广东、广西、海南、云南、江苏等地建立 30 余个灵长类基地。据中国实验灵长类养殖开发协会 2013 年统计，人工驯养的食蟹猴 26 万余只、猕猴 4 万余只，当年新生食蟹猴 8 万余只、猕猴 1 万余只。到 2017 年，中国人工繁殖饲养的食蟹猴数量达 30 万只，成为饲养和应用数量最大的非人灵长类动物。

食蟹猴的生物学特性与人类酷似，是研究人类慢性疾病的最佳实验材料，用它建立人类疾病动物模型有利于观察疾病的发生发展规律，为评价药物的有效性和安全性提供可靠的依据。与猕猴相似，食蟹猴广泛应用于传染病学、神经生理学、行为学、内分泌学、老年病学、肿瘤学、器官移植等研究。

2014 年季维智研究团队在国际权威杂志 *Cell* 报道了全球首对成功进行靶基因编辑的孪生食蟹猴。2017 年，世界上首例体细胞克隆食蟹猴“中中”和“华华”在上海诞生。

第五节　其他实验动物

一、鸟类

用于实验的鸟类有鸡、鸭、鸽、鹌鹑等品种，在分类学上属于脊椎动物亚门鸟纲，鸟类具有以下主要生物学特征：体温高而恒定，代谢旺盛；身体流线型，体表被羽，前肢特化为翼，后肢具 4 趾，能飞翔；神经系统和感觉器官发达；具有肺和气囊，进行双重呼吸；心脏 2 心房 2 心室，血液双循环；骨骼多愈合，为气质骨，坚固而轻便，具发达的龙骨突和胸肌，头骨单枕髁，具角质喙，无齿；体内受精，羊膜卵，具有营巢、换羽、孵卵、育雏等习性。本小节只介绍生物医学研究中使用最多的鸡。

1. 鸡的生物学特性

鸡（chicken，*Gallus gallus domesticus*）在分类学上属于鸟纲鸡形目雉科。

鸡喜群居，体表被覆丰盛的羽毛，有一定的飞行能力。没有汗腺，通过呼吸散热，怕热甚于怕冷。具角质喙，无牙齿，食管的中部扩张为嗉囊。胃分为腺胃和肌胃，主要依靠肌胃和砂砾磨碎食物。胸骨具有龙骨突起，肺为海绵状，紧贴于肋骨上，无肺胸膜及膈膜。肺上有小支气管连通气囊，气囊共有 9 个。无膀胱，输尿管直通泄殖腔，尿呈白色，含尿酸和不溶解的尿酸盐，与粪便一起排出泄殖腔。在泄殖腔上有重要免疫器官法氏囊。胸腺紧贴于细长的颈部皮下，红细胞有核，呈椭圆形。

体温高，标准体温 41.5℃，心率及呼吸速率快，代谢旺盛。听觉灵敏，习惯于四处觅食，不停地活动。对色彩很敏感，如鲜红的血会对鸡造成刺激，引起鸡追随啄食，造成严重损伤。

2. 鸡在生物医学研究中的应用

鸡主要组织相容性复合体（major histocompatibility complex，MHC）是目前发现的具有丰富多态性的基因群，与各种疾病高度相关，是禽病免疫学研究的主要候选基因。美国禽疾病和肿瘤学实验室（The Avian Disease and Oncology Laboratory，ADOL）根据 MHC 已经建立多种近交系和导入近交系的实验鸡群，为阐明多种肿瘤性疾病的致病机理提供了不可多得的实验材料。目前，SPF 鸡和鸡蛋是科学研究和检验鉴定的主要材料。

（1）疫苗生产和鉴定研究

鸡卵是生物制品如狂犬病疫苗、黄热病疫苗等生产的重要原料。鸡胚常用于病毒的培养、传代和减毒，因此常用于病毒类疫苗生产鉴定和病毒学研究。

（2）药物研究

在某些药物评价试验中要用鸡或鸡的离体器官，还可用于筛选抗癌及抗寄生虫药等。

（3）传染病研究

用于研究支原体感染引起的肺炎和关节炎，以及链球菌感染、细菌性内膜炎等。

（4）内分泌学研究

研究睾丸阉割后引起的内分泌性行为改变。进行雄性激素、甲状腺机能减退、垂体前叶囊肿等内分泌疾病的研究。

（5）营养学研究

适合于研究 B 族维生素，特别是维生素 B_{12} 和维生素 D 缺乏症。其高代谢率适合于研究钙磷代谢、嘌呤代谢调节。

二、鱼类

鱼类（fish）品种繁多，可达 3 万～4 万种，是脊椎动物门中品种最多的种类，比哺乳类动物的数量多近 10 倍。用于生物医学、环境保护等科学实验的鱼类大约有几十种，主要有斑马鱼（*Danio rerio*）、青鳉（*Oryzias latipes*）、虹鳟（*Oncorhynchus mykiss*）、剑尾鱼（*Xiphophorus helleri*）、新月鱼（*Xiphophorus maculatus*）、稀有鮈鲫（*Gobiocypris rarus*）、红鲫（*Carassius auratus* red variety）、金鱼（*Carassius auratus*）、鲫鱼（*Carassius auratus*）、裸项栉虾虎鱼（*Ctenogobius gymnauchen*）等。鱼类的主要生物学特性有：生活在水中；体外产卵，体外受精，体外发育；变温动物；以鳃呼吸；一心房一心室；红细胞有核；世代周期短。本小节介绍最常用的斑马鱼。

1. 斑马鱼的生物学特性

斑马鱼（zebra fish，*Danio rerio*）是起源于东南亚太平洋中的一种小型热带鱼，属于脊椎动物亚门硬骨鱼纲鲤形目鲤科鲐属。

斑马鱼（图 3-10）耐热性和耐寒性很强，属低温低氧鱼。体呈纺锤形，头稍尖，口上位，咽齿 3 排，上腭口须 4 根，体形小，成鱼体长 30～40mm。雄性斑马鱼身体修长，鳍大，体侧蓝色条纹偏黄，间以柠檬色条纹。雌性斑马鱼身体比雄鱼丰满粗壮，各鳍均比雄性短小，体侧的蓝色条纹偏蓝而鲜艳，间以银灰色条纹，臀鳍呈淡黄色，怀卵期鱼腹膨大明显。臀鳍较长，与背鳍比较，胸鳍和腹鳍较小，尾鳍呈叉形，背鳍软鳍 6～7 条，侧线缺乏或不完整。

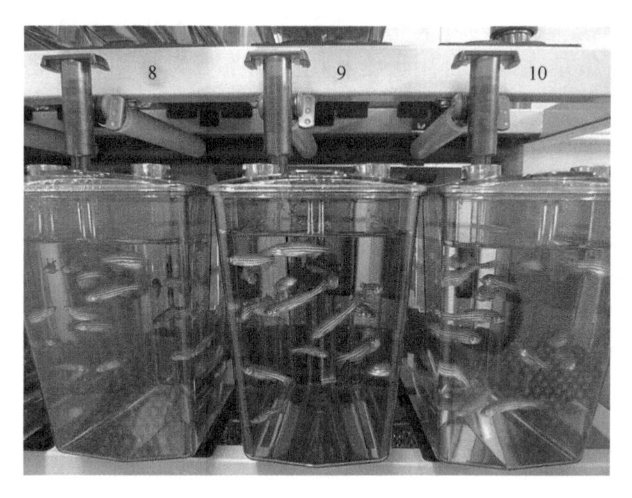

图 3-10　斑马鱼饲养箱（彩图请扫封底二维码）

斑马鱼有较完整的消化、泌尿系统。心脏一心房一心室。单核–吞噬细胞系统无淋巴结，肝、脾、肾中有巨噬细胞积聚。具有与人类一样的先天性和适应性免疫系统，T、B 淋巴细胞具有免疫活性。

卵子体外受精、体外发育，胚胎发育同步且速度快。胚胎在 24h 内发育成形，孵出后约 3 个月达到性成熟，雌鱼性成熟后可产几百个卵，繁殖周期 7 天左右，自然条件下每年可繁殖 6～8 次。体外发育的卵子、受精卵和胚胎完全透明。染色体 25 对，2002 年完成全基因组测序，约 3 万个基因，与人类基因的同源性高达 85%。

2. 斑马鱼在生物医学研究中的应用

斑马鱼作为生物医学、环境保护科学等领域的实验研究对象或材料，已在世界各地获得不少科研成果。据不完全统计，现有 250 个以上实验室利用斑马鱼开展相关研究。2006 年，科技部在上海和北京分别成立国家斑马鱼模式动物的南方和北方中心，建立了全国共享斑马鱼模式动物研究技术和资源库。2011 年，中国科学院水生生物研究所在科技部国家重大科学研究计划和中国科学院重点部署项目支持下，启动国家斑马鱼资源中心（China Zebrafish Resource Center）建设，并于 2012 年 10 月举行揭牌仪式。

（1）毒理学、药理学及环境监测研究

对药物、毒气都十分敏感，水体中含极微量成分即可引起很强烈的反应，是经济合作与发展组织（OECD）和国际标准化组织（ISO）等机构推荐用于毒理学研究的鱼类之一。

（2）胚胎学和遗传学研究

繁育能力强、体外产卵并受精、胚胎透明，有利于研究细胞谱系、跟踪细胞发育命运。斑马鱼是迄今适合用于饱和诱变的唯一脊椎动物，被誉为“脊椎动物中的果蝇”。

（3）生理和生化研究

斑马鱼属变温动物，利用温度的变化研究鱼类新陈代谢的加快和减慢、炎症反应、免疫功能及膜生理学等方面的功能变化。

（4）肿瘤学研究

鱼也是肿瘤研究动物模型。鱼体很多组织都可发生肿瘤病变，无论自发性或诱发性肿瘤都较多。通过诱变基因和细胞移植方法可以使斑马鱼体内产生高度转移性的肿瘤细胞，与正常鱼杂交的后代也具有癌症的表现，已建立黑色素瘤、横纹肌肉瘤、血管瘤、肝癌、白血病等斑马鱼模型。

三、两栖动物

两栖动物（amphibian）在动物分类学上属于脊椎动物亚门两栖纲，共 3 个目，即无足目、有尾目、无尾目。主要生物学特性：水陆两栖，幼体以鳃呼吸，成体以肺呼吸；皮肤裸露，有轻微角质化；具五指型四肢；一心房一心室，心房有分隔，血液循环为不完全双循环；变温动物；体外受精，体外发育，幼体经变态为成体。用于实验的两栖类主要有非洲爪蟾（*Xenopus laevis*）、热带爪蟾（*Xenopus tropicalis*）、中华蟾蜍（*Bufo gargarizans*）、牛蛙（*Rana catesbeiana*）、虎纹蛙（*Rana rugulosa*）、东方蝾螈（*Cynops orientalis*）等。本小节主要简单介绍蟾蜍和青蛙。

1. 蟾蜍和青蛙的生物学特性

蟾蜍（toad，*Bufo gargarizans*）和青蛙（frog，*Rana nigromaculata*）属于两栖纲无尾目蟾蜍科/蛙科。品种很多，是脊椎动物由水生向陆生过渡的中间类型。

蟾蜍和青蛙生活在田间、池边等潮湿环境，以昆虫等幼小动物为食。冬季潜伏在土壤中冬眠，春季出土，生殖季节在水中产卵，体外受精。幼体蝌蚪形似小鱼，用鳃呼吸，有侧线，以水中植物为主要食料。经过变态发育为成体，尾巴消失，到陆地上生活，用肺呼吸，同时其皮肤分泌黏液，帮助呼吸。

蟾蜍和青蛙的身体背腹扁平，左右对称，头为三角状，眼大并突出于头部两侧，有上、下眼睑和瞬膜及鼻耳等感觉器官。前肢有 4 趾，后肢有 5 趾，趾间有蹼，适于水中游泳。内部器官系统逐渐完善化，反映了由水生向陆生过渡的生理特征。雄蛙头部两侧各有一个鸣囊，是发声的共鸣器（蟾蜍无鸣囊），雄蛙的叫声特别响亮。蟾蜍背部皮肤上有许多疣状突起的毒腺，可分泌蟾蜍素，尤以眼后的椭圆状耳腺分泌毒液最多。蟾蜍和青蛙在我国分布广泛，夏秋季各地容易捕捉，也易人工饲养。蟾蜍比青蛙在捕捉和饲养等方面更为简便，故在实验中用途较广。

蟾蜍发情时间为 4 天至 4 周，每年 2 月下旬至 3 月上旬发情一次，发情后 4～7 月排卵，产仔 1000～4000 个。

2. 蟾蜍和青蛙在生物医学研究中的应用

蟾蜍和青蛙在生理、药理学实验中更为常用。蛙类的心脏在离体情况下仍可有节奏地搏动很久，所以常用来研究心脏的生理功能、药物对心脏的作用等。蛙类的腓肠肌和坐骨神经可以用来观察外周神经的生理功能，以及药物对周围神经、横纹肌或神经肌肉接头的作用。蛙的腹直肌还可以用于鉴定胆碱能药物。蛙还常被用作脊椎休克、脊椎反射和反射弧的分析实验及肠系膜上的血管现象和渗出现象实验。蟾蜍下肢血管灌注方法常用来观察肾上腺素和乙酰胆碱等药物对血管的作用。在临床检验工作中，曾用雄蛙做妊娠诊断实验。

四、爬行动物

爬行动物（reptile）在动物分类学上属脊椎动物亚门爬行纲，共 4 个目，即龟鳖目、喙头目、有鳞目、鳄目。从较原始的两栖动物祖先进化而来，羊膜卵的出现及其他形态学和生理学的适应变化使爬行动物成为真正的陆栖动物。主要生物学特性：陆栖，体内受精，体外发育，羊膜卵的出现确保在干燥的陆地上繁殖成为可能；四足，四肢强健，体表被覆角质鳞片；成体以肺呼吸；心脏四腔室，心室分隔不完全，血液循环为不完全双循化；变温动物。用于实验的爬行动物主要有龟、蜥蜴、蛇。

1. 爬行动物的生物学特性

变温动物，依赖外界热源调节体温。表皮角质层比两栖类厚，皮肤折叠成皱襞形成鳞片。体表几乎无腺体。蛇及某些蜥蜴眼睑进化为覆盖在角膜上的血管丰富的透明膜，可与周围体鳞一起脱落。

爬行类动物主要用肺呼吸，某些水龟借助泄殖腔、咽或皮肤进行辅助呼吸。肺多为囊状。蛇的肺为长条形，左肺大于右肺。口腔含多管腺和单管腺，特化的单管腺成为毒腺，具有肌肉质的舌。左右心房完全分隔，有与高等脊椎动物一样的体肺循环，具有左右两支主动脉，但心室分隔程度不一。肾与高等脊椎动物相似。爬行类动物不能将尿液浓缩高于血液渗透压，于是发展了产生和排泄不溶于水的尿酸的能力，作为保持水分的一种机制。由于爬行类动物不能将尿液浓缩至比血液高渗，于是大多进化产生具有肾外分泌盐分的器官（称为盐腺），作为体液平衡的一种机制，尤其是海栖及某些沙漠种类。盐腺有各种形式，泪腺转变成眼眶相连的盐腺、鼻腔腺，位于舌下或舌内等。

爬行类有成对的性腺，位于腹腔内，雌雄不易区分，生殖周期随种而异，且交配行为不一定与精巢发育的峰期相应。大约有 27 种爬行动物（26 种蜥蜴、1 种蛇）有孤雌生殖能力，是个体间遗传变异极少的动物的独特来源。

2. 爬行动物在生物医学研究中的应用

蛇可用于组织再生、神经生理、毒物（抗凝）研究，蛇毒可用以制备抗血清，蛇毒的分离和提取物可用于镇痛、抗癌、溶解血栓等治疗研究。蛇类对多种病原体（病毒、细菌、寄生虫）易感，可用于病原体的分离鉴定和传播机制的研究，特别是蛇对人脑炎病毒、乙肝病毒易感。爬行动物还用于抗体形成、免疫记忆、免疫球蛋白结构、器官细胞的基本免疫反应及个别的免疫研究。短吻鳄已用于涉及氨基酸代谢的抑制碳脱水酶的药物试验。

五、树鼩

树鼩（tree shrew，*Tupaia belangeri*）在分类学上属哺乳纲攀鼩目树鼩科树鼩属，有 8 个亚种，染色体 $2n$=44～62，各个亚种不尽相同。曾经划归食虫目、灵长目（原始灵长类），主要分布在热带和亚热带森林、灌丛、村落附近，如我国云南、广西、海南及东南亚的缅甸、越南、泰国等地。

1. 树鼩的生物学特性

树鼩体形似松鼠，吻部尖长，耳较短，尾部毛发达，并向两侧分散。体长约18cm，尾部长16cm，成年体重120～150g。体毛粟黄色，颌下及腹部为浅灰色毛，颈侧有条纹。杂食性动物，常以昆虫、小鸟、五谷、野果为食，更喜甜食如蜂蜜。雌性成对生活，不群居，雄性凶暴，两雄相处常互相咬斗。胆小怕惊，对外界的刺激高度敏感，每当受惊的时候，尾巴会向上翘起并且不停抖动。

犬齿细小，前臼齿宽大，齿式为2（2143/2143）=40。颈椎2块、胸椎13块、腰椎6块、骶椎3块、尾椎24～27块。具有圆形的眼眶，眼窝后面有褶皱，两眼并列，眼窝与颞窝隔开。脑较大，而嗅叶较小。单室胃，小肠由十二指肠、空肠、回肠组成，界限不明显。子宫为双角子宫。雄兽的阴茎为悬垂式，阴茎位于阴囊前面。

前后肢均有5指（趾），有发达而尖锐的爪，第一指（趾）和其他4指（趾）稍分开，虽然不能完全握物，也能伸出趾爪抓住树枝等。胫骨与腓骨独立。

树鼩性成熟时间约为6个月，怀孕期41～50天，繁殖能力强，每胎产仔2～5只，每年3～8月为生殖季节。刚生下的树鼩全身无毛，皮肤粉红，眼闭，5～6周断奶而独立生活。自然寿命5～7年。

2. 树鼩在生物医学研究中的应用

（1）神经科学研究

树鼩大脑较发达，多用于神经系统方面的研究，如对大脑皮质的定位、小脑发育、视觉系统等研究。

（2）病毒学研究

树鼩作为肝炎病毒HAV、HBV、HCV和HDV的肝炎模型分别取得了一定的阳性结果，有人认为HCV感染率为60%，慢性病变过程与人类丙肝类似。以树鼩作为轮状病毒的腹泻模型已获得成功。树鼩在自然条件或实验室条件下能感染人的疱疹病毒。此外，树鼩对EB病毒、登革热病毒、流感病毒等易感。

（3）心血管病研究

树鼩血中高密度脂蛋白成分占血脂总量的60%～70%，与其他实验动物相比，占比较高，已用于探索抑制动脉粥样硬化发病机制的研究。还发现高胆固醇膳食下树鼩容易形成胆结石，为高脂血症时胆固醇的排出途径提供了新的研究思路。

六、旱獭

旱獭（*Marmota*）也称为土拨鼠（woodchuck），是生活在泛北极区的啮齿目松鼠科旱獭属的一种大型地栖啮齿类动物，共14个种，国内有4种。在生物医学研究中，国际上多用美洲旱獭（*Marmota monax*）和阿尔卑斯旱獭（*Marmota marmota*），国内多用喜马拉雅旱獭（*Marmota himalayana*）。

目前，5个旱獭物种的全基因组序列在GenBank数据库公开发表，它们分别是黄腹旱獭、温哥华旱獭、美洲旱獭、阿尔卑斯旱獭和喜马拉雅旱獭。

下面简要介绍喜马拉雅旱獭（图3-11）特征。

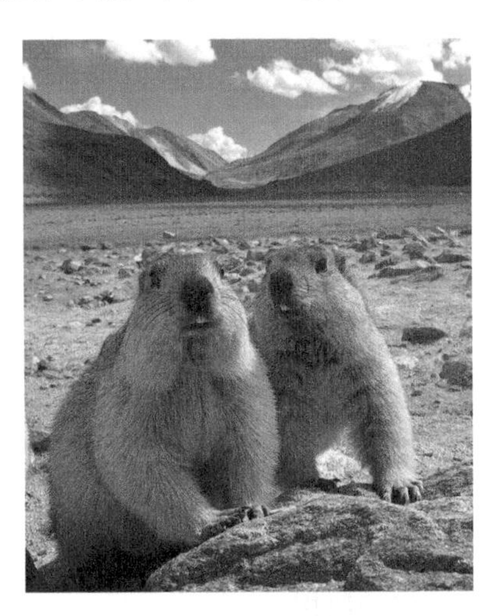

图3-11　喜马拉雅旱獭（彩图请扫封底二维码）

喜马拉雅旱獭是我国分布最广、数量最多、青藏高原特有的大型啮齿动物。体形肥胖，似圆条形，头部短宽，颈部短粗，尾巴短小而且末端略扁，四肢短粗，前足4个脚趾，后足5个脚趾，脚趾端具爪。雄性个体身长47～67cm，雌性45～52cm；雄性个体体重约6kg，雌性个体约5kg。喜马拉雅旱獭为草食性，以禾本科植物为主。

喜马拉雅旱獭每年繁殖一次，一般在冬眠苏醒后不久就进入延续1个月左右的交配期，妊娠期35天左右，胎产4～6只，3年左右性成熟。喜马拉雅旱獭在活动期的心率为145～195次/min，呼吸17～33次/min，体温平均为31.7℃。喜马拉雅旱獭每年都要经历6个月的冬眠期以抵御低温和食物匮乏的恶劣生存环境，冬眠期间的喜马拉雅旱獭心跳20次/min，呼吸14次/min，体温在1～2℃。

喜马拉雅旱獭可自然或人工接种感染旱獭肝炎病毒（woodchuck hepatitis virus，WHV），逐步发展为重型肝炎和肝癌，与人类感染乙型肝炎病毒（hepatitis B virus，HBV）发展过程极为相似，因此，旱獭是人HBV感染和抗病毒治疗研究中应用最为广泛的动物模型之一。另外，喜马拉雅旱獭与美洲旱獭还可应用于核苷类药物的线粒体毒性评价。

旱獭是我国鼠疫疫源地的主要宿主，对疫源地旱獭种群的监控可以为鼠疫防控提供科学的理论基础。

七、无脊椎动物

无脊椎动物（invertebrata）的种类非常庞杂，包括原生动物门、多孔动物门、腔肠动物门、扁形动物门、线形动物门、环节动物门、软体动物门、节肢动物门、棘皮动物门及脊索动物门中的尾索、头索、半索 3 个亚门。与脊椎动物的主要区别是：神经系统呈索状，位于消化管的腹面；心脏位于消化管的背面；无骨骼或仅有外骨骼，无真正的内骨骼和脊椎骨。目前，用于生物医学研究最广泛的无脊椎动物是黑腹果蝇（*Drosophila melanogaster*）和秀丽隐杆线虫（*Caenorhabditis elegans*）。本小节简单介绍秀丽隐杆线虫。1974 年，英国科学家 Sydney Brenner 第一次把秀丽隐杆线虫作为模式生物，因发现在器官发育过程和程序性细胞死亡的遗传调节而获得 2002 年诺贝尔生理学或医学奖。Craig Mello 和 Andrew Fire 利用秀丽隐杆线虫实验发现一种全新的基因表达调控方式——RNA 干扰而获得 2006 年诺贝尔生理学或医学奖。

1. 秀丽隐杆线虫的生物学特性

秀丽隐杆线虫在分类学上属于线性动物门线虫纲小杆线虫目广杆线虫属。长 1mm 左右，生活在土壤中，以细菌为食。

秀丽隐杆线虫分为雄性和雌雄同体两种性别，其解剖结构基本相似，包括口、肠、咽、性腺及胶原蛋白角质层。头部的最前端是口部，咽和肠两部分共同组成消化道。背部和腹部的 4 个纵向带是由单细胞的体壁肌肉细胞形成的，腹部肌肉和背部肌肉的协调收缩控制着秀丽隐杆线虫的一些简单运动。

秀丽隐杆线虫的体细胞数量少，产出的幼虫含 556 个体细胞和 2 个原始生殖细胞，成虫含有 959 个体细胞和 2000 个生殖细胞。生命周期非常短，在 20℃的正常培养条件下，从卵长成成虫只需要 3.5 天。染色体数很少，$2n=12$，基因量是人类的 1/5～1/3，其中至少 40%的基因在人类基因组中有明显的同源物。

2. 秀丽隐杆线虫在生物医学研究中的应用

（1）细胞凋亡及其作用机制研究

秀丽隐杆线虫的一生中有 12%（131/1090）的细胞经程序性死亡而消失，其中多于 80%（113/131）的细胞凋亡发生在胚的发育阶段。秀丽隐杆线虫细胞程序性死亡的遗传调控机制研究增进了对细胞凋亡这一重要生命现象的认识，有助于揭示并治疗神经退行性疾病如帕金森病、阿尔茨海默病及亨廷顿舞蹈病等严重疾病。

（2）功能基因组学研究

秀丽隐杆线虫是第一个完成全基因组测序的动物，也是第一个几乎对所有基因都可以进行缺失之后功能分析的多细胞生物，结合 RNAi 等反向遗传学手段，可以有效地开展功能基因组学和功能蛋白质组学的研究。

（3）药物筛选研究

基于秀丽隐杆线虫与人在多种生命活动调控机制上的相似性，可以用秀丽隐杆线虫作为动物模型进行药物筛选。加拿大研究人员利用秀丽隐杆线虫筛选了 14 100 种小分子化合物，找到一个名为 nemadipine-A 的物质，它能够引起线虫形态和产卵异常，这种化合物与广泛使用的降压药——1，4-二氢吡啶（1，4-dihydropyridine，DHP）非常相似，具有很好的临床应用前景。

100 多年前，当丹麦医生克里斯蒂安·玻尔（Christian Bohr）（1855—1911）研究肺部呼吸机理时，他发现一种乌龟拥有特殊的气管结构，好像是专门为研究呼吸生理学目的而“创造的”。毫无疑问，除了这一章介绍的生物医学研究中最常见的、应用最多的实验动物外，还有相当多的动物也是为了特殊的生物医学目的而被“创造”出来的，但它们中的绝大多数并都不为人所熟知，必须努力寻找这些被“创造”出来的动物，方便研究人类面临的生物学问题。

（谭冬梅、谭　毅）

参 考 文 献

陈华. 2015. 小型猪——医学研究模型的建立与应用. 北京: 人民卫生出版社.

冯书堂. 2011. 中国实验用小型猪. 北京: 中国农业出版社.

胡建华, 姚明, 崔淑芳. 2009. 实验动物学教程. 上海: 上海科学技术出版社.

季维智. 2013. 猕猴繁殖生物学. 北京: 科学出版社.

刘恩岐, 尹海林, 顾为望. 2008. 医学实验动物学. 北京: 科学出版社.

秦川. 2015. 医学实验动物学. 第二版. 北京: 人民卫生出版社.

秦川. 2016. 实验动物学词典. 北京: 中国质检出版社/中国标准出版社.

秦川. 2018. 中华医学百科全书——医学实验动物学. 北京: 中国协和医科大学出版社.

郑永唐, 姚永刚, 徐林. 2014. 树鼩——基础生物学与疾病模型. 昆明: 云南科学技术出版社.

Fox J, Barthold S, Davisson M, et al. 2007. The Mouse in Biomedical Research：History, Wild Mice, and Genetics. 2nd Edition. Cambridge: Academic Press.

Hedrich H. 2012. The Laboratory Mouse. 2nd Edition. Cambridge: Elsevier Press.

Liu E, Fan J. 2017. Fundamentals of Laboratory Animal Science. Boca Raton: CRC, Taylor & Francis Group.

Silver L M. 1995. Mouse Genetics：Concepts and Applications. Oxford: Oxford University Press.

Suckow M, Hankenson F C, Wilson R, et al. 2019. The Laboratory Rat. 3rd Edition. Cambridge: Elsevier Press.

第四章 实验动物遗传质量控制

实验动物的遗传背景是影响实验质量和动物实验结果变异的主要因素之一。根据遗传背景不同，可将实验动物分为遗传限定（genetically defined）动物和非遗传限定（genetically undefined）动物。遗传限定动物是指动物遗传背景清楚，品系内所有个体遗传背景相同或相近；非遗传限定动物是指动物遗传背景不清楚，品系内所有个体遗传背景具有较大差异。采用高质量的标准化实验动物进行生物医学实验研究，能排除实验动物遗传、微生物、环境和营养对实验研究的影响，得到准确、可靠、重复性好的实验结果。因此，动物实验对实验动物遗传背景有明确要求。本章重点介绍采用传统的育种技术培育遗传标准化实验动物的方法、常见遗传限定动物和非遗传限定动物品种和品系及实验动物遗传质量检测等。

第一节 实验动物育种基本知识

实验动物育种（breeding）是根据遗传学原理有目的地改变实验动物遗传组成的过程，致力于为科学研究提供标准化的实验动物或动物模型。实验动物育种目的有别于传统的家畜家禽育种，具有特殊的方法和内容。

作为遗传限定的实验动物可从遗传学角度进行分类。根据基因组成特点，实验动物分为近交系、远交群和杂交群等，根据基因纯合程度，实验动物分为同基因类型和不同基因类型。遗传限定动物包括近交系（inbred strain）和杂交 F_1 代动物。非遗传限定动物包括远交群（outbred stock）、杂交群中除 F_1 代动物以外的其他动物种群。不同种类的实验动物，育种方法也不同。

一、动物的交配方式

（一）近亲交配

近亲交配（inbreeding）简称近交，是指有血缘关系的个体之间的交配。习惯上，将最近 7 代以内有亲缘关系的两个个体之间的交配称为近交。实验动物常用的近交方式有：表兄妹交配、兄妹交配、父女交配、母子交配等。

在实验动物育种实践中，常把同一近交系内两个个体之间或具有相同纯合基因型（homozygous genotype）的两个个体之间的交配称为同交（incross）；子代（heterozygous genotype）与父或母（纯合子）之间的交配称为回交（backcross）。

在群体中，由于实际存在的繁殖群体比理想群体要小，动物在局部地区使用、雌雄留种比例不同或选种等因素均可造成不同程度的近交。

1）近交对动物的影响。从遗传上看主要有以下作用：①减少杂合率、增加纯合度。②通过连续近交可以建立纯合度不等的各类近交系。③降低缓冲和自动调节能力。④近交衰退（inbreeding depression），主要表现在适应性差、生活力下降、繁殖力降低、有害基因暴露、遗传病增加、生长发育受阻等。

2）近交系数（coefficient of inbreeding）。衡量动物近交程度的一个指数，有个体和群体之分。个体的近交系数是指“个体的两个相同基因源于同一祖先的概率”。对于群体来说，假定一个大的随机交配群体，某一个后代在亲代中随机取得一对同源等位基因的概率。图 4-1 显示了不同交配和留种方式下近交系数的变化。

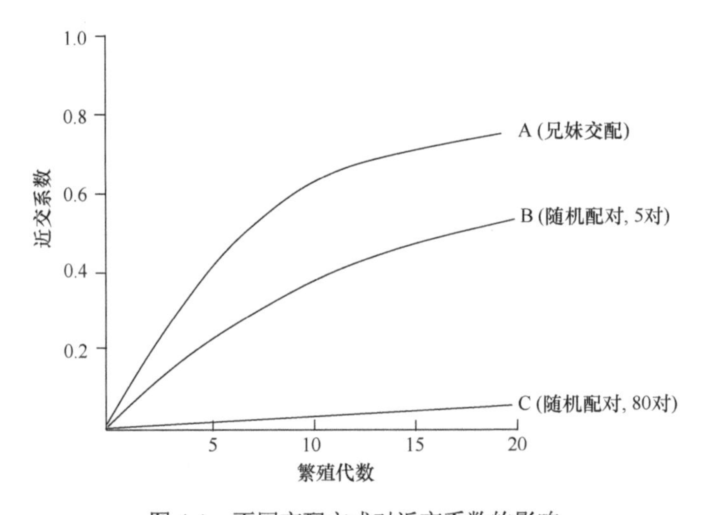

图 4-1　不同交配方式对近交系数的影响

（二）杂交

传统意义上的杂交（cross）是指不同品系或品种个体间的交配。育种中的杂交通常是指后一类杂交，包括简单杂交（二元杂交）、回交、三元杂交、轮回杂交、四元杂交、终端杂交等。实验动物多应用二元杂交培育 F_1 代动物。

对于实验动物来说，有两种不同类型的杂交：①异杂（outcross），是指没有亲缘关系的个体之间或不同品系动物之间的交配，简称异交；②互交（intercross），F_1 代动物或者两个杂合子个体之间的交配。

表 4-1 总结了实验动物育种时常采用的几种交配策略。

表 4-1 实验动物育种采用的几种交配方式

名称	交配类型	后代基因型	用途
		近交	
同交 incross	（1） A/A×A/A （2） a/a×a/a	（1） A/A （2） a/a	近交系培育 近交系保种
回交 backcross	（1） A/a×A/A （2） A/a×a/a	（1） A/a，A/A （2） A/a，a/a	基因连锁分析 导入近交系培育
		杂交	
互交 intercross	A/a×A/a	A/a，A/A，a/a	基因连锁分析
异交 outcross	（1） A/A×a/a （2） $a^1/a^2 \times a^3/a^4$	（1） A/a （2） a^1/a^3，a^1/a^4，a^2/a^3，a^2/a^4	基因连锁分析 开始新品系培育 F_1代培育

杂交的后代具有杂交优势（hybrid vigor），主要是由于优良显性基因的互补和群体中杂合子频率的增加，从而减弱或抑制了更多不良基因的作用，提高了整个群体的平均显性和上位效应，表现在生活力、繁殖力提高，畸形、致死现象减少。

（三）远缘交配

远缘交配是指不同物种间、不同种属间或更远关系间的个体交配。该交配方法在经济动物育种中应用较多。例如，家牛和美洲野牛交配，F_1代呈现杂交优势，F_1代雌性个体有生育能力，雄性个体无生育能力；马和驴正反交均可进行，后代基本无繁育能力。

1978 年，Bonhomme 等发现 *M. spretus* 雄性小鼠和 *M. musculus* 雌性小鼠可以远缘交配、繁殖后代。雄性 F_1 代不育，但雌性 F_1 代具有生育能力，可以与 *M. musculus* 或 *M. spretus* 雄性小鼠回交以获得 F_2 代，这一发现开启了不同小鼠种（species）间远缘交配培育新实验小鼠品种的新时代。

（四）随机交配

随机交配（random mating）是指所有的雌性动物与雄性动物完全不作选择的交配。随机交配时可依照随机表，无选择地将雌雄配对进行繁殖。

随机交配方式不同，群体基因组成可能发生不同变化：如果实验动物群体内个体数较多，则可以认为近似地遵从哈迪–温伯格（Hardy-Weinberg）定律，群体基因组成的变化忽略不计；如果群体内个体数量少，即使进行随机交配，少数配子选择所产生的误差（漂变）也会对子代的基因组成有很大影响。下列情况被认为是不完全随机交配：①繁殖时使用的个体未能随机选择，尤其是对产仔数多的动物留种交配；②繁殖群体中雌雄个体数不同；③交配的组合一经决定，即进行雌雄交配。

二、遗传性状和遗传组成

（一）遗传性状

动物遗传性状包括质量性状（qualitative trait）和数量性状（quantitative trait）。

所谓的质量性状是指明显的、差异不连续的性状，如小鼠毛色由 A（non-agouti）、B（brown）、C（albino）、D（dilute）等质量性状基因决定，基因型是明确的；C57BL/6 小鼠毛色基因型是 a/a、B/B、C/C、D/D，毛色表型为深黑色，而 DBA/2 小鼠的毛色基因型为 a/a、b/b、C/C、d/d，毛色表型为浅棕色。质量性状的判断可以通过杂交试验判定法进行，即通过互交、回交等，按孟德尔定律分析判断显隐性遗传规律；也可根据繁殖记录，不需杂交试验判断。例如，C57BL/6 与 DBA/2 杂交后的 F_1 代小鼠的基因型为 a/a、B/b、C/C、D/d，其毛色与 C57BL/6 一致，为深黑色。F_2 代按照孟德尔定律分离和自由组合定律，后代毛色基因型比较复杂，将有 4 种毛色表型出现。

数量性状是指连续的、界限不清楚的性状，如动物体重、血压、血糖水平等。数量性状受多基因控制，明确控制数量性状的基因数量与显隐性关系不重要。数量性状表现的差异由遗传因素和环境因素共同决定，因此，选择数量性状作为实验动物培育目标时，首先必须判断该性状是否遗传及遗传程度有多大。

（二）群体的遗传组成

随着群体的不断繁殖及一些相关因素的影响，群体的遗传组成处于一个动态的变化过程中。群体的遗传组成用基因频率（gene frequency）、基因型频率（genotype frequency）和表现型频率（phenotype frequency）描述。

基因频率是某一基因在其位点上全部等位基因的比例，等于该基因的数量除以该位点可能出现的所有等位基因的总数。基因型频率是某一基因型在其相对性状的基因型中所占的比例，等于该基因型个体数量除以该群体个体总数。表现型频率是群体中出现某一性状表现的比例，等于该表现型个体数除以群体总个体数。

在一个无限大的随机交配群体中，如果没有突变、选择和迁移等因素作用，群体上下代基因频率和基因型频率保持不变，这个群体被称为 Hardy-Weinberg 群体。但在实际的生物群体中，群体是有限的，而且存在随机遗传漂移，打破了 Hardy-Weinberg 平衡。

（三）定向选择

定向选择（directional selection）是指在育种过程中按照培育目标有计划地选择具有某种特殊性状（如与人类疾病有关）的个体作为亲本的过程。具体方法是：先从初始群体中选择一部分性状表现较强（或较弱）的个体进行交配繁殖，在其后代中选择该性状表现较强（或较弱）的个体作为下一代亲本，以后每代都如此选择培育，以便为进一步研究提供相互对照的实验材料。

1. 选择反应

选择的目的是要使被选中的亲本所繁殖的子代其性状表现的平均值，与亲本这一代的性状表现的平均值之间产生差值。这个差值就是选择反应（selection response）。选择反应的意义在于选择有利基因，淘汰不利基因，或者说增加有利基因频率，减少不利基因频率。选择反应（R）的大小取决于选择强度（i）、遗传力（h^2）和群体的变异性（δ），其关系式为 $R=i\delta h^2$。群体的变异性对于数量性状而言，其差异由遗传因素和环境因素共同决定。

2. 选择方法

育种过程中，选择方法对遗传性状非常重要。通常有 3 种选择方法，即个体选择、家系选择和家系内选择。

1）个体选择（individual selection），又称为表现型选择，是指以个体为单位，从群体中选择最满意（较接近育种目标）的表现型个体作亲本。

2）家系选择（family selection），又称为基因型选择，是指以亲代与子代、同胞间等有血缘关系的家系为单位，按家系平均表现型值的高低顺序进行选择。

3）家系内选择（within family selection），根据个体表现型值和家系平均表现值，在不同家系中分别进行选择。

三、近交系和远交群动物的育种

（一）近交系动物育种

近交系动物育种原理是根据基因分离定律，人为地使动物连续进行近亲交配，逐代提高基因纯合率，从而获得具有目标性状的纯系群体。近交系动物育种一般采用全同胞兄妹交配或亲子交配两种方式，其中以采用全同胞兄妹交配为主。下面以全同胞兄妹交配方式讲述近交系动物育种及注意事项。

1）首建（founder）动物的选择。首建动物可以是远交群动物，也可以是其他近交系的杂种后代或野生动物。通过测试，按前面介绍的选择方法从中挑选一对或几对具有育种目标要求性状或基因的全同胞兄妹作为育种的首建动物。

2）育种代数及其调整。作为亲本的全同胞兄妹（首建动物）记为 0 代，按雌雄 1∶1 进行交配。所生后代记为第 1 代（F_1），从中选留满意的一对或几对全同胞兄妹作亲本按雌雄 1∶1 进行交配。以此类推，直到第 20 代。

在育种过程中，如遇到同窝缺一性别而无法配对，而该窝动物确实重要需选留，则可与非同窝（胎）的同胞配对，所生子代的代数可以晋级；如与亲代回交过渡，所生子代的代数不能晋级，以后恢复全同胞兄妹交配形式；如与旁亲交配，所生子代的代数要退回到它们共同祖先的代数。

3）系谱记录。在育种和以后的保种过程中，对每个用于繁殖下一代的个体都要有详细记录，包括亲缘关系、生物特性、来源与去向等。系谱记录通常有繁殖卡、系谱记录和系谱图三部分。

4）单个或多个近交系。培育单个近交系可从首建动物中选择一个交配对开始，而培育多个近交系可以选择多个独立的交配对。多个近交系也可从单个交配对最初几代的近交后代中分离出来。

5）个体选择。培育理想的近交系需要逐代进行个体选择。进行个体选择时，要选留繁殖力强、生活力强的个体作种，特别要留意选择具有目标性状基因的个体，也要随时注意突变性状。为确保选择无误，有必要对动物进行测试。保留较多的繁殖个体为将来选择提供更多的机会。

6）防止断种。以上 1）～5）介绍了近交系动物育种的常规思路，如果从野生动物开始进行新近交系培育，最主要的障碍是发生在 F_2～F_8 代的近交衰退，这是因为近交引起动物基因组中隐性有害基因纯合，这些有害基因是低频自发突变产生的，不同个体的突变位点不一样。近交导致隐性有害基因纯合，使动物生病或者不育。克服近交衰退的策略是 F_1 代通过 $F_1 \times F_1$ 方式培育多个分支系（multiple branches），这些分支系中大多数支系（line）可能因为近交衰退而不能传代，但个别支系动物却可以存活下来并能够繁育后代，并逐步清除掉大多数隐性有害基因。

如果从常用实验动物或其他近交系动物选择亲本开始培育新近交系，一般不会出现明显的近交衰退现象。

（二）远交群动物育种

培育远交群动物的目的在于保持群体的遗传变异，其育种原理是根据 Hardy-Weinberg 定律，最大限度地避免近亲繁殖和不与群外动物杂交，使群体基因频率平衡稳定。

1）首建群体来源。首建群体可以是从野生动物、经济动物、近交系多元杂交的后代，或者是在现有的远交群中对某些性状进行选择之后的群体。首建群体必须具有较高程度的遗传杂合性。

2）有效群体的大小。从遗传学理论上讲，群体大小应该按有效群体（N_e）大小来计算。有效群体大小（effective population size）是群体中参与繁殖的实际数量。如果群体个体少或者群体中雌雄数目相差悬殊，将导致群体内近交系数（ΔF）上升，从而使群体的遗传杂合性降低。国际实验动物科学理事会（the International Council for Laboratory Animal Science，ICLAS）建议远交群动物每代近交系数增加量不得超过 1%。根据公式 $\Delta F=1/2N_e$，每代动物数量不能少于 25 对。

3）交配方式。为了避免近交，远交群育种应采取随机交配方式进行繁殖，即通过每一代中随机选留亲本，随机配种繁殖。

4）隔离和选择。保持群体与外界动物的隔离，同时避免群体内个体之间出现隔离，使每个个体和所有异性都有同等的交配繁殖机会。在育种过程中，除了对不健康个体和异常个体进行淘汰外，应避免对任何特征进行主观选择，包括对繁殖能力的选择。

5）培育代数。从理论上讲，在一个有效群体内随机交配繁殖 4 代可使群体的基因频率达到平衡。因此，ICLAS 建议远交群的培育至少随机交配繁殖 4 代。但在实际培育中，因为群体大小有限、多基因连锁关系、繁殖力差异和无意识选择等因素，交配繁殖 4 代可能不够。

第二节　遗传限定动物

遗传限定动物主要是指近交系和 F_1 代动物。近交系又包括普通近交系、同源突变近交系、同源导入近交系、同源分离近交系、重组近交系、重组同类系和染色体置换系等。

一、近交系

1. 近交系概念

近交系（inbred strain）也称为纯系，是指连续全同胞兄妹或亲子交配 20 代以上培育的动物品系。近交系内所有个体都可追溯到起源于第 20 代或 20 代以上的一对共同祖先，近交系数大于 98.6%。采用近亲交配不但能提高基因纯合率，而且能固定目标性状。

常用近交系小鼠大多已经连续近交 100 代以上。每个近交系小鼠除了性别差异外，所有动物的遗传背景相同，有点类似人类同卵双胞胎，所有基因位点都纯合。每个近交系小鼠都具有能稳定遗传的、独特的生物学特性。

截至 1998 年，人类培育成功 478 个近交系小鼠（http://www.informatics.jax.org/inbred_strains/mouse/STRAINS.shtml）和 234 个近交系大鼠（http://www.informatics.

jax.org/inbred_strains/rat/STRAINS.shtml）。此后，一些近交系小鼠或大鼠已经失传，也有新的近交系动物（包括小鼠、大鼠和其他动物）陆续培育成功。例如，近交系小型猪的成功培育证明大型哺乳类动物也可以近交。

虽然可选择的近交系小鼠和大鼠品系数量众多，但在生物医学研究中，选择近交系主要是利用其个体具有所有基因纯合性（homozygosity）和个体间基因型一致性（isogenicity）的特性，因此常用近交系小鼠不超过10个。

近交系一般以大写英文字母命名，亦可以用大写英文字母加阿拉伯数字命名，符号应尽量简短，如A、C57BL/6等。

2. 亚系

培育近交系动物时由于残余杂合性和突变而导致部分遗传组成发生改变，形成一些亚系（substrain）。亚系是指近交系内各个分支的动物之间已经发现或可能存在遗传差异。下述3种情况通常会发生亚系分化：①兄妹交配40代以前形成的分支（分支发生于F_{20}～F_{40}）；②一个分支与其他分支分开繁殖超过100代；③已发现一个分支与其他分支存在遗传差异，产生这种差异的原因可能是残留基因杂合、突变或遗传污染（genetic contamination）。由于遗传污染形成的亚系，通常与原品系之间遗传差异较大，故此形成的亚系应重新命名。

亚系动物在培育和保种过程中往往会发生自发突变，一旦这种突变固定下来，就会与原近交系或其他亚系之间存在明显的遗传差异。例如，C57BL/6J和C57BL/6N是C57BL的亚系，分别来自美国Jackson Laboratory（J）和美国国立卫生研究院（National Institutes of Health，NIH）（N），但二者有很大的不同：①C57BL/6J具有Nnt突变，影响新陈代谢和免疫应答；②C57BL/6J和C57BL/6N对恐惧反应（fear response）及麻醉剂对心脏功能影响不同；③C57BL/6N小鼠带有*Crb1*基因的Rd8突变，导致感光器区段（photoreceptor segment）发育缺陷；④Knockout Mouse Project（KOMP）用的是C57BL/6N小鼠，所以，很多基因敲除小鼠可能是C57BL/6N背景，需要注意。

亚系命名是在原近交系名称后加正斜杠（/）和亚系的名称。例如，IS/Kyo表示源自京都大学的近交系大鼠IS亚系；C57BL/6、C57BL/10、C57BL/A、C57BL/GrFa、C57BL/KaLwN、C57BL/Ola表示来自近交系C57BL小鼠的6个亚系。

3. 近交系动物的繁殖和维持

近交系动物一般从一个基本繁殖群（非近交群或野生动物）开始，采用近亲交配方式培育。选择近交系动物繁殖方法的原则是保持近交系动物的同基因性及基因纯合性。作为繁殖用原种的近交系动物必须遗传背景明确、来源清楚、背景资料完整（如品系名称、近交代数、遗传、生物学特征）等。

近交系动物的生产繁殖系统通常分为祖先（ancestor）、基础群（foundation stock）、血缘扩展群（pedigree expansion stock）和生产群（production stock），生产群繁殖的动物用于实验研究。

近交系小鼠保种要采用兄妹交配的策略，常用的C57BL/6J、BALB/c、DBA/2、C3H等近交系小鼠在美国Jackson Laboratory近交繁育超过了200代，FVB/N和129小鼠也兄妹交配100代以上。

4. 近交系动物的表型特性

近交系内所有个体具有相同基因型，而近交系之间不具有同基因型的特征，很多近交系动物有特殊的表型。例如，快速衰老型的小鼠（senescence-accelerated mice）衰老速度快；C57BL/6小鼠对酒精和麻醉品不敏感；有些近交系小鼠在转基因和胚胎干细胞（embryonic stem cell，ESC）技术研究中有优势：FVB小鼠受精卵雄原核比较大，适宜DNA显微注射；129小鼠ES细胞在配子传递中最容易成功；BALB/c和C3H小鼠在*N*-乙基-*N*-亚硝基脲（*N*-ethyl-*N*-nitrosourea，ENU）作用下容易发生突变。

表4-2比较了常用近交系小鼠繁殖特性，显然，近交系小鼠FVB/N最容易繁殖，而BALB/c、AKR/J小鼠繁殖相对困难。

表4-2 常用近交系小鼠繁殖特征

品系	繁殖成功率	开始繁殖周龄	窝产仔数	繁殖窝数	相对繁殖力	对超排反应
129/SvJ	75%	7.9	5.9	4.1	18.1	高
A/J	65%	7.6	6.3	2.9	11.9	低
AKR/J	84%	6.6	6.1	2.2	11.3	—
BALB/c	47%	8.0	5.2	3.8	9.3	低
C3H/He	86%	6.7	5.7	2.9	14.2	低
C56BL/6J	84%	6.8	7.0	4.0	23.5	高
C57BL/10	67%	7.7	6.3	2.8	11.8	—
CBA/CaJ	96%	6.4	6.9	2.7	17.9	高
DBA/2J	75%	7.4	5.4	3.9	15.8	低
FVB/N	>90%	—	9.5	4.8	41.0	中等
SJL/J	72%	7.4	6.0	3.1	13.4	高

注：相对繁殖力=繁殖成功率×窝产仔数×繁殖窝数；“—”表示未知

有关近交系小鼠的资料可查阅近交系小鼠出售者商业网站，获得相关小鼠品系较为可靠的特性。例如，查阅Jackson Laboratory（https://www.jax.org/mouse-search）和Charles River Laboratory（http://www.criver.com）网站，了解它们各自供应小鼠的品系特征。

不同近交系动物表型不同，动物实验设计时应该予以重视。近交系动物特征变化与实验研究中动物的表型可能不相关，影响实验结果。例如，C3H 小鼠有遗传缺陷，可以导致视网膜病变，成年期失明，应用其开展与视力有关的研究是不合适的。因此，在动物实验研究之前应该了解近交系动物的背景特征。

近交系动物产仔数少、繁殖困难。杂交时双亲近交系的遗传差异越大，后代杂交优势越明显。例如，选择 *Mus spretus* 小鼠最理想，因为该种在进化过程中，100 万年以前就与现有实验小鼠分开，遗传距离远。如果与现有实验小鼠杂交，F_1 代的雄鼠没有生育能力，只有雌鼠能够传代。

不同表型的近交系动物之间的杂交能够对数量或质量基因位点进行定位。对于 F_1 代复杂性状的分析，其亲代两个近交系须有明显不同的表型、基因型，因为绘制遗传图谱依靠的是两个亲本遗传多态性差异。

5. 近交系起源

目前生物医学研究最常用的近交系小鼠几乎都是由 20 世纪初从美国 Abbie Lathrop 农场等购买的珍奇小鼠（fancy mice）培育而成，这些珍奇小鼠混有中国、日本和欧洲小家鼠的遗传信息。所以，从物种分类上来说，经典近交系小鼠不属于任何一个自然界已知小鼠“种”（species）或“亚种”（subspecies），而是 *M. m. musculus*、*M. m. domesticus*、*M. m. castaneus* 和 *M. m. bactrianus* 4 个亚种的嵌合体（mosaicism），其中 *M. m. domesticus* 遗传背景更多一些。但是，也有新培育物种分类地位明确的近交系小鼠，如近交系小鼠 CZECH II/Ei、WSB/Ei 和 ZALENDE/Ei、CAST/Ei 分别明确属于 *M. m. musculus*、*M. m. domesticus*、*M. m. castaneus* 亚种。

除了 *M. musculus* 小鼠“种”传统近交系小鼠，其他“种”近交系小鼠也已经培育成功，如 SPRET/Ei、PANCEVO/Ei 和 MOLF/Ei 近交系小鼠则来自 *M. spretus*、*M. spicilegus* 和 *M. molossinus* 小鼠“种”。

需要强调的是，不同“种”小鼠有可能交配并繁育后代。例如，最常用近交系小鼠 C57BL 是 1921 年 Abbie Lathrop 小鼠种群中 57 号雌性小鼠与 52 号雄性小鼠交配培育而来的，因为毛色是黑色（black），所以称之为 C57BL。C57BL 也是个“嵌合体”“杂种”：Y 染色体来源于亚洲的 *Mus musculus*“种”，但基因组中有 6.5%的 DNA 来源于 *Mus spretus* 的小鼠“种”。

了解清楚近交系小鼠起源和遗传背景对于某些特殊研究极其重要。例如，常用近交系小鼠起源单一，近交系之间基因多态性（inter-strain gene polymorphism）很低，开展疾病相关基因连锁分析时，需要研究遗传距离相对较远的近交系小鼠才有意义。

任何两个相关近交系的基因型和表型，其相似性取决于这两个近交系在什么时候从亲本分离，与其他近交系对，其亲本的贡献无关。访问 http://www.informatics.jax.org/external/festing/网站进行查阅，可以得到每个近交系小鼠起源信息。

6. 近交系动物的遗传

近交系动物的遗传谱系分析与分子遗传分析相结合可以揭示等位基因的分离本质。如果一些稀有的、相同的基因存在于不同的近交系中，那么这个基因可能起源于单一突变或意味着多次独立突变发生在活跃位点上。例如，近交系 DBA/2 小鼠有一罕见等位基因 *Trp53*，通过调查 25 个近交系，显示相同的变异也发生在 SM 近交系小鼠。DBA/2 和 SM 是否有共同的祖先，或是由于相同的突变发生了两次。谱系分析显示 SM 祖先中有 DBA/2 的血统。所以，DBA/2 的变异是 SM 带有 *Trp53* 基因的缘故。应用分子遗传学技术研究和调查可以分析近交系小鼠之间的遗传相关或不相关性。

为了获取谱系资料，需要在两个近交系之间进行大量的分子遗传学研究和遗传变异资料分析。研究近交系小鼠遗传相似性是基于生化标记（biochemical marker）和 DNA 变异。增加基因定位标记的精确性可以区分相似或亚系间近交系的基因位点，如近交系小鼠 C57BL/6 和 C57BL/10。

7. 近交系小鼠谱系数据的电子资源

关于实验小鼠和大鼠命名规则（guidelines for nomenclature of mouse and rat strains），国际小鼠标准化遗传命名委员会（International Committee on Standardized Genetic Nomenclature for Mice）及大鼠基因组和命名委员会（Rat Genome and Nomenclature Committee）网站（http://www.informatics.jax.org/mgihome/nomen/strains.shtml）有详细介绍。

作为人类基因组计划的一部分，2002 年完成了 C57BL/6J 小鼠基因组测序工作，目前对 C57BL/6J 小鼠基因组信息的了解比人类本身更清楚。随后，在美国 NIH 下属美国国家环境健康科学研究院（National Institute of Environmental Health Sciences，NIEHS）资助下，又陆续对 129S1/SvImJ、A/J、AKR/J、BALB/cByJ、BTBR *T*+ $Itpr3^{tf}$/J、C3H/HeJ、CAST/EiJ、DBA/2J、FVB/NJ、MOLF/EiJ、KK/HlJ、NOD/ShiLtJ、NZW/LacJ、PWD/PhJ、WSB/EiJ 等近交系小鼠基因组进行重测序（re-sequencing），在 NCBI 网站（https://www.ncbi.nlm.nih.gov）可以获得这些小鼠的基因组信息。

NIEHS 重测序项目中包含 15 种 Jackson 小鼠品系单核苷酸多态性（single nucleotide polymorphisms，SNP）数据，在 NIEHS 和 Mouse Phenome Database（https://phenome.jax.org）网站上也可以公开获得；许多 Jackson 其他小鼠品系 SNP

数据可在 Mouse SNP Database（https://www.sanger.ac.uk/sanger/Mouse_SnpViewer/rel-1303）和 Mouse Phenome Database 获得。

另外，Mouse Genomes Project（https://www.sanger.ac.uk/data/mouse-genomes-project/）主要以 C57BL/6J 小鼠为参考基因组，鉴定小鼠品系的短 read 测序（short-read sequencing）和序列变异，包括 SNP、短插入（short insertion）、缺失（deletion）及较大片段结构变异（larger structural variation）。同时，也可从头开始（*de novo*）对其他常用小鼠品系基因组组装（genome assembly）和特异基因注释（gene annotation）。

实验动物对于生物医学研究的重要性体现在近交系小鼠培育和应用上。用标准近交系小鼠取得的数据在不同的实验研究中能够比较。进行近交系小鼠基因型和表型调查研究、充分认识和保持近交系小鼠多样性是生物医学研究所需要的。

二、衍生近交系

1. 同源突变近交系

同源突变近交系（coisogenic inbred strain）简称突变近交系，是指一个近交系的某一基因位点上发生突变而分离出来的近交系亚系，它与原来近交系的差异只是发生突变的基因位点上带有不同的基因，而其他位点上的基因完全相同。

保持突变基因可行的方法取决于突变基因的显隐性及突变基因对动物生育和生存的影响。如果突变基因影响动物生育和生存，必须选用纯合体和杂合体的兄妹交配的后代，才可能保持同源突变近交系。例如，无胸腺裸小鼠隐性裸基因（*nu*）纯合子的雌性小鼠缺乏泌乳能力，且保持该品系十分困难。采用裸基因杂合的雌鼠（+/*nu*）与裸基因纯合具有繁殖能力的雄鼠（*nu*/*nu*）交配，就能保持裸基因突变系。通过这种方法，一方面能够维持裸小鼠突变系，另一方面能把生产的裸小鼠供给生物医学研究使用。

通过现代分子生物学技术培育的只有一个基因位点发生突变的转基因、基因敲除/敲入等基因修饰动物，相对于原近交系小鼠而言，也是一种突变近交系动物。

同源突变近交系命名是在原近交系名称后面加突变或变异等位基因的符号。例如，BALB/cJ-*nu* 表示 BALB/cJ 品系小鼠中出现了裸基因突变（*nu*）而培育成一个新近交系。

2. 同源导入近交系

同源导入近交系（congenic inbred strain）就是通过回交（back crossing）或回交兼互交（back intercross）等育种方法将一个基因导入近交系中，由此形成一个新的近交系，该近交系与原来的近交系只是在一个很小的染色体片段上的基因不同，简称同源近交系。

1948年，美国Jackson实验室George Snell进行组织相容性（histocompatibility）基因研究时，首次成功培育同源近交系。育成同源近交系的要领是把一个遗传基因连带一段染色体，从近交系B（或非近交系）导入近交系A，把近交系A的等位基因和连带的一段染色体置换下来，这样育成的一个近交系对于近交系A来说称为同源近交系（图4-2）。把提供目的基因的品系B称为供系（doner strain），为目的基因提供背景的近交系A称为配系（partner strain），配系必须是近交系，而供系可以是带有目的基因的任何一种基因类型动物。

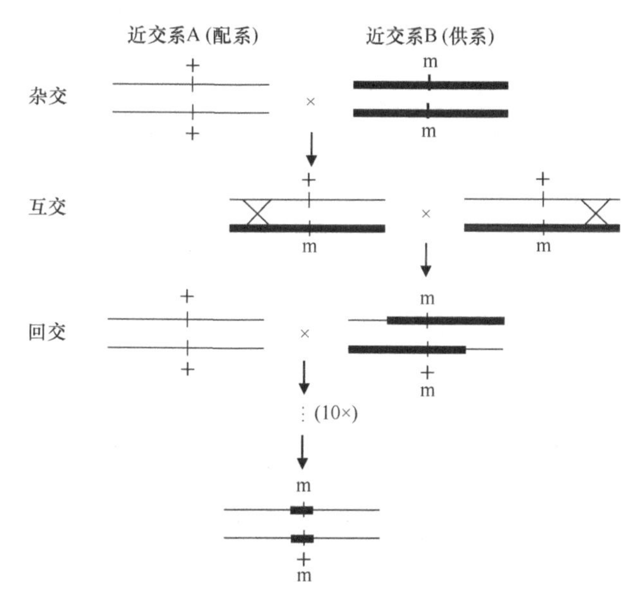

图4-2 通过“杂交—互交—回交”方式培育同源导入近交系方法

同源近交系的特征：①同源近交系本身是近交系，除目的基因以外其他基因与配系相同；②同源近交系基因导入过程中与目的基因紧密连锁的其他基因可能随目的基因一起导入近交系基因组中，所以同源近交系不仅目的基因与原近交系的等位基因不同，而且含有目的基因的一小段染色体也不同；③同源近交系培育的目的在于研究同一遗传背景下某基因位点上不同等位基因的遗传效应及其特性。

同源近交系命名与突变近交系命名基本相同，但要表明导入基因的出处。例如，B6.BALB-c，表示将白化病突变（c）从BALB/c小鼠品系导入C57BL/6J(B6)小鼠基因组中；B10.129-$H\text{-}12^b$，表示该同源导入近交系的遗传背景为C57BL/10sn（B10），导入B10的基因为$H\text{-}12^b$，基因提供者为129/J近交系。

3. 分离近交系

在近交系培育过程中，采用特定的交配方法迫使一个或多个已知位点上的基因处于杂合状态（forced heterozygosity），从而培育成分离近交系（segregating inbred strain）。它能分离出该基因位点上带有不同等位基因的两个近交系亚系。

在几乎所有情况下，分离近交系突变位点一旦纯合就会致死或严重影响动物生存、繁殖力。对于 Steel（*Sl*）、Yellow（*Ay*）、Brachyury（*T*）、Disorganization（*Ds*）一类突变基因，可以通过显性表型来识别，每一代直接选择杂合子即可。对于其他突变基因，杂合子不能直接识别，必须通过后代测试或通过杂合状态下可识别的紧密关联的标记等位基因来鉴定。

分离近交系用于正常和突变基因行为方式的比较研究可减少因其他不确定分离基因造成的实验误差。分离近交系的两个或两个以上连锁位点上的等位基因保持分离可为基因重组提供依据。分离近交系可用于研究致死、不育和有害的隐性突变等。

分离近交系命名是在品系名称后加连字号和杂合基因的符号，如 DW-dw/+表示 DW 品系在 dw 位点上是杂合子。

4. 同源近交系、突变近交系和分离近交系的异同

1）相同点：都属于近交系，都涉及在近交系内对个别位点上的基因进行控制，遗传组成特征极为相似（仅是个别基因不同），这 3 种近交系通常多用于对个别基因的研究。

2）不同点：首先，培育方法不同；其次，这 3 种近交系与原近交系的差异及与差异基因连锁的基因情况不同。突变近交系仅是某个位点上的基因与原近交系不同，而其他基因与原近交系完全相同，但同源近交系在培育过程中导入的基因除目的基因外，与其紧密连锁的其他基因可能随目的基因一起导入近交系的基因组中，这些随之带入的基因被称为乘客基因（passenger gene）。因此，同源近交系不仅是目的基因与原近交系不同，而且带有目的基因的一小段染色体也不同，与原近交系的差异是染色体片段的差异。而分离近交系的差异基因呈杂合状态，与差异基因连锁的其他基因也不容易处于纯合状态。

5. 染色体互换近交系

染色体互换近交系（consomic strain 或 chromosome substitution strain）是指经过反复回交，把某一整条染色体全部导入一个近交系中。与同源近交系相同，将 F_1代作为第 1 世代，至少要回交 10 代（图 4-3）。在绝大多数情况下，供体染色体都是 Y。回交以获得 Y 染色体必须在一个方向上进行，供体染色体的雄性小鼠

总是与受体近交系雌性小鼠杂交。例如，为了获得 B6 背景下 *M. m. castaneus* 小鼠的 Y 染色体，B6 雌鼠与 *M. m. castaneus* 雄鼠杂交，F_1 代雄性及所有后代的雄性也将与 B6 雌性交配。10 代后，新培育的染色体置换系的遗传背景本质上是 B6，但 Y 染色体来源于 *M. m. castaneus* 亚种，命名为 B6-Y^{CAS}。同样，C57BL/6J-Chr 19^{SPR} 为 *M. spretus* 的第 19 号染色体回交于 B6 的置换系，SHR-Y^{BN} 为 BN 品系的 Y 染色体回交于 SHR 大鼠的置换系。

回交对基因纯合的影响见图 4-3。

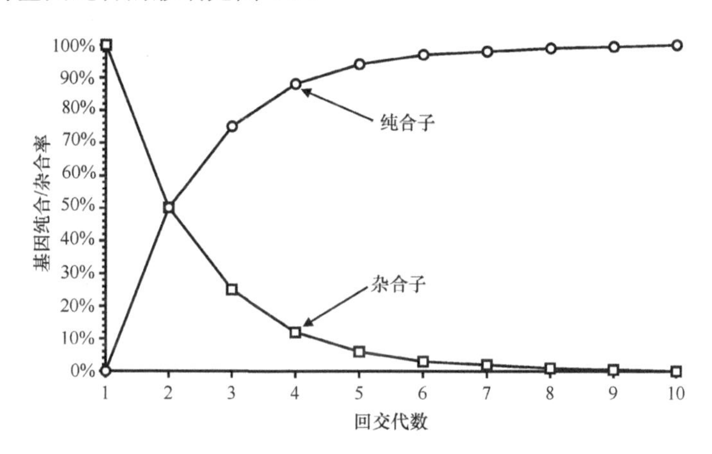

图 4-3　在创建同源近交系和染色体置换系过程中基因组的纯合性和杂合性

每条线上的点表示在每一代回交中，每只动物基因组中等位基因纯合或杂合的百分比

6. 核转移系

核转移系（conplastic strain）也是一种导入近交系，只是供体遗传物质是整个线粒体基因组（mitochondrial genome）替换原近交系线粒体基因组，所以也称为线粒体基因组导入近交系。由于所有经典近交系小鼠携带的线粒体基因组是无法区分的，因此核转移仅在种间（inter-species）或亚种间（inter-subspecies）背景下杂交才有意义。培育方法是将线粒体基因组供体雌性小鼠与受体雄性小鼠杂交、再回交 10 代以上。例如，为了获得 C57BL/6 背景下 *M. m. castaneus* 小鼠线粒体的基因组，首先是 C57BL/6 雄鼠和 *M. m. castaneus* 雌鼠交配，F_1 代雌鼠及所有后代的雌鼠也将与 C57BL/6 雄鼠交配。10 代后，新近交系核基因组将几乎都是 C57BL16，但所有线粒体均来自 *M. m. castaneus*，该核转移系被命名为 B6-mt^{CAS}。

7. 重组近交系

重组近交系是指两个近交系杂交后的子二代，在兄妹连续交配 20 代以上育成的一系列近交系。重组近交系的培育是两个近交系杂交生育的 F_1 代再互交生育出杂交二代，从杂交二代中随机选择个体配对，连续进行20代以上兄妹交配，平行培育出的一系列或一组近交系被称为重组近交系（recombinant inbred strain）（图4-4）。

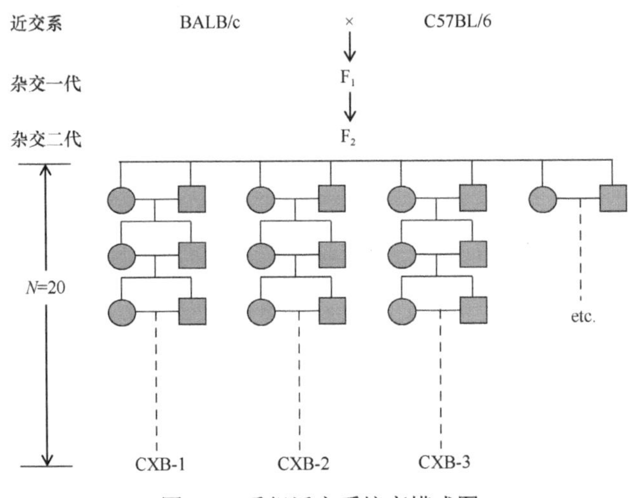

图4-4 重组近交系培育模式图

为重组近交系提供亲代的两个近交系称为祖系（progenitor strain），一系列重组近交系的遗传组成只限于来自祖系。育成重组近交系过程中，没有连锁的基因随机分离和重组，连锁的基因亦因连锁的远近（若在祖代连锁的情况）随近亲交配有固定的趋势。常见重组近交系见表4-3。

表4-3 培育成功的重组近交系

重组近交系	数量	母系	父系
AKXD	22	AKR/J	DBA/2J
AKXL	16	AKR/J	C57L/J
AXB/BXA	30^b	A/J	C57BL/6J
BXD	26	C57BL/6J	DBA/2J
BXH	12	C57BL/6J	C3H/HeJ
CXB	13	BALB/cBy	C57BL/6By
CXJ	7	BALB/cBy	SJL/J
CXS	14	BALB/cHeA	STS/A
LXB	3	C57L/J	C57BL/6J
LXPL	5	C57L/J	PL/J
NX129	5	NZB/B1NJ	129/J
NX8	13	NZB/ICR	C58/J
NXSM	15	NZB/B1NJ	SM/J
OXA	14	O20/A	AKR/FuRdA
SWXJ	14	SWR/J	SJL/J
SWXL	3	SWR/J	C57L/J

重组近交系由两个近交系杂交后培育产生，但与 F_1 代的遗传组成极不相同：①重组近交系的遗传成分虽然仅限于两个亲代近交系，但是存在自由组合和染色体交换，重组近交系的遗传组成并不均等。②重组近交系和普通近交系一样，具有极高的纯合性。③重组近交系由于各染色体上基因的自由组合和同一染色体上的基因交换而发生基因重组。

重组近交系动物既具有其双亲品系的特性，又具有重组后一组内和每个重组近交系的特征，并具有新的多态性基因位点。因此，重组近交系已广泛应用于新的多态性基因位点和新的组织相容性位点的鉴定、多态性位点的多效性和连锁关系的研究与探测及临界特性的遗传分析等方面的研究。

重组近交系命名是将两个亲代近交系缩写用“×”连接在一起，如来自 C57BL/6J(B6)雌鼠和 DBA/2J(D)雄鼠交配培育的重组近交系被称为 B×D，而来自 AKR/J(AK)和 C57L/J(L)重组近交系是 AK×L。

8. 重组同类系

重组同类系（recombinant congenic strain）是重组近交系的变种，由两个近交系杂交后，子代与两个亲代近交系中的一个近交系进行数次回交（通常回交 2 次），通过不对特殊基因进行选择的连续兄妹交配（通常大于 14 代）而育成的近交系。标准重组近交系基因组是由两个亲本近交系相等 DNA（各占 1/2）组成的嵌合体（mosaicism），而重组同类系基因组中 7/8DNA 片段来自一个亲本近交系，另外 1/8DNA 片段则来自另一亲本近交系，在研究数量性状特征时，有时需要用到重组同类系。

重组同类系命名由两个亲代近交系的缩写名称中间加小写英文字母 c 命名，用其中做回交的亲代近交系（称为受体近交系）在前，供体近交系在后。由相同双亲育成的一组重组同类系用阿拉伯数字予以区分。例如，CcS1，表示由以 BALB/c（C）为亲代受体近交系，以 STS（S）品系为供体近交系，经 2 代回交育成的编号为 1 的重组同类系。同样，如果雄性亲代缩写为数字，如 Cc8，为区分不同重组同类系，则用连接符表示为 Cc8-1。

9. CC 品系小鼠

为了研究哺乳动物复杂性状遗传规律，国际协作交叉（Collaborative Cross，CC）联盟（Consortium）于 2004 年提出建立一个遗传变异品系间大、品系内小的小鼠基因参考种群（genetic reference population）计划，培育一系列重组近交系小鼠，克服现有实验动物资源的局限性，引领和推动生物医学领域超越复杂性状分析，向系统遗传学发展。

CC 联盟选择了野生背景 *Mus musculus* 来源的 3 个近交系亚系：WSB/EiJ（*M. m. domesticus*）、PWK/PhJ（*M. m. musculus*）、CAST/EiJ（*M. m. castaneus*），以及 *M. m. domesticus* 亚种的 5 个经典近交系：A/J、C57BL/6J、129S1/SvImJ、NOD/ShiLtJ 和 NZO/HILtJ，以这 8 个近交系作为建立重组近交系的祖系 founder，通过 3 个独立漏斗式育种方案（funnel breeding scheme），先让 8 个 founder 小鼠 3 代（F_1～F_3）杂交，充分“混匀”，然后再兄妹交配，培育约 1000 个重组近交系 CC 小鼠（图 4-5）。

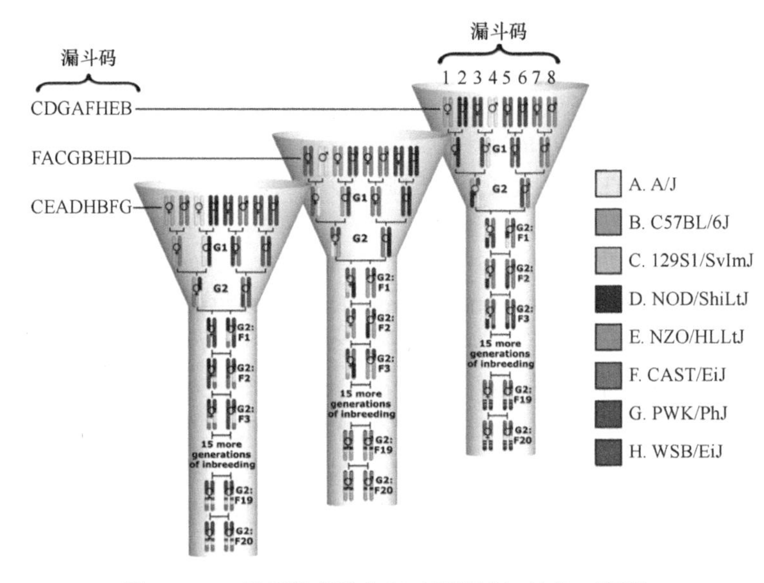

图 4-5　CC 品系的育种方案（彩图请扫封底二维码）

图中显示了 3 个独立 CC 品系的育种方案。每个品系都有一个漏斗部分，然后是近亲交配部分。8 个 founder 品系排列在每个品系的不同位置，这个顺序根据每个品系的一个字母代码来决定漏斗码。founder 顺序是随机的，各行不重复。founder 品系所用的颜色在图中都可以看到。每只 founder 小鼠由一对同源常染色体和一个表示其性别的符号来表示

8 个 founder 近交系小鼠拥有更多的遗传多样性，基因组测序结果显示它们至少存在 36 155 524 个 SNP。漏斗式育种方案也使遗传变异更加均匀分布在小鼠基因组中。在没有选择和突变情况下，遗传变异将随机分布于每个独立的 CC 品系中。按照预先设计，CC 品系小鼠能够捕获 90%的实验室常见种群的遗传变异。

CC 品系小鼠已经在研究复杂性状和人类疾病动物模型等方面显示出巨大优势。

三、杂交一代

使用近亲系动物开展研究最明显的优势是在时间和空间上的遗传一致性，有

助于消除遗传变异对实验结果的影响。但是，在自然界完全近交是一种异常情况，近交衰退会导致动物体重、寿命、繁殖力、产仔数及对疾病和实验操作的抵抗力等一些生命特性普遍下降。

通过两个近亲系杂交可以培育基因型完全一致的杂合子动物，这就是杂交一代（F_1 hybrid），是指根据需要在两个品系动物之间有计划地进行交配所获得的第一代动物。用于生产 F_1 代的两个近交系为父系（paternal strain）和母系（maternal strain）。父系和母系的生物学特性必须有差异。

F_1 代特性：①同基因性。像近交系的所有个体一样，F_1 代所有个体遗传上是相同的，通过检查一个动物就能测定所有个体的基因型。②长期遗传稳定性。F_1 代至少像近交系一样稳定，如果积累起来的突变是隐性的会更加稳定。因为如果两个亲本发生相同的突变时 F_1 代才会发生变化。因此，一般地说，F_1 代比它们的亲本近交系变化更慢。③F_1 代与近交系一样具有表型一致性。

F_1 代与近交系的差别：①F_1 代所有个体基因型都是杂合型而不是纯合型，意味着 F_1 代不会真实遗传，因此每次需要时必须通过亲本品系杂交而生产。②F_1 代有杂交优势，更能适应环境变化。

F_1 代动物某些生物学特性比近交系动物具有更高的一致性，不容易受环境因素变化影响，广泛地应用于营养、药物、病原和激素的生物评价。生物医学研究中常用的 5 种 F_1 代动物是：B6D2F1、BDF1、NZB×NZWF1、B6CF1 和 C3D2F1。

F_1 代命名一般采用简称，先写母系（简称），再写父系（简称），如 B6D2F1 表示 C57BL/6 雌鼠（B6）和 DBA/2 雄鼠（D2）交配所生 F_1 代。

第三节 非遗传限定动物

在生物进化过程中，单个生物个体的存在与否是无意义的，生物只有以群体的方式生存，这个物种才能存在和发展。生物个体之间的遗传差异来源于等位基因的不同。群体由一群可以相互交配繁殖的个体构成，群体之间的遗传差异则取决于其基因位点上各等位基因的频率不同。

一、远交群

1. 远交群概念

远交群（outbred stock）是以非近亲交配方式进行繁殖生产的一个实验动物种群，在不从外部引入新个体的条件下，至少连续繁殖 4 代以上的群体。远交群动物不引入任何外来血缘，在封闭条件下交配繁殖，从而保持了群体的一般遗传特征，同时又具有杂合性。来源于近交系的远交群是停止同胞交配的繁殖群。来源于非近交系的远交群是在一定的群体内连续繁殖 5 年以上的动物群体。远交群是与外界隔离的动物群体，为了避免近亲交配，不让群内基因丢失，封闭状态和随机交配使群体内基因频率能够保持稳定不变，从而使群体在一定范围内保持相对稳定的遗传特征。

选择远交群动物保种和繁殖方法的原则是尽量保持远交群动物的基因杂合性及多态性，避免近交系数随繁殖代数增加而过快上升，保持上下代之间基因频率和基因型频率相对稳定。作为繁殖用原种的远交群动物必须遗传背景明确、来源清楚、有较完整的资料。为了保持远交群动物基因杂合性及多态性，引种动物数量要足够多。引种时首先应该确定远交群动物繁殖一代引起的近交"增量"，推算群体有效大小，然后根据留种和交配方式，计算出远交群动物保种、繁殖种群的最小数量，即最小引种数量。一般来说，远交群动物繁殖时，每一世代近交"增量"应控制在 1%以下为宜。要想减少每一世代的近交"增量"，应尽量增加没有亲缘关系的雌、雄个体参加交配，随机交配的雌雄对数越多、雌雄比例越接近 1∶1，近交系数增长越缓慢。一雄多雌的交配方式，近交系数增长加快。理论上讲，远交群采用随机交配的繁殖对数越多越好，但考虑到生产规模和生产成本，雌雄动物繁殖对数需根据实际情况而定，因为是小群体，每一代近交"增量"不可避免。一般来说，对于 1∶1 雌雄随机交配的远交群小群体动物而言，引种数目一般不能少于 25 对。

2. 远交群动物的繁殖

远交群动物保种和繁殖时采用的交配方式有随机交配和非近交的循环交配（rotation system for non–inbred）两种。

动物数量较多的远交群可以采用随机交配方法，但不允许与其他品系杂交，只能在同一群体内完全被封闭的条件下进行交配。按照随机化（randomization）原则，应用随机数字表或其他客观试验所允许的方法进行，不能按个人随意认可的方式进行。随机交配时，雌、雄性个体一般不能少于 25 对，否则很难控制近交系数的上升。随机交配的动物群能够储藏存在于原始动物群的遗传差异，掩藏着大量的突变基因。由于基因处于杂合状态，远交群动物具有生活力强、产仔率高、胎间隔短、仔鼠离乳率高、抗病力强和易于饲养等优势。

远交群中每代交配的雄性种用动物数目少于 25 对时，宜采用非近交的循环交配方式，对远交群内参与交配的雌、雄个体的交配方式进行人为限制：将繁殖用雌、雄单位分别搭配若干组进行交配。

3. 远交群动物的特点

1）杂合性。远交群动物不从外部引进任何新的基因，实行随机交配，群体内基因既不丢失又不增加，保持一定杂合性。

2）相对稳定性。封闭状态和随机交配使远交群动物群体基因和基因型频率基本保持不变，达到 Hardy-Weinberg 平衡，从而使群体在一定范围内保持相对稳定的遗传特征。

3）繁殖力、抗病力强。远交群动物采用随机交配，呈现杂交优势，繁殖力和抗病力均会超过近交系。

远交群动物就其群体而言没有从外界引进新的个体，其遗传特性及反应性可保持相对稳定；远交群的遗传组成类似于人类群体遗传异质性，因而其对刺激的反应有差异，在重复性和一致性上相对不如近交系。但是，远交群在动物实验中的反应却比近交系更接近自然种属，同时远交群可携带大量的隐性有害突变基因，可用于估计群体对自发或诱发突变的遗传负荷能力。在开展人类遗传学研究、药物筛选和毒理安全等实验时，选用远交群动物有一定优点。

远交群小鼠通常由2～4个大写英文字母命名，常用远交群小鼠品系有：CD-1、NIH Swiss、Swiss Webster 及中国使用最多的 KM（昆明）小鼠，大鼠品系有 Sprague Dawley（SD）、Wistar、Norway 大鼠等。

二、杂交群

由不同品系或种群之间杂交产生的后代称为杂交群（hybrid strain）。两个品系杂交称为二元杂交，两个以上品系之间杂交称为多元杂交。杂交群动物的遗传特征具有两个亲本的特点。如果这两个亲本是近交系，那么杂交群（F_1 代）具有遗传和表型上的均质性和同基因性；如果两个亲本不是近交系，是远交群或其他类型种群，那么杂交群的遗传背景就不具备均一性。

第四节　不同遗传背景动物的特性比较和应用

一、不同遗传背景动物的特性比较

以下简要比较近交系、F_1 代（F_1）和远交群动物的特性。

1. 基因纯合性

近交系是用品系内个体的基因纯合性（homozygosity）来定义，如果该位点是中性选择的话，在全兄妹交配 20 代后个体在任何一个位点上的纯合性至少是98.6%。然而，在近交系内通常也有少量“残留杂合性”，当某一个位点对动物的活力是超显性时会发生残留杂合。但常用近交系小鼠连续近交超过 200 代，几乎不存在残留杂合。

F_1代所有动物在亲本品系所有位点上都是杂合的。F_2代杂种在许多位点上也是杂合型的，而且也不是等基因的。

远交群动物基因纯合性程度取决于动物群过去的历史。普遍认为遗传上可变的远交群群体，实质上在它们的历史上有一定程度的近交。例如，Swiss 小鼠在被广泛地传播前可能有 12 代全兄妹交配的历史。远交群的基因纯合程度通常是未知的，变化范围从低到很高。

2. 同基因性

近交系动物所有的位点都是纯合型，它们产生的所有后代遗传上相同，即同基因性（isogenicity）。同基因性三个重要的效应：能接受同一品系的皮肤移植物；监测一个个体就能决定整个近交系的基因型；能建立遗传上相同的子群。F_1代所有动物在遗传上是相同的，具有同基因性。

3. 长期遗传稳定性

近交系最重要的特征之一是长期遗传稳定性（stability）。例如，C57BL 品系于 1921 年培育成功，经过 100 年后它与原始品系还十分相似。在近交系内选择不会引起遗传变异，而在远交群内选择可能变化很快，这点在许多实验中得到证实。动物品系不会绝对保持不变，这是由于突变、残留杂合和遗传污染会发生遗传变异。理论上，F_1代甚至比近交系更一致。如果突变不是发生在两个品系的相同位点上，亲本的任何突变在 F_1 代不表现，甚至在多基因位点上的突变在 F_1 代上的效应也有所降低。

4. 可识别性

许多品系都具有特别的或独一无二的基因型组成，可以通过毛色、皮肤移植、生物化学位点、免疫学位点及数量性状测试等方法揭示近交系的遗传组成，准确地识别（identifiability）它们属于哪个品系。迄今为止，远交群还没有一套完整的遗传监测方法。例如，没有一套性状能用来可靠地区分常用的 SD 和 Wistar 远交群。有人调查了 6 个来源不同的 SD 大鼠肿瘤发病率，得出的结论是不同供应商来源的大鼠之间的变化之大就像来自不同的“品系”。

5. 表型一致性

近交系动物是遗传限定动物，因而具有表型一致性（uniformity）。近交系内皮肤移植能接受是一致性的一个表现。对于数量性状，理论上近交系比远交群更一致。有人测定了近交系、远交群、F_1代和 F_2代小鼠下颌骨的表型变异，发现近交系和 F_1 代之间表型变异没有明显差异，虽然远交群变异比 F_2 代小，但是它们都有明显的差异。

有证据表明近交可以导致动物发育稳定性降低，使动物对环境影响的敏感性增加，因此，在有些情况下近交导致表型变异增加而不是降低。如果近交系对环境变化更敏感的话，有时会增加表型变异，但在一定程度上可能会使它们对实验处理敏感而抵消。一般而言，F_1 代比近交系更一致，但是在比较近交系与远交群时没有得出一般的结论。

6. 个体性

每个近交系是一个独一无二的遗传物质的组合，因此产生独一无二的表型，即个体性（individuality）。近交系许多表型特征在生物医学研究中很有用，成为人类疾病实验动物模型（表 4-4）。

表 4-4　近交系小鼠的一些重要疾病模型

特性	品系
嗜酒精（10%）	C57BL、C57BR/cd
侵犯、好斗	SJL、NZW
听觉性癫痫	DBA/2
自身免疫性贫血	NZB
淀粉样变症	YBR、SJL
高血压和/或心脏病	BALB/c、DBA/1、DBA/2
高血脯氨酸和脯氨酸尿	PRO
肥胖症和或糖尿病	NZO、PBB、KK、AY
膝关节骨关节病	STR/1
肿瘤：	
白血病	AKR、C58、PL、RF
内皮细胞肉瘤	SJL
肺肿瘤	A
肝癌	C3Hf
乳腺瘤	C3H、C3H-A^{VY}、GRS/A
卵巢畸胎瘤	LT
诱发性浆细胞瘤	BALB/c、NZB
睾丸畸胎瘤	129/terSv
完全无自发性肿瘤	X/Gf

虽然近交系有独特的性状，但是许多实验中仅利用近交系作为一般的、标准的和可重复的实验材料。例如，近交系小鼠 C57BL、CBA、BALB/c 和 C3H，近交系大鼠 F344、LEW 和 PVG 是理想的实验动物。远交群也代表一个独一无二的

基因型，没有任何证据表明远交群比近交系更能代表整个物种。因此，不可能使用远交群来增加实验结果的一般性，但是远交群的变异可能会严重降低实验统计学的精确度。

7. 活力

近交系动物比大多数 F_1 代或远交群动物生活力（vigor）差、繁殖能力低。近交衰退导致动物的一般性能降低。例如，小鼠近交系数增加 10%将会导致每窝产量平均下降 0.6 仔和雌性 6 周龄时体重下降 0.58 g。远交群不同群之间活力有很大的差异，主要取决于它们的近交程度和纯合型基因对动物活力的影响。近交衰退的反面是杂交优势，通常杂交后代的生活力强。

8. 国际分布性

许多近交系在国际上广泛分布（distribution），从而可能在世界各国之间进行比较研究。这在理论上意味着不同地区和国家的研究者有可能饲养和使用在遗传上几乎有相同标准的近交系动物，重复和验证已取得的数据。近交系动物个体具备品系的全能性，所有个体均携带该品系的全部基因。

几种类型实验动物特性总结比较如表 4-5 所示。

表 4-5　几种类型实验动物的特性比较

特性	近交系	远交群	F_1 代
基因纯合性	很高	低	低
同基因性	高	低	高
长期遗传稳定性	高	低	高
可识别性	高	低	高
表型一致性	中等→高	中等	很高
个体性	高	低	?
活力	低	不同	很高
国际分布性	高	中等	高
背景资料	高	中等	高

二、不同遗传背景动物的应用

1. 近交系动物的应用

近交系动物由于遗传背景清楚，具有相同的基因型和表现型，所以对实验刺激反应也是一致的，实验结果准确可靠，实验重复性好，广泛应用于遗传学、肿瘤学和免疫学研究。随着医学研究的飞速发展，近交系动物的培育及应用越来越被重视，为适应不同课题研究需要而培育的近交系动物品系也越来越多，在医学、生物学和药学等各个领域内的应用也日益广泛。正如化学家需要分析纯的化学药品、物理学家需要高度精密的仪器一样，近交系动物对于医学研究是至关重要的。在近交系动物中应用最广泛的是近交系小鼠，其次是大鼠、金黄地鼠、豚鼠及兔等。

2. F_1代动物的应用

作为一般的生物研究，F_1代是有活力、遗传均一和同基因型的实验动物，比近交系更能抵抗实验应激因素，用于一些性状的遗传方式研究或只在某一特定的杂种才能观察到的实验研究。例如，NZB×NZW 杂种被广泛地用作系统性自身免疫性红斑狼疮的模型。F_1代表现的杂交优势在有些研究项目中很有用，如它们的繁殖力高，可用作代孕母体、受精卵或卵巢移植的受体。F_1代也可以为某些有害突变基因提供遗传背景。在近交系纯合的遗传背景上动物可能会死亡。但是，杂交优势可能足以保持动物存活。如果需要在大量不同基因型上重复实验结果，可以使用F_1代，因为生产F_1代是生产多种不同基因型最简便的方法。保持 n 个近交系动物能生产出 $n(n-1)/2$ 个F_1代（不包括反交），比只用几个近交系更具有广泛性。

3. 远交群动物的应用

远交群动物遗传组成具有很高的杂合性，具有类似于人类群体遗传的杂合特性，在人类遗传学、药物筛选和毒理研究等方面有重要价值。远交群动物群体保持相对稳定的遗传特征，其群体平均反应性稳定，故适宜于观察筛选药物的疗效。远交群具有较强的繁殖力和生活力、容易生产、饲养成本低、可大量供应，因而广泛应用于预实验、学生教学和一般实验中。远交群动物所携带的突变基因通常导致动物在某些方面发生异常，可成为生理学、胚胎学等研究模型。

第五节　实验动物遗传质量检测

实验动物遗传质量控制主要包括两个方面的内容：一是科学地进行引种、繁殖和生产，即对生产过程进行控制；二是建立定期的遗传监测制度，对实验动物质量进行控制。

一、遗传质量检测的意义

1. 遗传检测的重要性

遗传检测的目的是证实各品系实验动物应具有的遗传特性，检查是否发生遗传突变、混入其他动物血缘、发生错误交配而造成遗传污染等，以确保被检测对象符合该品系的要求。品系的特性易受许多因素影响而发生变化，直接关系到实验结果的可靠性，使用发生遗传污染的动物进行实验往往导致错误的结论，因此，实验动物遗传质量检测应作为常规工作。在某种程度上讲，实验动物遗传质量比微生物质量对动物实验结果的影响更大。

2. 遗传变异的原因

在实验动物生产繁殖过程中，近交系实验动物遗传物质不断发生变化，其主要原因有遗传污染、遗传漂变和突变等。遗传污染是最常见的实验动物管理事故，通常是其他品系动物与本品系动物发生交配所致。遗传漂变是指一个品系动物基因型在饲养过程中可能发生的随机改变，这种改变多由于近交系动物残留杂合基因分离，造成亚系的形成。突变是由于动物基因组中某个核苷酸残基的置换、缺失或插入，引起一个等位基因的改变。因此，定期进行遗传检测对于了解实验动物的遗传背景情况具有十分重要的意义。

二、常规遗传质量检测技术

实验动物遗传质量检测方法很多，常规的方法有生化标记检测法、免疫遗传学标记检测法、形态学标记检测法和细胞遗传学标记检测法等。单一检测方法并不能反映遗传组成的概貌，应采用多种不同的遗传检测方法来相互补充。

1. 生化标记

生化标记（biochemical genetic marker）是指能反映生物变异和生物多样性的生化特征特性的遗传标记，主要是指血型、血清蛋白及同工酶。在动物体内存在着同种异构蛋白（如同工酶），由同一个遗传基因位点上不同的等位基因控制，表现出不同的表型，可经过电泳分离和显色后，根据泳动速度不同加以区分。该方法能检测多个位点上的基因，涉及十多条染色体。国家标准《实验动物 遗传质量控制》（GB14923—2022）选择小鼠 10 条染色体上 14 个生化位点，选择大鼠 6 条染色体上 11 个生化位点，作为遗传检测的生化标记。生化标记具有敏感度高、准确、基因位点明确、方法简便快速、成本低等优点，目前是国内常用检测方法之一。

2. 免疫遗传学标记

在免疫系统中起主要作用的 T 细胞及 B 细胞细胞膜上有许多糖蛋白，血清中也含有补体成分和免疫球蛋白，它们具有遗传多态性，可用血清学方法作为遗传标记加以应用。除血清学方法外，皮肤移植法也可作为鉴别组织相容性抗原异同的一种遗传检测方法。

3. 形态学标记

形态学标记检测法包括毛色基因测试和下颌骨形态法等常用方法。毛色基因测试法是依据动物毛色外观判别其性状，通过表型判断其基因型，从而进行遗传分析。通过毛色基因的交配测试，可以把隐藏的毛色基因显示出来，这个方法常用于观察近交系或远交群的小鼠是否纯化，因此需要使用具有异常或独特毛色的品系。

下颌骨形态法是根据各种动物骨骼的形态、大小及其差异作为鉴定品系的方法。鉴定过程如下：将小鼠的头骨去除外面皮肤和肌肉，用清水洗净，取下颌骨置于 L 形直角坐标板上，测量不同骨骼标志的长度和高度，将测量点的值计入表中，计算并与标准置信区作比较，落在置信区内表示检测合格，落在置信区外表示检测不合格。

4. 细胞遗传学标记

细胞遗传学标记是指能明确显示遗传多态性的细胞学特征，如染色体的结构特征和数量特征。染色体结构特征包括染色体的核型和带型。每个物种都有固定的细胞核内染色体数目和结构形态特征。染色体的长度、形态、着丝粒的位置和有无随体等，可以反映染色体的缺失、重复、倒位和易位等遗传变异。染色体染色产生具有种属特异性横纹的差示染色带，这些显带图在发育过程中及不同组织的细胞间是恒定的。常用的显带技术包括：G（giemsa）显带技术、Q（quinacrine）显带技术、C（centromere）显带技术、R（reverse）显带技术、抗体显带技术、复制显带技术和荧光原位杂交技术等。小鼠染色体数是 $2n$=40，由 19 对常染色体和 1 对性染色体组成，这些染色体用吉姆萨染色和奎纳克林染色后，不仅用于形态学检查也用于异染色质（C 带）的观察。近交系小鼠 C 带也具有遗传多态性。

三、分子遗传标记技术

分子遗传标记（molecular genetic marker）一般是指 DNA 水平的遗传标记，因而也称为 DNA 标记。分子遗传标记的数量大，对于某一动物个体而言，其数目可达 10^8～10^{10} 个；大多数呈中性突变；遗传极为稳定，不受生理期和环境等因素影响，而且呈等显性或完全显性遗传。作为一种对传统遗传检测方法的补充，分子遗传标记方法在遗传检测中有着广泛的应用前景。主要的 DNA 标记包括以下几种。

1. 限制性酶切片段长度多态性

限制性酶切片段长度多态性（restricted fragment length polymorphisms，RFLP）是指用限制性内切酶切割不同个体基因组 DNA 后，含同源序列的酶切片段在长度上具有差异。不同的限制性内切酶识别并切割基因组 DNA 分子中特定的位点，一旦这些位点的碱基序列发生变化则不再被相应的酶识别，同时非酶切位点也许由于碱基的变化而产生出一个新的识别序列。这样，不同的 DNA 分子酶切位点分布的不同导致了基因型间限制性片段长度的差异，这些 DNA 片段可以用 DNA 印迹法（Southern blotting）进行检测。

2. 随机扩增多态性 DNA

随机扩增多态性 DNA（RAPD）技术基本原理是以人工合成的较短的单个随机排列碱基顺序的核酸单链为引物，在 DNA 多聚酶的作用下，对所有动物基因组 DNA 进行 PCR 扩增，获得一组不连续的 DNA 片段，其中每个扩增产物代表一个基因位点。由于品种之间存在基因型差异，在理论上一定有能够产生特征条带的引物，所以，只要有足够的引物进行筛选，就一定能确定某个品种或品系在某个引物扩增下产生的特征带，以便在品种或品系鉴定中发挥作用。如果动物的品种或品系发生遗传变异，基因组在这些区域 DNA 发生片段的插入、缺失或碱基突变可能导致这些特定结合位点的分布发生相应变化，而使 PCR 产物增加、减少或发生分子量的改变。

3. DNA 指纹图

DNA 指纹图（DNA fingerprint）是由 DNA 指纹探针产生的、多个 RFLP 图带组成的、具有高度变异性和个体专一性，并能稳定遗传的限制性片段长度的多态性图谱。DNA 指纹图具有多位点性、高变异性、简单而稳定的遗传性 3 个特点。DNA 指纹图所监测的位点是基因组中有很高变异性的位点，由多个这种位点上的等位基因组成的图谱就必然具有更高的变异性。DNA 指纹图中的图谱还可以稳定遗传，即亲代中的可分辨杂合图可独立地分配给子代，亲代的各图带平均传递 50% 给子代。DNA 指纹图还具有体细胞稳定性，用同一个体的不同组织（如血液、精液、肌肉、脏器等）的 DNA 作出的 DNA 指纹图具有一致性。

4. 小卫星 DNA 标记

小卫星 DNA （minisatellite DNA）是基因组中由一种很小的重复单位（10～60bp）头尾相连而构成的序列。每一个重复单位均含有一个相同或相似的 10～15bp 核心序列。由于基因组中存在着上千个小卫星位点，某些位点的重复单位含相同或相似的核心序列，所以在一定的条件下，一个小卫星探针可以同时与多个小卫星位点上的等位基因杂交，形成高度的变异性和多态性。

5. 微卫星 DNA 标记

微卫星 DNA（microsatellite DNA）是基因组中由一种很小的重复单位（2～

6bp）头尾相连而构成的序列。在不同的个体中，微卫星重复单位数目的变异非常大，由此造成了高度的长度多态性，使其具有较多的信息。微卫星标记遵循孟德尔遗传法则，呈共显性遗传，能很好地区分纯合子与杂合子。微卫星 PCR 扩增所需样本量极少，并且微卫星序列较短，即使降解的 DNA 也可能包含足够用来扩增的微卫星序列。随着高效精确的基因分型自动化技术的发展，微卫星基因型检测将会更加快捷方便。

6. SNP 遗传标记

SNP 主要是指近缘种群或同种个体在基因组水平上由于单核苷酸变异引起的 DNA 序列多态性。直接测序检测 SNP 的基本原理是：通过对不同个体同一基因或基因片段进行序列比较，可确定所研究的碱基是否变异，其检出率可达 100%。直接测定某特定区域的核苷酸序列是最彻底、最精确的研究基因组 DNA 多态性的方法。这种单核苷酸差异引起遗传多态性特征的 DNA 序列区域可以作为一种 DNA 标记，即 SNP 标记。单一的 SNP 所提供的信息量远小于现在常用的分子标记，但 SNP 的数量极其丰富，并且可以进行自动化检测，因此具有广泛的应用前景。

近交系 C57BL/6J 是第一个被绘制高质量基因组图谱的小鼠“种”，已经发现至少存在 5 个 SNP 差异，可以将 C57BL/6J 与 C57BL/6ByJ、C57BL/6NJ 区分开。C57BL/6ByJ 和 C57BL/6NJ 共同 SNP 类型：08-015199792-M（rs3709624）为 C，11-004367508-M（rs3659787）为 A，13-041017317-M（rs3722313）为 C，5-057561875-M（rs3702158）为 G，19-049914266-M（rs3724876）为 T。而 C57BL/6J 小鼠特有的、以上对应的 SNP 类型依次为 T、G、T、A、G。随后还有人进一步发现了 C57BL/6 亚系之间的 SNP 差异。

目前，采用 SNP 遗传标记可以检测、鉴定绝大多数近交系小鼠。

（宋国华、刘恩岐）

参 考 文 献

陈主初, 吴端生. 2001. 实验动物学. 长沙: 湖南科学技术出版社.
刘恩岐, 尹海林, 顾为望. 2008. 医学实验动物学. 北京: 科学出版社.
刘福英, 刘田福. 2005. 实验动物学. 北京: 科学技术出版社.
秦川. 2015. 医学实验动物学. 第二版. 北京: 人民出版社.
邵义祥. 2016.医学实验动物学教程. 南京: 东南大学出版社.
宋国华. 2011. 遗传标记在实验动物遗传质量控制中的应用. 北京: 军事医学科学出版社.
汤佳铭, 陈民利. 2012. 医学实验动物学. 北京: 中国中医药出版社.

Churchill G A, Airey D C, Allayee H, et al. 2004. Complex trait consortium. The collaborative cross, a community resource for the genetic analysis of complex traits. Nat Genet, 36: 1133-1137.

Collaborative Cross Consortium. 2012. The genome architecture of the collaborative cross mouse genetic reference population. Genetics, 190(2): 389-401.

Herbert C. Morse III. 1978. Origins of Inbred Mice. New York: Academic Press.

Shorter J R, Odet F, Aylor D L, et al. 2017. Male infertility is responsible for nearly half of the extinction observed in the mouse collaborative cross. Genetics, 206(2): 557-572.

Silver L M. 1995. Mouse Genetics, Concepts and Applications. Oxford: Oxford University Press.

Simon M M, Greenaway S, White J K, et al. 2013. A comparative phenotypic and genomic analysis of C57BL/6J and C57BL/6N mouse strains. Genome Biol, 14(7): R82.

Mekada K, Abe K, Murakami A, et al. 2009. Genetic differences among C57BL/6 substrains. Exp Anim, 58(2): 141-149.

Petkov P M, Cassell M A, Sargent E E, et al. 2004. Development of a SNP genotyping panel for genetic monitoring of the laboratory mouse. Genomics, 83(5): 902-911.

第五章　实验动物微生物和寄生虫质量控制

实验动物携带微生物和寄生虫，可能危害动物本身和研究人员健康，干扰动物实验结果，实验动物作为“材料”时影响生物制剂质量，所以，有必要实施实验动物微生物和寄生虫控制。

第一节　实验动物微生物学分级

根据实验动物所携带的微生物情况，《实验动物 微生物、寄生虫学等级及监测》（GB14922—2022）将实验动物分为不同的等级，如普通级动物（conventional animal）、无特定病原体级动物（specific pathogen free animals）和无菌级动物（germ free animal）。

一、普通级动物

普通级动物是指不携带所规定的对动物和（或）人健康造成严重危害的人兽共患病病原体和动物烈性传染病病原体的实验动物，简称普通动物。普通动物仍然被广泛应用于生物医学研究，适用于特殊类型的实验研究、教学或科研预实验。如果实验动物的微生物学情况未知或可疑时，应被视为普通动物。通常在使用前需要一段时间的检疫期。检疫期的长短取决于排除传染性所需的最长潜伏期。

生物医学研究中使用的实验用动物、野生动物等，大多是普通级动物。

二、无特定病原体级动物

无特定病原体级（SFP）动物是指除普通级动物应排除的病原外，不携带对动物健康危害大和（或）主要对科学实验干扰大的病原体的实验动物。SPF 动物必须来源于无菌动物或悉生动物。SPF 动物是国际上通用的标准实验动物，广泛用于生物医学研究中，主要原因包括：药物安全评价和动物实验免于感染干扰；实验能否持续很大程度上取决于污染的可能性，长期实验的风险远较短期实验大；老年病学研究也应用 SPF 动物，SPF 动物的寿命普遍超过同类普通动物；大鼠的平均存活期及随后动物肿瘤的发生率都会受到介入性感染的影响，SPF 动物可以避免感染；同样，SPF 动物也用于免疫学研究，动物的免疫能力由于遗传因素或免疫抑制剂的应用而下降，像 T 细胞缺陷裸鼠和 T、B 细胞缺陷的 SCID 小鼠、NOG/NSG 小鼠等，只有 SPF 或以上级别动物才能保种、繁殖。

三、无菌级动物和悉生动物

无菌级动物是指动物体内无可检出任何生命体的实验动物，简称无菌动物。此处的生命体是指病毒、立克次体、细菌（包括螺旋体、支原体）、真菌和寄生虫。悉生动物（gnotobiotic animal）又称为已知菌动物或已知菌丛动物，是在无菌动物体内植入已知微生物的动物。根据植入菌种数目的不同，可将其分为单菌、双菌、三菌和多菌动物。

给普通动物施行子宫切除术（hysterectomy）、剖宫产术（caesarean section）、胚胎移植等可以获得（rederivation）无菌动物和悉生动物。该技术的核心是排除动物可能感染的（潜在的）致病微生物。实施子宫切除术的时间早于正常分娩的时间，运用无菌子宫切除术把密闭的子宫从供体动物体内取出，通过一个浸泡消毒溶液的灭菌槽被引入隔离器，子代动物从打开的子宫中取出，由人工饲养或者无菌代乳动物喂养。

通过子宫切除术或者剖宫产术可以获得大部分无菌动物。子代偶尔会被发现存在一种或几种微生物，这些微生物是经过胎盘或者其他途径（垂直感染）在妊娠过程中传给子代的。垂直传播即母亲将微生物传递给下一代，母亲在妊娠过程中感染活动性传染疾病、伴有血液中微生物存在和并发胎盘屏障的渗透传播而产生。此类被感染的动物可采用体外受精（*in vivo* fertilization，IVF）的方式加以净化。

普通动物的皮肤、口腔黏膜、呼吸道、泌尿生殖道、胃肠道定居的正常微生物被称为原籍菌（autochthonous flora）。这个菌群能够使动物抵抗（潜在的）致病微生物的感染。原籍菌的细菌种类和数量是未知的，据初步统计，小鼠肠道内的菌群种类达 500 种以上，肠道内每克肠内容物细菌数量达 10^{10}～10^{11} 个。肠道内定居的菌群与宿主紧密联系，使得宿主和菌群都能够从这个关系中相互受益（共生）。

与普通动物相比较，通过子宫切除术获得的无菌动物的原籍菌群丢失，表现出多样的形态学和生理学“异常”。例如，无菌动物有明显增大的盲肠，肠壁比普通动物更薄弱。对于无菌小鼠和大鼠，如果给予它们肠道原籍菌群，可以使其“正常化”，即盲肠明显缩小、肠壁增厚。

悉生动物可以用于病毒疫苗的制备。来自实验动物的体细胞可用于制备人类疫苗。例如，用原代叙利亚地鼠肾细胞为材料生产抗肾综合征出血热病毒疫苗。叙利亚地鼠最好要从没有外来菌感染的动物种群中获得，悉生动物要符合这个要求。另外一个例子是在癌症研究中所使用的非致死量照射或其他免疫抑制剂影响的研究，由于频繁感染，这种研究几乎不可能使用普通动物甚至 SPF 动物来完成。

肠道生态研究包括感染发病机理、肠道免疫系统和正常菌群作用等都离不开悉生动物。表 5-1 和表 5-2 给出了各种实验动物饲养的饲养设施和特性比较。

表 5-1　实验动物微生物质量和对应的饲养设施

微生物等级	饲养设施
普通动物	开放系统
SPF 动物	屏障系统（净化级别 ISO 7 级）
无菌动物、悉生动物	隔离器（净化级别 ISO 5 级）

表 5-2　各种级别实验动物的特性比较

类别	无菌动物	SPF 动物	普通动物
传染病	无	无	有或可能有
寄生虫	无	无	有或可能有
实验结果	明确	明确	有疑问
应用动物数	少	少	多
统计价值	高	高	不准确
长期实验	可能好	可能好	困难
死亡率	很低	低	高
长期实验成活率	约 100%	约 90%	约 40%
实验标准设计	可能	可能	不可能
实验结果讨论价值	很高	高	有疑问

第二节　实验动物微生物和寄生虫质量监测

微生物学质量控制可分成实验动物设施控制和实验动物微生物控制。实验动物微生物控制要坚持预防为主的原则，从动物流行病学的 3 个基本环节——传染源、传播途径和易感动物着手，制订切实可行的控制方式。此外，定期对实验动物进行微生物学、寄生虫学质量监测。

对动物病原微生物的监测重点在于对健康动物的周期性监测（抽检）。尸体解剖检验在患病或死亡的动物身上进行（诊断），以明确患病或死亡的原因。假定疾病是由病原微生物引起的，可以通过直接方法，如微生物镜检或培养等来找寻病原菌。

一、实验动物微生物和寄生虫质量控制的原因

1. 引起实验动物疾病发生和死亡

传染病是引起实验动物疾病发生和死亡、影响实验动物质量的主要原因。实

验动物传染病的病原体包括病毒、支原体、细菌和寄生虫。由于动物的遗传背景不同，在接触到某种病原体后，不同实验动物的易感性不同。例如，某些品系小鼠感染鼠痘（mousepox）病毒是致命性的，其他品系则能抵抗鼠痘病毒感染；与 F344 大鼠相比，Lewis 大鼠更容易感染肺支原体（*Mycoplasma pulmonis*）；C57BL/6 小鼠比其他品系小鼠更容易感染念珠状链杆菌（*Streptobacillus moniliformis*）。

表 5-3 给出了可能感染实验动物的几种主要病原体数量。实验动物感染后并不一定出现临床症状（潜在或亚临床感染）。既往研究显示，细菌或病毒常常引起动物呼吸道和胃肠道感染，动物混合感染病毒和细菌后，一般会导致细菌或病毒单独感染的临床症状早出现或加重。例如，啮齿类动物可终生携带肺支原体而不出现任何临床症状，但是仙台病毒（Sendai virus）继发感染动物后，啮齿类动物会出现致命性肺炎。呼吸道病毒影响肺巨噬细胞功能，抑制巨噬细胞清除呼吸道中细菌而形成肺炎。非呼吸道病毒也能诱发呼吸道感染继发性细菌性肺炎，如呼肠孤病毒（reovirus）Ⅲ型感染不但能引起啮齿类动物肝炎，而且也损害动物肺部免疫功能。非病原体因素也在动物疾病发生发展中起重要作用，如高浓度的氨气能抑制呼吸道纤毛的移动，从而限制了病原微生物从呼吸道清除。

表 5-3　啮齿类实验动物、家兔疾病相关的病原体数量（种）（估计值）

	小鼠	大鼠	豚鼠	家兔
病毒	25	20	15	10
支原体	3	3	2	2
细菌	25	20	15	15
寄生虫	25	35	20	25

2. 干扰动物实验结果

大多数情况下，病原微生物感染动物后并不出现临床症状。然而，这些潜在的感染却能严重影响动物实验结果。例如，仙台病毒感染后，能减弱动物 B、T 淋巴细胞对抗原刺激的应答反应，增加干扰素（interferon）产量，减少血清第三补体因子（3rsd complement factor，C3）水平；感染小鼠肝炎病毒（mouse hepatitis virus，MHV）后，动物网状内皮系统的吞噬细胞活性、抑制淋巴细胞的细胞毒素活性被抑制，诱导血清天冬氨酸转氨酶（AST）、丙氨酸转氨酶（ALT）等许多肝酶水平升高。再如，乳酸脱氢酶病毒（lactate dehydrogenase elevating virus，LDHV）是实验动物移植瘤（transplantable tumor）实验经常感染的病原之一，能引发动物血浆乳酸脱氢酶和皮质类固醇含量急剧增高，延迟移植排异反应的发生。所以，充分了解动物携带的微生物状况有助于推测其对实验动物结果的影响程度。

3. 影响生物制品质量

使用在人身上的血清、疫苗等生物制品（biological product）必须安全、无污染。生产生物制品的实验动物的最低要求是不携带人兽共患病微生物。如果用被污染的动物细胞生产人用活的或衰减的病毒疫苗，就可能导致使用者感染人兽共患病。所以，生物制品需要严格的预防制度来监管。"良好药品生产规范"（Good Manufacture Practice，GMP）的目标是控制药品所有生产阶段，最后得到一个安全的、高品质的产品。

SPF 动物可以用来评估给定产品的效能和安全性。例如，在病毒疫苗众多监测项目中有一个是为了排除无关病毒存在的实验，通过给实验动物注射疫苗，监测动物血清中的抗体来判定疫苗中是否携带某种病毒。

二、常见实验动物寄生虫病

1. 实验动物原生虫性疾病

1）梨形鞭毛虫症传播媒介动物：犬、猫、非人灵长类。症状：不明显或厌食、恶心、腹痛、慢性及间歇性下痢、鼓胀严重时胆囊及胰管发炎。传染方式：口腔传染、粪便接触传染。诊断：该病极易误诊成细菌性腹泻或病毒性腹泻，抗生素药物治疗无效，最后确诊是通过确认梨形鞭毛虫滋养体或从粪便中分离出梨形鞭毛虫卵。通常采用硫酸锌缓冲液浓缩技术分离出卵。治疗：痢疾灵、甲硝唑。主要用于大动物，啮齿类动物发现即淘汰，下同。

2）隐孢子虫症传播媒介动物：兔、豚鼠、小鼠、犬、猫及非人灵长类。临床症状：腹痛、下痢、厌食、体重减轻、不适，可持续 30 天。传染方式：口腔传染、粪便接触及空气传染。诊断：病原检查通常使用的方法是金胺酚染色法和改良抗酸染色法，粪检卵囊可确诊，免疫诊断可采用免疫荧光试验（immunofluorescence assay，IFA）、免疫酶染色试验（immunoenzymatic assay，IEA）等方法。治疗：螺旋霉素、巴龙霉素、大蒜素等。

3）变形虫症传播媒介动物：非人灵长类。临床症状：轻度腹部不适，间歇性下痢并伴有血液及黏液，亦可能引发急性赤痢、发热、发冷及血便；严重时引发肝、肺及脑脓肿。传染方式：口腔传染。诊断：临床上急性脑膜刺激症状，脑脊液呈脓性或血性，应怀疑为该病，涂片镜检即可确诊。治疗：两性霉素 B、磺胺。

4）卡氏肺囊虫症传染媒介动物：大鼠、小鼠、兔。症状：发热、咳嗽、呼吸困难。传染方式：经胎盘感染胎儿。诊断：血液学检查嗜酸性粒细胞轻度增高，血清乳酸脱氢酶增加，肺功能检查中肺活量降低，此外还可进行病原学检查和血清学检查进行确诊。治疗：磺胺甲噁唑、喷他脒。

5）弓形虫症传染媒介动物：猫。症状：症状不明显或呈发热、肌痛、关节痛、肝炎、淋巴结疾病，可经孕妇感染胎儿，造成死胎或胎儿脑部损伤。传染方式：消化道感染。诊断：典型临床表现有视网膜脉络膜炎、脑积水、头小畸形、眼球过小及脑钙化等。病原体检查、血清学反应、皮内试验等可确诊。治疗：磺胺嘧啶、磺胺-6-甲氧嘧啶。

6）纤毛虫症传染媒介动物：猪。症状：引起溃疡性结肠炎，伴有下痢、腹痛、先急后重、恶心、呕吐。传染方式：接触粪便、口腔感染。诊断：粪便直接涂片法检查滋养体或包囊。由于虫体排除呈间歇性，对虫体鉴定有疑问时可进行苏木素染色，必要时可用乙状结肠镜进行活组织检查。治疗：可用呋喃唑酮混饲、福尔马林液灌肠，卡巴胂、甲硝唑、硝基吗啉咪唑、土霉素、金霉素、黄连素进行治疗。

2. 实验动物蠕虫感染疾病

1）微小包膜绦虫症传染媒介动物：大鼠、小鼠、地鼠、非人灵长类。症状：轻度感染无症状或仅有胃肠不适，重度感染则会厌食、腹痛或伴有呕吐现象。传染方式：口腔传染。诊断：从粪便中查到孕节或虫卵即可确诊。可采用水洗沉淀法或浮聚浓集法提高检出率。治疗：吡喹酮、丙硫咪唑等。

2）缩小包膜绦虫症传染媒介动物：大鼠、小鼠。症状：常无症状，但中度或重度感染时会出现头痛、晕眩和腹部不适。传染方式：节肢动物食入受污染的食物。诊断：从粪便中查到孕节或虫卵即可诊断。治疗：无有效治疗手段。

3. 其他寄生虫性疾病

1）艾美尔球虫病传染媒介动物：兔。症状：精神委顿，食欲减退，发育停滞、贫血、消瘦，肝区有压痛，可视黏膜苍白，部分出现黄疸。传染方式：经粪便和饲料传播。诊断：临床上该病呈急性经过，幼兔常突然歪倒，四肢痉挛划动，头向后仰，发出惨叫，迅速死亡或恢复，间隔一段时间重复以上症状，最终死亡。病理变化主要在肠道，肠壁血管充血，肠腔鼓气，肠黏膜充血或出血，十二指肠扩张、黏膜有充血或出血性炎症。治疗：抗球星广谱苯乙氰类抗球虫药、氯羟吡啶等。

2）兔螨病传染媒介动物：兔。症状：始发于耳根处，先发生红肿，继而流渗出液，患部结成一层粗糙、增厚、麸样的黄色痂皮，进而引起耳壳肿胀、流液、痂皮越积越多，以致呈纸卷状塞满整个外耳道。螨在痂皮下生活、繁殖，患兔表现焦躁不安，常常摇头并用后肢抓耳部，食欲下降，精神不振，逐渐消瘦，最后死亡。传染方式：直接接触传染和间接接触传染。诊断：结合临床症状进行实验室检查，确诊。治疗：灭虫丁内含阿维菌素、敌百虫等。

3）兔栓尾线虫病传染媒介动物：兔。症状：少量感染时一般不表现临床症状，严重感染时，由于幼虫在盲肠黏膜隐窝内发育，并以黏膜为食物，可引起肠黏膜损伤，有时发生溃疡和大肠炎症，表现为食欲降低、精神沉郁、被毛粗乱、消瘦、下痢，严重者死亡。患兔肛门疼痒，常将头弯回肛门部，拟以口啃咬肛门解痒。大量感染后可在患兔的肛门外看到爬出的成虫，也可在排出的粪便中发现虫体。传染方式：病兔粪便污染环境后通过消化道感染。诊断：结合临床症状进行实验室检查进行确诊。治疗：盐酸左旋咪唑、丙硫苯咪唑、硫化二苯胺等。

4）豆状囊尾蚴病传染媒介动物：兔。症状：少量感染时，表现为生长稍缓慢。大量感染时才出现明显症状，被毛粗糙无光泽，消瘦，腹胀，可视黏膜苍白，贫血，消化不良，食欲减退，粪球小而硬，严重者出现黄疸、精神萎靡、嗜睡少动、逐渐消瘦，后期有的发生腹泻，有的发生后肢瘫痪。感染严重时，可引起急性死亡。传染方式：可经胎盘感染，还可通过饲料和饮水间接接触传染。诊断：病理变化出现肝脏肿大，腹腔积液，肝脏表面、胃壁、肠道、腹壁等处的浆膜面附着数量不等的豆状囊尾蚴，呈水泡样。实验室诊断可采用饱和盐水浮聚法或直接涂片法、检验粪便内的虫卵进行确诊。治疗：吡喹酮、丙硫苯咪唑、左咪唑、磺苯咪唑、枸橼酸哌嗪等。

5）犬钩虫病传染媒介动物：犬。症状：病犬消瘦，衰弱，食欲大减，被毛粗硬易脱落。呕吐，异嗜，腹泻、便秘交替发生，粪便带血或呈黑色柏油状，味恶臭难闻。传染方式：可通过胎盘感染，还可经口感染。诊断：贫血、血便、消瘦、营养不良等可考虑该病。取粪便采用饱和盐水浮聚法，镜检发现钩虫卵可确诊。治疗：二碘硝基酚、甲苯咪唑等。

6）犬绦虫病传染媒介动物：犬。症状：轻度感染时，一般无明显的临床症状，不易引起注意，只是偶然排出成虫体节片。严重感染时，病犬呕吐，异嗜，渐进性消瘦，消化不良，有时便秘和腹泻交替出现，肛门瘙痒。出现神经症状，剧烈兴奋，痉挛，四肢麻痹。传染方式：通过跳蚤和虱子等进行间接传染。诊断：根据肛门周围粘有脱落的节片或粪便中有脱落的虫体节片可以确诊。实验室粪便检查可在显微镜下看到绦虫卵加以判定。治疗：吡喹酮、丙硫苯咪唑、灭绦灵、甲苯咪唑。

7）犬心丝虫病传染媒介动物：犬、猫。症状：发病初期症状不明显。随病情发展，出现心音亢进，脉细而弱，心内有杂音，咳嗽呼吸困难，运动后尤为明显，腹围增大，后期贫血，消瘦衰竭而死。传染方式：通过幼虫、蚊子叮咬间接传染。诊断：该病需经由血液涂片发现心丝虫幼虫或心丝虫快速检验套组（Kit）来确诊。治疗：海群生、硫乙砷胺钠、伊维菌素。

8）巴贝西虫病传染媒介动物：犬。症状：临床上以高热、贫血、黄疸和血红蛋白尿为特征。体温升高可至40℃以上，出现贫血和黄疸，血红蛋白尿，可视黏膜充血、发绀，眼分泌物增多，后期多为脓性分泌物，病犬血液稀薄如水，红细胞总数大量下降。传染方式：通过幼虫、蚊子叮咬进行间接传染。诊断：发病季节，病犬出现高热、黄疸等症状时，应考虑是否为巴贝西虫病。血液检查发现虫体即可确诊。在只有贫血而缺乏血红蛋白尿和黄疸的病例，通过在红细胞内查到巴贝西虫即可确诊。治疗：锥蓝素、锥黄素。

9）犬疥螨病传染媒介动物：犬。症状：病犬皮肤发红，有红色疹状小节，进而形成水泡，水泡破溃后，形成黄色鱼鳞状痂皮，皮肤增厚或龟裂，因剧烈瘙痒而搔抓、啃咬或摩擦患部，造成严重脱毛。病狗消瘦，全身被毛变稀，烦躁不安。传染方式：接触性传染。诊断：据临床症状和实验室诊断进行确诊。用消毒后的手术刀片在病变皮肤和健康皮肤交界处刮取皮肤病料，显微镜下检查可见到活的疥螨虫即可确诊。治疗：敌百虫、杀虫脒、伊维菌素。

10）豚鼠疥螨和食毛蚤症状：脱毛、角皮增生、消瘦、虚弱，发生皮炎、贫血。蚤及其卵附于豚鼠毛上，肉眼可见。诊断：查找并鉴定虫体、虫卵可确诊该病。传染方式：通过吞噬感染性虫卵而感染。疥螨主要寄生于黑豚鼠的颈、肩和下腹部皮肤，引起瘙痒，进而继发感染。治疗：采用动物内外杀虫王拌料饲喂即可。

11）猪蛔虫病传染媒介动物：猪。症状：感染后一周可见病猪咳嗽、呼吸增快及体温升高。重病猪可见精神与食欲不振、异嗜、消瘦、贫血，被毛粗乱及拉稀症状。诊断：采用粪便检查法，如果发现每克粪便中有 1000 粒虫卵即诊断为蛔虫病。死后剖检可在小肠中发现大量虫体和相应病变。误入胆管的成虫引起胆道阻塞，使病猪出现黄疸症状。传染方式：可经过被虫卵污染的饲料、饮水、泥土而感染，仔猪哺乳时通过乳房也会感染。治疗：左旋咪唑、敌百虫等。

12）猪鞭虫传染媒介动物：猪。症状：1～6 月龄容易受到猪鞭虫的感染。临床上表现为食欲减退、粪便带血、消瘦及贫血。传染方式：经过被虫卵污染的饲料、饮水、泥土而感染。治疗：敌百虫、左旋咪唑等。

13）兰氏类圆线虫病传染媒介动物：猪。症状：严重感染者小肠发生充血、出血和溃疡。病猪消瘦、贫血、腹痛，最后极度衰弱而死亡。传染方式：经过被虫卵污染的饲料、饮水、泥土而感染。诊断：可通过粪检虫卵或在肠道中发现成虫。治疗：丙硫苯咪唑。

14）猪结节虫病传染媒介动物：猪。症状：轻微下痢。严重感染时除腹泻以外，猪高度消瘦、发育受阻。传染方式：经过被虫卵污染的饲料、饮水、泥土而感染。诊断：主要的病变为盲肠形成结节，可通过粪检虫卵。治疗：左旋咪唑或丙硫咪唑。

15）猪肺虫传染媒介动物：猪。症状：临床症状与猪气喘病相似，咳嗽、呼吸困难、食欲丧失、贫血消瘦、生长受阻。传染方式：经过被虫卵污染的饲料、饮水、泥土而感染。诊断：生前诊断采用粪便检查虫卵。死后在支气管或小支气管内发现虫体即可确诊。治疗：防治该病首先要杀灭中间宿主蚯蚓，应定期驱虫。

16）猪胃圆线虫病传染媒介动物：猪。症状：表现为胃炎、贫血、消瘦和发育不良。传染方式：经过被虫卵污染的饲料、饮水、泥土而感染。诊断：结合临床症状，粪检及尸检即可确诊。治疗：左旋咪唑、丙硫苯咪唑等。

三、常见实验动物微生物病

1. 细菌性疾病

1）沙门菌病传染媒介动物：大鼠、小鼠。症状：腹泻。传染方式：通过被污染的器具、垫料、饲料等经口感染。急性感染时，表现出急性败血症死亡的症状。诊断：解剖动物，可见肝脾显著增大并有结节状灰色坏死灶，大鼠有溃疡性盲肠炎。

2）支气管鲍特杆菌病传染媒介动物：大鼠、豚鼠、兔。症状：动物表现出水样性或脓性鼻涕流出及咳嗽等呼吸道症状，外观表现为竖毛、消瘦，少数幼龄动物可引起死亡。传染方式：通过被污染的器具、垫料、饲料等经口感染。诊断：病变部位在呼吸系统，特别是支气管、肺部出现化脓性症状。

3）绿脓杆菌（又称为铜绿假单胞菌）病传染媒介动物：大鼠、豚鼠、兔、犬。症状：除严重感染时外，大部分动物都不显示症状，少数动物表现出旋转运动症状，兔子则表现为肺炎、皮肤炎，犬表现为耳炎、心内膜炎等。传染方式：通过被污染的器具、垫料、饲料等经口感染。诊断：解剖动物可见肝脏出现坏死，肾脏形成脓肿，甚至出现败血症而死亡。

4）嗜肺巴斯德杆菌病传染媒介动物：大鼠、小鼠。症状：可引起肺炎、结膜炎、肌肉或皮下脓肿。传染方式：通过被污染的器具、垫料、饲料等经口感染。诊断：解剖动物可见肺部出现坏死或形成脓肿，甚至出现败血症而死亡。

5）泰泽病原体病传染媒介动物：大鼠、小鼠、地鼠、豚鼠、兔、犬。症状：多数为阴性感染，临床症状较少，发病时有腹泻等症状，急性感染时出现死亡。传染方式：通过被污染的器具、垫料、饲料等经口感染。诊断：解剖动物可见消化道肥厚，肝脏巢状坏死，心脏有坏死灶，断奶仔鼠易感。

6）支原体传染媒介动物：大鼠、小鼠。症状：可引起呼吸系统疾病。传染方式：通过被污染的器具、垫料、饲料等经口感染。诊断：解剖动物可见呼吸道等部位出现症状。治疗：抗生素。

7）金黄色葡萄球菌病传染媒介动物：大鼠、小鼠、豚鼠、犬、兔。症状：主要表现为呕吐、发热、腹泻。传染方式：通过被污染的器具、垫料、饲料等经口感染。诊断：可引起局部化脓感染，也可引起肺炎、伪膜性肠炎、心包炎等，甚至败血症、脓毒症等全身感染。

8）肺炎克雷伯杆菌病传染媒介动物：大鼠、小鼠、豚鼠、兔。症状：可引起动物肺部感染，但不显现。传染方式：通过被污染的器具、垫料、饲料等经口感染。诊断：在肺泡内生长繁殖时，引起组织坏死、液化、形成单个或多发性脓肿。病变累及胸膜、心包时，可引起渗出性或脓性积液。病灶纤维组织增生活跃；纤维素性胸腔积液早期可出现粘连。

以上细菌性疾病，若治疗，均采用抗生素。

2. 病毒性疾病

1）汉坦病毒（流行性出血热病毒）传染媒介动物：大鼠、小鼠等啮齿类及犬、兔、猪等。症状：引发肾综合征出血热或流行性出血热。传染方式：病毒可以通过呼吸道、消化道、接触、垂直、虫媒传播。诊断：实验室血清学诊断。

2）仙台病毒传染媒介动物：大鼠、小鼠、豚鼠。症状：除小鼠外，其他不显示症状。传染方式：通过呼吸道、消化道、接触感染动物。诊断：小鼠感染后一般表现出呼吸系统病症，新生仔鼠死亡，发育延迟，离乳率低下。

3）鼠肝炎病毒传染媒介动物：大鼠、小鼠。症状：引起肝炎、脑脊髓炎、肠炎、仔鼠腹泻等。传染方式：通过口、鼻进行感染。诊断：实验室血清学诊断。

4）呼肠孤病毒Ⅲ型传染媒介动物：大鼠、小鼠等啮齿类。症状：引起动物痉挛、麻痹、死亡，4 周以上慢性感染或阴性感染。新生及哺乳小鼠急性感染，表现为衰弱、腹部膨胀、竖毛症等。传染方式：经口或非口途径感染。诊断：实验室血清学诊断。

5）大鼠细小病毒传染媒介动物：大鼠。症状：一般呈阴性感染，哺乳仔鼠的小脑发育不全，引起出血性脑炎。传染方式：病毒经口感染，并可垂直传播。诊断：实验室血清学诊断。

6）犬细小病毒传染媒介动物：犬。症状：呕吐、急性腹泻（伴有便血）、脱水、白细胞减少等消化系统病症，仔犬可引起突发性心肌炎。传染方式：经口感染，也可垂直感染。诊断：实验室血清学诊断。

7）犬瘟热病毒传染媒介动物：犬。症状：可引起幼犬死亡，主要表现为神经症状，二次感染为呼吸系统症状。传染方式：通过呼吸道传播。诊断：实验室血清学诊断。

8）猴轮状病毒传染媒介动物：猴。症状：腹泻。传染方式：经口感染。诊断：实验室血清学诊断。

以上病毒性疾病，可采用干扰素、利巴韦林等抗病毒药物治疗。

9）狂犬病毒传染媒介动物：犬、猫等。症状：引发犬不安、食欲不振、烦躁、攻击性强、流涎、步履蹒跚、麻痹，3～4 天死亡。短期兴奋、运动失调、下腭下垂、脱水，直至死亡。传染方式：已感染动物唾液中的病毒通过咬伤的皮肤侵入，也可通过呼吸道、黏膜等感染。诊断：通过实验室血清学诊断。治疗：无治疗措施，可接种疫苗或注射抗体预防。

四、微生物和寄生虫质量监测方法

（一）监测方法

根据监测的对象不同，可分为实验动物病毒学监测、实验动物细菌学监测、实验动物真菌学监测和实验动物寄生虫学监测 4 种类型，由专业人员完成。

1）实验动物病毒学常用监测方法：血清学检查和病原学检查。

血清学检查适用于各级各类实验动物的经常性检查和疫情普查。常用方法包括血细胞凝集试验（hemagglutination，HA）与血细胞凝集抑制试验（inhibition-hemagglutination test，HI）、免疫荧光试验（immunofluorescence assay，IFA）、免疫酶染色试验（immunoenzymatic assay，IEA）和酶联免疫吸附试验（enzyme linked immunosorbent assay，ELISA）。

病原学检查适用于动物群中有疾病流行、需要检出病毒或确诊病毒存在的情况。包括：病毒分离培养与鉴定；病毒颗粒、抗原或核酸检出；潜在病毒的激活；抗体产生试验等。

2）实验动物细菌学常用监测方法：病原菌的分离、培养与鉴定。部分病原菌，如鼠伤寒沙门菌、鼠棒状杆菌、泰泽氏菌和霉形体等，已有采用血清学方法进行诊断的报道，但仍需结合分离培养结果做出诊断。也有一些病原菌如泰泽氏菌，由于不能在人工培养基上生长，因此，宜采用病变组织压片、镜检方法进行检查，并结合病理检查结果做出诊断。

3）实验动物真菌学监测方法：目前主要采用分离培养法。所用培养基为沙氏培养基。皮肤真菌一般在 25℃培养，深部真菌在 37℃培养。不同的真菌具有一定的菌落特征。结合菌落特点和镜下染色可进行种属鉴定，有时还需借助生化反应结果和免疫学方法才能最终做出诊断。

4）实验动物寄生虫学监测方法：体外寄生虫可通过肉眼观察体表有无体外寄生虫，也可用透明胶纸粘取毛样，检查体外寄生成虫及其虫卵；肠道寄生虫要采集动物粪便，肉眼观察有无可见虫体；血液寄生虫监测需采集末梢血液，制成厚、薄涂片，染色后镜检；组织内寄生虫需对疑为寄生虫感染的部位作组织压片、切片检查。

实验动物和动物实验质量的保证主要建立在对具有不同微生物学性质的动物隔离饲养的基础上，必须全面了解实验动物种群携带病原微生物学状况。实验动物的监测应在兽医微生物学家的指导下实施，因为传染性微生物或者被污染的生物材料的传入对其他实验动物或人的感染概率很高。

（二）SPF 动物质量控制

1. SPF 动物生产群质量控制

SPF 动物必须通过定期监测以确定是否存在病原微生物。监测频率每年 2～12 次不等。每次监测所用动物数量不等，一般在 5～25 只。随机抽取样本的数量基本上决定了如果有污染会被监测出来的可能性大小。如果实际有 50%的 SPF 动物被污染，抽取 5 只动物（样本量）监测，监测水平（准确率）大约只有 50%。这就意味着患病率低于 50%的感染有 95%的可能性不能被监测出来。在传统 SPF 动物饲养条件下，大多数 SPF 动物的病原微生物监测不出来，很多病原微生物不是在健康动物身上，而是在尸检中被监测出来。

SPF 动物健康监测数据的解释比较复杂，分析这些数据时，必须考虑饲养种群的屏障措施、饲养记录等过程，因为微生物感染可能是偶发的，感染也可能发生于被检样本的准备过程中。

2. SPF 动物实验群的质量控制

一般来说，与动物繁殖生产相比，动物实验遵循的管理制度相对宽松，动物实验过程中动物发生感染的概率比动物生产、育种过程中要大。较长期的动物实验中，SPF 动物的使用往往“普通化”（conventionalization），用管理普通动物的理念和模式管理 SPF 动物会对动物的生理等诸多方面产生影响，进而影响动物实验结果。例如，在免疫毒理学研究中经常测定 SPF 动物的白细胞总数与分类、免疫球蛋白水平（IgM 和 IgG）、淋巴器官（胸腺和脾脏）相对重量等，如果这些参数值在对照组动物中变异很大，说明 SPF 动物可能受到感染。

（三）实验动物的免疫与治疗

通常情况下，预防免疫仅限于体积较大的实验动物如犬、猫、猪等。针对啮齿类和兔，少量病毒性疾病（如鼠痘、仙台病和黏液瘤病）的免疫偶尔也可能进行，但效果值得怀疑，有时免疫过的动物还是会发生临床疾病。免疫可以产生抗体，有时会严重干扰血清学指标的监测，因为很难区分抗体是接种引起还是自然感染所致。

一旦动物疾病暴发，应给予抗生素等治疗措施以保证有价值的动物实验得以继续。抗生素的使用有风险，一些啮齿类动物（如豚鼠）和兔的肠道内正常菌群很容易被扰乱，导致严重的肠道病变。预防性药物可以通过饲料或饮用水给予，但任何药物治疗都会影响实验结果，所以，通常情况下不提倡对患病动物采取治疗措施。仙台病毒感染在动物种群中可能引起破坏性后果，这样的动物群应及时淘汰并彻底消毒。

第三节　人兽共患病

既能感染动物，又能感染人类的病原称为人兽共患病原，由此类病原引发的疾病被命名为人兽共患病（zoonose）。人兽共患病源自某些种类病原微生物，导致感染范围从亚临床状态到致命性疾病的全部阶段。普通环境繁殖生产的和野外捕捉的动物都可能携带危害动物和人类健康的病原体，SPF 动物被感染的概率很小。然而，有些病原体可以从剖宫产或子宫切除术获得的动物体内检测到，如念珠状链杆菌（*S. moniliformis*），一种在健康大鼠鼻咽中常见的细菌。人一旦被携带念珠状链杆菌的大鼠咬伤，可能引起鼠咬热（rat-bite fever），饮用被念珠状链杆菌污染的水和牛奶可能会得哈佛山热（Haverhill fever），这两种疾病如果不及时治疗可能危及生命。

毛癣菌病（trichophytosis）是一种很容易传播的真菌类人兽共患病，主要由发癣菌（*Trichophyton* sp.）和小孢子菌（*Microsporum* sp.）感染引起，这类感染往往呈现亚临床症状，人患毛癣菌病后出现圆环状的皮肤损伤症状。

由于生物医学研究的需要，有时人为地给实验动物接种能够引起人兽共患病的微生物，这是确定人类病原微生物的传染源必须使用的限制病原微生物传播的途径。

实验动物常见的人兽共患病包括以下几种。

一、流行性出血热

流行性出血热又称为肾综合征出血热（hemorrhagic fever with renal syndrome），是由流行性出血热病毒（汉坦病毒）感染引起，以发热、出血和肾脏损害为主要临床表现的人兽共患烈性传染病。在野外主要感染黑线姬鼠和褐家鼠，对于实验动物而言，主要感染大鼠。受感染的大鼠可向外界排毒，污染环境，从而危及动物饲养管理和动物实验人员的健康。

临床症状：大鼠感染后不表现临床症状，也不发生死亡，但多数动物可发生病毒血症，终身排毒。人直接或间接接触被病毒污染的动物、生物制品、材料和设备后很容易被感染，出现严重的急性间质性肾炎，导致肾脏功能完全丧失，严重时导致死亡。

病理变化：大鼠无可见的病理改变。人工感染的乳小鼠和地鼠可见广泛性充血、出血、变性、坏死。其中以肺、肾为最重。

诊断：常用的血清学检测方法包括 ELISA、IFA 和玻片免疫酶法，也可采用动物或传代细胞等方法分离病毒。

预防与控制：采取有效的灭野鼠措施，加强饲养管理和定期检测，一旦发现问题立即扑灭。

二、弓形虫病

弓形虫病（toxoplasmosis）是由孢子纲的弓形虫（*Toxoplasma gondii*）引起、能够在人与动物之间传染的人兽共患病。小鼠、大鼠、地鼠、豚鼠、犬和猴为中间宿主，猫为终末宿主。弓形虫在终末宿主的肠上皮细胞内完成有性生殖后随粪便排出卵囊，在体外完成孢子化过程之后成为侵袭性卵囊，中间宿主动物吞食侵袭性卵囊后，在其体内进行无性生殖，主要经消化道感染，吸血昆虫也是该病的传播者。

临床症状：自然感染的大鼠、小鼠和地鼠多无临床症状，组织切片可见灶性脑炎。豚鼠主要表现为肝、脾肿大，幼龄鼠可出现角弓反张，排粪、排尿紊乱。猫急性发病时出现体温升高、嗜睡、呼吸困难，有时出现呕吐和腹泻；慢性病例主要表现为消瘦与贫血，有时出现神经症状，孕猫也可发生流产和死胎。犬发病症状类似猫，有时还出现运动失调，严重者后肢麻痹，妊娠早期发生流产。猴发生脑炎时表现为转圈、抱头、共济失调及惊厥。

在人体多为隐性感染。发病者临床表现复杂，其症状和体征又缺乏特异性，易造成误诊，主要侵犯眼、脑、心、肝、淋巴结等。孕妇感染后，病原可通过胎盘感染胎儿，直接影响胎儿发育，致畸严重。

病理变化：腹腔积有腹水，肠道、肠系膜淋巴结、肾上腺及实质器官有灰白色坏死结节或肿胀、出血。

诊断：①采用血清学方法（ELISA、间接血凝等）检测特异性抗体。②取感染组织作涂片检查，发现虫体即可诊断。

预防与控制：加强饲养管理，防止猫类对饲料、饮水的污染。淘汰动物应进行焚烧处理。

三、淋巴细胞脉络丛脑膜炎

由淋巴细胞脉络丛脑膜炎病毒（lymphocytic choriomeningitis virus）引起的以神经系统异常为特征的人兽共患传染病。带毒小鼠是主要的传染源，病毒可通过唾液、鼻分泌物、粪便和尿液排出，子宫也可垂直传播。吸血昆虫可在实验动物间间接传播。豚鼠可通过气溶胶发生感染。来自带毒动物的传代肿瘤等生物样品也会造成动物群之间的病毒传播。

临床症状：自然感染或人工接种的小鼠因年龄、品系、感染途径及毒株不同，可表现出 3 种病型。①脑型：经脑接种的成年鼠，在抓起尾巴倒提时，头部震颤，后肢出现强直性伸张。②内脏型：表现弓背、嗜睡、结膜发炎等症状。部分小鼠有腹水。③迟发型：患鼠弓背，体重减轻，生长缓慢，产仔减少，有腹水、蛋白尿。

幼龄地鼠和豚鼠较为敏感，时而昏睡，行动迟缓或呆立，步态不稳，有时可见后肢麻痹。自然感染的成年豚鼠只呈现隐性感染，基本无临床症状。

人类患此病似感冒，少数患者出现无菌性脑膜炎的表现，偶可表现为脑膜脑炎或脑脊髓炎。

病理变化：胸腹腔有浆液性渗出液，肝脏脂肪变性和脾肿大。肺出血、水肿、灶性实变。

诊断：取脑、肝或脾制成悬液进行脑腔接种，发生明显脑神经症状，多在4～6天发病死亡，进行病毒分离和鉴定。抗体检测方法包括ELISA、IFA法等。

预防与控制：野鼠常携带有淋巴细胞脉络丛脑膜炎病毒，因此，防止野鼠进入动物室是控制感染的重要措施。发现患病动物立即淘汰。由于该病毒可经胎盘传播，在剖宫净化鼠群时应注意选择不携带病毒的母鼠。

四、沙门菌病

沙门菌（*Salmonella* spp.）于1880年由Eberth首先发现。至今已发现沙门菌属细菌有2 000多种血清型，我国发现200个血清型，是一类重要的人兽共患病病原体。对实验动物威胁较大的是鼠伤寒沙门菌和肠炎沙门菌。在动物中可交叉感染，或同时感染两种沙门菌。

实验动物的沙门菌病主要发生于小鼠和豚鼠，是由鼠伤寒沙门菌和肠炎沙门菌引起的以肠炎、败血症为特征的一种传染病，该菌经消化道或结膜感染。幼龄动物较成年动物更敏感。野鼠是该病的主要传染源。

临床症状：急性感染常无可见症状而突然死亡。亚急性或慢性感染可见背毛蓬乱、消瘦、腹泻，有的豚鼠出现结膜炎，孕鼠发生流产。

人感染后体温升高，精神沉郁，食欲不振，呼吸浅表，呕吐和腹泻，粪便恶臭，虚弱无力等。

病理变化：肝、脾肿大，有白色或黄色粟粒大片坏死灶，肠道扩张，黏膜充血或出血，肠腔内有少量淡红色液体；有的肺脏出现实变区。急性死亡豚鼠仅脾脏肿大、出血，其他器官无肉眼可见病变。

诊断：取肠内容物进行细菌分离鉴定。

预防与控制：加强饲养管理，防止野鼠侵入动物室。对发病动物应立即淘汰，以免引起人感染。

五、狂犬病

狂犬病（rabies）又称为恐水症，是由狂犬病病毒感染犬引起的以极度兴奋、狂躁不安、流涎、攻击人兽为特征的一种高度接触性人兽共患病。病毒通过患病犬或带毒犬的咬伤而传给正常动物或人，也可通过消化道和呼吸道及损伤皮肤、黏膜感染。该病无明显的流行季节。

临床症状：狂暴型：极度兴奋，攻击性强，下颌麻痹下垂、流涎，步态不稳，终因全身衰竭和呼吸肌麻痹而死亡。麻痹型：喉头、下颌、后肢麻痹，流涎，吞咽困难，最终全身麻痹而死亡。猫多为狂暴型，行为异常，无目的狂奔。猴多表现为麻痹型。

病理变化：体况消瘦，脱水，眼球下陷。口腔黏膜、胃肠黏膜充血、糜烂，胃内空虚或有异物。脑膜或脑实质中可见充血或出血。

诊断：根据典型的临床症状，结合咬伤病史，可做出初步诊断。检测血清抗体是做出诊断和评价动物免疫状态的重要手段和指标。常用的方法有ELISA、IFA法等。

十日观察法：世界卫生组织（WHO）出版的《狂犬病预防控制技术指南》提出“十日观察法”：如果伤人动物在十日观察期内保持健康，或经可靠的实验室使用恰当诊断技术证明该动物未患狂犬病，则可以终止免疫接种，但也同时明确指出，十日观察法仅限于家养的犬、猫和雪貂，且伤人动物需有两次明确记载的有效的狂犬疫苗的接种史。

预防与控制：①定期进行疫苗接种注射是预防该病发生的有效措施。人被犬或其他动物咬伤后也应立即接种疫苗和注射抗体。②发现病犬应立即处死，并向有关部门报告，以免疫情扩散。

六、猴B病毒感染

猴B病毒（simian B virus）又称为猴疱疹病毒，是一种人和猴共患的病毒。猴是B病毒的自然宿主，感染率可达10%～60%。多数情况下呈良性，仅在口腔黏膜出现疱疹和溃疡，病毒可长期潜伏在呼吸道和/或泌尿生殖器官附近的神经节，也可长期潜伏在组织器官内，产生B病毒抗体。人类感染主要表现脑脊髓炎症状，多数患者发生死亡。

人类B病毒感染与猴的临床表现截然不同，主要表现为上行性脊髓炎或脑脊髓炎。潜伏期2～3天或数周。病初被咬局部疼痛、发红、肿胀，出现疱疹，有渗出物。随后出现脑炎等全身症状，最终麻痹而死。

临床症状：患病猴的舌面、口黏膜、唇部出现许多小疱疹，很快破裂形成溃疡。有时可见结膜炎。一般无全身症状。人感染后主要表现为上行性脊髓炎，病初被咬局部肿痛，出现疱疹，随后出现脑炎等全身症状，最终麻痹而死，幸存者多留有严重的后遗症。

病理变化：在舌、唇部和口腔黏膜与皮肤交界的唇缘有小疱疹及其所形成的溃疡，溃疡表面有纤维素性坏死性结痂形成，痂皮呈褐色，与周围组织分界明显。

诊断：由于 B 病毒对人致病性很强，有关 B 病毒的研究与诊断工作必须在 P3 实验室进行。用棉拭子取病料进行病毒分离，电镜观察或采用血清学方法检测病毒抗原可做出正确诊断。目前，我国常用血清学方法进行病毒抗体的检测。

预防与控制：应以自繁为主，定期检疫，淘汰抗体阳性猴，逐步建立无 B 病毒猴群。野外捕获的猴应严格隔离检疫，确认无 B 病毒后方可用于实验。

七、猴结核病

猴结核病是由分枝杆菌属结核杆菌（tubercle bacillus）引起的、以动物多种组织器官中形成结节性肉芽肿和干酪样坏死为特征的一种人兽共患传染病。结核患者和患病动物是该病的传染源，尤其是开放性结核患者。主要通过空气传播，亦可通过患病动物排出的粪尿等排泄物污染饲料和饮水而感染。患子宫结核和乳腺结核的动物可垂直感染其后代。

临床症状：患肺结核猴表现为咳嗽、呼吸困难。肝、脾肿大用手可触及。局部淋巴结肿大。慢性病例明显消瘦，背毛蓬乱或脱落。患肠结核猴出现持续性或间歇性腹泻、脱水或背毛蓬乱。

病理变化：病变部位出现结核结节性肉芽肿和干酪样坏死灶。

诊断：①结核菌素试验：用结核杆菌纯蛋白衍生物（purified protein derivative，PPD）做皮肤过敏试验可做出初步诊断。②对疑似结核性病变的久治不愈的皮肤溃疡及病理解剖疑似结核性病变的病料可直接涂片进行抗酸染色、镜检。

预防与控制：对引进的动物实行严格检疫，防止结核杆菌传入猴群。对确诊为结核病的猴应立即处死，并对饲养环境及用具进行彻底消毒，以防感染其他动物和人。

八、布鲁氏菌病

布鲁氏菌病（brucellosis）是人兽共患的一种传染病，以生殖系统侵害为特征。主要表现为睾丸炎、附睾炎、淋巴结炎、关节炎、流产、不育等症状。犬感染布鲁氏菌大多呈隐性感染，少数可表现临床症状。

症状：犬感染布鲁氏菌后，一般有两周至半年的潜伏期，之后，怀孕的母犬多在怀孕40～50天发生流产，流产前一般体温不高，阴唇和阴道黏膜红肿，阴道内流出淡褐色或灰绿色分泌物。流产的胎儿常有组织自溶、水肿及皮下出血等特点。部分母犬怀孕后并不发生流产，在怀孕早期胎儿死亡，被母体吸收。流产后的母犬常以慢性子宫内膜炎症状出现，往往屡配不孕。公犬感染布鲁氏菌后，以睾丸炎、附睾炎、前列腺炎、包皮炎等症状出现。病犬除发生生殖系统炎症外，还可发生关节炎、腱鞘炎，运动时出现跛行症状。

诊断：怀孕母犬发生流产或母犬不孕及公犬出现睾丸炎或附睾炎时均应考虑该病。细菌学检验和血清学检验可确诊。

九、钩端螺旋体病

钩端螺旋体病（leptospirosis）是一种重要而复杂的人兽共患病和自然疫源性传染病。临诊表现形式多样，主要有发热、黄疸、血红蛋白尿、出血性、流产、皮肤和黏膜坏死、水肿等。该病在世界各地流行，热带亚热带地区多发。我国南方部分地区较为严重。

病原：钩端螺旋体长6～20μm，宽0.1～0.2μm，具有细密而规则的螺旋。一端或两端可弯曲呈钩状，菌端可弯绕成“8”字形、“T”形或网球拍状，整个菌体可呈“C”“S”等字样；在暗视野检查时，常似细小的珠链状。革兰氏染色不易着色，常用吉姆萨染色和镀银法染色，后者较好。钩端螺旋体在一般的水田、池塘、沼泽及淤泥中可以生存数月或更长。一般常用消毒剂可将之杀灭。

流行病学：病原性钩端螺旋体几乎遍布世界各地，尤其是气候温暖、雨量较多的热带亚热带地区的江河两岸、湖泊、沼泽、池塘和水田地带。

钩端螺旋体的动物宿主非常广泛，几乎所有温血动物都可感染，其中啮齿目的鼠类是最重要的储存宿主。鼠类带菌时间长达1～2年，甚至终身。鼠类繁殖快，分布广，带菌率高，是该病自然疫源的主体。

钩端螺旋体侵入动物和人肌体后，进入血流，最后定位于肾脏的肾小管生长繁殖，间歇地或连续地从尿中排出，污染周围环境如水源、土壤、饲料和用具等，使动物和人感染。鼠类、家畜和人的钩端螺旋体感染常常相互交错传染，构成错综复杂的传染链。

该病主要通过皮肤、黏膜和经消化道食入而传染，也可通过交配、人工授精、菌血症期间经吸血昆虫如蜱、蝇等传播。

临床症状：钩端螺旋体是人和多种动物钩端螺旋体病的病原。总体而言，传染率高，发病率低，症状轻的多，重的少。钩端螺旋体所致疾病的临床症状主要为发热、贫血、黄疸、出血、血红蛋白尿、黏膜和皮肤坏死。

病理变化：钩端螺旋体在各种动物中所引起的病变基本一致。急性病例眼观病变主要是黄疸、出血、血红蛋白尿。慢性或轻型病例则以肾的变化为突出表现。

诊断：可由临床表现、病理解剖及流行病学资料作初步诊断，最后由微生物学检验作确诊。微生物检验主要有制片检查、分离培养、动物实验、血清学检查等方法。

防治：主要是对动物房舍进行经常性消毒，防止饮水、饲料污染，动物运输时减少损伤。治疗一般用青霉素、金霉素等抗生素，口服或肌注。

十、志贺菌病

志贺菌（*Shigella* spp.）或称为痢疾杆菌，由此引起人和实验动物肠道感染的细菌性疾病，称为志贺菌病。人和猴以细菌性痢疾为主要症状。

病原：该属细菌有 A、B、C、D 4 个群 45 个血清型，对人和实验动物均有致病性。

流行病学：志贺菌在自然界分布较窄，主要是在人类和非人灵长类动物间传播。猕猴在天然情况下可能因接触被人类污染的物品而感染志贺菌，尤其在被捕获之后，带菌率不断增加，由此说明，人类带菌者是猕猴痢疾的传染源。传播途径是病原菌经口腔进入胃肠道。在人与猴、猴与猴、猴与人间相互传染过程中，苍蝇和蟑螂是重要的传染媒介。

新来猴群痢疾的发病率和死亡率比基本猴群高得多。在过分拥挤和不卫生情况下，发病率可高达 100%，死亡率可高达 60%以上。据研究，3 岁以下的猴最易感，猴痢疾的发病率没有季节性差异。各国学者比较一致的看法是，在诸多病原当中，福氏志贺菌占绝大多数，其次是宋内氏志贺菌。

临床症状：人表现为细菌性痢疾、急性胃肠炎等。恒河猴临床表现最典型，主要症状有：①急性典型菌痢，发病急、高热、呕吐拒食、排脓血便。1～2 天后体温和血压下降，出现明显的脱水和循环衰竭。2～3 天内死亡。②急性非典型菌痢，先发生水性腹泻，排泄物的黏液量逐渐增加，3～5 天后排脓血便，及时治疗可治愈。③慢性菌痢急性发作，过去有菌痢史，发作时呈现急性典型菌痢症状。病程较短；治疗后症状消失，有的自己会痊愈。④慢性迟缓型，有菌痢史，经常发病，排稀糊状或水样粪便。症状消失后又排羊粪样硬质粪便。消瘦、皮毛粗乱，预后不良。

病理变化：同人菌痢的病变相似。主要表现盲肠和结肠出血性结肠炎或化脓性出血性结肠炎。或呈现急性卡他性肠炎变化，有时可见到溃疡和出血。人的主要病理变化在结肠下段和直肠。

诊断：根据临床症状和实验室检查结果进行确诊，实验室检查通过细菌培养、粪便显微镜检查、荧光抗体法可快速诊断。

（师长宏、白　亮、夏聪聪）

参 考 文 献

陈主初, 吴端生. 2001. 实验动物学. 长沙: 湖南科学技术出版社.
刘恩岐, 尹海林, 顾为望. 2008. 医学实验动物学. 北京: 科学出版社.
刘福英, 刘田福. 2005. 实验动物学. 北京: 科学技术出版社.
秦川. 2015. 医学实验动物学. 第二版. 北京: 人民出版社.
邵义祥. 2016. 医学实验动物学教程. 南京: 东南大学出版社.
汤佳铭, 陈民利. 2102. 医学实验动物学. 北京: 中国中医药出版社.
Fox J. 2015. Laboratory Animal Medicine. 3rd Edition. San Diego: Elsevier Press.

第六章　实验动物环境和营养控制

实验动物遗传控制、微生物与寄生虫控制、环境控制及营养控制是保证实验动物质量的四大核心内容。遗传及微生物与寄生虫控制是保证实验动物质量的内在因素，环境和营养控制是保证实验动物质量的外在因素。本章重点介绍环境控制和营养控制的内容。

第一节　实验动物环境因素

环境因素对于实验动物生存和健康至关重要，严格控制实验动物环境既可保证实验动物健康和动物福利，也可保障实验研究结果准确可靠。

一、实验动物环境概念

实验动物环境是指围绕该动物的所有外界条件，也是实验动物生长发育、繁殖、实验研究所赖以生存的特定场所和外在条件。

实验动物环境分为外部环境（outside environment）和内部环境（inside environment）。外部环境是指实验动物和动物实验设施以外的环境。在开放饲养条件下，外部环境的变化直接影响内部环境。内部环境是指实验动物和动物实验设施内部，即动物直接生活的场所。内部环境又可分为内部大体环境和局部微环境。前者是设施建造时所必须考虑的各种环境控制指标规定范围。而微环境是指特定的、个别的或少数实验动物所生活的微小环境，包括实验动物笼盒的结构、款式、位置、垫料种类及实验动物的密度等。

二、实验动物环境因素分类

实验动物环境因素包括以下4类。

1）气候因素：温度、湿度、气流方向、风速等。

2）理化因素：空气洁净度、O_2、CO_2、臭气、噪声、光照、消毒剂、有害化学物质。

3）居住因素：房屋、设施设备、饲养笼具、饲料、垫料、饮水、给食器、饮水器等。

4）生物因素：动物社会地位、势力范围、咬斗、饲养密度、微生物、饲养管理、实验处理、与人和其他动物的关系。

三、环境因素对实验动物的影响

（一）气候因素对实验动物的影响

1. 温度对实验动物的影响

哺乳类实验动物体温是恒定的，但环境温度的变化可引起动物体温波动，从而影响动物生理功能。

当温度过低时，动物性周期会推迟，出现异常生理活动。例如，对于金黄地鼠而言，温度低于18℃时，发生吃仔现象；低于13℃时，可引起幼鼠死亡；临近4℃时，经短时间即可进入冬眠。温度过高时（如温度超过30℃），雄性动物出现睾丸萎缩或形成精子能力下降，雌性动物出现性周期紊乱，泌乳能力降低或拒绝哺乳等。此外，温度过高或过低不但影响动物的繁殖率、产仔率、离乳率和初生动物的存活率，而且会导致机体抵抗力降低而患病。

2. 湿度对实验动物的影响

湿度（humidity）是指大气中的水分含量，按每立方米空气中实际含水量（g）表示时称为绝对湿度。空气中实有含水量占同等温度下饱和含水量的百分比值称为相对湿度（relative humidity）。

相对湿度过高，微生物易于繁殖，饲料和垫料易霉变，动物室空气中的细菌数与氨浓度也明显增加，容易引起动物的呼吸系统疾病。湿度过低，可导致尘土飞扬，对动物健康不利。例如，在温度为27℃、湿度在40%以下时，大鼠可发生尾部的环状坏死症，简称环尾症（ring tail）。一般认为这是低湿条件下，随着尾部水分的散发，尾血管缩小而引起血液循环障碍所致。

3. 温、湿度对动物实验结果的影响

1）对动物脏器重量的影响。在低温环境下，动物的新陈代谢旺盛，这对动物的脏器重量会产生很大的影响，小鼠的心脏、肝脏、肾脏在低温下较大，在高温下较小，表明它们与环境温度呈显著的负相关，大鼠也有同样的现象。

2）对动物采食量的影响。湿度对动物实验结果也有重要影响。例如，大鼠的摄食量在21℃、35%湿度环境下比21℃、75%湿度环境下要增加5%左右；小鼠的活动量在低湿条件下要比高湿条件下大。表明即使在相同温度下，由于低湿时动物散热量大而产热量增加，从而使摄食量和活动量增加。

3）对动物微生物感染率的影响。小鼠的仙台病毒在高湿环境下感染率高，脊髓灰质炎病毒、腺病毒 4/7 型均在高湿条件下大量增殖。流感、副流感 3 型、牛痘、委内瑞拉马脑炎等病毒在低湿条件下能存活更长时间。另外，动物室内空气中变态反应原的含量亦随着湿度的上升而下降。动物在特定环境下的生理性变化与各种微生物相互促进，对动物产生综合性影响。

4）对动物生理生化指标的影响。表 6-1 显示在温度为 15℃、25℃、30℃、35℃时的低湿、常湿、高湿环境下，将小鼠固定放置 60min 后的心跳数、呼吸次数与体温。在 15℃及 25℃环境中，无论哪个指标在不同湿度之间均未见有差异。而心跳数在 30℃、35℃环境中，体温在 35℃环境下，不同的湿度条件之间均有差异，特别是高温下湿度的影响更加明显。

表 6-1 小鼠暴露在各种温、湿度环境下 60min 后的心跳数、呼吸次数、体温

环境温度（℃）	相对湿度（%）	心跳（次/min）	呼吸（次/min）	体温（℃）
15	40～50	563.3±78.0	207.1±31.5	30.0±1.4
	60～70	602.2±77.4	206.4±22.0	30.9±2.0
	85～95	950.6±62.0	222.0±16.1	30.2±1.5
25	40～50	731.4±53.4	180.8±31.3	35.7±1.0
	60～70	695.3±47.6	188.3±29.0	35.1±1.1
	85～95	697.5±42.6	195.6±18.7	35.4±0.9
30	40～50	701.4±41.3	171.0±21.3	36.9±0.7
	60～70	668.7±40.2	185.2±14.8	37.1±0.7
	85～95	646.3±48.2	187.3±22.5	37.5±0.7
35	40～50	650.6±49.0	205.3±30.4	38.6±0.7
	60～70	687.8±49.0	189.8±32.0	38.5±0.5
	85～95	777.6±7.50	227.9±43.9	40.4±0.5

注：使用 ICR 雄性小鼠，9～10 周龄，表中数据为平均值±标准偏差

5）对 50%致死量的影响。小鼠、大鼠的药物急性毒性试验中，因环境温度的不同，其 50%致死量（LD_{50}）有显著差异。温度与毒性的关系从药物的不同反应可分为 A、B、C 3 种类型。A 类（如乙酰胆碱、地高辛、士的宁、甲醇、对硫磷、水杨酸盐、麻黄素）在高温或低温时毒性变强；B 类（如乙酰甲胆碱、戊巴比妥、氯丙嗪、甲哌啶嗪）在低温下毒性最强，随环境温度的上升毒性减弱；C 类（如普鲁卡因）在高温和常温下都显示同样的毒性，但在低温下明显增强。

6）实验动物室的温、湿度对实验动物的繁殖及实验结果有很大的影响。因此，为了获得可靠性、重复性高的实验结果，就必须对实验室的温度加以控制。然而，由于不同国家学者的经验和实践不同，所处的地理环境不同，提出动物室的温度标准也不相同。有人建议，应当利用最佳值、目标值、推荐值、允许范围作为动物室

的标准。所谓最佳值是动物处于最佳状态的温度范围，但就个体水平来说，不可能找到适合不同种、品种品系、性别、年龄及饲养密度下共同的动物室最适温度；所谓目标值即为空调设计时的目标温度条件，如小鼠和大鼠可定为（23±2）℃；所谓推荐值即为设施管理上通常应当被认可的温度条件，小鼠和大鼠可定为（23±3）℃；所谓允许范围是从确保动物安全、维持动物健康的角度所不希望逾越的最低和最高条件，一般认为在 18～26℃。《实验动物 环境及设施》（GB14925—2023）规定小鼠和大鼠环境控制温度在 20～26℃、相对湿度在 30%～70%为宜。

4. 气流及风速对实验动物的影响

人类一般可感觉的气流速度为 0.2～0.25m/s，而实验动物的气流以 0.13～0.18m/s 为最佳。实验动物设施中气流分布普遍采用乱流式，目的是既保证新鲜空气的均匀分布，同时又可降低造价和运营费。在饲养室内保持一定的气流和风速，不仅可使温度、湿度及化学物质组成保持一致，而且有利于将污浊气体排出室外。

气流和风速与动物体热的扩散有很大关系。气流、风速、温度、湿度均不是各自以单一的因素对动物产生影响，而是在互相关联状态下影响动物。当室内气温较高时，气流有利于对流散热，对动物有良好作用。当室温较低时，气流使动物的散热量增加，加剧寒冷的影响。由于大多数实验动物体形较小，体重与体表面积的比值较大，所以对气流和风速更加敏感。气流速度过小，空气流通不畅，动物缺氧，室内臭气充斥，散热困难，造成不舒适感，甚至发生疾病和窒息。气流速度过大，动物体表散热量大，动物摄食量增加。

适当的换气次数可以为动物提供充足的新鲜空气。但换气次数过多，则会让动物大量消耗体能以弥补因空气快速流动引起的热量损失。《实验动物 环境及设施》（GB14925—2023）规定普通级环境的最小换气次数为 8 次/h，屏障环境的最小换气次数为 15 次/h。

病原微生物随空气流动而四处散播，合理的气流和风速不但能调节温度和湿度，而且可降低室内粉尘及有害气体污染。动物设施内各区域的静压状况决定了空气流动的方向。在屏障系统中，因静压不同，空气流动方向是从高静压区向低静压区流动，也就是从清洁区（清洁走廊、动物室）向污染区流动，动物室内处于正压，高于室外；而在污染或放射性实验室，为了不让室内微生物或放射性物质扩散出去，室内处于负压，低于室外。

（二）理化因素对实验动物的影响

1. 空气洁净度

动物室内空气中飘浮的颗粒物（微生物多附着在颗粒物上）与有害气体对动

物机体可造成不同程度的危害，也干扰动物实验结果。颗粒物按其状态、物理化学形成过程及大小分为粉尘（dust）、烟尘（fume）、薄雾（mist）、浓雾（fog）、烟（smoke）。其中对动物有影响的是从外界带入的粉尘和室内产生的动物被毛、皮屑、饲料渣、铺垫物及空气中生存的细菌、病毒、立克次体等。粉尘颗粒对动物的危害随颗粒的大小而不同。大颗粒在空气中飘浮时间短，影响程度小。小颗粒飘浮时间长，影响程度大。粉尘主要是指 5μm 以下，经呼吸道吸入后，可到达细支气管与肺泡而引起呼吸道疾病。颗粒物除对动物产生不良影响外，还可以成为微生物载体。因此，必须对进入清洁级以上动物的饲养室空气进行过滤。

美国联邦标准（USA Federal Standard）FS209E 以空气中含尘埃粒子的累积个数反映空气洁净度，100 级、1000 级、10 000 级、100 000 级分别代表实验动物设施内每立方英尺[①]≥0.5μm 尘埃粒子数分别为 100 个、1000 个、10 000 个、100 000 个，或者每立方米≥0.5μm 尘埃粒子数分别为 3500 个、35 000 个、350 000 个、3 500 000 个。对应国际标准 ISO14644—1 的 5 级、6 级、7 级、8 级。

另外，关于动物本身产生粉尘的危害，以人为对象研究得比较深入，主要可以使人产生变态反应。变态反应中，像小鼠、大鼠、豚鼠、家兔的血清、皮毛、皮屑及尿均具有抗原性。因此，对动物室的粉尘应同人兽共患病一样，需加以重视。

2. 噪声

对人和动物的心理、生理造成不利影响的声音称为噪声。噪声主要来自外环境，如空调设备、送排风口等发出的噪声，以及人的活动及实验动物采食、走动、鸣吠等。一般是指频率高、声压大、带冲击性、具有复杂波形的声音。

小鼠的听觉器官一般认为在出生后 14 天左右形成。人对 20～20 000Hz 的频率都有感觉，敏感值在 2000Hz 左右。小鼠、大鼠、仓鼠、犬、猫等都能听到人类听不到的超声波。

噪声影响实验动物的繁育性能，导致大鼠、小鼠生育力减退，妊娠障碍和流产，甚至出现食仔现象，有些品系的动物还会出现听源性痉挛。此外，噪声影响动物的心率、呼吸、血压及激素水平，从而影响动物实验的重复性。

室内噪声一般应控制在 60dB 以下。

3. 光照

动物体内的许多生理现象具有周期性，如心跳、呼吸、体温、神经活动、DNA 复制，以及发情、排卵、产仔等。有的表现为月节律，有的表现为昼夜节律，有的表现为季节性或周年性节律。环境因素可以影响动物的生理节律，其中最主要的是光照。

---

① 1 英尺=0.3048m。

光照包括照度、光线波长、光照时间或明暗交替时间 3 个因素。光照过强会导致雌性动物窝性差，哺乳不良，甚至食仔。不同品种、不同性别动物对光照的敏感性不同。光线波长可影响动物生殖功能。明暗交替时间对动物机体有多种调节功能。采食、排粪、活动存在周期性变化，血液、生化及生理也有相应变化，可人工调节生殖周期。

在自然条件下饲养金黄地鼠时，冬季血浆促性腺激素减少，生殖器退化。为防止金黄地鼠睾丸萎缩，维持正常精子的产生，每天至少要有 12.5h 的照明。据观察，金黄地鼠繁殖生长以 14h 明亮、10h 黑暗最佳；SD 大鼠发情以 12h 明亮、12h 黑暗，呈最稳定的 4 日性周期，而 16h 明亮、8h 黑暗则呈 5 日或更长的性周期。如果采用 22h 明亮、2h 黑暗，则性周期的长短不稳定。

4. 臭气

据报道，具有气味的物质有 40 万种以上，人的嗅觉可以感觉到其中 4000 种左右，如胺类、硫醇类、丁烷类及蛋白质的分解物等含氮、硫等元素的有机化合物，以及甲酚、丁酚、戊酚及高级脂肪酸等酚类。

对不同的恶臭物质加以观察，发现氨在所有动物室中的浓度最高。氨浓度与饲养环境的温度、湿度，以及饲养密度有关。动物室内的氨主要由动物粪便中的尿素经细菌分解后产生，这可以通过无菌动物设施中氨浓度极低加以验证。

氨气可刺激动物的眼结膜、鼻腔黏膜和呼吸道黏膜而引起流泪、咳嗽，甚至急性肺水肿、死亡。此外，还可以发生严重的鼻炎、中耳炎、支气管炎和支原体性肺炎等。

（三）居住因素对实验动物的影响

1. 动物饲养笼具

笼具是饲养动物的容器，实验动物的整个生活过程基本上是在笼具中度过。因此，笼具的设计、制作必须考虑保持动物的健康和舒适，所使用的材料要求无毒、耐高温和耐腐蚀，便于清洗及消毒。大鼠、小鼠一般使用铺有垫料的笼盒，犬、猫、猴、兔、鸡使用带粪盘的笼子。为适应更高环境要求，还有一些特殊实验动物笼具设备，如隔离器、层流柜、独立通气笼盒（independent ventilation cage，IVC）等。

2. 垫料

垫料（bedding）的质量影响动物的健康，如杉对小鼠、大鼠肝脏微粒体酶的变化有影响；刨花作为垫料饲养地鼠，会引起足掌受伤并形成肉芽肿。因此，垫料应选用吸湿性良好、尘埃少、无异味、无毒性、无油脂、不助长微生物、不诱导动物产生酶、使动物感到舒适、不损伤动物皮肤与黏膜的材料。我国一般使用刨花及锯木丝，国外使用刨花、玉米芯、纸质垫料。在使用刨花等木质垫料时应注意木质的化学特性，对含有芳香烃化学物质的木质垫料（如松树或雪松）应进行充分的安全评估。

3. 饲料和饮水器

饲料与饮水是保证实验动物正常发育、维持生长和繁殖所必需的，因此饲料是否卫生、营养成分是否全面、饮水器设计是否合理都与实验动物的健康密切相关。

（四）生物因素对实验动物的影响

1. 人为因素

实验动物的饲养、管理和实验处理均由人操作，因此动物实验结果与饲养管理人员的素质及责任心密切相关。

2. 动物种间因素

同种动物个体之间由于性情差异、体质强弱、所处社会地位不同，经常发生争斗、撕咬、抓伤。异种动物之间也可以产生相互影响，小鼠和猫在同一房间内饲养，小鼠会出现性周期紊乱的现象。

3. 病原微生物因素

动物室存在的各种细菌、病毒、立克次体等病原微生物，在一定条件下可以迅速增殖，造成实验动物死亡，对动物实验产生不利影响。如果呈隐性感染，往往得出错误结论而对实验造成负面效应。若存有人兽共患病原，威胁人类健康，则危害更大。

四、实验动物环境设施国家标准

按照空气净化的控制程度，国家标准《实验动物 环境及设施》（GB14925—2023）将实验动物环境分为普通环境、屏障环境和隔离环境，见表 6-2。

表 6-2 实验动物环境的分类

环境分类		使用功能	适用动物等级
普通环境		实验动物生产、实验、检疫	普通级动物
屏障环境	正压	实验动物生产、实验、检疫	SPF 级动物
	负压	实验动物实验、检疫	普通级动物、SPF 级动物
隔离环境	正压	实验动物生产、实验、检疫	SPF 级动物、无菌级动物
	负压	实验动物实验、检疫	普通级动物、SPF 级动物、无菌级动物

实验动物实验条件的环境指标与实验动物生产条件的环境指标基本相同，实验动物笼具尺寸应满足动物福利的要求和操作的需求。

第二节　实验动物设施与设备

一、实验动物设施概念

广义的实验动物设施是指生产实验动物和从事动物实验的建筑物和设备。繁殖生产设施和动物实验设施的要求基本一致。

二、实验动物设施分类

1. 按微生物控制程度分类

实验动物设施按微生物控制程度不同可分为普通环境、屏障环境和隔离环境。

1）普通环境：符合动物居住的基本要求，控制人员和物品、动物出入，不能完全控制传染因子，但能控制野生动物的进入，适用于饲育普通级实验动物。

2）屏障环境：该环境设施适用于饲育 SPF 实验动物，进入屏障环境内的空气应经过初、中、高效三级过滤，空气的洁净度应达到 7 级，进入屏障环境内的人员、动物和物品如饲料、饮水、垫料及实验用品等均需经过严格的微生物控制。屏障环境可根据压差方向不同分为正压屏障环境和负压屏障环境。

3）隔离环境：该设施采用无菌隔离装置以保存无菌或无外来污染的动物。隔离装置内的空气、饲料、饮水、垫料和设备均为无菌，动物和物料的动态传递须经特殊的传递系统，该系统既能保证与环境的绝对隔离，又能满足转运动物时保持内环境一致。该环境设施适用于饲育 SPF、悉生（gnotobiotic）及无菌（germ free）实验动物。隔离环境可根据压差方向不同分为正压隔离环境和负压隔离环境。

2. 按设施功能分类

按设施功能不同分为实验设施、生产设施、特殊设施等。

1）实验设施：是指以研究、试验、教学及生物制品、药品和相关产品生产、质控等为目的而进行动物实验的建筑物和设备的总和，包括动物实验区、功能实验区、辅助区。

2）生产设施：是指用于实验动物生产繁殖的建筑物和设备的总称，包括动物生产区、辅助生产区、辅助区。

3）特殊设施：特殊实验动物设施主要包括三大类，即生物危害设施、化学污染设施和放（辐）射污染设施。

3. 按设施平面布局分类

按设施平面布局不同分为无走廊式、单走廊式、双走廊式和三走廊式。

1）无走廊式：此类设施一般面积较小，能最大限度地利用空间，用于饲养单一品种或以实验为主的设施。一般用于小型动物研究或改造作为临时动物房。由于人流物流交叉，进出路线交叉，污染物品容易影响洁净物品的清洁度，一般为普通级动物设施。

2）单走廊式：有效面积充分利用，为实验动物的生产、实验提供最大空间。缺点是无法将污染区和清洁区分隔开来，形成动物粪便、废弃物与清洁物品的交叉运行，人流、物流交叉，易受到污染。尽管国内外经常采用此类设计，但必须加强管理，方能安全运行。

3）双走廊式：常用的一种实验动物屏障设施类型，可有效地分割清洁区和污物区。作为屏障设施使用，比较容易控制微生物的危害。缺点是有效利用面积减小。图 6-1 是一个双走廊式 SPF 实验动物设施示意图。

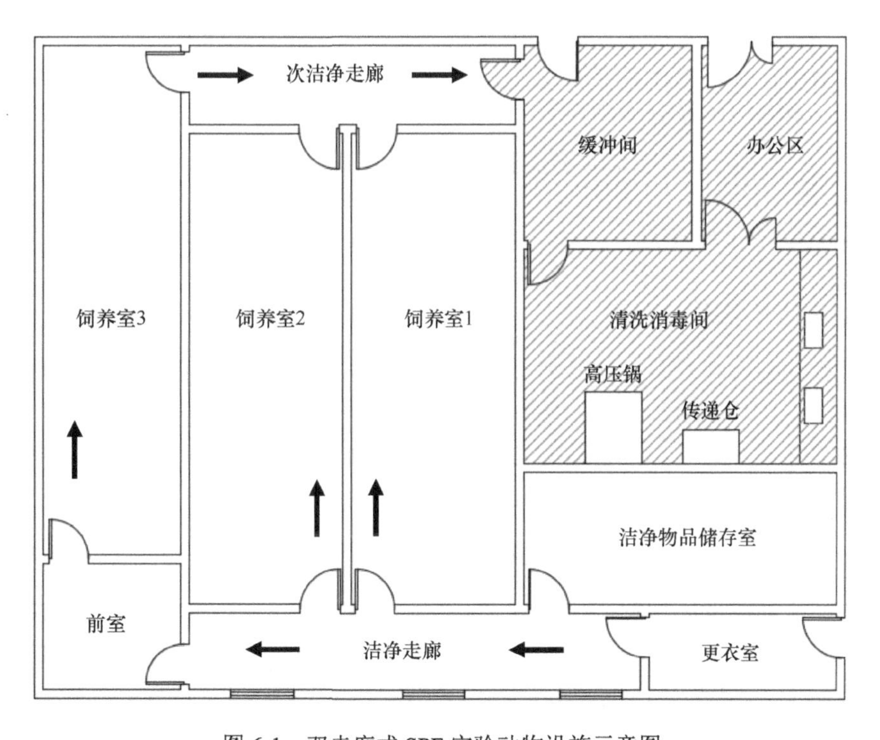

图 6-1　双走廊式 SPF 实验动物设施示意图

4）三走廊式：动物隔离良好，人员、动物、物品进入有专门通道，可有效避免污物和洁净物品交叉，人员与物品进出互不影响，可以大量长期饲养实验动物，但空间利用率低，而且投资大、维护费用高。

三、实验动物设施组成

实验动物设施的组成应包括以下几个部分。

1. 前区

前区包括监控室、办公室、维修室、库房、饲料室及一般走廊。

2. 饲育区

1）生产区：包括隔离检疫室、缓冲间、风淋室、育种室、大群饲育室、生产群饲育室、待发室、清洁物品储藏室、消毒后室及走廊。

2）动物实验区：包括缓冲间、风淋室、检疫间、隔离室、操作室、手术室、饲育间、清洁物品储藏室、消毒后室、走廊。普通级大动物检疫间必须与动物饲养区分开设置。

3）辅助区：包括仓库、洗刷消毒室、废弃物品存放处理间（设备）、解剖室、密闭式实验动物尸体冷藏存放间（设备）、机械设备室、淋浴室、工作人员休息室、更衣室、自动监控室等。

4）动物生产设施应与动物实验设施分开设置。

四、实验动物设施布局

1. 设施布局原则

总原则是有利于防止疾病传播和避免动物相互干扰、相互感染；方便工作人员操作；人员、动物、物品、空气单向流动。

按需分区规划大小；繁殖与实验分开；低楼层养低等级动物；不同等级、品种、品系不混养；叫声大的动物分开饲养。

2. 设施建设的规划及结构要求

（1）设施建设的规划

选址：自然环境好，大气污染少；上风侧；远离噪声源；水电有保障；交通便利。

普通环境分三区：前区办公检测；控制区繁殖生产；后勤处理区洗刷处理污物。人员、动物、物品顺序流动，空气：控制区→后勤处理区。

屏障环境分两区：清洁区和非清洁区。人员物品：清洁区→非清洁区；空气：清洁走廊→饲育室→亚清洁走廊（污染走廊）→室外。

（2）设施内部结构要求

按《实验动物设施建筑技术规范》（GB 50447—2008）第 4 章要求执行。

第三节　特殊实验动物设施与设备

在进行致病性微生物、化学污染物及放（辐）射动物实验时，为避免以上因素对人类的伤害，需要在特殊的实验动物设施内进行，这类设施被称为特殊实验动物设施，包括生物危害设施、化学污染设施和放（辐）射污染防护设施 3 类。

随着近几年材料技术和空气净化技术的不断发展，新型实验动物饲养和动物实验设备设施应运而生，如层流柜、独立通气笼盒（IVC）系统、隔离器等，这些设备使用方便，能耗低，深受欢迎。

一、特殊实验动物设施

特殊实验动物设施主要包括三大类，即生物危害（biohazard）设施、化学污染动物实验设施和放（辐）射污染（radio hazard）设施。从根本意义上讲，这类设施是人类活动为避免生物因素、化学因素、射线伤害所采取的防范措施。

（一）生物危害特殊动物实验设施

所谓生物危害特殊动物实验设施是指用病原体对动物进行实验感染的一种特殊屏障设施。此种设施的建造和管理的指导思想、出发点完全不同于一般屏障设施。一般屏障设施在设计建造和运行管理时主要考虑如何避免人和外界环境对实验动物和设施内部造成污染，而感染动物设施主要考虑如何防止感染动物传染人、动物间交叉感染，以及防止动物携带的病原微生物泄漏出设施后对人和外界造成生物灾害。此类设施设计的目的是防止生物性危险和有害因素向动物实验设施和外界泄露造成污染，通常采用物理学隔离，主要是指在气密性结构内采用负压通风，以达到防止气溶胶扩散污染的目的。

美国国立卫生研究院（NIH）根据病原微生物对人和动物的危害程度把感染动物实验设施按保护水平（protection level，P）分为 P1～P4 四个级别；美国疾病控制与预防中心（CDC）按照生物安全（biosafety level，BSL）等级，分为 BSL-1～BSL-4 级，与 P1～P4 对应；我国《实验室 生物安全通用要求》（GB 19489—2008）分为一级、二级、三级、四级，与 BSL-1～BSL-4 对应，统称 BSL-1～BSL-4 级。

开展动物实验的特殊设施称为动物生物安全实验室（ABSL），即 ABSL-1～ABSL-4。其中 ABSL-1 风险最低，ABSL-4 风险最高，把 ABSL-3 和 ABSL-4 定义为“高等级动物生物安全实验室”。

1）ABSL-1。从事一般具有活性但对健康成人不致病、对人员和环境可能有微弱危害的微生物动物实验。建筑不需要与其他房间用通道隔离。进行普通微生物实验的动物实验室对工作人员的进出要求不严，一般在实验台上操作，不要求使用或经常使用专用封闭设备。实验人员经过与该室有关工作的培训，由经微生物学或有关学科培训的科学人员监督管理。

2）ABSL-2。要求在限定区域修建，配有高压蒸汽灭菌设备。适合从事某些带有传染性或潜在传染性，但在标准实验室操作时工作人员不受伤害的微生物实验工作。一般操作可在开放的动物实验台上进行，某些操作应限制在Ⅰ级或Ⅱ级生物安全柜内，安全柜排风可进入室内，对房间无特殊通风要求。一般的污染区如动物设施、垃圾堆应与实验室分开，公共场所和一般办公室应与主实验室分离。正在工作时限制外人进入实验室，工作人员应经过操作病原因子的专门训练，并由能胜任的科学人员监督管理。可能发生气溶胶扩散的实验应在Ⅱ级生物安全柜中进行。

3）ABSL-3。适用于通过吸入途径或暴露后能引起严重或致死性疾病的病原的实验工作。实验人员需接受致病或可能致死因子操作专门训练，并由具有上述因子工作经验的能胜任的科学人员监督管理。有双重密封门或气闸室（缓冲隔离室）与外界隔离的实验区。外部空气通过高效过滤器送入室内，向外排出的空气亦需经高效过滤器过滤。传染材料的所有操作应在生物安全柜内或其他封闭设备内进行。所有传染性液体或固体废弃物在处理前应先去除污染。

4）ABSL-4。这种动物实验室有特殊的工艺要求和防护性能，可以从事对工作人员有极大危害和引起烈性传染病流行的微生物实验工作。此类设施应建成独立的建筑物或在公共建筑物中完全隔离的区域中建造。高等级安全实验室不同于 ABSL-3 的特点是次级防护性能更加严密，防止传染因子外溢污染环境更加可靠。次级屏障包括密封通道、气锁（airlock）或液体消毒屏障、与实验室毗邻的更衣室和淋浴室、双扉高压灭菌器、污物处理系统、独立通风系统和排风除污系统更加完善可靠。工作室保持环形走廊和气锁 20Pa 的负压。中心实验室负压为 40Pa，确保气流向内流动。空气进出的路线为外部→一次高效过滤→一般房间→通过间→气锁→环形走廊→中心实验室→生物安全柜→二次高效过滤→排出。在操作中，避免实验微生物暴露于开放的空气中，应该都在Ⅲ级或Ⅱ级安全柜内进行。所有污物、污水都应在密闭条件下进行彻底灭菌。实验人员应经过非常危险传染因子操作的专门培训，并由能胜任的经过上述传染因子工作训练、有经验的科学人员监督管理。工作人员穿戴具有换气装置的整体式正压个人防护服。非本区的工作人员严禁入内。

ABSL 实验室操作和安全设施见表 6-3。

表 6-3　动物设施的防护水平：实验操作和安全设备汇总

危险度等级	防护水平	实验室操作和安全设施
1 级	ABSL-1	限制出入，穿戴防护服和手套
2 级	ABSL-2	ABSL-1 的操作加：危险警告标志。可产生气溶胶的操作应使用 I 级或 II 级 BSC。废弃物和饲养笼具在清洗前先清除污染
3 级	ABSL-3	ABSL-2 的操作加：进入控制。所有操作均在 BSC 内进行，并穿着特殊防护服
4 级	ABSL-4	ABSL-3 的操作加：严格限制出入。进入前更衣。配备 III 级 BSC 或正压防护服。离开时淋浴。所有废弃物离开设施前需先清除污染

注：危险度等级. 微生物危险度等级；ABSL. 动物生物安全实验室；BSC. 生物安全柜

（二）特殊化学物质动物实验设施

用化学物质开展安全性试验的特殊动物实验对实验者及有关人员的健康有一定影响，如致癌性物质等，其设施与设备必须防止对人的危害和对实验场所及周围环境的污染。设施的基本结构是动物饲养室的气压为负压，饲养室的前室和后室作缓冲间，前室与后室为中压，前室一侧的走廊为正压，以控制空气流动方向，各室与走廊之间有密闭性能高的门，并设有危险性标志；后室一侧走廊为负压。饲养室内的地板、墙壁及天花板应能冲洗，不积灰尘，装吸顶灯等。室内应有专用的工作衣和保护用具。

（三）放（辐）射污染防护动物实验设施

随着动物实验涉及领域的不断扩大，防止放（辐）射性物质在动物实验过程中对人类和动物产生危害的建筑防护问题日益重要。在设计、建（改）造放（辐）射污染防护动物实验设施时，应严格遵守《电离辐射防护与辐射源安全基本标准》（GB 18871—2002）、《实验动物 环境及设施》（GB 14925—2023）等要求。主要目的是依靠屏障隔离和严格管理来防止放（辐）射性物质释放到环境中，保证职业人员和公众受到的照（辐）射不超过相应的剂量当量限制，并保持合理的、尽可能低的水平。关于放（辐）射性动物实验设施的选址、评价、设计建造（含扩建、改建）及相应的审查必须由国家有关部门认定的单位承担。

二、特殊实验动物设备

随着世界科学技术水平的进步，生命科学包括医学、药学和其他领域对实验动物的质量提出了更高要求，特别是免疫缺陷动物的诞生对实验动物的生存环境提高到屏障环境和隔离环境水平。随着国内外洁净技术和材料技术不断发展和深化，催生了一大批新型实验动物饲养和动物实验设备设施，如独立通气笼盒（independent ventilation cage，IVC）系统、隔离器（isolator）等。这些设备设施在实验动物饲养和动物实验方面提供了很大的便利，且有方兴未艾的发展势头。目前国内尚未出台此类设备的国家标准，对其评价不一，有的观点将其归于实验动物笼器具类别，但又与传统笼器具有很大区别，故在这里将其称为特殊实验动物设备。

下面简要介绍一下 IVC、隔离器和生物安全柜。

1. IVC 系统

独立通气笼盒（IVC）（图 6-2）能够保证进入动物饲育单元的空气经过有效过滤，同时也能维持同一系统内的每一饲育单元相对独立，互不干扰。该类设备由笼架、笼盒和不锈钢网架、管路等组成，笼盒盖搭扣结构与盒盖应为一体式结构，在笼架上应有笼盒安装到位指示结构，用来指示笼盒是否放置到位。笼盒顶部应设有压紧式生命窗与外界相通，四周带有密封压槽，笼盒脱离笼架后，笼盒进风、排风阀门应能即刻自动关闭。笼盒内废气经主机内部高效过滤后，应使用耐废气腐蚀软管连接排往室外。为防止空调负压抽风对笼盒影响，排风口处应有风量调节装置。

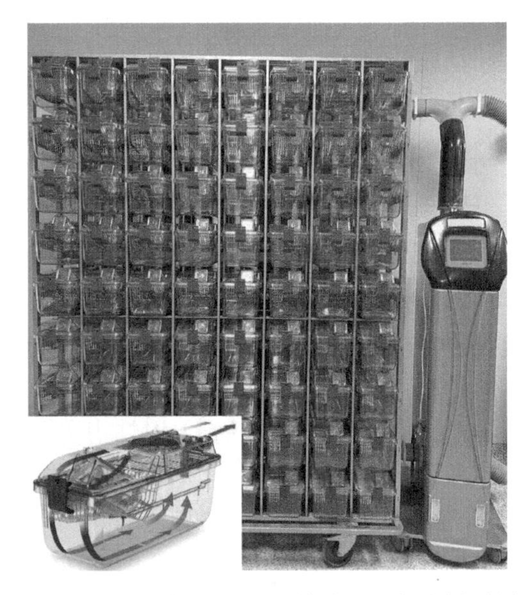

图 6-2　小鼠独立通气笼盒（IVC）饲养系统（彩图请扫封底二维码）

IVC 工作原理：采用静压微风技术把洁净的空气分配到每个笼盒内，无菌级达 100 级的高效过滤（≥0.3μm 微粒去除效率），可自行调整笼内每小时最佳次数的换气。笼内气体经高效过滤后排向室外，以保护操作人员的健康。自关闭通道保证了笼具一体化和绝对密封。

IVC 使用：IVC 系统由送风系统、排风系统、笼架和笼盒组成，需配合超净工作台使用。首先开启超净工作台风机，净化台内环境，打开工作灯达到工作照度，取出笼盒，喷雾消毒笼盒表面，笼盒移入超净工作台，超净台内进行相关操作后，将 IVC 归位即可。IVC 系统要定期维护，主要包括笼内外压差检查、定期检查和更换机箱内过滤膜及笼盒终端过滤膜，另外还有控制噪声、保证电源供应等。

2. 生物安全型隔离器

生物安全型隔离器（图 6-3 上）由支撑架、包体、手套、灭菌罐、内外盖帽、垃圾袋、过滤器、橡皮筋等组装构成的隔离器室、传递系统、操作系统、进出风过滤系统、风机、架体等结构组成。进入隔离器的所有物品，如笼盒、材料、饲料和垫料要彻底浸泡或经过氧乙酸蒸汽灭菌。隔离器室内落下菌数应不得检出。空气进风口经初效、中效、高效三级过滤，出风口中效、高效二级过滤，静态时隔离器内送风口的洁净度达到 100 级，其他区域达到 100～10 000 级。人通过手套操作，不与隔离器内动物、物品等直接接触。隔离器用于饲养无菌动物或悉生动物。

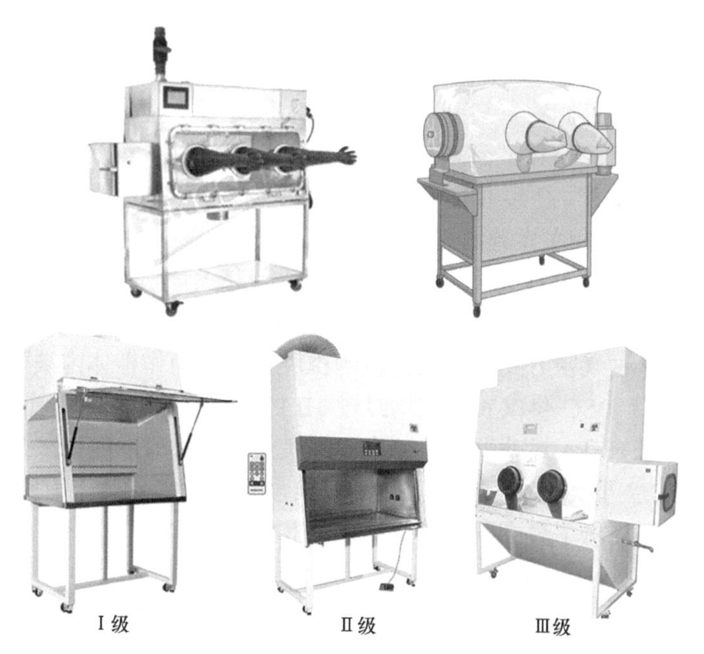

图 6-3　生物安全型隔离器（上）和生物安全柜（下）（彩图请扫封底二维码）

3. 生物安全柜

生物安全柜（biosafety cabinet，BSC）是操作原代培养物、菌毒株及诊断性标本等具有感染性的实验材料、实验动物时，用来保护操作者本人、实验室环境及实验材料、动物，使其避免暴露于上述操作过程中可能产生感染性气溶胶和溅出物而设计的柜式操作台。BSC 核心部件是高效空气过滤器（high efficiency particulate air filter，HEPA），HEPA 的特点是空气可以通过，但空气中细小的微粒无法通过。HEPA 对≥0.3μm 微粒的去除效率达到 99.95%，是烟雾、尘埃及细菌等污染物最有效的过滤媒介。

美国 NIH 和 CDC 将生物安全柜分为 I 级、II 级和 III 级（图 6-3 下）。

I 级 BSC：类似于化学通风柜，是在 BSC 排气系统中加一个 HEPA 过滤器，为人员和环境提供保护，但因为未经过滤的室内空气直接被吸入安全柜的工作表面，所以不能给实验材料、实验动物提供保护，可能导致正在处理的样品受到污染。一些用于 IVC 更换的 I 级 BSC，HEPA 将 BSC 柜内空气过滤后直接排放到动物室内，这样 HEPA 负载尘埃粒子和捕获动物垫料中的气体，需要更频繁地更换 HEPA。由于对实验材料、实验动物缺乏保护，I 级 BSC 使用并不广泛。

II 级 BSC：像 I 级 BSC 一样，柜体前部敞开，空气向内流动，确保操作人员安全。II 级 BSC 柜内的空气经过 HEPA 过滤，向下层流可确保实验材料、实验动物得到保护，废气也通过 HEPA 过滤后排出。根据进风量、出风量性质和机柜结构，II 级 BSC 又细分为 4 种类型：A1 型、A2 型、B1 型、B2 型。其中，A1 和 A2 型经 HEPA 过滤的空气可以再循环到实验室或从实验室中排出，B1 和 B2 型经 HEPA 过滤的空气排放到室外。

与 I 级 BSC 一样，II 级 BSC 用在相应的生物安全实验室内，需要开展微生物危险度等级 1～3 级相关实验时使用。

III 级 BSC：专为处理高传染性微生物和进行相关危险操作而设计的 BSC，为环境和人员提供最大保护。III 级 BSC 是一种具有气密外壳、与外界完全隔离的柜体。使用时通过气密方式连接到机柜的橡胶手套，操作柜体内被隔离的动物或生物材料。III 级 BSC 供气和排气均经过 HEPA 过滤，废气必须通过两个 HEPA 过滤器，或一个 HEPA 过滤器连接一个空气焚烧炉，然后才能直接排放到室外。

III 级 BSC 主要为开展 BSL-4 或 ABSL-4 实验研究而设计，为操作者、环境、动物或生物材料提供了最大限度的保护，使其免受高致病病原微生物的侵害。

第四节　实验动物设施管理和检测

一、实验动物设施管理

实验动物设施管理的核心是建立严格的管理制度和标准操作规程，尽可能减少通过与工作人员、材料和设备的接触而将病原微生物传染给实验动物的机会。

（一）建立严格的管理制度

1. 配备专业的设备管理人员

动物实验室的设备较多，必须有专业人员维护方可使设备正常运转，否则将大大缩短使用周期，导致设备过早损坏。专业人员应懂得相关设备的工作原理、技术性能、使用与维护技能，熟悉实验动物设施环境条件标准和净化控制方法，能够按照各种设备的使用说明和标准操作规程进行日常性操作与维护保养工作，确保整个实验动物设施的安全与正常运转。至少配备一名设备管理人员，如动物实验室规模较小，设备管理人员除完成设备保障工作外，可同时兼顾其他工作。

2. 明确值班人员的责任

值班人员的数量应根据设施规模与类型、设备数量、自动化程度、资源条件保障情况、人员技术熟练程度进行配备，也可委托给专业公司，须保证对设备进行专业化管理与操作并及时维修。值班人员要具备高度的责任心，必须 24h 不间断严格值守，不断注视监控系统与报警系统，包括温湿度、压力梯度、换气次数、水电正常与否等，出现异常须及时处理。若短时外出巡视，可将报警信号转入手机报警。

3. 健全设备管理制度

设备管理制度包括设施运行计划规程；设施运行技术管理规程；设施设备使用、维护管理规程；设施设备运行文件资料管理规程；设施维护人员培训管理规程等。制定切实可行的管理制度，有章可循并遵照制度进行管理。

（二）建立标准操作规程

1. 严格登记档案

设施内设备包括大型仪器和消耗性材料两大类。设施内器材的使用期严格登记，如通风管道、彩钢板等，可根据使用期和检测结果决定更换日期。建立仪器设备档案与消耗性器材进入库账。设备档案包括仪器设备生产厂家、型号、规格；技术资料包括说明书、设备图纸、装配图、易损件备用单等；详细安装位置、施工图；检修、维护、保养内容，使用周期与记录；校正检测记录；故障与事故记录；发生意外特殊情况记录等。

2. 制订设备保养检修计划

为确保设备正常运行，应确立保养检修内容；明确维修保养职责和经常检测的内容与环节；制定设备保养的详细方法和保养计划措施；保存保养记录。进入洁净区检修保养人员严格按照洁净区要求进行净化处理，穿戴无菌工作服，所使用的器械、工具须灭菌后方可进入。维修保养后立即对现场进行净化灭菌处理。大型维修时需将动物转移至其他净化房间，维护后用福尔马林与甲醛消毒后再使用。洁净区内的仪器、独立通气笼盒、隔离器、传递窗与特殊动物运输罐等应根据厂家规定和相关要求定期进行校验。关键设备如灭菌设备、通风管道、压力容器、锅炉和中高效过滤器等每年进行检测，做好记录存档，确认合格后方可使用。洁净区内设备禁止移出洁净区。

（三）严格消毒和灭菌

1. 清洗

动物室、笼具、饮水瓶等都应该定期清洗。动物室应该用大量热水冲洗，有条件的可辅以高压设备，先把笼子内的污物垫料去除，然后放在特制的洗涤机中手工清洗。洗涤方法是用热水和去污剂去除动物笼子、饮水瓶的残留污物。饮水瓶要彻底漂洗，里面的水垢会因机械作用被去除掉。

可配备动物饲养笼架、笼盒（图6-4）、水瓶专用清洗机，达到理想洗涤效果。

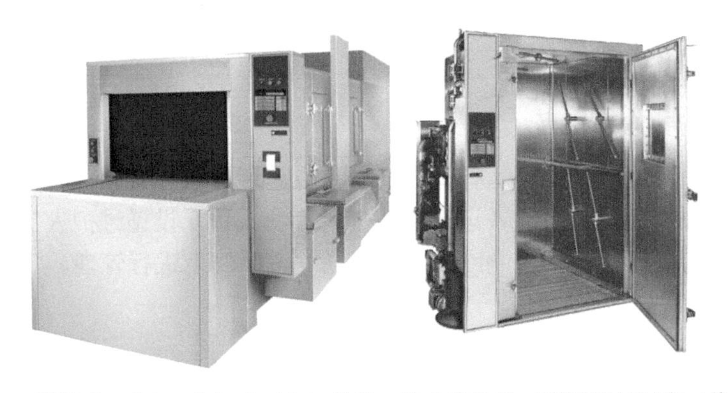

图6-4　隧道式（左）、步入式（右）笼具、笼盒清洗机（彩图请扫封底二维码）

清洗最重要的目的是减少微生物的数量，从而使消毒和灭菌更加有效。

2. 消毒和灭菌方法

去除（潜在）病原微生物的过程称为消毒（disinfection）；去除所有活的微生物过程称为灭菌（sterilization）。消毒和灭菌都是同样有效的方法。与灭菌相比，消毒处理强度低一些。如果有条件实施这两种方法的话，灭菌法更好。消毒方法不能保证杀死所有（潜在）病原微生物。

物理和化学方法都可以用来消毒和灭菌。动物饲料可以用 0.9Mrad 伽马射线消毒，2.5mrad 伽马射线则可以用来灭菌。能否达到预期效果取决于饲料中所含的微生物数量。因为，特定的处理只能杀死一定数量级的微生物。加热强度、时间、温度将决定达到消毒还是灭菌效果。消毒只需短时间加热，如 70℃就可以了，而灭菌则需要在正压下 121℃或更高温度。微生物被杀死的难易程度因不同的处理方法而异。

采用化学消毒法时，能否杀死细菌取决于多种因素，如消毒剂的浓度、处理过程中的温度、pH、有机物是否存在等。消毒剂的选择要根据被消毒物品的性质和去除微生物的种类而定。各种消毒剂（如乙醇溶液、卤素、酚类、醛类和双胍类）的杀菌范围不同。卤素的活性取决于游离氯的浓度，可以有效地抑制多种微生物。但是，双胍类（如 chlorhexidine 氯己定）只对细菌繁殖体（vegetative bacteria）有效。过氧乙酸是非常有效的抗菌剂，可被认为是杀菌剂。过氧乙酸蒸汽被广泛用于环境消毒，但过氧乙酸有较强腐蚀性。微酸性次氯酸水可用于实验动物活体消毒。化学消毒剂和灭菌剂的使用必须保证它们的所有成分（包括浓度）对哺乳动物（包括人类）无害。

表 6-4 简单介绍了不同类别物品的灭菌方法。清洁和消毒的效果可以用琼脂糖平板来监测，经过适当的培养后可以在平板上对菌落计数。高温灭菌法可以通过记录使用过程中的温度、压力和湿度来监测。这个过程也可以同时用高压灭菌温度依赖性颜色变化试纸来监测。处理过的芽孢试纸孵育后也可被使用。

表 6-4　不同类别物品灭菌方法

灭菌方法	灭菌物品种类、方法
预真空高压灭菌法	物品 121℃、20min，饲料 121℃、15min，液体和动物尸体 121℃、30min
过氧乙酸灭菌法	空间和物品 2%～3%喷雾，0.05%～0.2%洗刷，pH=2.5～3.0
环氧乙烷灭菌法	物品 880～1500mg/L、4h，聚酯薄膜袋法，26～32℃。主要用于电子仪器、精密仪器、纸张等
甲醛灭菌法	建筑空间 10～12ml/m^3，一般物品 15～20ml/m^3，饲料 8%、6h 以上
^{60}Co 辐射灭法	物品 2.5～3.0mrad，饲料 3.0～4.0mrad、1h 以上
紫外线灭菌法	30W/(10～15m^2)、15～120min，无人、动物在场

（四）空调维护和保养

空调系统一般可分三部分：空气调节控制区，空调输送分配部分（加压送风机、回风机、送风管、送风口、回风口、进风阀、出风阀和止风阀），空气处理部分（过滤、制冷、供热、加湿、去湿等）。净化系统的工作流程为新风→初效过滤→温度、湿度调节→加压→中效过滤→送风管网→高效过滤→房间→排风管网→排风机→废气处理→排出。因此，空气过滤系统的维护十分重要，更换周期为初效过滤材料一般 1 周到 1 个月更换一次；更换频率取决于单位面积滤材的进气强度及外环境空气中的粉尘含量等因素。中效过滤材料 1～6 个月更换一次。高效过滤器通常 1～2 年更换 1 次。

二、环境指标检测方法

实验动物设施的各项环境指标是通过相关设备的运转来实现及维持的，环境指标值无时不在动态变化之中。对设施环境指标的监测和维护是实验动物设施经常进行的工作。实验动物环境设施的各项指标主要包括：温度（℃）、相对湿度（%）、最大日温差（℃）、空气洁净度（级）、换气次数（次/h）、动物笼具处气流速度（m/s）、相通区域的最小静压差（Pa）、噪声（dB）、沉降菌（个/皿）、氨浓度（mg/m^3）、最低工作照度（lx）、动物照度（lx）、昼夜明暗交替时间（h）等。具体检测指标、方法，参见国家标准《实验动物 环境及设施》（GB14925—2010）。

第五节　实验动物饲料营养控制

实验动物通过摄取饲料获得营养，而营养则是动物机体摄取、消化、吸收和利用以满足自身生理需要的生物学过程。生物为维持生命而从外界以饲料形式摄入的必需物质被称为营养素（nutriment），包括蛋白质、脂类、碳水化合物、矿物质、维生素和水六大类。

实验动物所需的六大营养物质除水外均来源于饲料。饲料内含有动物所需的各种营养素，但因这些物质不同，其营养价值也不尽相同。

一、实验动物所需营养素

1. 蛋白质

蛋白质（protein）是构成动物组织、细胞的基本原料，是维持动物生命、生长、繁殖不可缺少的物质，必须不断从供给的饲料中获得。

蛋白质由氨基酸（amino acid）组成，构成动物体蛋白质的氨基酸约 20 种，其中 8 种氨基酸是动物体内不能合成，而必须由饲料供给，被称为必需氨基酸（essential amino acid）。那些可以由动物自身合成足够数量、一般不会缺乏的氨基酸被称为非必需氨基酸（nonessential amino acid）。

饲料蛋白质中氨基酸的组成和比例（尤其是必需氨基酸的数量和比值）越接近动物体蛋白质，则动物对它的利用率越高；反之，利用率越低。

2. 脂类

脂类（lipids）是脂肪（fat）和类脂（lipid）的总称。脂肪是指脂肪酸（fatty acid）与甘油（glycerin）组成的甘油三酯（triglyceride）。类脂包括磷脂、糖脂、固醇和蜡，是由脂肪酸、甘油及其他含氮物质结合而成。饲料中脂肪酸分为饱和脂肪酸（saturated fatty acid）和不饱和脂肪酸（unsaturated fatty acid）。不饱和脂肪酸中的亚油酸、α-亚麻酸是动物体不可缺少而自身又不能合成的脂肪酸，必须通过饲料供给，称为必需脂肪酸（essential fatty acid）。植物脂肪中不饱和脂肪酸含量较多，必需脂肪酸含量也较动物脂肪中多。

脂肪可提供动物所需的能量。当能量超出动物所需时，多余的部分则以脂肪的形式储存在体内，故脂肪也是动物体储存能量的最好方式。

3. 碳水化合物

碳水化合物（carbohydrate）也称为糖类，是植物性饲料中含量最多的一种营养物质，是动物饲料的重要组成部分。

4. 矿物质

动物体组织中几乎含有自然界存在的各种元素，除碳、氢、氧和氮主要以有机化合物形式存在外，其余的统称为矿物质（mineral）。根据其在动物体内的含量可分为常量元素（macroelement）和微量元素（microelement）。矿物质虽不能提供能量，却是生命活动中不可缺少的物质。

5. 维生素

维生素（vitamin）分为脂溶性维生素（lipid-soluble vitamin）和水溶性维生素（water-soluble vitamin）。维生素在体内既不提供能量，又不构成机体成分，但担负着调节动物生理功能的重要作用。除几种维生素可由动物体内自行合成外，一般均由饲料供给。

6. 水

水（water）也是动物最重要的营养素，动物体内需要的水主要来自三条途径，即饮水、饲料中的水和代谢水。

二、实验动物所需能量

能量（energy）是营养学的基础，动物的一切活动都与能量代谢分不开。如果体内能量代谢停止，生命也就停止。饲料中所含碳水化合物、脂肪和蛋白质是三大热能营养素，是实验动物维持生命及各种生理活动所需能量的主要来源。

能量单位过去一直使用卡（calorie）或千卡（kilocalorie，kcal），现在通用焦耳（joule，J）、千焦耳（kilojoule，kJ）、兆焦耳（megajoule，MJ）作为能量单位。其换算关系如下：1cal=4.184J、1J=0.239cal。饲料中生热营养素的产热多少，可按下列换算关系进行。1g 碳水化合物→16.7kJ（4.0kcal），1g 脂肪→36.7kJ（9.0kcal），1g 蛋白质→16.7kJ（4.0kcal）。例如，计算某饲料热量时，假设在该饲料中蛋白质为 23%、脂肪为 5%、灰分为 6%、粗纤维为 4.0%、水分为 7%、可溶性无氮浸出物为 55.0%，那么 100g 该种饲料中的热量就是：100×23%×4+100×5%×9+100×55%×4=357kcal=1.493MJ。

动物饲料中的能量可分成：总能、消化能、代谢能和净能。

总能（gross energy）是指饲料完全燃烧后所释放的热量。消化能（digestible energy）是指从动物食入饲料的总发热量（总能）减去粪便中所含的能后剩余的能。消化能是一种评价有效能值的初级指标。从饲料总能中减去粪能、尿能及甲烷能剩余的能量称为代谢能（metabolizable energy）。从饲料的代谢能中减去热增耗后的能值是净能（net energy）。

从营养价值方面来看热量，动物由于种类不同对饲料的摄取量有差异，同种动物亦可因品系、性别、年龄、妊娠等生理状态不同而对热量的需求不同。表 6-5 给出了大鼠在不同生理条件下的能量需要，如生长期和哺乳期需要更多的能量。由于能量需要与代谢体重（体重 $kg^{0.75}$）有关，动物能量需要估计值按以下公式计算：

基础代谢需要=0.45×体重 $kg^{0.75}$

生长需要=1.20×体重 $kg^{0.75}$

妊娠期需要=0.60×体重 $kg^{0.75}$

哺乳期需要=1.30×体重 $kg^{0.75}$

所有能量以每日摄取的代谢能（MJ）表示，体重单位是 kg。以上估计值包括动物活动所需的最低能量消耗，但对于长时间、大负荷运动的动物不适用。

表 6-5　大鼠所需代谢能及日消耗饲料估计值

生理学状态	体重（g）	能量需要（MJ/d）	自由摄取饲料（g/d）
生长发育	100	0.21	15
生长发育	200	0.36	25
维持生命	400	0.23	16
妊娠	400	0.30	21
哺乳	400	0.65	46

注：饲料的能量密度为 14.5kJ/g

常见动物饲料大约包括以下能源量（以体重百分比来说明）：碳水化合物 50%、蛋白质 25%、脂肪 5%。这种饲料的能量密度（energy density）是 14.5kJ/g。纤维素对能量的贡献可以忽略不计。根据动物的能量需要和饲料的能量密度，可以计算出预期的自由摄食量（表 6-5）。

考虑摄食量时必须考虑动物的状态。例如，瘦弱的动物一般消耗的饲料少。饲料的能量密度是饲料摄取的一个很重要的决定因素。饲料的味道可能也决定实验动物对饲料的摄取。

三、实验动物的营养需要

实验动物营养需要是指为满足动物维持正常生长和繁殖所需的各种营养素的需要量。具体地说，是指每只动物每天对能量、蛋白质、矿物质和维生素等的需要量。

动物因其种类、品种、年龄、性别及生长发育、妊娠、泌乳等生理状态的不同，其营养需要也各不相同。因此，研究实验动物营养需要的目的在于探讨实验动物在不同生理活动时对各种营养物质的需要量及需要量变化的规律等，并以此作为制订饲养标准、合理配合日粮的依据。即对实验动物进行科学饲养，以满足动物生理和生产的需要。既做到最经济合理地利用饲料，又能发挥动物的最大生产效能。

实验动物的营养需要包括：维持需要（maintenance requirement），即维持动物正常体温、呼吸、心跳、基础代谢等各项基本生命活动及满足动物随意活动的需要；生产需要（production requirement），即供给动物生长、妊娠、泌乳、产肉、产蛋等生产活动的需要。事实上，用于维持和用于生产的营养需要很难截然分开，二者在营养代谢过程中与营养需要方面彼此联系、相互影响。维持所需的各种营养素较生产所需的营养素要少。

测定动物各种营养物质的需要量相当复杂。目前主要有两种途径：一是综合法，通过动物饲养试验、物质代谢试验、氮和碳平衡试验、能量平衡试验、屠宰试验等笼统地测定动物对各种营养物质的需要；二是析因法，即将动物各营养需要的机能组分进行剖分，从而准确了解动物各种机能活动的营养需要，其总和即为动物总营养需要量。

根据实验动物的种类、性别、年龄、体重和生理阶段等特点，结合能量与其他各种营养物质代谢实验和饲养实验结果，科学地规定每只动物每天应给予的能量及各种营养物质的数量，使饲养在科学的基础上进行，通常将这种规定的标准称为饲养标准。饲养标准的数值是营养素的供给量，是根据实验动物最低需要量并在此基础上考虑增加一定的安全系数而确定。关于实验动物的营养需要及其饲养标准，以美国为代表的实验动物科学发达国家都已进行了大量系统而深入的研究，提出了各自的有关标准，指导其实验动物生产实践，在一定范围内实现了实验动物营养标准化，提高了实验动物质量，有力地推动了相关科学研究的发展。我国政府 1994 年制定、2001 年、2010 年重新修订并颁布了我国实验动物配合饲料国家标准（GB14924）。

实验动物种类较多，对营养物质的需要有较大差异，各国制定的标准也不一致。表 6-6 和表 6-7 是根据美国国家研究理事会（National Research Council，NRC）制定的“实验动物营养需要（Nutrient Requirements of Laboratory Animals）”（1978、1995）、“家兔营养需要（Nutrient Requirements of Laboratory Rabbits）”（1977）和“非人灵长类动物营养需要（Nutrient Requirements of Nonhuman Primates：Second Revised Edition）”（2003）等总结而来的常见实验动物的营养需要。

表 6-6　自由采食动物生长所需营养素的推荐供给量

	小鼠	大鼠	地鼠	豚鼠	兔
能量					
消化能（kJ/g）	16.8	16.0	17.6	12.6	10.5
脂肪（g/kg）	50	50	50	su.	20
纤维（g/kg）	ru.	ru.	su.	150	110
蛋白质（g/kg）	180	150	150	180	160
氨基酸					
精氨酸（g/kg）	3	4.3	7.6	12	6
天门冬酰胺（g/kg）	su.	4	su.	su.	su.
谷氨酸（g/kg）	su.	40	su.	su.	su.
组氨酸（g/kg）	2	2.8	4	3.6	3
异亮氨酸（g/kg）	4	6.2	8.9	6	6
亮氨酸（g/kg）	7	10.7	13.9	10.8	11
赖氨酸（g/kg）	4	9.2	12	8.4	6.5
甲硫氨酸+胱氨酸（g/kg）	5	9.8	3.2	6	6
苯丙氨酸+酪氨酸（g/kg）	7.6	10.2	14	10.8	11
脯氨酸（g/kg）	su.	4	su.	su.	su.
苏氨酸（g/kg）	4	6.2	7	6	6
色氨酸（g/kg）	1	2.0	3.4	1.8	2
缬氨酸（g/kg）	5	7.4	9.1	8.4	7
甘氨酸（g/kg）	su.	su.	su.	su.	su.
矿物质和微量元素					
钙（g/kg）	5	5	5.9	8	4
氯（g/kg）	0.5	0.5	su.	0.5	3
镁（g/kg）	0.5	0.5	0.6	1	0.35
磷（g/kg）	3	3	3	4	2.2
钾（g/kg）	2	3.6	6.1	5	6
钠（g/kg）	0.5	0.5	1.5	0.5	2
硫（g/kg）	su.	ru.	su.	su.	su.
铬（g/kg）	2	ru.	su.	0.6	su.

续表

	小鼠	大鼠	地鼠	豚鼠	兔
矿物质和微量元素					
铜（g/kg）	6	5	1.6	6	3
氟（g/kg）	su.	ru.	0.024	su.	su.
碘（g/kg）	0.15	0.15	1.6	0.15	0.2
铁（g/kg）	35	35	140	50	ru.
锰（g/kg）	10	10	3.65	40	8.5
硒（g/kg）	0.15	0.15	0.1	0.15	su.
锌（g/kg）	10	12	9.2	20	ru.
维生素					
维生素 A（mg/kg）	0.15	1.2	1.1	7.0	0.17
维生素 D（mg/kg）	4	25	62	25	ru.
生育酚（mg/kg）	32	27	3	40	40
维生素 K（mg/kg）	1	1	4	5	ru.
维生素 B_1（mg/kg）	5	4	20	2	ru.
维生素 B_2（mg/kg）	7	3	15	3	su.
维生素 B_6（mg/kg）	8	6	6	3	39
维生素 B_{12}（ug/kg）	10	50	10	10	nr.
烟碱酸（mg/kg）	15	15	90	10	180
叶酸（mg/kg）	0.5	1	2	4	su.
生物素（mg/kg）	0.2	0.2	0.6	0.2	ru.
泛酸（mg/kg）	16	10	40	20	su.
胆碱（mg/kg）	2000	750	2000	1800	1200
肌醇（mg/kg）	ru.	nr.	100	nr.	su.
维生素 C（mg/kg）	nr.	nr.	nr.	200	nr.

注：ru.，要求，但不清楚需要量（required，but requirement unknown）；su.，不清楚（status unknown）；nr.，不要求（not requirement）

表 6-7　离乳后非人灵长类动物所需营养素的推荐供给量

营养素	含量
粗蛋白（%）	15～22
必需的 n-3 脂肪酸（%）	0.5
必需的 n-6 脂肪酸（%）	2
中性洗涤纤维（%）	10～30
酸性洗涤纤维（%）	5～15
钙（%）	0.8
总磷（%）	0.6
镁（%）	0.08

续表

营养素	含量
钾（%）	0.4
钠（%）	0.2
氯（%）	0.2
铁（mg/kg）	100
铜（mg/kg）	20
锰（mg/kg）	20
锌（mg/kg）	100
碘（mg/kg）	0.35
硒（mg/kg）	0.3
三价铬（mg/kg）	0.2
维生素 A（IU/kg）	8 000
维生素 D_3（IU/kg）	2 500
维生素 E（mg/kg）	100
维生素 K（mg/kg）	0.5
硫胺素（mg/kg）	3.0
核黄素（mg/kg）	4.0
泛酸（mg/kg）	12.0
烟酸（mg/kg）	25.0
维生素 B_6（mg/kg）	4.0
生物素（mg/kg）	0.2
叶酸（mg/kg）	4.0
维生素 B_{12}（mg/kg）	0.03
维生素 C（mg/kg）	200
胆碱（mg/kg）	750

注：哺乳和生长类动物需要饲料中有较高含量的蛋白质

四、实验动物饲料

饲料是实验动物饲养的物质基础，约占整个实验动物生产费用的 70%。因此，了解饲料的类型和营养特点，合理利用饲料资源，对实验动物的饲养具有重要意义。

1. 配合饲料

目前世界各国的饲料标准尚未完全统一。美国学者哈理斯（Harris）于 1956 年根据饲料的营养特性，提出了饲料原料分类（classification of feed）方法，被大多数国家接受，他将饲料分成八大类：粗饲料（forage roughage）、青绿饲料（pasturage plants and feeds green）、青贮饲料（silage）、能量饲料（energy feed）、蛋白质补充料（protein supplement）、矿物质饲料（mineral feed）、维生素饲料（vitamin feed）、饲料添加剂（feed additive）。

单一的饲料常不能满足动物的营养需要，应按各种动物的营养要求，选取若干种饲料按一定比例互相搭配，制定出营养价值全面的饲料配方（feed formula），使其所提供的各种营养素均符合饲养标准的规定。根据配方将多种饲料按一定比例配合而成的混合饲料称为配合饲料（compound feed）。常用实验动物生产和动物实验过程中一般使用的是全价营养配合饲料，该饲料营养物质均衡全面，能够满足动物的各种营养需要，无须额外添加任何其他营养成分，直接饲喂即能获得满意的饲养效果。

实验动物饲料的主要成分应该以天然动植物为原料（如谷物、牧草、水果、蔬菜、鱼粉、骨粉等），根据实验动物饲养标准，制定配方，加工生产。正常情况下，繁育、生产各种实验动物都使用这类饲料。实验动物饲料一种是配方公开，成分明确；另一种则是配方保密，成分公开。商业饲料多属于后者。选择时要考虑标识成分与真实营养成分是否一致，特别是饲料中矿物质等微量成分，常因原料产地不同、土壤不同而明显不同。

实验动物饲料成分中除了天然原料外，往往添加了提纯成分和化学合成成分。例如，提纯的酪蛋白作为蛋白质来源，植物油或动物脂肪作为脂肪来源，化学纯的无机盐和维生素作为矿物质和维生素来源；化学方法合成的氨基酸、糖、脂肪酸或甘油、矿物质和维生素等。这种饲料成分可靠，能够使研究变异及可能的污染降至最低限度，但价格昂贵。另外，合成成分中有可能含有对动物有害的其他化学物质。

目前，国内外实验动物的饲养标准并不完全相同，如NRC标准和我国《实验动物 配合饲料通用要求》（GB14924—2010）有一定差异，同一物种、不同品种或品系营养需要也有差异。因此，选用适合的动物饲养标准时应结合本单位或本地区的情况全面分析确定。

在中国，实验动物生产社会化、商品化和专业化趋势已经初步形成，建议一般的实验动物生产使用合格的商品化实验动物饲料，保证实验动物的标准化，使动物实验结果不受营养因素的干扰，提高实验结果的可靠性。

2. 饲料类型

一般来讲，颗粒饲料（pellet feed）是最适合啮齿类实验动物的饲料形状，颗粒饲料便于管理、储存和饲喂，极少被动物浪费。颗粒饲料加工完成之后，不能再添加其他饲料成分或药物，除非将这些颗粒饲料重新磨碎、再加工。

粉料（meal）饲喂动物效果不好，这种形式的饲料容易被大量浪费，以粉料类型储存饲料时容易结块，饲喂时需要特殊的设备。但是，饲喂时如果需要添加其他成分或药物，可采取粉料类型。

动物实验类型决定饲料类型（物理形状）。例如，剧毒成分被添加到饲料中时，应该选择产生最小量粉尘的饲料类型；添加粉状或剧毒的化学物质时，采用半潮湿或黏状饲料类型比较合适。这类饲料通常比干饲料更加可口，但是这种类型的饲料利于细菌繁殖，需要频繁地喂食添料，工作强度大、难以管理。

3. 饲料的消毒

饲料的原料来源比较复杂，在收获、储存、运输及饲喂前的加工调制等各个环节中都有可能感染病原微生物。因此，可通过消毒使饲料符合卫生标准，供给实验动物完全符合营养和灭菌要求的饲料十分必要。国家标准（GB14924）要求普通级动物所用饲料都应经过消毒，以杀灭病原菌，清洁级以上动物的饲料则必须彻底灭菌。

用于饲料消毒的常用方法有多种，应按饲养动物的不同要求和饲料种类及所具备的条件来选择。但饲料经消毒处理后可使某些营养成分有所损失，在饲喂时应给予重视。

1）干热灭菌法。一般使饲料在80～100℃的条件下烘烤。此法设备比较简单，但温度不好掌握，时间长、灭菌不够彻底，营养成分损失较多，还可能使饲料炭化而造成浪费。

2）高温高压灭菌法。将饲料置于高压锅内121℃、1.0kg/cm^2、15min进行灭菌。一般115℃、30min，121℃、20min，125℃、15min。此法灭菌时间短、效果好，营养成分损失较干热法少，但维生素C、维生素B_1、维生素B_6、维生素A等容易受到破坏。

3）药物熏蒸灭菌法。是指利用化学药品的气雾剂对饲料进行消毒的方法。例如，用氧化乙烯进行灭菌，熏蒸后必须在不低于20℃的自然空气中将残余气体挥发。实验证明，即使这样处理，最后在饲料中还残存一些对动物代谢有损害的化合物。

4）射线照射灭菌法。采用^{60}Co放射线对谷物类饲料消毒。此法营养成分破坏较少，灭菌效果最好，缺点是费用太高。

五、饲料和动物实验

1. 实验动物饲喂方式

实验动物饲喂方式的选择取决于实验研究目的和饲喂方式的可操作性。实验动物常用的饲喂方式有以下几种。

1）自由采食（ad libitum feeding），动物不管是在白天还是晚上的任意时间都可以自由进食。啮齿类动物和家兔所消耗的饲料绝大部分都是在晚上。例如，大鼠每天大约进食 12 次，其中 8 次都在晚上。

2）定时饲喂（meal feeding），在固定的时间内，每天的一个或更多的时间阶段，允许动物消耗尽可能多的饲料。定时饲喂可以采用一种提供饲料的装置来控制。这种饲养方式通常被严格控制营养状态的实验研究所采用。例如，固定的餐后数小时给食。

3）限制饲喂（restricted feeding），包括限制性采食或喂养不足（under feeding），但与营养不良或诱导的营养缺乏形式不同。限制饲喂通常既涉及营养素的限制又涉及能量的限制。这种摄食方式通常用来均衡不同动物的饲料摄取，如对照组和实验组。

4）配对饲喂（pair feeding），限制饲喂的一种特殊形式，通过测定实验组动物（如接受实验处理）的饲料消耗量，再给对照组动物（未接受实验处理）相同的饲料量，即迫使对照组和实验组动物的摄食量相同。当采取这种饲喂方式时，实验组的每个动物必须有一个与之相对应的自身对照组动物。实际操作时，可以将实验组动物所消耗的饲料量在第二天等量提供给对照组。

在自由条件下，每 2～4 天给动物提供一次饲料。当动物实行限制饲喂时，必须每日用手或自动机械装置给动物提供饲料，并且动物必须各自分笼喂养。如果动物是群养，优势个体可能几乎都是自由摄食。

当采取配对饲喂或限制饲喂方式进行实验研究时，应该有一组动物采用自由采食作为一个额外的对照组。研究人员应该考虑到配对饲喂条件下对照组动物通常进食不足，因此它们消耗饲料比无限制性采食的动物要快。可以采用不同的实验技术来部分弥补这种差异。例如，分批给对照组动物提供它们每日所需的定量的饲料。总之，任何动物实验研究项目都应该有动物饲料消耗的详细记录，以便分析实验结果。

2. 动物实验与饲料能量密度

相同品系、相同性别及体重、年龄、健康状态相近的动物，不管饲料配方如何，在自由采食的情况下，它们消耗的能量几乎是相等的。这是因为实验动物一般通过调整它们的采食量来满足其能量需要，能量满足后将不再采食。因此，如果饲料的能量密度增加，动物饲料的消耗量将减少，反之亦然。这就要求：当某个动物实验中所选用的饲料包含不同的成分时，与能量有关成分的比例在各实验组中必须相同。否则，在自由采食的条件下，实验组和对照组动物之间某些饲料成分的吸收量将不相同。因此，在制作含有不同成分的饲料时，必须考虑能量密度。

有时候，研究者希望某一个动物实验采用的饲料中某一营养成分的含量发生变化，这种变化可能导致饲料中其他营养成分的消耗亦发生改变。制作配合饲料时，通过大量添加一种成分（如脂肪或糖）可以满足恒定能量密度的需要，但这显然是错误的做法。由于对照组动物使用全价营养配合饲料，实验组动物饲料中添加了需要研究的成分，将会导致实验组和对照组饲料中的所有营养素的浓度各不相同，进而可能影响饲料能量密度，造成实验组和对照组动物所消耗的饲料量不等。所观察到的动物反应（结果）的不同可能取决于实验组和对照组饲料中某种成分的不同。所以，这种研究所收集的数据并不可靠。如果给动物全价营养配合饲料添加极少量的成分，就可以将饲料中由于添加新的成分影响饲料能量密度，进而影响动物实验结果的问题控制在绝对的最小值。

对照组和实验组饲料都可以在商业全价营养配合饲料中添加某些成分来制作。然而，由此要承担必需营养素摄入量减少的风险。商业的全价营养配合饲料中通常包括足量的必需营养素，允许适当稀释，不会造成严重的动物营养平衡失调。一般来说，可以在全价营养配合饲料中添加 10%～20%的其他物质，但研究人员必须对这种“稀释”可能出现的效果给予认真评价。

表 6-8 描述了在大鼠实验研究中，低脂和高脂饲料成分的不同对动物实验的影响。表中低脂饲料（饲料 1）包含 10%脂肪、20%蛋白质、60%碳水化合物、10%维生素和矿物质的混合物及实验成分。高脂饲料（饲料 2）是在低脂饲料基础上添加 20%脂肪制成，除去等量的碳水化合物，同时其他组分含量与饲料 1 水平相同。表中饲料组成描述了营养摄入的预期效果。高脂饲料的能量密度比低脂饲料高 24%。在自由采食条件下大鼠对热量摄取基本相同（大鼠将消耗恒量的能量）。因此，可以推测饲喂高脂饲料（饲料 2）的大鼠所消耗的饲料量将比饲喂低脂饲料（饲料 1）的大鼠消耗的饲料量要低得多，除了脂肪和碳水化合物的摄入量有变化外，饲喂高脂饲料的大鼠，蛋白质、矿物质预混料、维生素预混料、纤维素和实验化合物的摄入都将随之降低。因此，当实验化合物添加到饲料中时，饲料摄入的变化也非常重要。在所给的事例中，实验成分的摄入将出现 20%的差异。

其中一个可以排除这些问题的方法在饲料 3 中有说明。脂肪和碳水化合物进行交换：减少一些碳水化合物来补偿额外脂肪的添加导致的热量增加。这种调整的高脂饲料确保了蛋白质、维生素、矿物质和纤维素的摄取与饲料 1 相当。虽然饲料 3 的组分没有增加到 100g，预期的饲料摄取比饲料 1 低，但是实验化合物的摄取及除了脂肪和碳水化合物之外的其他所有营养素的摄取将与饮食 1 相同。

除了脂肪和碳水化合物的摄取之外，饲喂饲料 1 和饲料 3 的大鼠也将表现出不同的实际饲料摄取，如摄取的量。仅此就可以使组间的实验数据不同。在

表 6-8　低脂和高脂饲料喂养大鼠预期结果

	饲料 1	饲料 2	饲料 3	饲料 4
	低脂	高脂	校正过的高脂	校正过的高脂
饲料成分				
蛋白质（g）	20	20	20	20
碳水化合物（g）	60	40	15	15
脂肪（g）	10	30	30	30
纤维素（g）	4	4	4	4
矿物质预混料（g）	4	4	4	4
维生素预混料（g）	1	1	1	1
实验化合物（g）	1	1	1	1
“无活性”化合物（g）	—	—	—	25
合计（g）	100	100	75	100
能量值（kcal/g）	4.10	5.10	5.47	4.10
预期饲料摄入量				
能量（kcal/g）	82	82	82	82
饲料（g/d）	20	16	15	20
蛋白质（g/d）	4	3.2	4	4
碳水化合物（g/d）	12	6.4	3	3
脂肪（g/d）	2	4.8	6	6
纤维素（g/d）	0.8	0.64	0.8	0.8
矿物质预混料（g/d）	0.8	0.64	0.8	0.8
维生素预混料（g/d）	0.2	0.16	0.2	0.2
实验化合物（g/d）	0.2	0.16	0.2	0.2
“无活性”化合物（g/d）	—	—	—	5

饲料组成的其他方式（饲料 4）中，相对无活性的成分，如纤维素，可能将组分加至 100g。饲料 4 与饲料 1 的热量相等，营养摄取也相同。这种方法看起来似乎令人满意，但是实际上“无活性”的成分是不存在的。因此，必须为构建饲料 3 所描述的那样的高脂饲料而选择一种组分。

可以提供的相似事例是有损碳水化合物情况下的高纤维素饲料。预期高纤维素、低碳水化合物饲料比低纤维素、高碳水化合物饲料的能量价值要低。因此，预期高纤维素饲料的消耗将会增加。又加上其他营养素的摄取将出现变化，饲喂高纤维素和低纤维素饲料的动物的比较将变得非常困难。

在以上有关饲料可变的能量密度影响的讨论中，可以假设动物能够使它们的能量摄取在数学上精确地保持恒量。然而，实际上当动物可以自由摄取可变能量密度的饲料时，能量摄取会出现不同。

3. 实验中饲料摄入量的变化

在某一自由采食的动物实验中，实验组动物的摄食量可能比对照组动物低。实验动物摄食量的减少可能归咎于被研究的化合物引起的毒性反应，而与是否给予饲料和缺乏某种营养素无关。如果被研究的化合物有降低食欲的作用，摄食量也可能因此而下降。对照组和实验组动物摄食量的不同将暗示测量参数之间的比较不是直接的。如果实验处理和饲料摄取都对研究参数产生独立的影响作用，实验处理的作用就得不到明确的解释。如果研究需要观察实验处理的特殊作用，就应该解决饲料摄取差异的问题。既可以通过限制饲喂的方法解决，也可以通过采取配对饲喂的技术来解决。

目前已经得到证实，通过限制饲喂可阻止自发肿瘤的发展，延长大鼠和小鼠生命。因此，在大鼠和小鼠的肿瘤学研究中，应该考虑摄食对实验结果的影响。当大鼠同时接受致癌物处理和减少摄食量时，致癌物的致癌作用将被低估。事实上，这在大鼠自由采食实验的肿瘤生物学鉴定研究中经常发生。表6-9描述了自由采食的对照组和实验组大鼠中假设的致癌作用生物学鉴定的结果。致癌物导致动物减少了20%的饲料摄入量，这在实际情况中经常发生。对照组大鼠中30%将发生肿瘤，同时饲料限制20%将降低肿瘤发生率到10%。在实验A中，致癌物将肿瘤发生率增加到40%。当与自由摄食的对照组大鼠的发生率进行比较时，可以推断这种致癌物导致了肿瘤的发生。然而这种致癌物的致癌作用被低估了，这在将实验组动物与限制饲喂的对照组动物进行比较时可以得到澄清。在实验B和C中，对照组和实验组大鼠都是自由采食，实验将得出致癌物不具致癌性或的确有抗癌作用的错误结论。后者在实际中经常发生。很明显，自由采食的大鼠实验检测致癌物致癌作用，不能真正反映该致癌物大鼠成瘤性。理论上，对照组和实验组大鼠都应该限制性饲养，摄食量相同，或者应该采用配对饲喂的方法。

表6-9　摄食方式不同对大鼠肿瘤发生的影响

处理	发生肿瘤的大鼠百分数（%）				
	摄食量	A	B	C	D
对照自由	100%	30	30	30	30
实验自由	80%	40	30	20	10
对照限制	80%	10	10	10	10

第六节　实验动物环境富足

实验动物设施和饲养系统等环境条件影响实验动物健康、动物福利和动物实验结果。然而，绝大部分实验动物设施及饲养系统设计仅基于经济和建筑工程原理（如设备、成本、空间、容量、洁净度、易于清洁等），很少考虑动物福利。当环境条件不能满足特定物种需求时，不可能获得可靠的、可重复的实验研究结果。一个新的关于实验动物环境设施理念应该以营造、提供动物物种特有行为重演（species-specific behavioral repertoire）为目标，尽最大可能改善实验动物生活条件，即环境富足（environmental enrichment）。环境富足是指改善实验动物环境设施和饲养条件，满足动物物种特异性需求（species-specific need），提高其生理和心理健康。环境富足影响动物行为、生理，甚至大脑解剖结构。有研究发现，饲养在环境富足环境中的大鼠在 Hebb-Williams 迷宫实验中能更好地解决问题，学习能力提高、大脑皮质厚度增加、神经突触数量和复杂性增加，所以环境富足被用作神经行为研究的实验工具。环境富足的目的是让动物满足本能需求，包括觅食、筑巢、寻找隐蔽物体等的本能。优化的环境可使动物表现出正常生理，防止动物异常的行为产生与不正常的身心发展，避免内分泌或免疫系统异常。

一、环境富足概述

1. 环境富足原则

1）动物需求原则：动物是饲养环境的主体，环境优化首先要满足动物表达天性的要求。实验动物涉及的品种、品系众多，需针对不同动物的需求对其饲养环境进行优化。动物行为是了解动物需求的线索与依据，环境设施的优化必须首先考虑不同动物行为上的差异，尽量满足动物行为上的需要。

2）可控性原则：环境设施优化的目的是保证动物福利，但不能以动物福利为借口，无限制提高动物饲养条件。在保证动物福利的条件下，无论采取何种优化措施，可控性是必须遵守的原则。

3）标准化原则：实验动物是经过人工培育的特殊动物，微生物质量、遗传质量必须符合规定，而要保证微生物质量和遗传质量，在环境优化时也应注意标准化的原则，在同一设施内对同种动物的环境优化应该标准一致。标准化原则不仅保证动物质量，对实验结果的重复性、一致性也是极大的保证。

2. 环境富足措施

主要围绕动物自身社会性需要、动物饲养需要及动物生理、心理需要进行优化。

（1）动物社会性需要

群居是社会性动物最容易实施的环境优化措施，群居不仅能满足动物相互交流的需要，也能有效避免动物刻板行为的出现。动物饲养中必须满足动物社会性需要，按照动物习性进行群体饲养以形成稳定的社会关系。但群体饲养时，也应考虑动物饲养密度，饲养密度过高或过低均不符合相关要求。

社会性群体饲养又分为接触性和非接触性，对接触性群体饲养而言，在符合动物饲养密度的前提下，动物集中饲养即可。但对非接触性群体饲养的动物来说，必须建立一套体系，保证动物能通过嗅觉、听觉或视觉实现同种动物之间的联络，非人灵长类动物还可增加一些自娱自乐措施（如镜子），以增强动物福利。

（2）动物饲养需要

环境优化也可通过饲养盒的完善来加强，作为动物聚居场所，饲养笼盒对于动物非常重要，合适的底面积给动物提供活动空间，满足动物自主活动。更重要的是，笼盒内可放置多种内容物以满足不同动物特殊行为的需要。啮齿类动物有磨牙、打洞、做窝等习惯，笼盒内可放置透明冰屋、小鼠活动轮、磨牙棒、棉花等材料。群居饲养时，动物的攻击行为会增加，必要时笼盒内放置阻挡视觉或便于藏匿的玩具以减轻动物相互撕咬行为。

社会性决定了动物也要通过嗅觉、视觉、听觉和触觉等感觉器官与外界联系，饲养时通过不同方式、方法刺激动物感觉器官以优化饲养条件。根据动物习性，饲养不同物种需采用不同强度的光照条件，多数实验动物都是夜行性动物，白天更应注意动物光照强度。噪声对动物的影响不言而喻，设施选址应远离马路、机场等高噪声地区，饲养设施内可增加播放设备，每天定时播放舒缓的轻音乐以保持动物安静。动物对气味比较敏感，气味缺失，动物容易发生吃仔、打架等行为，因此垫料更换频率不宜过快。

（3）动物生理、心理需要

筑巢是啮齿类动物的天性，不同性别和年龄段的大鼠、小鼠都有筑巢的本能行为，尤其是即将临产时表现得更为明显，此时笼盒中应添加棉花、纸巾等物品。豚鼠是穴居性动物，饲养时最好用巢箱式笼具以保持其天性，而地鼠是独居动物，领地意识较强，适宜单独饲养。

多数大型实验动物都是群居性动物，适宜成对或成组饲养。非人灵长类动物的成对或成组饲养有助于增加其社会性行为，如相互梳理毛发、拥抱、分享食物等。当猕猴只能单笼饲养时，必须通过优化饲养条件以维持动物天性需要，如笼具面积应符合动物活动的要求，笼具中应添加秋千、栖木等玩具增加动物运动。犬也适宜成组或成对饲养，犬舍内可放置软胶质或帆布制作的球类、骨头状玩具，与饲养人员的互动玩耍也是优化犬饲养条件的必备措施之一。

3. 实验动物环境富足目标

（1）动物行为

长期人工饲养的实验动物已经部分适应了圈养生活，但仍然存留与野生同类相似的行为特征，因此，实验动物环境设施应满足这些动物先天的生理和行为需求。实验动物有社会接触、休息、筑巢、躲藏、探索、觅食和啃食的需求，啮齿类动物和家兔在自然界容易受到捕食者攻击，在找不到庇护所的陌生环境中很可能表现出强烈的恐惧反应：试图逃跑、攻击性、突然变得不动以避免被发现。

理想情况下是给动物一个可以控制的、复杂的、具有挑战性的环境，使动物感到安全。

（2）动物需求

动物有生理需求（physiological need）和行为需求（behavioral need）。生理需求包括吃、喝、睡、住。行为需求包括维持正常生理和心理状态所必需的行为，是一种先天行为（innate behaviors），包括社会行为、探索、觅食、梳理、挖掘、筑巢和寻求庇护。啮齿动物和家兔在野外及在圈养中都会表现这些行为。

为了评估动物需求，需要确定它们在环境中想要什么，有必要了解和理解动物的自然行为。通过研究目前仍生活在野外的实验动物祖先行为，可以提供一些有益的线索，但是并非所有自然发生的行为或自然环境中生活的所有方面在实验室中都可取或必要。不是将动物自然行为带入实验室，而是将环境关键特征带入实验室，从而使实验动物的自然行为得到表达和强化。

将动物的需求转化为环境富足目标，应该集中在动物具有强烈动机的行为上，如社会行为、觅食、筑巢和探索等。

环境富足计划的关键组成部分是动物实验管理和工作人员，应激励、教育和授权他们来实施。

实验动物环境富足方案应精心设计和严格评估，使动物和实验结果都受益。

（3）环境富足目标

环境富足具体项目不应对动物造成风险，伤害动物或攻击性增加；不应对人类造成风险，危害工作人员健康和安全；也不应增加实验研究风险，干扰实验过程或增加动物使用数量。

具体的实验动物环境富足项目设计应基于对动物行为需求充分认识和既往研究结果。通过评估动物对某种富集物（certain enrichment）的使用和偏好，富集物对动物行为或物种典型行为（species-typical behavior）、生理参数的影响，以及富集物对实验结果的影响，切实从动物利益角度来看待和评估环境富足。

二、环境富足类型

环境富足包括社会性（social enrichment）和物理性环境富足（physical enrichment）两大类。

1. 社会性环境富足

社会性环境富足包括动物与同种（conspecific）、对种（contraspecific）（不同物种，包括人类）接触（contact）和非接触（noncontact）的社会关系。

（1）社会接触性富足

群居动物（gregarious species）应该与同物种动物成群或成对饲养，同窝动物（littermate）应一起饲养，尽可能保证动物群体组成稳定、和谐。研究发现，与单独饲养的大鼠相比，群居大鼠应激反应少，即使出现应激，持续时间也短。对于所有表现出社会行为的交际型物种，只要群体稳定和谐，群体饲养甚至是配对饲养均优于单独饲养。

另外，实验动物与人类的有益接触（如训练、社交和处理等）通常对动物福利和实验结果都有好处，因为它能让动物在认知层面上参与进来，与动物看护者、技术人员和科学家进行积极的互动。

（2）社会非接触性富足

社会非接触性富足活动包括与同种动物或对种动物通过栅栏或网眼等形式进行视觉、听觉和嗅觉交流。饲养实验动物应考虑将同种动物安置在彼此的视线、声音或嗅觉范围内。

2. 物理性环境富足

物理性环境富足包括饲养环境复杂度、感官及营养刺激。

（1）复杂度（complexity）

有一个误区，认为实验动物饲养笼盒越大越好，实际上只需要提供一个结构优化的、最小结构空间就足以满足实验动物需要。实验动物只是利用笼盒区域内资源和结构进行特定行为。例如，大多数啮齿类实验动物和家兔试图将生活空间划分为独立的区域，用于进食、休息和排泄。笼盒内应尽可能提供环境富集物，如掩蔽物、巢箱、筑巢材料、管子并提供撤退区域和瞭望平台等，有利于动物划分不同区域。已有结果证明，提供筑巢材料可以提高小鼠和大鼠繁殖力，减少断奶前乳鼠死亡率、增加幼鼠存活率。

（2）筑巢材料（nesting material）

筑巢材料对大鼠、小鼠、地鼠和沙鼠来说很重要，因为它能被动物用来创造适当的微环境，进行休息和繁殖。

豚鼠是不会钻洞的穴居啮齿类动物，它们在野外可能生活在其他动物遗留的洞穴中。应在笼子或圈舍内提供巢箱、管子或掩体，让动物爬到或躲在它们下面。干草可以满足它们对粗粮的需求，木棍可以供他们咀嚼和啃食。

野生沙鼠在野外建有复杂的隧道，在实验室它们经常会表现出刻板的挖掘行为。因此，沙鼠需要相对更多的空间来建造或使用足够大小的洞穴。筑巢材料（如干草或稻草）和木棍可用于咀嚼和啃食。

叙利亚地鼠的野生祖先基本上是独居的，人工饲养群居也是可行的，但应特别注意形成和谐的群体，对具有攻击性的个体（尤其是雌性）应分开饲养。富集物应包括筑巢材料、避难区（如管子或小屋）、粗饲料和啃食物。

适合家兔的富集物包括粗粮、干草块或咀嚼棒，以及一个撤退和瞭望的区域（如一个平台）。对于繁殖母兔要提供筑巢材料和巢箱或其他庇护所。

玩具可以对动物探索行为、运动和视觉发展产生有益的影响。动物玩耍的一个原因是为了练习生存所需的行为技能。然而，玩具的吸引时间有限，食蟹猴对镜子的兴趣只有 1～2 天。经常更换玩具可以保持一定的探索水平，但与食物或筑巢有关的玩具能保持更长的吸引力。

（3）感官富足（sensory enrichment）

感官富足包括视觉、听觉、嗅觉、触觉和味觉刺激。对啮齿类实验动物和家兔来说，最满意的环境富足可能是直接或间接与同种动物或对种动物进行视觉、听觉、嗅觉和触觉交流。在小鼠笼盒内安装镜子并不符合环境富足标准，因为白化小鼠的视力很差。已有研究表明，白天持续的实验动物设施内的舒缓音乐对动物繁殖有益，对工作人员也有益。笼子清洗是实验动物设施中必要的常规程序，然而清洗会去除动物嗅觉线索，扰乱笼盒中动物的社会等级，导致雄性小鼠攻击性增强。

（4）营养富足（nutritional enrichment）

自然界中动物会花费很多时间寻觅食物，但在人工饲养条件下，动物的食物相对充足。即使如此，动物饲料供给和摄食行为仍对实验动物产生重大影响。饲喂频率和时间均对动物有影响。例如，在傍晚而不是在早上给兔子饲料，可以显著减少其刻板行为（stereotypic behavior）。动物饲料的提供方式如果能够增加动物觅食机会，可以防止动物无聊，因为在自然界中，动物的大部分时间都花在觅食上。诸如干草、稻草或草块，可以满足豚鼠和家兔对粗饲料和咀嚼的需要。啮齿类动物和家兔可以啃咬软木棍。地鼠和沙鼠经常储存食物，因此应该在笼子里提供食物颗粒。

三、环境富足评价

动物基因型、年龄、性别和个体变异等因素会影响动物对新奇事物的探索，在动物笼盒中添加某种新的环境富集物，可能影响动物行为和实验结果。不过，环境条件标准化可以减少实验动物群体内个体差异（实验内变异），并减少处理组间的差异（实验间变异），提高实验结果重复性。

基于上述原因，对环境富足效果给予评估时要充分考虑：动物对使用某种富足物的偏好；对动物行为的影响（如没有异常行为）；物种的典型行为表现；对动物生理参数的影响（如体重、心率、应激相关激素水平等）。必要时评估环境富足是否影响科学研究结果（如营养富足可能影响营养学研究），也要评估动物样本量会不会因为富足物增加、减少或不变。

环境富足符合3Rs原则：环境富足物使动物能够更好地应对环境的变化，与“优化（refinement）原则”一致；环境富足物可以减少动物对实验环境的应激反应，实验结果变异小，减少动物数量使用，与“减少（reduction）原则”一致。

理论上讲，环境富足与实验动物设施标准化、营养标准化并不冲突，二者共同目标是最大限度地减少所有变异源，以期获得准确和可靠的实验结果。但相对实验动物标准化而言，环境富足被关注、研究的时间并不长，如环境富足物引入会不会增加动物个体变异性还需要更深入的研究。即使环境富足增加了实验研究内的变异，有必要在变异与动物福利之间寻求一个平衡点。未来还需要更多诸如特定环境富足方案对特定动物、特定动物品种/品系、特殊动物模型及实验结果影响等研究，收集更多有价值的信息，尽量营造环境富足的动物居住环境，满足动物生理和行为需要，使动物生理和心理更加稳定，建立精确动物模型，确保获得更好的动物实验研究结果。

（赵四海、刘恩岐）

参 考 文 献

金东庆. 2012. 实验动物环境设施设计与管理. 北京: 蓝天出版社.
刘恩岐. 2008. 医学实验动物学. 北京: 科学出版社.
秦川. 2008. 医学实验动物学. 北京: 人民卫生出版社.
孙靖. 2005. 实验动物学基础. 北京: 北京科学技术出版社.
张宾, 王予辉. 2007. 常用动物实验操作指南. 上海: 上海中医药大学出版社.
Centers for Disease Control and Prevention National Institutes of Health. 2020. Biosafety in Microbiological and Biomedical Laboratories. 6th Edition.
Hutchinson E, Avery A, Vandewoude S. 2005. Environmental enrichment for laboratory rodents. ILAR J, 46(2):148-161.
Lutz C K, Novak M A. 2005. Environmental enrichment for nonhuman primates：theory and application. ILAR J, 46(2):178-191.
WHO. 2020. Laboratory Biosafety Manual. 4th Edition.

第七章　动物实验设计

动物实验研究在生物医学研究中具有极其重要的作用。本章将为从事动物实验研究的“新手”介绍动物实验设计的基本内容，以及在动物实验过程中需要注意的一些普遍且实用的信息。动物实验研究需要制定明确的目标和合理的假设（hypothesis），检索并深入学习动物实验相关文献，确定实现研究目标所需的最少动物数量，需要在设计阶段咨询统计学家或者自身拥有丰富的统计学知识。此外，动物实验研究人员除了要严格遵循一般科学实验（如涉及人类、动物、植物和细胞培养）设计的基本原则外，还必须遵守动物伦理学原则。

动物实验设计对动物实验结果的临床转化至关重要。有人从 PubMed 和 Embase 数据库中搜索了英国和美国研究机构进行的大鼠、小鼠和非人灵长类动物的研究，从 271 份公开出版物中收集了关于研究目标或假设、所用动物数量、性别、年龄和/或重量、统计方法的详细信息，发现只有 59%说明了研究的科学假设或目标及所用动物的数量和特征，87%没有使用随机化（randomization）、86%没有盲法（blinding）、30%没有描述采用的统计方法。可以看出，目前相当多的动物实验设计、实验过程、数据分析方法存疑，不能确保动物实验研究的方法和结果可以被审查、分析和重复。一项动物实验研究如果不能被重复，则违背了最初研究目的，也失去了科学价值。另外一项研究表明，即使动物实验表明某种治疗方法是安全和有效的，但 80%以上的潜在治疗方法在对人进行测试时都失败了，真正的原因往往是临床前动物实验没有经过严格设计。

因此，出于科学、伦理和经济方面的考虑，动物实验应严格设计、数据应正确分析，以提高动物实验结果的重复性、科学性，最大限度地提高从每个动物实验中获得新知识。

任何一个动物实验“新手”在没有良好实验设计、不知道如何分析实验数据的情况下，不要开始任何动物实验。

第一节　动物实验研究策略

一、确定研究方案

动物实验研究像大多数生物医学研究一样，主要包括（但不限于）以下几种不同的类型：观察性研究（observational study）、试点研究（pilot study）、探索性实验（exploratory experiment）、确认性研究（confirmatory study）和寻求参数估计的实验（experiment that seek parameter estimate）。

观察性研究是指在自然状态下对研究对象的特征进行观察、记录，并对结果进行描述和对比分析，多用于发现研究人员通常无法控制的变量（variable）之间的关联。一般不涉及强加的实验性处理（如给药、手术等）。现代生物医学研究中涉及基因修饰（genetically modified，GM）动物的实验是一种观察性研究，该研究是对两种不同基因型的动物进行比较。一般来讲，大多数基因敲除或转基因动物与同窝对照动物可能具有相同或相似外观，研究人员不可能将不同基因型随机分组，只能确保动物除了基因型之外，在其他方面尽可能相同。

试点研究通常是小型调查性研究，是在正式实验开始前进行的试点或一系列试点研究。试点研究一般只需要少量的动物，目的是测试拟议研究（proposed study）的可靠性，为设计更明确的实验提供初步数据。例如，试点研究可用于评估动物给药剂量是否合适，并获得关于可能的反应和变异性的信息，了解和计算实验的规模，推测可能需要的动物数量。试点研究也用于研究者熟练掌握相关动物实验程序。

探索性实验是指从事开创性研究工作时，为探寻未知事物或现象的性质及规律所进行的实践活动。探索性实验不是一个正式的、用于测试某种假设的研究，只限于观察某些处理的反应模式。例如，动物实验中某个组织基因表达 RNA sequencing 高通量测序，对每只动物的数千个基因的上调或下调进行检测，可以归类为探索性实验，主要目的通常是寻找反应的模式，而不是检验一些预先指定的假说。探索性实验通常要测量许多变量，需要进行多种统计分析。动物实验相关的探索性实验往往不能给出明确结果。探索性实验通常被用来产生假设，以便在后续研究中进行检验，其目的是检验一些正式的、预设的、最好是相当简单的假设。探索性实验也可以用来估计参数，如药物剂量–效应曲线、平均值等。

确认性实验又称为假设检验，是对一个或多个预先指定的假设的正式测试。一般来讲，需要研究人员对动物进行干预，从而发现该干预是否会引起实验动物反应和/或量化这种反应。

动物实验研究中大多涉及不同的独立实验研究，也有两个或更多的不同类型实验，应明确区分它们，根据每个实验类型，设计不同动物实验。

二、动物模型选择

动物实验研究中采用的动物模型多是要模拟人类或其他动物疾病表现，任何一种动物哪怕是果蝇、线虫都可以成为研究人类的模型。人类和任何一个动物物种之间都有一些共同属性，如相同或相似的代谢、生理生化特征等。

通过文献检索、导师或同行建议，可以找到适当的动物模型。在基础和应用研究中使用动物的主要目的是发现生物现象，建立可能与人类发生的生理过程相类似的模型。一个好的动物模型应该是可靠、实用且有用，发现并建立新的动物模型对于生物医学研究至关重要。例如，$ApoE^{-/-}$小鼠模型的培育成功引领和推动了人类动脉粥样硬化相关疾病的实验研究。一个实验动物模型必须具有与人类关联的特征，在非关联性的特征方面可以与人类有很大不同，这些不同并不影响动物模型的重要性。例如，家兔曾被用作人类糖尿病模型，用于测定人用胰岛素制剂效力，原因在于胰岛素如果能够降低家兔血糖水平，也可以降低人类的血糖水平。即使家兔与人类有明显且巨大的不同之处（如家兔是草食性动物、四肢着地），也不影响使用家兔测定胰岛素制剂效力这一特殊应用。

生物医学研究中任何一个动物模型作为人类“替代者”的有效性取决于该动物模型与人类被研究的某些具体特征（如测定胰岛素效力）的相似程度。所以，有时候实验动物是不是“像”人并不那么重要。

某些情况下，在人身上验证一个特定的动物模型结果可能是困难的、不可能的或不切实际的。例如，许多工业化学品在实验动物中的特定剂量下具有毒性，经过换算动物和人化学品摄入剂量，可以推测对人类也会有大约“相同剂量”毒性。然而，这个假设通常不可能被测试。

理论上讲，很难确定一个特定的动物模型是否是一个“好”的人类疾病模型，但动物模型不必在每个方面都与人类相似，从伦理上讲，在绝大多数情况下，动物模型“必须”、“一定”要与人类不同，系统发育离人类越远越好。啮齿动物体形小、使用成本低，特别是近交系小鼠遗传背景相同，只需较少数量、占用科学资源也少，被广泛用作人类模型。近交系小鼠许多生物学特征与人类相似，如某些器官生长或生化特征、对药物和化学品毒性反应等。特别是 GM 小鼠模型的广泛使用使得人类绝大多数疾病可以在小鼠身上“模拟”出来。

关于人类疾病动物模型建立、评估和应用，本书第八章有详细讨论。

三、伦理考虑

动物实验可能会给动物造成疼痛、痛苦或持久伤害，由此产生重要的伦理问题。只有在科学目标合理、没有其他替代方法、研究经费充足的情况下，动物实验项目才能够被公众和科学界接受、得到 IACUC 批准。

动物实验研究目标合理意味着该研究很可能达到既定的目标，而且这些目标将来有可能会对改善人类或动物的福祉作出贡献。

伦理考虑是动物实验前置条件。关于动物实验涉及的伦理学问题，请参考第二章相关内容。

第二节 动物实验设计

完整的动物实验应该包括：研究的目的和/或要测试的假设，选择特定动物模型的原因，所用动物种类、品系、来源，研究设计和使用的动物数量，分析的统计方法。

一、课题来源

一般来讲，动物实验科学问题常常在下列两种情况下产生：在前期研究过程中观察到某一现象（如同一实验室前期研究），并对此产生兴趣，在此基础上提出新问题。另外，通过阅读参考文献、教科书，发现科学问题，经逻辑推理，提出假设。

假设是为了解释某一现象或回答某一问题进行的逻辑推理。假设应当清晰明确。每个实验都应该提出 3 个假设：无效假设，即两个或多个变量之间没有因果关系；备择假设，即这些因素之间存在因果关系；无法检测假设，这些因素间的关系目前无法确定。

问题：药物 A 能否降低血液中胆固醇，从而防治和治疗心血管疾病？

无效假设：药物 A 不能降低血液中胆固醇；

备择假设：药物 A 能降低血液中胆固醇；

无法检测假设：目前所收集到的资料不能对该问题进行明确回答。

当然这是最简单的例子，目前的科学问题往往比这复杂。在研究过程中会发现许多新的问题，形成新的假设，原有假设也可进行调整。

二、动物实验设计要素

动物实验设计与需要解决的科学问题密切相关。因为要解决的问题各异，所以动物实验设计不尽相同。

常用实验设计方案简述如下。

1）完全随机设计（completely random design）。完全随机设计的特点是每只动物都有相同的机会被分配到各个观察组中。此时，动物应该先进行编号，然后按随机表或计算机程序进行分配。因其简单明了，该设计是目前使用最多的动物实验设计方案。

2）随机区组设计（randomized block design）。此种设计是根据动物的某一生物学特性，先将动物分成两个或多个大组，然后再进行随机分配。例如，根据动物体重大小，将动物先分为高、中、低 3 组，然后将每组中的动物完全随机分至各组，避免体重对实验结果的影响。

3）裂区设计（split-plot design）。是将需要观察的所有动物（whole plot）随机分到实验组中，然后再将动物随机分组（split plot）进行不同的处理。该设计最初起源于农业研究，区（plot）是指农田里的一块农田。这种设计的特点是先将所有具有某一特点的动物或者经过某一处理的动物都随机分到各观察组，然后根据第二个变量将动物再次随机分配。例如，根据高血压的严重程度，将 20 只严重高血压大鼠随机分到实验组，然后根据大鼠血脂情况随机分到不同的治疗组，以观察药物对血脂的影响。

4）交叉设计（cross-over design）。同一受试动物个体既是实验组的一部分，又是对照组的一部分。将实验分为两个或多个阶段，每个阶段对动物进行不同的处理，各阶段之间留一定时间以便洗除前一阶段受试因素的影响。每只动物进入实验的哪个阶段进行随机分配，对各动物所得结果进行配对比较分析。

5）配对设计（paired-design）。上面提及的交叉实验实际上是一种自身配对。不过平时常用的是两只或多只条件相同的动物配对，进行不同的处理后对结果进行配对检验。

6）析因设计（factorial design）。当需要研究两个或两个以上处理因素及它们在不同水平进行组合所产生的作用时用这种方案。例如，既需要研究药物 A 不同剂量（如剂量 A1、A2）对动物的作用，也需要研究药物 B 不同剂量（如剂量 B1、B2）对动物的作用，还需研究药物 A、B 不同剂量相互配对时的作用效果。也可以分开做实验，对每个问题单独研究，但省时省力省钱而且有效的方法是进行析因设计，可一次完成实验。

动物实验最常见的是完全随机设计、随机区组设计和析因设计，裂区设计、交叉设计、配对设计、拉丁方设计、重复测量设计、不完全区块设计等也被使用。

研究人员在动物实验方法中应该说明并充分描述所使用的设计，采用非标准设计应该给出详细解释。

三、实验单元

实验单元（experimental unit）是能够接受一种处理的最小实体。每个动物实验都涉及一些实验单元，这些单元可以随机分配到一个处理组。实验单元也应该是统计分析的单元，因为测量通常是在实验单元的样本上进行的，对于由几个个体组成的实验单元，这些个体的数值被集中起来或平均起来，以得出实验单元的数值。按照随机化原则，必须将任何两个实验单元分配到不同的处理组。

即使动物研究中的实验单元大多是指动物个体，实验单元非动物个体现象在有的实验研究中也经常见到。例如，在涉及新生儿的研究中，如果怀孕的雌性动物或整窝动物接受实验处理，那么雌性动物或整窝动物就是实验单元，单个新生儿则不是，因为一窝中的单个幼崽不会接受不同的处理。如果使用单个幼崽的数据，独立观察的样本量 *n* 太大，结果会不正确，有可能导致假阳性的结果。当然，单个新生儿的数值可以通过类似窝内平均数来体现。但是，由于窝产仔数不同，如果每窝的所有新生儿都被测量，来自大窝的幼崽可能比来自小窝的幼崽小、发育差，所以，要采用统计分析方法纠正这种差异。

如果一窝幼崽在产后或对怀孕的雌性动物进行手术或其他干预而受到不同的处理，那么样本 *n* 将是处理组中单个幼崽的数量，而单个幼崽就是实验单元。当然，可以采取较复杂的混合了窝间和窝内的实验设计。如果怀孕的雌性动物接受两个或更多的处理中的一个（如药物或对照处理），然后在出生后，每窝内的新生儿接受额外的单独处理（如补充维生素），那么对于药物处理而言，怀孕的雌性动物是实验单元，而对于补充维生素，新生儿是实验单元。这就是前面提到的裂区设计。

同样，如果在饲料中加入药物是一种处理因素，同一笼盒里的所有动物食用相同的饲料，那么笼盒里的所有动物（而不是笼盒里的个别动物）就是实验单元。同样地，如果动物的细胞被培养在一些培养皿里，可以被分配到不同的体外处理，那么培养皿里的细胞就是实验单元。

四、对照原则

绝大多数实验研究都是为了检验某一假说，动物实验也不例外。所以在动物实验开始之前必须有明确的假说。尽管目前统计学方法允许一次实验同时检验多个因素对实验结果的影响，但目前绝大多数动物实验，一次实验只检验一个变量（variable）。如果在一个假说中有多个变量，实验者应鉴定出主要变量和次要变量。当主次变量确定之后，实验者应该针对主要变量设计试点实验（试点研究）。通过试点实验可以“预判”假说的可靠性。常用的动物实验是在相关变量受控下，改变某一个或几个因素与未改变时的比对。因此，动物实验都必须要有对照。

1）阳性对照（positive control）。用已知阳性结果的变量检验实验体系的有效性。阳性对照组的实验因素与实验组的唯一区别是用已知结果的变量，替代需要检验的受试变量，其余都一样。当阳性组不出现预期结果时，实验结果无效。当无已知结果的变量施加时，受试变量的量效关系可以用来证明实验体系的有效性。

2）阴性对照（negative control）。用已知肯定不会出现预期结果的变量检验实验体系的特异性，以鉴别假阳性结果。阴性对照组实验因素的组成除了阴性变量替代受试变量外，其余都应与实验组一样。当阴性对照组出现阳性结果时，实验结果无效。

手术研究可能涉及假手术对照组（sham-operated control），其处理方式与受试动物相同，但没有最终的手术治疗。例如，在大鼠内脏切除术模型中，可以用相同的开腹手术但不是进行内脏切除术的阴性对照来比较两种治疗方法。

3）空白对照（blank control）。在不施加任何处理因素的情况下得到的数据，目的是确定实验对象的生物学特征的本底值。药物的溶剂可以作为药物的空白对照。

4）自身对照（self-control）。同一研究对象处理前后或不同处理之间的比较。例如，小鼠左颈总动脉结扎、套管，形成动脉损伤模型，右颈总动脉实施假手术，分离动脉，但不结扎、套管，二者形成自身对照。

5）历史资料对照（historical data control）。同一实验室既往资料也可用作质量控制，但是只能作参考，一般不能纳入统计分析。

五、随机化原则

随机化是确保动物实验的可靠性和统计分析的有效性。动物实验的目的是对群体的平均数和方差进行推断，而统计分析的假设是观察结果来自于正态分布群体的随机样本。这个假设只有通过随机化才能有效。因此，将动物分配到不同的实验组应该是随机的，这样既可以避免偏见，保证各组动物接受处理的概率相同，又可以控制变异。

为保证各组之间动物的均一性，对动物分组时应采用随机原则。将动物从笼中依次抓出分至各组并不是随机分组。随机分组应该是对动物先进行编号，然后按随机数字表分配至各组。有时动物的体重可能不完全一致，会在一定区间内变化。为避免变异，此时应该先按体重将动物分成几个大组，在组内进行编号后再分到各组。如果有其他变化因素（如性别、年龄），应采用类似方法处理。

特别建议动物编号按随机数字编号，避免通过动物编号推测某个动物是哪个处理组动物。

另外，随机化原则也贯穿在整个动物实验过程中，不同处理组动物的处置方式应该相同。研究人员有可能先在一组动物中收集数据（如采血），然后再在另一组动物中收集数据。由于缺乏随机性，这种选择会影响数据采集。当涉及手术时，因为手术过程中的技能是逐步获得的，第二组动物可能会受益于一个更熟练的外科医生。因此，不同组动物都应该有相等机会在某个时间点进行测量。此外，不同处理组的动物不应安置在不同的架子上或不同的房间里，因为环境可能不同。

动物实验报告需要描述动物实验所使用的随机化方法。

六、盲法原则

为了避免实验偏倚（bias），动物实验过程特别是在评估结果有任何主观因素的情况下，应该对处理进行“盲法”（blinding）实验。在将动物随机分配到各组后，给动物、样品和处理按随机数字编号。尽可能让动物饲养人员、标本采集人员、数据收集人员不知道某个编号动物属于哪个实验组动物，以减少在收集数据时出现主观影响的可能性。例如，当在动物饲料中添加某种药物时，可以用数字和/或颜色对不同的饲料进行编号，笼盒也可以进行类似的编号，以确保向每个笼盒提供正确的饮食。

动物按随机顺序编号，这样动物在采集标本、分析数据时，就不会有治疗组的迹象。病理学家阅读动物组织切片时，不知道看到的病理切片来自实验组还是对照组动物。

七、重复原则

简单讲，重复（replicate）就是某个处理中的一个实验单元的个数。

重复是对一个处理内的变异性进行估计。如果不估计治疗内部的变异性，就不可能进行统计推理。所以，动物实验必须设置重复。

重复可以用来评估和隔离测量中的变异源，限制假性变异对假设检验和参数估计的影响。生物重复（biological replicate）是指动物实验中同一组的每个动物，如要测试药物A对大鼠血压的影响，需要对照组和给药组两组大鼠，每组中需要 n 个生物重复来进行统计，即给药A条件下的 n 个大鼠和安慰剂对照组的 n 个大鼠，n 就是该研究生物重复数量。需要说明的是，动物实验中每组动物不一定需要相同数量的重复。

如果测试A药物对大鼠血压的影响，A药物处理可以设置高、中、低3个剂量组，这3个剂量组是3个处理，不是3个生物重复。

另外，重复测量（repeated measure）数据在动物实验研究中也很常见。例如，研究药物A对 $Apo^{-/-}$ 小鼠血脂影响的随机对照试验中，对两组动物（给药和不给药）分别在不同时间点进行观察，或者同一组动物（给药或不给药）不分组，分别在用药前、用药后1个月、用药后2个月进行疗效观察，就是重复测量，与生物重复不同。统计分析时，采用常规的方差分析对不同时间点的重复测量独立“处理”。

从宏观上讲，使用不同种（species）或品种（stock）、品系（strain）、性别、个体、动物器官/细胞开展同一种生物学现象的研究，可以看成对某一生物学现象（如A药物是否对血压有影响）“重复”。

对生物上不同的动物样本进行平行测量，捕捉随机的生物变异，本身可能是研究对象或“噪声”。

技术重复（technical replicate）是对同一样本的重复测量，代表了对研究方案或设备相关的随机噪声的独立测量。例如，为了确定小鼠血浆中总胆固醇的浓度，对同一个样品进行 3 次相同测量，最终观测值是这 3 次结果的平均值。再如，采用 real time PCR 检测某个基因 mRNA 表达水平时，每个样本往往设置 3 个或 4 个“复孔”检测，视为技术重复。如果“复孔” Ct 值（cycle threshold）差异在较小范围内（如 0.5 或 1），表明测量方法“可行”。动物实验中涉及标本收集、从动物器官分离某种细胞或者 RNA sequencing 中“reads”数量等重复，也属于技术重复。

技术重复仅涉及检测技术的可重复性，不涉及动物实验结果的生物相关性。因此，技术重复不能用于统计分析，不能对技术重复之间的变异性进行统计推断。

技术重复和生物重复之间有明显的区别，在实验设计时，要避免把技术重复当作生物重复的伪重复（pseudo replicate）。例如，在测试化学污染物对动物生殖健康的影响时，从一窝动物中（如 6 个幼仔）多次取样，6 个幼仔只能是一个生物重复。如果把 6 个幼仔当作 6 个生物重复则是伪重复。当使用伪重复而非真正的生物重复品进行统计推断时，组内变异会被低估，置信区间变小，犯第一类错误（错误地拒绝了一个真正的无效假设）的概率升高。

从统计学角度出发，生物重复数量越多（同时意味着成本显著增加）越可能发现组间小的显著变化。由于成本或技术方面的原因，尽管有时候可以用 2 个生物重复进行某些分析，但在动物实验研究中，生物重复数量不要小于 3。

本章第四节将详细讨论每个处理组样本量（生物重复）问题。

八、观测值

观测值也是统计学中的因变量（dependent variable），动物实验研究应尽可能使用与人类临床研究相同的终点（观测值）。

确认性实验通常有一个或几个感兴趣的结果（因变量），通常体现在实验假设中。例如，无效假设可能是：实验处理不影响大鼠的体重。一般动物实验主要关注的结果很少（如基因缺失是否影响某种生物学现象），但有些毒性实验涉及许多因变量，其中任何一个因变量都可能被有毒化学品改变。探索性实验没有假设，如涉及各种组学的动物实验研究可能有数千个因变量。

当有选择时，定量（测量）数据比定性数据（如计数）好，因为所需的样本量通常较小。当有几个相关的结果时（如器官重量），某种类型的多变量统计分析可能是合适的。

在动物实验研究设计中，研究者要谨慎考虑使用因变量的类型。

连续变量（continuous variable）是在任意两个值之间具有无限个值，是可以用数字表示的变量，如血浆葡萄糖、血压、血浆总胆固醇、心脏频率等观测值属于连续变量。如果观察值可以采用 0、1（+）、2（++）、3（+++）等排序，该变量为序数变量（ordinal variable）。例如，非酒精性脂肪性肝炎（NASH）就是根据肝脏脂肪变性程度（0、1、2、3）、肝小叶炎症程度（0、1、2、3）、干细胞损伤/气球样变（0、1、2）等综合序数变量判断严重程度。当一个变量被认为是一个可能发生或不可能发生事件时，如药物有效与否、心梗、心血管不良事件、死亡、性别、感染、妊娠等，该变量被称为分类变量（categorical variable）。一般将发生某事件的样本数除以样本量总数得到的事件发生率作为结果考察。

研究人员应该尽可能使用连续变量，如果一个变量在少数动物中较早出现变化，使用序数变量或分类变量可能会忽略这个较小的变化。例如，研究人员观察糖尿病（≥120mg/dl）和非糖尿病（<120mg/dl）动物的血清葡萄糖值，应该统计每只动物血糖值，计算各处理组平均值并比较，而不是对动物进行有无糖尿病分类。

动物实验中可能还存在一些不可控制的随机变量（random variable），在设计实验和分析结果时需要加以考虑。例如，昼夜节律可能导致上午的测量结果与下午不同，同窝动物比不同窝动物更相似，不同的人或在不同的时间进行的测量可能略有不同，等等。如果随机变量对观测值影响比较大，有必要在实验设计阶段充分考虑，或在统计分析时对其进行说明。

九、样本和观测值的排除

动物实验研究受遗传和环境影响，观察离群值很常见。根据实验过程或结果（如动物健康状况、与其他数据的不同）决定纳入或排除特定的动物或观察值，有可能影响研究结果。因此，纳入和排除数据的规则应在动物实验设计时预先确定。同样重要的是，动物实验报告必须说明是否所有进入实验的动物都实际完成了实验，或者被剔除，如果有动物被剔除，必须说明其原因。处理组动物减员未纳入统计分析，会给实验结果带来偏差。例如，某种靶向治疗药物杀死了最弱的或受影响最严重的荷瘤小鼠，如果这些小鼠在最终统计分析中没有被提及，那么这种肿瘤靶向治疗方案效果可能会被夸大。因此，必须说明动物实验数据在分析前被排除及被排除的原因。

第三节　实验差异控制

动物实验设计时需要考虑的一个重要控制因素是实验中的非研究目的差异（variation）。这些差异可能会得到错误的实验结论，或在实验中引入了太大的“背景噪声”掩盖了实验过程中研究的目的差异。因此，在实验设计时，要认真考虑这些因素的影响，并采取恰当的策略进行控制。

用活体动物进行实验的差异来源包括：实验者带来的差异、动物固有的差异、动物与所处环境相互作用产生的差异。

一、实验者带来的差异

实验者带来的差异主要有两种：一是动物实验实施的过程（如注射、口服、外科介入等）不规范；二是缺少准确测量的方法手段。这两个因子结合常常是引起实验结果差异的关键原因。可以说，影响特定研究工作质量和使用动物多少的关键还是在于对实验的设计是否周到全面，动物实验和饲养人员的能力和培训是否到位。

1. 实验过程优化

实验过程控制首先应确保实验过程的一致性、准确性和完整性。例如，对动物注射给药时，每只动物应使用一套新的注射器和针头，如果用一个注射器参照上面的刻度注射几只动物，这种操作会降低注射剂量的精确度。如果选择一个大针筒注射器，注射的精度就更难掌握。实验操作应小心，以减轻动物在实验过程中的紧张情绪，否则不仅会影响动物的代谢，也会改变动物局部血流的速率从而影响药物的吸收率。即使是对动物的一个简单操作过程，也应该经过适当的培训以提高实验人员的操作质量。外科操作要求所有的步骤应按对待患者一样的要求进行。尽管动物本身存在的解剖学方面的差异使得到高重复性结果非常困难，但操作的标准化应尽可能做到，这样出现的残留差异才是可测的，并能用于以后的统计学分析计算。

2. 准确测量

尽管现在的测量技术和手段越来越先进，但许多测量方法本身存在内在的不准确因素。例如，在电泳胶上点样和条带的迁移率、密度和大小受许多微妙因素的影响；在显微镜视野中对某一类特定细胞记数，其结果受到样品制备差异的影响；对 NASH 病理评分受主观因素影响；等等。这些方法技术的不准确产生的差异将严重降低研究中对所研究效应统计学分析的意义。除了采用适当的测量技术方法并正确操作外，控制这类测量差异的主要方法就是对观测数据进行多次测量，而且由不同人测量。

在动物实验中还有许多与观察动物自然行为有关的测量，控制这类测量上的差异更困难，却又是不能忽视的问题。研究工作中如果遇到这类测量，一般是通过定期对不同观察者的观察结果进行交互式的检查来保证一致性。实验中客观观察动物的行为要求不同的观察者之间观测的一致性和同一观察者观测的一贯性。这种减少观测差异的方法是通过比较人员的培训和技能，从而使观测结果的精确度达到最大，得到的结果才能被别人重复。例如，在连续时间点重复观测，通过“差异分组”分析可以对对象内和对象间的差异性进行定量，用来检查观测结果的一致性，最终提出整个研究过程中的最佳观察法。

用整体动物进行生物医学研究中，行为学和生态学观测的差异是可以控制的。良好实验室规范（good laboratory practice，GLP）观念的提出和普及是一个有效的办法。GLP 是美国食品药品监督管理局（Food and Drug Administration，FDA）在 20 世纪 70 年代提出保证用于药品登记的数据可信而建立的标准，现在已得到全球生物医学界的认可。GLP 最根本的基础是实验中得到的数据和信息的可信性通过人员的工作质量来保证和实现。因此，GLP 要求在实验观察的每一个步骤必须按照标准操作规程（standard operating procedure，SOP）的文本执行，并且这个过程的确认是通过收集数据的人和独立质量保证人员双方签名并定期核查记录来完成。GLP 的引入大大减少了科学研究中测量和观测方法带来的差异，说明控制操作使其标准规范可极大提高实验的精度，直接的益处是用较少的动物就可以有效地评价某一化合物的效应，因为“杂音”减少了。

二、动物固有的差异

动物之间除了遗传组成的差异外，许多其他因素也能增加动物间的差异，进行实验设计时需要加以重视和考虑。

1. 动物来源不同

动物实验研究报告中都要标明提供动物的单位，由于遗传漂变，来源于不同供货商的动物可能在遗传组成上存在差异，饲养环境的不同又使表型上的不同得以显现。许多实验证明，产后是动物幼子发育行为类型形成的敏感期，决定成年后保持的行为类型和社会相互关系。就目前来讲，还没有两个动物供货商采用完全一样的动物饲养管理程序或完全一样的环境，光照周期、微生物背景等可能不同。因此，动物来源不同意味着潜在的动物之间的差异。

2. 动物饲养管理的差别

动物饲养管理方面的微小变化可能会对动物的行为、生理、生化产生巨大的影响。例如，在其他环境条件恒定不变的情况下，只更换饲养技术人员就可使小鼠群体的繁殖性能显著下降一段时间（约几个星期），如果原饲养人员离开很短时间又回到岗位继续工作，这种性能的下降就很小。有人认为这种影响群体性能的原因与视觉、听觉或嗅觉有关。因此，在进行动物实验时，明智的做法是保证动物进入实验的新饲养环境和更换饲养人员后，至少让动物适应一个星期甚至更长时间再开始实验。

3. 动物生活环境

实验动物对其生活的环境是敏感的，甚至一个微小的变化都可影响到行为和生理学特征。这里所提到的生活环境主要是指动物所占据的空间——微环境，可能与房间的其余空间不一样。饲养笼盒放在笼架上相对于进气口和排气口的位置、在笼架中的垂直位置、笼内是否存在内含物（包括垫料和食槽中饲料的多少）等都可能影响动物生存的微环境。例如，在一个饲养小鼠的房间内，靠近排气口空间比靠近进气口空间的温度要高 3～4℃，相对湿度要高 5%～10%。在同一房间内也存在化学、微生物组成的空间差异。放在笼架上层的大鼠、小鼠感受到的光强度要比底层的强，一般白化的动物不能对达到视网膜的光线进行限制性调节，可导致视网膜受伤，因而可能改变松果体的功能，甚至可能影响动物对药物的反应。另外，大鼠、小鼠和其他许多动物的听觉范围、频率比人类高。影响啮齿类动物的声音范围一般为 20～40kHz，产生这样噪声的原因很多，器具笼盒的碰撞落地，送风系统、空调机和电子设备发出的声音等。由于人的耳朵对这些声音不敏感，对这些噪声并没有引起足够重视。这些声学问题引起的后果最早表现在对动物进行操作时，动物紧张不安的程度增加，繁殖性能改变，如交配推迟、幼仔小或不产仔、哺乳期幼仔死亡率上升或生长速度改变。垫料特性也会影响动物代谢特点，包括影响动物对实验处理的反应，如用松木和桉木制作的垫料含有能诱发较大动物肝脏酶活性和细胞毒性效应的物质，直接影响动物对药物代谢的特点。

动物所处的温度、湿度、光照、噪声水平等微环境因素的影响一般不容易被预测，但在动物实验设计时，必须清楚认识到它们对实验设计完整性的重要作用。

4. 动物健康状况

临床疾病会引起明显的症状，患病动物不能用来做实验。亚临床疾病由于不表现出疾病症状，不容易判断其存在，所以对实验结果的影响非常严重。亚临床疾病主要有两个结果，一是疾病可能影响特定的器官，抑制它们的功能，根据疾病的发展改变动物的生理和生化状态。当某一疾病改变某一特定器官功能或特定生化代谢途径时，而实验过程又涉及该功能或生化生理，实验结果很可能产生偏差。二是亚临床疾病从广义上对动物健康造成不利影响，使动物对研究中的实验操作变得敏感。

临床还是亚临床感染带来的更大问题是疾病的严重程度根据动物个体的体质不同而有所不同，表现为在一个群体中，一部分动物被严重影响，一部分可能没有明显影响，而绝大部分处于中间状态，从而造成在实验动物群体中的个体差异被大大加大。目前，用啮齿类动物进行的研究要求使用排除了大多数啮齿类动物自然情况下侵入感染因素的SPF动物，这一要求保证了将感染因素引起的动物个体差异最小化。遗憾的是目前许多实验动物种类还没有达到SPF水平。

三、动物与所处环境相互作用产生的差异

除了需要考虑并控制动物之间固有差异及实验操作相关、动物饲养相关的差异外，还有一些复合的差异需要加以重视。动物对环境应激或应激源的生理反应、行为反应和生化反应或者这几个反应的简单相加将导致群体差异比预想大很多。

不同种甚至同种不同品系的动物对群居的忍耐方式不一样，地鼠是一种独居动物，在实验时不宜分组后群养。同样，有些品系的雄性小鼠，如SJL、BALB/c和C57BL/6，群居时表现出很强的攻击性。对大多数品系大鼠、小鼠来说，独居是一种应激情形，通过环境富足（environmental enrichment）可以改善这种应激反应。有时，如果实验设计需要将测试动物单独饲养，也可以提供同一种属的非实验“伴侣”，将孤独造成的动物应激降到最小。

群居因素比较复杂，对动物的特性有重要影响，常常不为人们所重视。有证据表明小鼠每笼2只、4只或8只群居，在体重方面的差异比单独关养要小。并且当动物群居时，大多种属会建立一个相对清晰的优势阶层，即一个统治地位的动物在居住环境中是绝对的主宰，发挥主要的支配作用，其他个体则处于服从的地位，这种动物群体内阶层的分化会导致动物个体之间其他方面的差异，处在最底层的个体必须花费相当多的时间来避免与其他个体发生冲突。特别是在建立社会等级制度的过程中，动物之间存在相当高的侵略性，这种情形可以引起动物持续性的应激，明显影响动物的行为、生理和生化特征。例如，有报道一个笼盒内3～5只雄鼠群居容易形成一个稳定的等级社会，攻击性行为表现最轻。如果这时放入环境富足物件，会明显增加持续性的攻击行为。因此，环境富足物件在实验当中使用时，应考虑对动物实验的具体影响是改善还是恶化。一般动物之间的攻击性水平可持续几个小时甚至几周，当动物等级社会形成后，会显著下降，并且应激状态的内分泌指标（如血液肾上腺皮质激素水平）也下降。因此，实验者在将动物分组群居时，不要马上进行实验处理，而是经过一段时间，让动物等级社会完全建立稳定后再进行实验。社会等级在一个相对小的动物群体中相对稳定，而大的群体中这种稳定性很容易被打破。另外，如果一个群体中一只动物被从群体中移出或生病，竞争就会增加，攻击性水平升高，直到创造一个新的社会结构。因此，建议在实验过程中不要改变动物群居社会的组成成员。还要注意在一个群体内对动物的操作也可能重新触发一段时间攻

击性。动物的这种社会等级制度影响在实验中应用环境富足的策略，环境富足物件的使用增加了环境的复杂性，而动物对喜好环境区域的争夺会加剧动物群体内的应激情形。例如，在群居的家兔群中，占统治地位的兔常占领喜好的位置很长时间，而其他个体无法享受环境富足物件带来的改善，反而容易受到统治者的攻击。因此，如果要采用环境富足策略，改善家兔笼内的群居条件，应提供各种类型的环境富足物件，并保证在群居的空间内有足够多的“喜好”位置。环境富足物件的设置应简单均一并具有吸引力和有效性，同时又不增加笼内动物之间的竞争。同样重要的是，在更换笼具时不要更换环境富足物件，以免将其他不熟悉动物的残留气味引入而发生新的问题。明显的攻击性多发生在天黑后的几个小时内，这时工作人员无法观察到。其结果是第二天表现为被咬伤和其他身体损伤，甚至有时看不到这种外伤，行为变化也不明显，但群体应激造成结果的差异客观存在，必须加以重视。

动物与实验操作过程之间相互作用诱发产生的差异客观存在。首先，动物对不同实验操作者和饲养者表现出不同的反应，说明人为因素造成的动物应激有大有小，这与动物在实验过程中遭受的痛苦水平有关。如果实验要求对动物在连续的多个时间点不断给药或进行操作，那么这一操作过程应由同一技术人员来完成，并保证环境条件恒定，动物每天处理的时刻一致，不破坏动物的节律。其次，一个容易被忽视的因素是实验工作的时间安排与饲养程序之间的关系。例如，如果更换笼具前给药和更换笼具后马上给药，其结果是不一样的，甚至动物给药的顺序也是引起差异的原因，而这一点常常被忽视。当动物从居住的笼内被移出，它们可以发出声音（一般为人类听不到的超声波），这种声音尽管可能不是痛苦的喊叫，但它发出的是警戒信号，可使同一房间的其他动物有所察觉。因此，如果一项实验技术操作引起部分动物不舒适，其他还没接受处理的动物也会逐渐焦虑不安，结果导致操作变得非常困难，同时这些动物比起前面处理的动物内分泌状况也有所改变。经过训练的研究人员都应清楚认识到正确操作动物的重要性。例如，一群小鼠反复被一个未经训练、没有经验的人员操作，那么实验中对动物的操作就会越来越难。又如，一个实验中动物的操作总是以一个特定的顺序进行，实验结果很可能出现偏差，总是对照组先给某个化合物时，处理信息会被非应激的动物接受，当随后给实验组动物测试的化合物时，实验组动物的行为举动和生理学已经改变，对照组和实验组的对应性降低。如果给药的顺序是随机进行，那么群体差异就会增加，使得应用于统计学处理的动物数量增加。当这种给药顺序对实验的结果有重大影响时，应该考虑使用随机区组设计来减少这种影响。例如，如果设立 4 个剂量组的给药方案，那么将 4 只动物作为一个模块，第一个模块的 4 只动物随机安排顺序分别给 4 个剂量的药物，然后再进行下一个 4 只动物组成的模块，同样如此进行下去。

控制这类差异最有效的方法就是确保操作动物的人员经过相当水平的训练。还需要在动物开始实验前，让动物适应实验室的环境和操作的过程，以降低在实验过程中的紧张程度。还有一种技巧是对能坚持服从实验的动物在操作完将其送回笼盒前奖励一些喜欢吃的东西或让其放松舒适。

减少不专业操作带来的结果差异的有效方法是在研究单位建立专业化的实验动物中心，由专业的操作能手代替研究者进行操作。一个典型的例子发生在英国的 Sheffield 大学，为制作单克隆抗体而免疫 BALB/c 小鼠，常规免疫程序是对 5～10 只小鼠反复多次注射，理论上由于这些动物是近交系，又在标准的环境中饲养，动物个体之间的反应应该极为一致。但实际上每次动物实验得到的结果并不都一样，有的产生相对高水平的抗体，有的则对抗原反应相当弱。这样的结果对单克隆抗体的制备影响非常大，后来 Sheffield 大学建立了一个实验动物中心，制定 SOP，雇佣能熟练操作又不引起动物应激的技术工作人员，在后来的两年研究中一直很成功地得到每一个动物个体的强免疫反应，使得随后挑选单克隆抗体分泌细胞的培养工作顺利进行。

第四节　样本量确定

在实验设计中确定样本大小即每组动物数量非常重要，它既要满足科学研究有效性的要求，又要符合各国法律法规对使用动物数量的限制。这一节介绍在实验设计时如何科学地计算使用动物的数量。

由于科研目的不一样，采用的实验种类就不一样，计算实验样本大小的方法也就不一样。

一、试点研究

由于前期资料信息的缺乏或是不能确定实验是否能够成功，有些实验样本的大小无法计算，如制作 GM 动物。一般类型的动物实验的复杂统计学设计都可以简化成一个重要事件的比较，此时样本的量应足够大，得到可以发现统计学意义的结果。试点研究是为探索一个新的研究领域，确定在不同的实验条件下研究变量是否能足够精确测量，同时检查进行实验的必备条件是什么。例如，假定某研究人员要确定 A 因子是否在炎症动物模型中升高。已具备的条件是实验室有测定 A 因子的技术方法，现在要做的是确定一群小鼠中 A 因子的差异。在试点实验中，研究人员设计测定 10 只小鼠分别在诱发炎症前后的 A 因子浓度。像这样的小规模试点实验，由于没有任何前期数据可利用来估算所需动物的数量，使用动物的数量只能根据经验来推测。而这个试点实验的结果可以为正式实验提供对实验标准偏差和炎症效应程度的粗略估算，为计算正式实验样本量的大小提供依据。如果 10 只动物测得的 A 因子浓度的标准差比起 A 因子的浓度来说相当小，再假如在炎症诱发后 A 因子的平均浓度增加明显（如升高了 2 倍），说明实验进行下去的意义和可能性非常大，A 因子在炎症动物模型中很可能升高。研究者可以进一步研究追踪 A 因子全程增加的情况，并测定不同治疗方法中 A 因子浓度的变化。

二、基于目标成功或失败的实验

由于实验过程中成功的机会相当不稳定（变数太大），这类实验所用动物数量很难计算。例如，通过 CRISPR-Cas9 基因编辑技术制作 GM 动物，可能就需要较多的动物。原因之一是 CRISPR-Cas9 切割效率变化很大，二是移植后受精卵着床的成功率不一，三是存在脱靶效应。这些变化不定的因素综合使得不同品系小鼠对此操作表现出较大差异的反应。假定制作一个 GM 动物品系的每个步骤成功率都为 5%，根据这个领域专家的经验，用单组实验样本量的计算公式［式（7-1）］需要用 50 只动物，如果每个步骤的成功率为 1%，则需要 300 只动物。用 CRISPR-Cas9 制作基因敲除或敲入小鼠的结果变异性要小，比起基因敲入受精卵或利用 ES 细胞打靶制作 GM 动物方法，使用动物的数量要少。

$$N = C\frac{p_c q_c + p_e q_e}{d^2} - \frac{2}{d} + 2 \tag{7-1}$$

式中，p_c 是对照组中某事件发生百分率；p_e 是实验组中某事件发生百分率。$q_c=1-p_c$，$q_e=1-p_e$；d 是 p_c 和 p_e 之间的差别，以一个正值表示；C 是一个常数，根据 α 和 β 选定的值而定，可通过查表而得。

举例说明该公式的应用：通过查阅资料或对比同实验室以前研究显示，A 品系大鼠老年时肿瘤的发生率是 20%，而实验设计解决的问题是，A 品系大鼠经 B 化合物处理是否会在老年时增加肿瘤的发生率。这时假定化合物处理后大鼠老年时肿瘤发生率增加到 50%，探测到这种增加的概率为 80%，测试是在 $p=0.05$ 的显著性水平进行的（力度为 0.8，$\alpha=0.05$），查得常数 $C=7.85$，用公式（7-1）可计算出实验每组用 A 大鼠数量为 31.07 只或约 32 只，总共 64 只大鼠。

所需样本量的多少完全是靠经验估算，而非正规的统计学计算。

三、检验假说的正式实验

大多数的动物实验属于检验一个假说的正式实验，与上面描述的实验不同，一般实验前都可以得到一些有用的信息，可以用来计算实验所需要的动物数量。在这类实验中科研人员一般可以测定 3 种类型的变量：连续变量、序数变量和分类变量，分类变量也称为二分类变量。

下面给出计算几种不同变量研究所需动物数量的方法。

1. 确定检验的假说

实验设计尽管说起来比较复杂，但一般都将假说简单归结成一个或几个问题、两组或几组数据的比较。然后计算在某种概率水平测定某一效应（或组间期望的差别）的样本大小。研究人员看到的组间差别（效应）越小或群体变异性越大，观察到显著性差异所需样本量肯定越大。

2. 效应大小、标准偏差、力度和显著性水平

要计算样本大小，必须提供 3 或 4 个已知因素：①对连续性变量而言的群体标准偏差（standard deviation，SD）。②效应（effect size）大小，是研究者希望动物实验能够检测到的平均值（连续变量）差异。例如，研究者可以规定对照组大鼠和处理组大鼠之间平均体重的最小差异，该差异具有生物学意义，并且实验应该能够检测，一般用均值差/SD 表示效应大小。③测定假定效应的期望力度。④显著性水平。前两个因素与特定实验是对应的，而后两个因素为一般惯例。效应大小是研究者希望检测效应的程度必须以定量形式陈述表示，SD 可以由小规模试点实验的结果得到，也可以从同一实验室以前的实验结果或科研文献中得到。统计学分析方法由实验设计的类型决定。

假定实验动物被随机分配到不同的测试组，饲养在相同的环境中，这时实验力度是指实验效应被测出的概率，一般定为 0.8 或 0.9，即科研人员在假定效应存在的情况下，有 80%或 90%的机会发现统计学意义上的结果。而此时 1 减去力度的符号表示为 β，是指得到一个假阴性结果（false-negative）的概率，即不能拒绝否定一个不真实无效假说或不能测得某特定处理效应的概率。阳性结果的规定概率即显著性水平用 α 表示，一般选择在 0.05 或 0.01。换句话说，科研工作者错误表明差别“显著”（此时事实上不存在差别）的机会不会大于 5%或 1%。一旦选定期望力度值和显著性水平、统计学模型（如卡方、t 检验、方差分析、线性回归），然后给出研究者期望效应的大小及群体 SD 因子，就可以计算实验所用样本（动物数量）的大小。

3. 分类变量数据动物样本大小计算

生物医学研究中有时涉及对分类变量的测定，如一个事件的发生表现为频率或百分率。涉及分类变量测定的实验计算样本大小不需要 SD 的前提条件。典型的实验目的是比较两组某特定变量的百分率，只要给出力度值、显著性水平和想测出的差别，用式（7-1）就可计算出样本大小。

4. 连续变量数据动物样本大小计算

绝大多数生物医学研究涉及测量连续变量，如体液内某种物质的浓度或血流速度等。尽管这时应用的统计学模型较为复杂，但通过比较变量平均值的差别可达到比较组间差别的目的。这种情况下，只要给定力度、显著性水平、平均值差别的大小、群体变异性或群体平均值的标准偏差，就可以根据实验类型利用式（7-2）和式（7-3）计算出所需样本的大小。

如果研究工作是比较两组的平均值可用式（7-2）：

$$N = 1 + 2C\left(\frac{S}{d}\right)^2 \tag{7-2}$$

式中，S 是变量的群体标准误估算值；d 是研究者期望测得的差别即所说的效应水平；C 是一个根据 α（显著性水平）和 β（力度）查表得到的常数。

举例说明该公式的应用：假定在一个影响动物肥胖的实验研究中，A 大鼠在某周龄的平均体重是 400g，SD 为 23g，B 减肥食品用来进行实验以了解 B 是否会改变大鼠的体重。假定研究人员在处理组和对照组之间能以 90%的力度测得大鼠体重 20g 的减少，并且显著性水平为 5%，查得常数 C 为 10.51，用双侧非配对 t 检验（用双侧是因为减肥食品 B 也可能增加体重），可根据式（7-2）计算出每组所用动物数量为 28.8 只，即大约整个实验需要用 60（30×2）只大鼠。

如果研究是比较同一只动物个体处理前和处理后的值（所谓的配对研究）可用式（7-3）来计算样本大小，数据可用配对 t 检验来分析。

$$N = 2 + C\left(\frac{S}{d}\right)^2 \tag{7-3}$$

5. 单组实验样本大小计算

如果实验目的是确定一个事件是否已经发生，类似检测是否在一个动物群体中存在某种病原体。那么所需动物数量可以用式（7-4）计算。

$$N = \frac{\lg \beta}{\lg P} \tag{7-4}$$

式中，β 是选择的力度（通常为 0.05 或 0.1）；P 是非感染动物所占的百分率。

举例说明该公式的应用：如果某生产群 30%的裸小鼠被牛棒状杆菌（*Corynebacterium bovis*）感染，研究者希望有 95%的把握检测出感染，那么所需动物样本量是

$$N = \frac{\lg 0.05}{\lg 0.7} = 8.4$$

即共需 9 只动物做检查，就有 95%的把握在一个 30%的动物感染的群体中检测出

牛棒状杆菌感染。如果感染流行低，只有 10%，用式（7-4）计算那么大约需要动物样本量为 30 只。

单组实验还有其他几种情况，其样本大小计算的方法也有所不同。例如，研究者感兴趣的是建立一个非零的百分率或与以往研究而知的特定值的差别。这类单组实验所需要的动物数量可用式（7-1）计算，然后使用一半数量即可。P_e 是假定的百分率，P_c 是 0 或者是以往研究而得来的特定的值。另外一种情况是，研究者可以在一个单组中测定一个连续变量，并希望建立一个非零或与以往研究所得特定值不一样的值。这类实验样本大小可以用式（7-2）计算然后减半而得，这里 d 是特定值与假定平均实验值之间的差别。还有一种特殊情况的单组实验，如两个连续变量在单组动物中都被测定，探讨的问题是这两个变量是否显著相关，式（7-5）提供了一种计算方法。

$$N = 3 + \frac{4C}{\left[\ln\left(\frac{1+r}{1-r} \times \frac{1-r_0}{1+r_0}\right)\right]^2} \tag{7-5}$$

式中，C 是与上面公式中一样的常数；r 是假定的相关系数；r_0 是特定的相关系数。

6. 给某一事件定时的样本大小计算

给某一事件定时的统计学分析涉及复杂的统计学模型，但为这类变量估算样本大小有两个简单的方法。第一种方法是利用两组动物在某固定时刻事件发生的百分率来估算样本大小。这个方法将时间对应事件转换成分类变量，然后用式（7-1）计算出样本大小。这种方法得出的样本大小比用结果时间曲线精确计算出的样本大小要大。第二种方法是将对应时间发生的事件作为连续变量处理，样本的大小用式（7-2）计算得出。这种方法只有在所有动物都会发展到事件发生阶段，如直至死亡或到时间表现为疾病（如肿瘤）的情况下才能用，如果在研究期间有些动物不能达到事件发生的阶段，这个方法就不能用。

7. 关于样本大小计算中的注意事项

正如前面讨论，通过统计学可以估计每组动物数量。如果研究人员没有前期研究数据或者经验，其他实验室的数据可以帮助研究人员估计初始研究的样本量。但是，基于其他实验室的动物实验数据（各实验室之间存在较大差异）估计 SD 诸类统计学参数往往并不可靠。这时候研究经历和对文献回顾就显得更重要。例如，检索 PubMed 数据库中动脉粥样硬化实验研究论文，发现对于中、大型实验动物（猪、犬等），每组样本量大多为 5～10 只，啮齿类动物（小鼠、大鼠）为 10～20 只。近年来，绝大多数动脉粥样硬化研究选择 C57BL/6 近交系背景 $ApoE^{-/-}$

或 LDLR$^{-/-}$小鼠，尽管这些小鼠遗传背景、饲养环境、饮食完全相同，但相同处理组内小鼠动脉粥样硬化损伤程度有很大差异，组内每只小鼠的病变大小、分布往往也非正态分布，需要使用非参数统计测试，而非参数统计测试在确定组间的显著差异方面通常不太敏感。另外，动物性别可以对动脉粥样硬化研究的结果产生重大影响，考虑到病变大小和病理机制的潜在性别差异，在不清楚研究一种性别动物是否比另一种性别有明显的优势时，建议动物实验研究最好包括足够多的雄性和雌性小鼠，在研究报告中将数据按性别分开，可以对动脉粥样硬化病变进行性别分析。

动物实验中使用动物数量方面有两种错误倾向，一是过少，二是过多。两种倾向性错误中过少占据很大比例。生物医学研究尽量减少动物的使用不仅可以减少研究成本，也充分考虑了动物福利，遵循公认的伦理原则。然而，由于每组动物数量不足，不能检测出处理组与对照之间是否存在统计上差异，开展这类没有明确结果的动物实验研究也是不道德的。动物样本量较小，既可能使阳性预测值低，也可能提供假阴性结果，即潜在的重要差异没有被发现，也可能导致假阳性结果，在后续研究中不必要地使用动物。因此，准确估计样本量及采用什么统计方法，对于动物实验来说至关重要。

本节给出的几种计算样本大小的方法存在不同意见在所难免。尽管最后实验数据的分析可能用到的统计学模型比较复杂和尖端，与计算样本大小时用的模型有一定的出入，但用简单模型计算出来的值是研究所需动物数的最适大约值，具有较高的指导价值。

目前一些网站提供了动物实验计算样本大小和数据分析的统计学方法，给研究带来了很多方便，如 www.biomath.info、www.davidonlane.com/hyperstat/power.html。

第五节　参考人类临床研究设计动物实验

为了增加动物实验的可重复性、人类疾病动物模型的可预测性，提高动物实验人类临床转化效率，表 7-1 给出了动物实验设计、动物实验报告包含的关键点。

一、动物实验 ARRIVE 指南

表 7-1 是对良好动物实验设计和动物实验报告概括性总结。在每一项动物实验研究中，要确保动物实验所有阶段（实验设计、实验操作、结果分析、研究报告）能够准确、完整、详细。

表 7-1 动物实验设计主要参考点

	随机化
1	将动物随机分配到各处理组，研究报告说明采用随机化方法
2	数据的收集和处理遵循随机化原则
	盲法
1	分配盲目，实验人员不知道从笼盒里取出的下一只动物将被分配到哪组
2	实验盲目，动物饲养人员、实验人员对分配顺序盲目
3	结果评估盲目，评估、测量或量化实验结果的研究人员对干预措施盲目
	样本大小估计
1	设计动物实验时应计算出适当的样本量，并说明计算依据
2	进行中期评价时，应使用考虑到数据的多次评价的统计方法
	数据处理
1	实验开始时确定终止数据收集的原则
2	实验开始时确定纳入和排除数据的标准
3	观察异常值的定义和处理方式应在设计实验时决定，任何在数据分析前删除的观测值都要说明
4	主要终点应该前瞻性选择。如果要评估多个终点，则应采用适当的统计学方法校正
5	研究人员要说明减员或未纳入统计的数据
6	在研究设计和分析过程中，需要考虑假性重复问题
7	研究人员要说明某项实验执行频率，以及结果是否重复

英国国家实验用动物替代优化和减少研究中心（NC3Rs）组织学术界、企业界研究人员、基金资助者、期刊编辑、方法学家和统计学家等组成国际工作组，编制了 ARRIVE 指南（Animal Research：Reporting of In Vivo Experiments）（https://arriveguidelines.org），被包括 *Nature* 在内的 1000 多个期刊、学术组织、基金资助者采用。

指南建议提交动物实验研究报告（如学术论文等）时使用 ARRIVE 清单（checklist）对照检查报告内容，旨在最大限度地提高动物实验报告质量和可靠性（reliability），确保报告的透明度和全面性，使读者和审稿人能够充分地检查动物实验研究，评估其方法的严谨性，重现研究方法或结果。

在此，建议每一位完成动物实验的科技工作者或研究生，在投稿、提交其涉及动物实验的论文时，按照 ARRIVE 指南（表 7-2），逐条对照检查、修改，然后再正式提交。

表 7-2　ARRIVE 指南

审核内容	条目	建议
标题	1	尽可能对文章内容提供一个精确和简明的描述
摘要	2	提供一个准确的摘要，包括研究背景、目的、所用动物的种系、关键方法、主要结果和结论
前言		
背景	3	（1）充分的科学背景（包括既往研究的相关参考文献），以明确研究动机和背景，并解释实验方案和依据 （2）解释所用动物种类和模型如何及为什么可以被用来达成研究目的。如有可能，解释该研究与人体生物学的相关性
目的	4	清楚地描述研究的主要和次要目的，或者将被验证的具体研究假设
方法		
伦理声明	5	伦理评估许可的性质、相关法律，与研究相关的国家或机构的动物管理和使用指南
研究设计	6	对于每个实验，给出简明扼要的研究设计细节： （1）实验组和对照组动物数量； （2）旨在减少主观性偏倚影响而采取的任何步骤:实验动物分组（如随机化分组程序），评估结果（如已施盲请描述被施盲对象和时机）； （3）实验单元（如以单个动物、群组或以一笼动物为单元）　可用时线图或流程图来解释复杂的研究设计如何实施
实验步骤	7	对于每个实验和每个实验组（包括对照组），应提供所有已实施步骤准确的详细资料。包括: （1）何法（药物配方和剂量，给药部位和途径，麻醉镇痛药物的应用和监测，手术步骤，动物安乐死的方法），提供所使用的任何专业设备的详细信息，包括供应商； （2）何时（如时间点）； （3）何处（饲养笼、实验室和水迷宫）； （4）何因（如特定麻醉药、给药途径和药物剂量的选择理由）
实验动物	8	（1）提供研究动物的详细资料，包括种类、品系、雌雄、发育阶段（如年龄均值或中位数及其范围）和体重（均值或中位数及其范围）； （2）提供进一步的相关信息，如动物来源、国际命名、基因修饰状态（如基因敲除或转基因）、基因型、健康/免疫状况、未使用过药物或未曾用于实验和先前的实验使用等
饲养场所和饲养	9	（1）饲养场所（如设施类型、无特定病原、笼舍类型、垫料、同笼动物数量、饲养鱼类水箱的形状和材料等）； （2）饲养条件（如繁殖计划、光/暗周期、温度、鱼类水质、饲料种类、获取水和饲料途径及环境富足等）； （3）实验前、中和后期动物福利有关的评估和干预
样本量	10	（1）特别说明实验中使用的动物总数和每个实验组中分配的动物数； （2）解释动物实验所需样本量是如何确定的，并提供样本量计算的详细信息； （3）如适用，标明每个实验的独立重复数量
动物实验分组	11	（1）详细描述动物如何分配到各实验组的信息，包括随机化分组或配对分组； （2）描述对各实验组实验动物进行处理和评估的顺序
实验结果	12	明确界定所评估的主要和次要实验测量指标的结果（如细胞死亡、分子标记和行为改变）
统计学方法	13	（1）提供每种分析所使用统计方法的详细信息； （2）特别说明每个数据集的分析单位（如单个动物、一组动物和单神经元）； （3）描述如何评估数据是否满足统计学方法的假设
结果		
基线数据	14	对于每个实验组，报告处理或测试前动物的相关特征和健康状况（如体重、微生物状况和未使用过药物或未曾用于实验）。这些信息常可用表格形式表示
数字分析	15	（1）报告每一项分析中所包括的每组动物的数量，报告绝对数（如 10/20，而不是 50%）； （2）分析中未纳入的任何动物或数据，需说明原因
结果和评估	16	报告每一项分析的结果及精确度（如标准误或置信区间）

续表

审核内容	条目	建议
结果		
不良反应	17	（1）给出每个实验组所有重要不良反应的详细信息； （2）描述为减少不良反应而对实验操作规程所作出的修改
讨论		
诠释/科学内涵	18	（1）解释结果时需考虑研究目的、假设、当前的理论和文献中的其他相关研究； （2）评价研究的局限性，包括可造成偏倚的任何潜在来源，动物模型的局限性及与结果相关的不准确性； （3）描述该研究方法或研究发现对于科研中遵循 3Rs 原则的意义
概括/转化	19	评论是否、如何使本研究成果转化到其他物种或系统，包括与人体生物学的相关性
基金支持	20	列出涉及本研究的所有资金来源（包括基金号）和研究资助者的作用

二、依据人类临床研究设计的标准设计动物实验

1993 年，鉴于以前人类随机对照试验（randomized controlled trial，RCT）质量存在瑕疵，30 位医学期刊编辑、临床试验者、流行病学家和统计学家聚集加拿大渥太华，商议制定一个新的量表来评估 RCT 报告，提高人类临床 RCT 研究质量。会议的一个成果是形成临床“试验标准化报告”（standardized reporting of trial，SORT）声明（statement）。该声明建议完整 RCT 报告应由 32 个项目的核对表（checklist）和流程图（flow diagram）组成，鼓励研究人员详细描述 RCT 各个方面。同时，美国一个专家小组也在进行类似工作，提出 RCT 报告推荐项目清单（checklist of recommended item）。1996 年，这两个小组在美国芝加哥开会，总结、汇总各自 RCT 报告项目清单，共同发表了人类临床“试验报告综合标准”（consolidated standards of reporting trial，CONSORT）声明。经过多次修订，2010 年 3 月 24 日，发布了最新 CONSORT-2010 声明（http://www. consort-statement.org）。

CONSORT 声明使人类临床 RCT 报告得到了极大改善，引领和推动了人类 RCT 整体研究水平。虽然人类 RCT 和整个动物实验研究可能有不同的目标（如确定机制与证明临床疗效），但产生可靠和无偏见数据的基本要求非常相似，因此报告标准也应该相似。2010 年，动物实验 ARRIVE 指南出台，标志着在提高动物实验设计和研究报告质量方面迈出了一大步，至少开始像 CONSORT 声明对 RCT 所做的一样，真正开始重视动物实验质量。

ARRIVE 指南对动物实验设计和研究报告透明化非常重要，激励研究人员不断改进动物实验方法。然而，通过对比研究 CONSORT 声明和 ARRIVE 指南，不难发现动物实验 ARRIVE 指南标准，仍然远远落后于人类临床 RCT 的 CONSORT 声明。与 RCT 相比，动物实验设计和报告很少受到科学界的关注，透明性差，动物实验质量低，致使动物研究结果经常受到质疑。

建议以 ARRIVE 指南为基础，参照 CONSORT 声明，像设计人类临床 RCT 研究一样设计动物实验，广泛采用 CONSORT 声明。例如，在动物实验设计和报告中增加观测值纳入/排除标准、随机化、盲法、不良/意外事件、样本量和缺失数据等内容（具体怎么做还需要深入研究），提高动物实验研究的整体质量，增加动物与人类临床研究的相关性。另外，如果绝大部分动物实验能够像人类 RCT 一样（www.clinicaltrials.gov），实行登记注册制，将大大减少动物实验研究和发表偏倚，提高整个动物实验质量。

在生物医学研究中，动物实验研究和人类临床试验在实验设计和数据分析上都应该同样科学严谨，以利于产生有关病因学、病理生理学、预防和治疗的有效推论。整个动物实验与人类 RCT 携手合作，动物实验有能力揭示生物机制，并提出潜在的干预策略，而 RCT 则确定干预措施对临床结果的疗效，并能为确定病因学提供宝贵的证据。

（刘恩岐、高长青）

参考文献

Altman D G. 1996. Better reporting of randomised controlled trials: the CONSORT statement. BMJ, 313: 570-571.

Baumans V, Van Loo P L. 2013. How to improve housing conditions of laboratory animals: the possibilities of environmental refinement. Vet J, 195(1): 24-32.

Begg C, Cho M, Eastwood S, et al. 1996. Improving the quality of reporting of randomizedcontrolled trials. The CONSORT statement. JAMA, 276(8): 637-639.

Blainey P, Krzywinski M, Altman N. 2014. Points of significance: replication. Nat Methods, 11(9): 879-880.

Festing M F. 2006. Design and statistical methods in studies using animal models of development. ILAR J, 47(1): 5-14.

Festing M F, Altman D G. 2002. Guidelines for the design and statistical analysis of experiments using laboratory animals. ILAR J, 43(4): 244-258.

Kilkenny C, Parsons N, Kadyszewski E, et al. 2009. Survey of the quality of experimental design, statistical analysis and reporting of research using animals. PLoS One, 4(11): e7824.

Landis S C, Amara S G, Asadullah K, et al. 2012. A call for transparent reporting to optimize the predictive value of preclinical research. Nature, 490: 187-191.

Muhlhausler B S, Bloomfield F H, Gillman M W. 2013. Whole animal experiments should be more like human randomized controlled trials. PLoS Biol, 11(2): e1001481.

Perrin S. 2014. Preclinical research: make mouse studies work. Nature, 507(7493): 423-425.

Van Loo P L, Kuin N, Sommer R, et al. 2007. Impact of lliving apart together' on postoperative recovery of mice compared with social and individual housing. Lab Anim, 41(4): 441-455.

Weber E M, Dallaire J A, Gaskill B N, et al. 2017. Aggression in group-housed laboratory mice: why can't we solve the problem? Lab Anim (NY), 46(4): 157-161.

第八章　人类疾病动物模型

由于伦理等限制，了解人类疾病的病理生理过程、测试药物毒性反应等不能用人进行研究。尽管可以用细胞培养、计算机模拟等替代人类，但所有体外研究获得的知识要转化到人类临床实践中，必须在代谢功能齐全的复杂生命体内进行验证。实验动物具有与人类一样完整的生命系统，其解剖学、生理学、细胞生物学也很相似，通过复制人类疾病的致病条件，能够建立与人类疾病相似的模型，再现所关注的人类疾病，在较短时间内研究疾病的病理生理过程，发现新型的治疗方法，为预防和治疗人类疾病服务。基因修饰（genetically modified）动物作为一类动物模型，也使研究基因在人类健康和疾病中的功能作用成为可能。

正如 August Krogh principle 所述，对于每一个生物学问题，都有一个最适合它的动物模型。但是，由于人和动物属于不同物种（species），常用的实验动物（如小鼠、大鼠）与人亲缘关系较远，遗传背景不同。实验动物在饲养管理过程中环境受到严格控制，接触环境病原体机会减少。虽然近交系（inbred strain）动物的基因型（isogenic genotype）高度一致，结果重复性好，但可能形成特定品系表型特征。这些遗传背景、居住环境的差异，致使人类疾病动物模型都有一定的局限性，有些物种动物不适合作为某些人类疾病模型。另外，国际上有些动物权益保护者主张在医学研究、教学和检验中停止使用实验动物。尽管有许多替代方式、方法出现，但人类疾病实验动物模型仍没有真正意义上的代替品。细菌研究、组织培养和计算机模拟等可以给出一些有益信息，但生命机体的复杂性要求从类似人的实验动物模型中获取可靠有效的成果。例如，细菌无法完全模拟真核生物的反应，组织培养无法模拟高血压，计算机不能完全模拟人体反应和手术过程等，新药和生物医学材料的认可也需要通过深入的动物实验检验和认证。因此，实验动物模型即使有其局限性，也存在伦理争议，但在生物医学研究中仍然不可或缺。

本章介绍人类疾病动物模型概念、分类，常用动物模型制作方法及对人类疾病的模拟程度，讨论各种模型的优点和局限性，帮助大家在生物医学研究中更好地选用合适的动物模型。

第一节　人类疾病动物模型概念

人类疾病动物模型（animal model of human diseases）是生物医学科学研究中

所建立的具有人类疾病模拟性表现的动物实验对象和材料。使用人类疾病动物模型是现代生物医学研究中一个极为重要的实验方法和手段。动物实验在整个生物医学研究项目中的比重从 20 世纪初的 1/3 上升到目前的 2/3。大约 84%的诺贝尔生理学或医学奖获奖成果出自实验动物。

在人类疾病预防、诊断和治疗研究过程中，使用遗传背景清楚、基因型明确的模型动物非常关键。随着高通量测序技术的飞速发展，越来越多的生物，包括秀丽隐杆线虫、果蝇、小鼠以外的啮齿类动物、非人灵长类动物的基因组被测序和解析，为全面了解实验动物模型的遗传和生理背景、更好地模拟人类疾病奠定了坚实的基础。

从逻辑上讲，医学研究先是对自然疾病进行观察与调查，随后进行人体验证，使疾病本质易于呈现，即认识论上的抽象化过程；最后开展动物实验，这主要是基于人道主义考虑。因为广义上一切实验都是损伤性的或有害的，不宜以人体作为受试对象。

动物模型和自然疾病的关系可表示为

$$Y=F(x)$$

式中，Y 是动物模型；x 是自然疾病；F 是函数关系。

生物医学研究中使用动物模型就是对不同种类的生物现象进行整合的过程，也就是说，我们通过对现有模型生物体系的研究，外推到另一生命体系——人类或另一种动物。

一、动物模型的意义

长久以来，人们发现以人本身作为实验对象来推动医学的发展是困难的，临床所积累的经验不仅在时间和空间上存在局限性，许多实验在道义上和方法学上还受到种种限制，而动物模型的吸引力就在于它克服了这些不足，因而在生物医学研究中起到了独特的作用。

人类疾病动物模型的优越性主要表现在以下几个方面。

1. 避免对人进行伤害性试验

任何试验都具有损伤性或潜在损伤性，从人道主义角度考虑试验不宜直接在人体上进行。古代医学由于动物实验尚未完全建立，各种研究需要在人体上进行。例如，宋朝苏颂著《嘉祐补注本草》记载：“相传欲试二人同走，一含人参一空口。各走三五里许，其不含人参者必大喘，含者气息自如。”《神农本草经》云：“神农尝百草，日遇七十二毒，得茶而解之。”近代实验动物和动物实验发展后，生物医学研究中则大量地使用了实验动物。例如，20 世纪 30 年代，人们就注意到下丘脑对内分泌系统的调控作用，但花了40年也没找到相应的物质。直到70年代，两组科学家分别用10多万只（头）羊和猪的下丘脑提取出几毫克释放激素，才明确了这一调控机制。目前，我国每年实验动物使用量2160万只，英国300万只，美国超过1100万只。

此外，临床上对外伤、中毒、肿瘤等研究亦有一定的困难，甚至不可能进行。急性和慢性呼吸系统疾病研究进程中不能重复环境污染对人体的作用，辐射对机体的损伤也不可能在人身上反复试验，而动物可以作为人类的替难者，在人为设计的实验条件下可反复观察和研究。因此，应用动物模型，除了能克服在人类研究中经常会遇到的伦理和社会限制外，还允许采用某些不能应用于人类的方法学途径，甚至为了研究需要可以损伤动物组织、器官或处死动物。

2. 复制临床上不易见到的疾病

临床上平时很难收集到放射病、各种中毒事件、烈性传染病等患者，但这些疾病的研究与控制却是不可缺少的。随着医学发展，这类少见疾病可在实验室根据研究目的随时在动物身上复制出来。由于实验观察指标可以任意选取和实验观察条件控制充分，动物实验比人体实验更能充分体现实验原则。例如，维萨留斯（Vesalius，1514—1564）依靠动物实验，建立了解剖学与生理学对应关系，成为现代人体解剖学奠基人。哈维（Harve，1578—1657）在动物身上发现并建立了血液循环理论。巴斯德（Pasteur，1822—1895）确定了炭疽、狂犬病等动物病原性生物是导致动物和人类疾病的病原体。科赫（Koch，1843—1910）创造性提出了“科赫法则”（Koch’s postulates），确定了动物实验在鉴定病原体中的关键性作用，今天仍被当作“金科玉律”。若是仅依靠人类临床观察而不依靠动物模型，不可能产生诸如以上划时代的发现，造福人类。巴甫洛夫说：“整个医学，只有经过实验，才能成为它所应当成为的东西……而人类作为实验对象而言，是一种不满意的动物”，而实验动物模型正是比较满意的动物。

3. 克服人类某些疾病潜伏期长、病程长和发病率低的缺点

某些疾病在临床上发病率很低（如重症肌无力症），研究人员可以有意识地提高其在动物种群中的发生频率，或利用基因修饰动物推进研究。同样的途径已成功地应用于其他疾病的研究中，如血友病、周期性中性白细胞减少症和自身免疫介导性疾病等。临床上还有些疾病（如肿瘤、慢性气管炎、冠心病、高血压）潜伏期长、病程很长，疾病发生发展很缓慢，有的可能要几年、十几年，甚至几十年才出现疾病表征。还有些致病因素需要隔代或者几代才能显现出来，因此，很难用人进行研究，而许多实验动物生命周期很短，在实验室很容易观察几代、几十代，如果使用微生物甚至可以观察几百代。

4. 严格控制实验条件，增强实验材料可比性

一般来说，临床上很多疾病是十分复杂的，如冠心病等多因素疾病。有时疾病合并发生，多种危险因素均起作用，如患有心脏病的患者，可能同时患有糖尿病或高血压等其他疾病。即使疾病完全相同的患者，因患者的年龄、性别、体质、遗传等因素各不相同，对疾病的发生发展均有影响。采用动物来复制疾病模型，可以选择相同品种、品系、性别、年龄、体重、健康状态，甚至遗传、微生物、环境与营养等方面受到严格控制的标准实验动物，用单一的病因作用复制成各种疾病模型。

在医学研究的许多方面，同一时期内很难在人身上取得一定数量的定性疾病材料。动物模型不仅在群体数量上容易得到满足，还可以通过使用一定剂量的药物或移植一定数量的肿瘤等方式，限定可变量，取得内在病变性质一致的模型材料。

5. 简化科学实验操作和样品收集

动物疾病模型作为人类疾病的“缩影”，便于研究者按实验目的需要随时采集各种样品，甚至及时安乐死收集动物样本，这在临床中是难以办到的。此外，实验动物向小型化发展的趋势更有利于实验者的日常管理和实验操作。

6. 有助于更全面地认识疾病本质

即使是临床研究，也未免会带有一定的局限性。已知很多病原体除人以外还能引起多种动物感染，其表现可能各有特点。通过对人兽共患病的比较研究，可以充分认识同一病原体（或病因）给不同机体带来的各种损害。也只有利用动物模型和其他科学实验，才能充分认识这一类疾病病原体的生活史，以便更好地进行疾病控制。动物疾病模型的另外一个富有成效的用途在于能够细致地观察环境或遗传因素对疾病发生发展的影响，这在临床上是无法实现的，对全面认识疾病本质有重要意义。利用动物疾病模型研究人类疾病，可以用单一的病因在短时间内复制出典型的人类疾病动物模型。因此，从某种意义上说，可以全方位地揭示某种疾病的本质，从而更有利于解释在人体上所发生的一切病理变化。

二、动物模型的分类

实验动物模型（laboratory animal model）是指用于正常生物和行为学研究或病理过程研究的动物模型，其研究内容至少有一方面与人类或其他动物相似。关于人体生理生化方面的知识很大一部分来源于动物实验。实际工作中，大多数实验动物模型是针对人类疾病的发生、发展和治疗而言的。

人类疾病研究中常用的实验动物模型按产生原因分类，通常有以下4种：诱发性动物模型（induced animal model）、自发性动物模型（spontaneous animal model）、阴性动物模型（negative animal model）和孤立动物模型（orphan animal model）。

1. 诱发性或实验性动物模型

诱发性或实验性动物模型是指研究者使用物理的、化学的和/或生物的致病因素作用于动物，造成动物组织、器官或全身一定的损害，出现某些类似人类疾病发生时的表现、代谢障碍或形态结构方面的病变，即人为地诱发动物形成类似人类疾病模型。例如，高脂饲料诱导家兔动脉粥样硬化模型。用人肿瘤组织或细胞系建立的免疫缺陷小鼠异种移植模型，用化学致癌剂、放射线、致癌病毒诱发动物的肿瘤等，能在短时间内复制出大量疾病模型，并能严格控制各种条件，使复制出的疾病模型适合研究需要。例如，烷基化剂*N*-乙基-*N*-亚硝基脲（*N*-ethyl-*N*-nitrosourea，ENU）可以诱发动物基因发生点突变，并由表型筛选出疾病的动物模型。诱发因素也可以是病原微生物，如COVID-19恒河猴模型就是给猴子接种SARS-CoV-2病毒建立。诱发性动物模型也可以是两种或两种以上复合因素诱导而成。

根据中医证候理论，建立阴虚、阳虚、气虚、血虚、脾虚、肾虚、厥脱证动物模型等，也属于诱发性动物模型。

诱发模型和自然产生的疾病模型在某些方面存在一定差异。因此，在设计诱发性动物模型时，要尽量克服其不足、发挥其特点。

2. 自发性动物模型

自发性动物模型是指实验动物未经任何人工处置，在自然情况下所形成的疾病模型。包括人工培育的突变系和近交系的各种疾病模型。突变系的遗传疾病很多，可分为代谢性疾病、分子疾病和特种蛋白质合成异常性疾病等。例如，免疫缺陷裸（*nu/nu*）小鼠、SCID小鼠、*db/db*糖尿病小鼠、LETL糖尿病大鼠、*ob/ob*肥胖小鼠、SHR高血压大鼠、WHHL高脂血症家兔等，为生物医学研究提供了许多有价值的动物模型。近交系的肿瘤模型随实验动物种属、品系的不同，其肿瘤的发生类型和发病率有很大差异。

很多自发性动物模型在研究人类疾病时具有重要价值，如*db/db*糖尿病小鼠、SHR自发性高血压大鼠、自发性糖尿病中国地鼠、各种自发性肿瘤小鼠等模型。这类动物疾病模型的最大优点是动物疾病的发生、发展与人类相应的疾病很相似，均是在自然条件下发生，其应用价值很高，但是某些自发性模型来源相对困难，不可能大量应用。由于诱发性动物模型和自发性疾病模型具有一定差异，如诱发的肿瘤和自发的肿瘤对药物的敏感性不同，加之有些人类疾病至今尚不能用人工的方法在动物身上诱发出来。因此，近年来十分重视对自发性疾病动物模型的开发，有的学者甚至对犬、猫的疾病进行大规模普查，以期发现自发性疾病，然后通过遗传育种，将这种自发性疾病模型保持下来，并培育成具有特定遗传性状的突变品系动物模型，以供研究。许多遗传病的动物模型就是通过这种方法建立的。小鼠和大鼠的各种自发性疾病模型开发和应用得最多。自发性动物模型在遗传病、代谢病、免疫缺陷病、内分泌疾病和肿瘤等方面的应用正日益增多。

以上两种动物模型各有其特点。事实上很多人类疾病动物模型可用不同方式获得。例如，已知有不少自发性肿瘤模型可用各种致癌剂诱发产生。大部分自发性动物模型是通过人为定向培育而成，但毕竟不同于人类自然发病情况。因此，自发和诱发模型所具有的优缺点只是相对的。对于使用者来说，最重要的是所选择的模型能否达到研究目的，所用模型是否能更好地模拟所研究疾病的临床特点，甚至是某一阶段的疾病特征。

3. 阴性动物模型

阴性动物模型是指不能复制某些疾病的动物品系或品种。也就是说，一定的刺激或处理对一些实验动物产生效应，但对另外的实验动物没有反应，这些应激反应迟钝的动物就成为阴性动物模型。例如，一般来说，哺乳类动物易感血吸虫病，但洞庭湖流域的东方田鼠却不感染血吸虫病。在某些研究领域，这种非致敏机制具有试验和研究价值。

4. 孤立动物模型

孤立动物模型是指某种疾病最初在一些动物身上发现并被研究，但到目前为止，无法在人类身上被证实，如哺乳动物上皮乳头瘤和马立克氏（Marek’s）病。

随着分子生物学技术不断发展，动物模型制作方法日益丰富和完善，动物模型分类界限也变得模糊。例如，基因修饰动物模型就是通过人为改变（诱发）动物体内基因表达模式（过表达、敲除、插入/替换、敲低）而培育成功的人类疾病模型，基因修饰动物模型制作过程体现诱发或实验性质，因此，基因修饰动物模型按产生原因属于诱发性或实验性动物模型，但是，培育成功的基因修饰动物的遗传性状和基因修饰引起表型变化的性状，会一代代稳定遗传下去，具有自发性动物模型的一切特征。

另外，生物医学研究中即使使用同一种动物模型，也可能使用多种“造模”策略。例如，$ApoE^{-/-}$小鼠可自发形成动脉粥样硬化，如果饲料中加入高脂、高胆固醇（诱发因素），可以加速、加重动脉粥样硬化损伤过程，较短时间内可观察到明显病理变化。

（刘恩岐）

第二节　动物模型的选择和设计

一、实验动物的选择

在实验动物的选择过程中，首先要明确研究主体。在过去甚至当前的某些生物医学研究领域，确定或预测哪些器官、组织能给出最有效、最可靠的反馈信息是比较困难的。但选择动物模型时只考虑可能性、熟悉程度和价格也是不够的。

哺乳动物由于结构和功能与人类非常相似而在生物医学研究中得到广泛应用，大鼠、小鼠、豚鼠和地鼠等由于个体小、生命周期短、易于操作、繁殖性能好而尤其受到钟爱。尤其是小鼠，还由于其遗传背景明确、自发突变模型品系多和基因修饰模型丰富，目前很受研究者青睐。

如何选择最佳的实验动物模型需综合分析以下因素：相似性，即所选动物模型与人类疾病之间是否有适度的关联；信息传递可能性和可靠性；研究对象基因型的一致性；生物性状的背景条件；价格与预算；试验结论的通用性；是否易于进一步深入研究；生态效应；伦理因素；饲养难易程度；动物个体的大小；生命周期；动物年龄、性别；需要获取数据的量；是否需要后代研究；等等。科研工作者在选定相应实验动物模型时，应注意该模型的有效性，即其必须为学术界所认可和接受。

国际上大多数近交系实验动物已经登记注册，通过文献检索和网络查询（如 http://dels.nas.edu/ilar/，实验动物模型查询页面）可以找到许多已建成的实验动物模型、参考文献和供应商的相关资料。需要注意的是，许多国家对某些实验动物的使用有法律方面的规定和限制，譬如对非人灵长类动物的使用就是如此。非人灵长类动物有 200 余种，由于其生理、基因等性状与人类非常接近，成为人类疾病及生物和行为科学研究的良好模型，在生物医学研究中的应用备受瞩目。早些时候，医学界重大发现，如 Rh 因子和丙型肝炎病毒（HCV）的发现、脊髓灰质炎病毒疫苗和新近 SARS-CoV-2 疫苗研制成功，证明了非人灵长类动物模型在生物医学研究中的独特重要性。

二、动物模型的设计原则

生物医学研究常常要依赖于动物模型，但动物模型制作和选择应遵循以下原则。

1. 相似性

在动物身上复制人类疾病模型的目的在于从中找出可以推演应用于患者的有

关规律，这种外推法（extrapolation）具有一定风险，因为动物与人不是一种生物。例如，在动物身上无效的药物不等于临床无效，反之亦然。因此，设计动物疾病模型的一个重要原则是所复制的模型应尽可能近似人类疾病，并容易产生相应的临床后果（如心肌梗死、脑卒中）。能够找到与人类疾病相同的动物自发性疾病当然最好，如自发性高血压大鼠（SHR）和盐敏感 Dah/SS 高血压大鼠模型常用于研究人类原发性高血压；ApoE$^{-/-}$和 LDLr$^{-/-}$小鼠模型、自发高脂血症 WHHL 家兔模型常用于研究人类动脉粥样硬化相关心血管疾病。

与人类疾病状态相同或相似的自发性动物模型种类和来源有限，很多动物模型制作需要添加一些处理因素加以诱导。为了尽量做到与人类疾病相似，首先要注意动物的选择，如家兔容易诱导出高胆固醇血症模型，脂蛋白构成（以 LDL 为主）与人相似，常用于人脂代谢研究。其次，为了尽可能做到模型与人类相似，还要在实践中对模型制作的方法不断加以改进，如结扎家兔阑尾血管，固然可能使阑尾坏死穿孔并导致腹膜炎，但这与人类急性梗阻性阑尾炎合并穿孔和腹膜炎不一样，如果给家兔结扎阑尾基部而保留原来的血液供应，由此引起的阑尾穿孔及腹膜炎就与人的情况相似。

如果动物模型与临床情况不相似，在动物身上有效的治疗方案就很难最终用于临床，反之亦然。例如，动物内毒素性休克（endotoxin shock，单纯给动物静脉输入细菌及其毒素所致的休克）与临床感染性（脓毒性）休克（septic shock）就不完全一样，因此，对动物内毒素性休克有效的疗法长期以来不能被临床医生所采用。现在有人改为在结扎胆囊动脉和胆管的动物胆囊中注入细菌，复制人类感染性休克的模型，认为这样动物既有感染又有内毒素中毒，就与临床感染性休克相似。为了判定所复制的模型是否与人相似，需要进行一系列的检查，如检查动脉压、脉率、静脉压、呼吸频率、动脉血 pH、动脉血氧分压和二氧化碳分压、静脉血乳酸盐浓度及血容量等指标。一次定量放血法造成的休克模型与临床出血性休克十分相似。因此，此法复制的出血性休克模型是一种较理想的模型。同理，按中医理论用大黄喂小鼠使其出现类似人的“脾虚症”，如果又按中医理论用四君子汤把它治好，那么就有理由把它看成人类“脾虚症”的动物模型。

2. 重复性

理想的动物模型应该是可重复的，甚至是可以标准化的。例如，ApoE$^{-/-}$或 LDLr$^{-/-}$动脉粥样硬化小鼠模型、*db/db* 糖尿病小鼠模型、*ob/ob* 肥胖小鼠模型，在任何情况下都是“标准”的，即有相同且稳定的病理生理特征。再如，反复试验证明根据家兔饲料中添加胆固醇的量，可以预测血浆中胆固醇水平，因此，饲料诱导家兔高胆固醇血症的方法是任何实验室可以复制的，符合动物模型可重复性和标准化要求。

用犬可以制作心肌梗死模型，因为犬的冠状动脉循环与人相似，而且适宜做暴露心脏的开胸手术，但结扎犬冠状动脉后的结果差异太大，结扎不同个体同一动脉的同一部位，其实验结果也不一致，无法预测和标准化。相反，遗传背景相同或相似小鼠或大鼠的冠脉走向一致，固定位点结扎的结果比较稳定一致，可以标准化。

为了增强动物模型复制时的重复性，必须在动物品种、品系、年龄、性别、体重、健康情况、饲养管理；实验及环境条件，季节、昼夜节律、应激、室温、湿度、气压；实验方法步骤；药品生产厂家、批号、纯度规格、给药剂型、剂量、途径、方法；麻醉、镇静、镇痛等用药情况；仪器型号、灵敏度、精确度；实验者操作技术熟练程度等方面保持一致，因为一致性是重现性的可靠保证。

3. 可靠性

复制的动物模型应该力求可靠地反映人类疾病，可特异地、可靠地反映某种疾病或某种机能、代谢、结构、病理变化，应具备该种疾病的主要症状和体征，可经生化检验或X射线、B超、CT、心电图、病理切片等证实。若易自发地出现某些相应病变的动物，就不应加以选用，易产生与复制疾病相混淆的疾病者也不宜选用。例如，铅中毒可用大鼠做模型，但有缺点，因为它本身容易患肺炎及进行性肾病，后者容易与铅中毒所致的肾病相混淆，不易确定该肾病是铅中毒所致还是它本身的疾病所致。用蒙古沙土鼠就比较容易确定，因为一般只有铅中毒才会使它出现相应的肾病变。

4. 适用性和可控性

复制医学实验研究用的动物模型应尽量考虑到今后临床应用和便于控制其疾病的发展，以利于后续研究。例如，雌激素能终止大鼠和小鼠的早期妊娠，但不能终止人的妊娠。因此，选用雌激素复制大鼠和小鼠终止早期妊娠的模型不合适，因为在大鼠和小鼠身上筛选带有雌激素活性的药物时，常常会发现这些药物能终止妊娠，似乎可能是有效的避孕药。所以，如果知道一个化合物具有雌激素活性，用这个化合物在大鼠或小鼠身上观察终止妊娠的作用就没有意义。再如，选用大、小鼠制作实验性腹膜炎模型不适用，因为它们对革兰氏阴性细菌具有较高的抵抗力，不容易造成腹膜炎。有的动物对某致病因子特别敏感，极易死亡，也不适用。例如，犬腹腔注射粪便滤液引起腹膜炎很快死亡（80%，24h内死亡），来不及做实验治疗观察，而且粪便剂量及细菌菌株不好控制，因此不能准确重复实验结果。模型的适用性需要考虑动物实验结果将来临床转化的可能。

5. 易行性和经济性

在复制动物模型时，所采用的方法应尽量做到容易执行和合乎经济原则。非人灵长类动物与人最相近，复制的疾病模型相似性好，但稀少昂贵，即使食蟹猴、猕猴也不可多得，更不用说猩猩、长臂猿。许多小型啮齿类动物，如小鼠、大鼠、地鼠、豚鼠等也可以复制出十分近似的人类疾病模型。它们容易做到遗传背景明确、体内微生物比较容易控制、模型特性显著且稳定，年龄、性别、体重等可任意选择，而且价廉易得、便于饲养管理，因此可尽量采用。除非不得已或一些特殊疾病（如疫苗、抗体药物评价等）研究需要外，尽量不用非人灵长类动物。除了在动物选择上要考虑易行性和经济性原则外，在模型复制的方法上、指标的观察上也都要注意这一原则。

三、实验动物模型设计注意事项

研究人员在设计动物模型时除了要了解掌握上述一些原则外，还要注意以下问题。

1. 再现所要求的人类疾病特征

复制模型时必须强调从研究目的出发，熟悉诱发条件、宿主特征、疾病表现和发病机理，充分了解所需动物模型的全部信息，分析是否能得到预期的结果。例如，高脂饲料诱发动脉粥样硬化时，草食类动物兔子需要的胆固醇剂量比人高得多（为了短期内再现疾病），而且病变部位多起始于主动脉弓，逐渐向胸主动脉和腹主动脉延伸，但人易发于腹主动脉和冠状动脉。病理表现以纤维组织和平滑肌增生为主，有大量泡沫样细胞形成斑块，这与人类的情况有所差别。因此要求研究者掌握各种动物所需的诱发剂量、宿主年龄、性别和遗传性状等对实验的影响，以及动物疾病在组织学、生化学、病理学等方面与人类疾病之间的差异。要避免选用与人类对应器官相似性很小的动物作为模型材料，如 $ApoE^{-/-}$和 $LDLr^{-/-}$基因修饰小鼠模型不能形成心肌梗死和中风，显然不适合用于研究人类心血管疾病终点事件。为了增加所复制动物疾病模型与人类疾病的相似性，应尽量选用对疾病敏感性与人类相似的动物制作模型。例如，人源性肿瘤组织免疫缺陷小鼠异种原位移植模型，优于人源性肿瘤细胞系异种移植模型，这种小鼠模型肿瘤的血运特点、基质特征、坏死状况等与人本身的肿瘤特点更为接近，是研究肿瘤生物学、寻找诊断标志物和筛选药物的良好模型。

2. 实用价值

模型应适用于多数研究者使用，容易复制，实验中便于操作和采集各种标本。同时应该首选便于饲养的动物作研究对象，这样就无需特殊的饲养设施和转运条件，经济上和技术上容易得到保证。此外，动物来源必须充足，选用多胎分娩的动物对扩大样本和重复实验是有益的。尤其对于慢性疾病模型来说，动物需有一定的生存期，便于长期观察使用，以免模型完成时动物已濒于死亡或死于并发症。

用于生物医学研究的动物种群，可按其遗传成分和其环境被研究人员控制的程度，分为3种基本类型：①实验室种群，它们可提供最大限度的遗传和环境操作；②家养动物种群，不论是乡村或城市饲养，人类对其干扰的程度不同，动物环境与人类环境可能极为接近；③野生动物种群，几乎没有人为的干扰。野生动物在自然环境中观察有助于正确评价自然发病率和死亡率，但记录困难，在实验条件下维持有一定难度，且对人和家畜有直接和间接的威胁，使用时要特别加以注意。因此，复制模型时必须注意动物种群的选择，要了解各类动物种群的特点和对复制动物的影响。可能某种动物（啮齿目、食肉目、兔形目）可按所有3种类型进行研究，增加了对环境和遗传因素进行比较研究的可能性。在选用3种类型动物种群复制动物模型时，必须了解它们各自的优点和缺点，可参考表8-1。

表8-1　不同类型的动物种群比较

优点	缺点
实验室种群	
1. 连续饲养和记录 2. 容易观察 3. 个体众多 4. 生命周期短 5. 环境设施标准化 6. 遗传背景一致或清楚 7. 生化、生理、病理资料丰富	1. 生活于人工环境 2. 标准日粮 3. 多用于人工诱发疾病模型 4. 体形小 5. 疾病病程短
家养动物种群	
1. 生活环境与人类相似或相同 2. 可比较动物种群疾病 3. 可研究自然途径感染自发性疾病 4. 短时间内经历疾病全过程 5. 适合临床研究 6. 可采集充足标本 7. 可能进行疾病传播研究	1. 需要较大空间 2. 成本高 3. 疾病记录和报告极有限 4. 可用病理学资料有限 5. 检测试剂（如抗体）缺乏
野生动物种群	
1. 估计自然条件下疾病发病率 2. 揭示自然（非偶然的）条件下疾病规律 3. 可测定自然条件下致病因素	1. 疾病记录和报告极有限 2. 动物的基本资料匮乏 3. 饲养困难 4. 存在携带人兽传染病原体的风险

3. 注意环境因素对模型动物的影响

复制动物模型的成败往往与环境的改变有密切关系。拥挤、饮食改变、过度光照、噪声、屏障设施等，任何一项被忽视都可能给模型动物带来严重影响。除此以外，复制过程中固定、出血、麻醉、手术、药物和并发症等处理不当，同样会产生难以估量的后果。因此，要求尽可能使模型动物处于最小的变动和最少的干扰之中。

4. 准确使用近交系动物

自发性糖尿病 BB（BBDP）近交系大鼠，50%～80%的大鼠在 60～120 日龄发生 1 型糖尿病。除具有糖尿病临床特征外，还发现多种病理变化，如外周神经系统严重病变、睾丸萎缩、甲状腺炎、胃溃疡、恶性淋巴瘤等。因此，某些近交系动物品系经常伴随有多个相关表型，要有目的地选择。

半个世纪以来，小鼠、大鼠作为疾病模型动物在生物医学中使用量已高达 80%以上。近交系的开发正在不断提供新的动物模型材料，利用近交系作为动物模型时还必须注意到以下几个方面。

1）动物形成亚系后不应该再被视为同一品系。要充分了解新品系的特征和背景材料。例如，C57BL/6J 和 C57BL/6N 就有明显的不同。

2）即使作为已形成模型的品系，由于不适当的育种方法和环境改变，还可能发生新的基因突变和遗传漂变，即存在着变种甚至断种的危险。

3）选用两种近交系的杂交一代（F_1）作为模型，其个体之间均一性好，对实验的耐受性强，又克服了近交系的缺点。但盲目引进 F_1 代动物复制所要求的模型并无意义。

5. 谨慎选择高等级实验动物

使用与人在系统发育上最接近的动物，理论上最容易得出与人相关的实验数据。但是，选择与人类进化最相近的动物，如非人灵长类动物，它们极有可能产生与人最相近的痛苦感受，当非人灵长类动物遭遇痛苦感受超过某一种界限时，就会遇到包括生物医学研究工作者在内的全社会广泛抵制，这样的研究就会变得没有任何意义。动物实验过程不可避免会给动物带来疼痛和伤害，但给动物带来额外的或者是可以避免的疼痛或伤害，伦理上是不能接受的。

不管选用什么样的研究材料或动物模型，始终要围绕拟解决面临的生物学问题而展开，如果用物理化学方法、数学及计算机模拟、人工合成材料、分子生物学或组织学等方法就能够获得所需要的知识，绝对不要使用动物实验；同样，使用低等动物能够得出生物学结论，就绝对不要使用高等动物。

生物医学研究流行的一个错误观点是：使用高等动物（相比使用低等动物）对人类更有用。低等动物与高等动物（包括人类）生理生化及代谢特征相似或者几乎相同，在低等动物身上观察到的某种有效的治疗方案，在高等动物身上同样有效是大概率事件。低等动物（如小鼠、大鼠）的优势是价格低廉、遗传背景清楚，可以详细研究有效治疗方案的作用机理。例如，他汀药物发明人远藤章（Akira Endo）发现，用非离子型去垢剂 Triton WR-1339 能够使大鼠肝脏羟甲基戊二酰辅酶 A（HMG-CoA）还原酶升高，胆固醇合成增加，形成高胆固醇血症大鼠模型。给高胆固醇血症大鼠口服美伐他汀（mevastatin）100mg/kg，能够降低 21%的血浆胆固醇。后来在人身上，同样证实美伐他汀是有效的，能够降低血液低密度脂蛋白胆固醇。

6. 正确评估人类疾病动物模型

动物毕竟不是人体的缩影，没有一种动物模型能完全复制人类疾病的真实情况。模型实验只是一种间接性研究，只可能在一个局部或几个方面与人类疾病相似。因此，模型实验结论的正确性只是相对的，最终必须在人身上得到验证。动物模型一旦出现与人类疾病不同的情况，必须分析其分歧范围和程度，找到相平行的共同点，正确评估哪些是有价值的。

用动物模型完全相似地模拟人类疾病是十分困难的，有时研究者应考虑，需要关注研究疾病的不同阶段/时期或类型时，可能某一疾病模型更为合适，而不是片面追求一种动物模型全面反映一种疾病。例如，*ob/ob* 小鼠比较适合研究肥胖伴有胰岛素抵抗的 2 型糖尿病，而链脲佐菌素（streptozotocin，STZ）诱导的模型更适合研究胰岛素缺乏型糖尿病。

总之，动物疾病模型这门新兴的科学正吸引着各个领域的专业人员投身于这项开发工作。无论医学家、兽医学家还是生物学家，要复制动物模型还必须学习有关知识，精于选用已知的各种模型和开发新的动物模型，这也应该是研究者的一项基本技能。

（刘恩岐、赵四海）

第三节　动物模型的建立

随着科学技术的不断进步，人类疾病动物模型在生物医学研究中越来越显示出它的巨大作用。动物模型建立的方法主要有：①通过人工培育建立的自发动物模型。②通过化学、生物、物理或复合因素处理诱发建立的动物模型。③通过基因编辑方法建立的基因修饰动物模型。理论上讲，人类有多少种疾病，就应该有多少种能复制出的疾病动物模型。动物模型建立的方法往往又与所模拟疾病的发病特点、疾病类型、发展阶段、涉及的危险因素、所选动物品种品系、研究者可利用的资源及实验手段有密切关系。

这里以动脉粥样硬化、高脂血症、糖尿病、肿瘤等危害全人类健康最重要的几类疾病为例，从自发性、诱发性和基因修饰动物模型角度出发，简单介绍这些疾病动物模型制作方法、常用动物品系及模型评估。

基因修饰动物模型是目前生物医学研究的核心动物模型，其制作原理和方法将在第九章详细论述。

一、动脉粥样硬化模型

据世界卫生组织（World Health Organization）统计，危害全球人类健康最主要的疾病是心血管疾病（cardiovascular disease，CVD），全球平均每死亡 100 人中，31 人是由 CVD 引起的。在中国，CVD 引起的死亡率占到总死亡率的 44%以上。本节以 CVD 相关的循环系统为主，重点介绍人类 CVD 动物模型。动脉粥样硬化（atherosclerosis）是 CVD 最常见和最基本的病理基础。动脉粥样硬化的主要病理过程包括血管内皮细胞的活化、单核细胞黏附并迁移到内膜下、巨噬细胞吞噬氧化修饰的脂蛋白转化为泡沫细胞、内膜中膜增生，最终形成粥样斑块或引起血栓堵塞血管，引起缺血性疾病。长期以来，一系列的实验动物如小鼠、大鼠、家兔、地鼠、鹌鹑、猪和猴子等被应用于动脉粥样硬化实验研究。

根据模型来源，动脉粥样硬化动物模型可分为自发性、诱发性和基因修饰模型三大类。

1. 自发性动脉粥样硬化动物模型

WHHL 家兔是自发动脉粥样硬化的最典型模型。WHHL 家兔是自发低密度脂蛋白受体（low density lipoprotein receptor，LDLr）突变造成内源性高胆固醇血症家兔品系，是研究高胆固醇血症和动脉粥样硬化最常用的动物模型。

造模机制：WHHL 家兔是单基因隐性突变造成 LDLr 基因缺陷，普通饮食就可出现高胆固醇血症和动脉粥样硬化，其临床特征和病理变化与人家族性高胆固醇血症非常相似。

模型特点：WHHL 家兔的血清胆固醇浓度是正常日本大耳白兔的 8～14 倍。正常饮食下，WHHL 家兔可用于研究脂蛋白功能、高胆固醇血症和动脉粥样硬化。1992 年，具有冠状动脉粥样硬化倾向的 WHHL 家兔培育成功，其低密度脂蛋白胆固醇水平高且具有典型的、与人相似的冠状动脉粥样硬化斑块。但是，该品种 WHHL 家兔自发性心肌梗死的发生率很低。随后，通过将有冠状动脉粥样硬化倾向的 WHHL 家兔进行连续选择育种，成功培育出有心肌梗死倾向的 WHHL 家兔，该模型为研究心肌梗死提供了有利的工具。

模型评估和应用：WHHL 家兔在日本神户大学（http://www.med.kobe-u.ac.jp/iea）保种、繁育。虽然 WHHL 家兔可形成动脉粥样硬化的晚期病变，但人工培育的自然缺陷动物模型基因缺陷单一，品种较少，且家兔不易获得。通过基因编辑技术，目前已培育成功 $LDLr^{-/-}$家兔模型。

2. 诱发性动脉粥样硬化动物模型

诱发动脉粥样硬化的经典方法主要有两种：饮食诱导法和血管内皮损伤法。

（1）饮食诱导法

不同动物对胆固醇的反应完全不同，其中家兔对胆固醇的反应最敏感，而啮齿类动物（如小鼠、大鼠）对胆固醇几乎不反应。1908 年，俄国病理生理学家 Ignatowski 用富含动物蛋白的饮食饲喂家兔，以此诱导动脉粥样硬化病变，开启了动脉粥样硬化实验研究的新时代。因而，家兔是饮食诱导研究动脉粥样硬化的理想动物模型。

造模机制：动物机体脂质代谢紊乱，血脂升高，容易引起血管内皮损伤，导致血管内皮功能紊乱、通透性增高，最终导致血管壁的脂质浸润、形成动脉粥样硬化。因此，通过给实验动物饲喂高脂、高胆固醇饮食，出现高脂血症，进而诱导其主动脉及冠状动脉逐渐形成粥样硬化斑块。在高脂、高胆固醇饮食中加入少量胆酸盐，可以增加胆固醇的吸收；加入甲状腺抑制药物如甲基硫氧嘧啶、丙基硫氧嘧啶，可进一步加速动脉病变的形成。

造模方法

家兔：选用 4 月龄左右雄性日本大耳白兔或新西兰兔，饲喂含 0.2%～0.6%胆固醇的饮食，可使兔血浆胆固醇迅速升高，6 周后兔主动脉弓可出现明显动脉粥样硬化斑块。随着饲喂时间延长，可诱导兔胸主动脉、腹主动脉、冠状动脉出现粥样硬化斑块。

大鼠：含胆酸和硫脲嘧啶的高脂、高胆固醇饮食诱导大鼠产生高脂血症及动脉粥样硬化。此外，给大鼠饲喂高胆固醇饮食，同时给予大量维生素 D_2 能使血浆胆固醇水平升高，主动脉和冠状动脉出现粥样斑块。

小鼠：选用 6～8 周 C57BL/6 小鼠，用含胆固醇 1.25%、胆酸 0.5%和脂肪 15%的饮食饲喂 10 周，能诱导出动脉粥样硬化早期病变。

其他动物：选用 4～8 周龄鸡，给予 1%～2%胆固醇、5%～10%动物脂肪饮食，经过 6～10 周，胸主动脉粥样斑块发生率达 100%。鸽子每天饲喂胆固醇 3g/kg，加甲基硫氧嘧啶 0.1g，可以产生比较明显的粥样斑块。

模型特点

兔：高脂饮食中胆固醇含量达 0.2%～0.6%，就可使兔血浆中胆固醇浓度迅速升高，出现高胆固醇血症，启动动脉粥样硬化的发生发展。随着饮食中胆固醇含量增加及喂养时间延长，兔动脉壁的斑块逐渐增大。但是，饮食中胆固醇含量越高，毒性也越大。一般而言，用 0.3%胆固醇的饮食饲喂兔，2 周后兔血浆胆固醇水平可以达到 400～500mg/dl，血管内皮下细胞外脂质开始沉积，单核细胞和巨噬细胞浸润并出现脂滴；4～8 周时，兔血浆胆固醇水平上升到 800～1200mg/dl，主动脉出现脂肪条纹，内含由巨噬细胞转化的泡沫细胞；12～16周时，脂肪条斑变成由细胞内外脂质沉积而成的复杂的纤维斑块，平滑肌细胞也转化为泡沫细胞，胶原纤维合成增加，胆固醇结晶体析出。28周以后，兔主动脉可逐渐形成粥样斑块并呈现复合性病变；冠状动脉出现明显病变。

大鼠：血浆中不含胆固醇酯转移蛋白（CETP），血浆胆固醇水平较低。大鼠对饮食中的胆固醇不敏感。单纯高胆固醇饮食不易升高大鼠血浆胆固醇，很难诱导动脉粥样硬化。即使长期给予高胆固醇饮食，大鼠也只能形成中度动脉粥样硬化病变，这就限制了大鼠在动脉粥样硬化疾病研究中的应用。

小鼠：小鼠也缺乏CETP，由于高密度脂蛋白（HDL）水平和低胆固醇吸收率，大多数小鼠品系对饮食中的胆固醇不反应，血浆胆固醇不升高，故很难诱导出动脉粥样硬化斑块。但是，近交系小鼠对饮食诱导的动脉粥样硬化则表现出一定程度的敏感性。用含胆固醇1.25%、胆酸0.5%和脂肪15%的饮食饲喂10种近交系小鼠，发现它们对动脉粥样硬化敏感程度从低到高排序如下：BALB/cJ<C3H/J<A/J<SWR/J<NZB/J<129/J<AKR/J<DBA/2J<C57L/J<C57BL/6。单一胆固醇（含量0.5%～1%）饮食不能诱导小鼠产生有统计学意义的血脂变化及主动脉损伤，且单一胆酸（0.1%～0.5%）饮食也不能诱导小鼠血脂升高及主动脉损伤。可是，含1.25%胆固醇、0.5%胆酸的饮食能诱导C57BL/6小鼠出现动脉粥样硬化病变，其早期斑块（脂肪条纹）在形态学上与人类斑块相似，但病情进一步发展之后，其病变部位仍然局限于主动脉弓部，且斑块不连续、特点不典型。

模型评估和应用：兔体形适中，脂蛋白组成和脂蛋白代谢特点与人相似，如血浆低密度脂蛋白（LDL）含量高，肝脏能合成ApoB100，不能编码ApoB48 mRNA，血浆中富含CETP，高胆固醇饮食容易诱发动脉粥样硬化病变。所以，兔是饮食诱导动脉粥样硬化最常见的动物模型。然而，兔动脉粥样硬化的特征与人类还是有些差别，如发病部位与人类不一样，兔易发于主动脉弓和胸主动脉，而人类易发于腹主动脉；兔不易发生并发症，而且病理损伤更接近黄瘤病，这与人类不一样；另外，兔属于草食性动物，对食物的利用和代谢也与人类存在差异。

对于啮齿类动物而言，大多数小鼠品系抵抗高胆固醇饮食诱导的动脉粥样硬化，大鼠的致动脉粥样硬化饮食则需添加特殊成分。其他动物虽然具有一定的优点，但由于饲养管理及费用方面的原因，应用范围较窄。虽然饮食诱导法由于其诱因的单一性不能真实模拟人类动脉粥样硬化的发生发展过程，但与人类发病过程有一定相似性，对于特定研究目的来说还是有很大利用价值。

（2）血管内皮损伤法

根据不同的外力，血管内皮损伤法可以分为机械损伤法和物理生化因子损伤法。前者主要是用球囊导管、钢丝套圈或金属丝等来损伤血管内皮，而后者则是用化学药品、电刺激、空气干燥或放射线等来损伤血管内皮。其中，以球囊损伤法最为常用。

造模机制：血管内皮损伤是动脉粥样硬化发生的始动环节，通过外力损伤血管内皮细胞，使血管内皮通透性、黏附性、血液凝固改变，造成动脉内膜损伤或功能障碍，再辅助性饲喂高脂、高胆固醇饮食，可诱导动脉粥样硬化形成。

造模方法

兔：先用高胆固醇饮食饲喂兔 2 周，然后用球囊经右股动脉损伤兔腹主动脉，使动脉内皮剥脱从而诱导血管内皮增生，之后继续用高胆固醇饮食饲喂 6 周，可以成功诱导动脉粥样硬化发生。此外，将兔主动脉暴露在 ^{192}Ir γ 辐射，并给予高胆固醇饮食，2 周时可发现被辐射动脉内膜有局灶性巨噬细胞内皮下黏附及内皮损伤，6 周时可观察到血管内明显的动脉粥样硬化斑块形成。另外，用电流刺激兔颈动脉，同时给予 0.2%高胆固醇饮食 28 天，也可以诱导动脉斑块形成。

大鼠：将充满生理盐水的塑料球囊导管自颈外动脉进入胸主动脉，向外拉至颈外动脉再进入胸主动脉，反复 3 次，再喂以高脂、高胆固醇饮食 8 周后，可以出现明显动脉粥样硬化病变。

小鼠：用介入治疗用的导丝，在颈动脉或在股动脉，反复拉 3 次，损伤血管内皮，与家兔、大鼠一样，可以配合高脂饮食加快动脉粥样硬化病变形成。

模型特点：血管内皮损伤配合高脂、高胆固醇饮食可以缩短建模时间，动脉粥样硬化的发生部位也比较明确，形成的斑块中间有脂质核心，并有富含平滑肌细胞的纤维帽覆盖。

模型评估和应用：与单纯的高脂饮食诱导法相比，此类模型模拟介入治疗对血管的损伤和再狭窄过程，可应用于血管重构的研究。但是，此法对于动物具有创伤性，造价也较高，其病理基础更类似于外伤血管改变，适用于外科术后内膜增生及纤维帽形成的研究。

3. 动脉粥样硬化基因修饰动物模型

基因敲除小鼠是研究脂蛋白代谢和动脉粥样硬化最常用的模型，为模拟人类动脉粥样硬化发生、发展，研究病理机制提供了新的独特的方法。

造模机制：应用胚胎操作技术和 DNA 同源重组原理，定向将靶基因片段用基因缺失片段替代，从而制备基因敲除小鼠。最近，新的基因敲除技术不断开发应用，如 ZFN（zinc finger nuclease）、TALEN（transcription activator-like effector nuclease）和 CRISPR/Cas9（clustered regulatory interspaced short palindromic repeat/Cas-based RNA-guided NDA endonucleases）技术。动脉粥样硬化的发生和发展与脂质代谢关系最为密切，脂代谢中有两个重要基因载脂蛋白 E（apolipoprotein E，ApoE）和 LDLr，它们在胆固醇和甘油三酯转运过程中起重要作用。其中，ApoE

是清除乳糜微粒和极低密度脂蛋白（very low density lipoprotein，VLDL）受体的配体，而 LDLr 是一种细胞膜表面的糖蛋白。ApoE 或 LDLr 基因的敲除，会引起血浆中低密度脂蛋白积累和血管重构，进而导致主动脉发生粥样硬化病变。

模型特点：基因敲除小鼠动脉粥样硬化病变特点是以主动脉根部（心脏流出道）最早出现，渐进发展到主动脉弓部及头臂干分支，而且头臂干部位是后期斑块不稳定的易发部位。后期严重的病变才会累及胸腹部主动脉。因此，主动脉根部冰冻切片和“主动脉树”油红 O 染色分析是评价动脉粥样硬化严重程度的公认标准。ApoE 基因敲除（$ApoE^{-/-}$）小鼠和 LDLr 基因敲除（$LDLr^{-/-}$）小鼠是研究动脉粥样硬化最常用、最经典的两个模型。

1992 年，美国洛克菲勒大学 Plump 等和北卡罗来纳大学 Piedrahita 等同时应用胚胎干细胞基因敲除技术成功地制备了 $ApoE^{-/-}$小鼠。正常饮食条件下，$ApoE^{-/-}$小鼠 8 周时血浆胆固醇水平为 300～500mg/dl，比野生型小鼠高 5 倍，可自发动脉粥样硬化，病理过程呈渐进性发展，与人类病变过程相似，包括早期的脂质条纹。“西方饮食”（western diet）（如 0.15%胆固醇，21%脂肪）等高脂饮食条件下，$ApoE^{-/-}$小鼠血浆胆固醇水平可上升到 1000mg/dl 左右，加速动脉粥样硬化进程（图 8-1）。长期诱导甚至可形成含纤维帽的复合病变，并出现斑块破裂形成血栓。

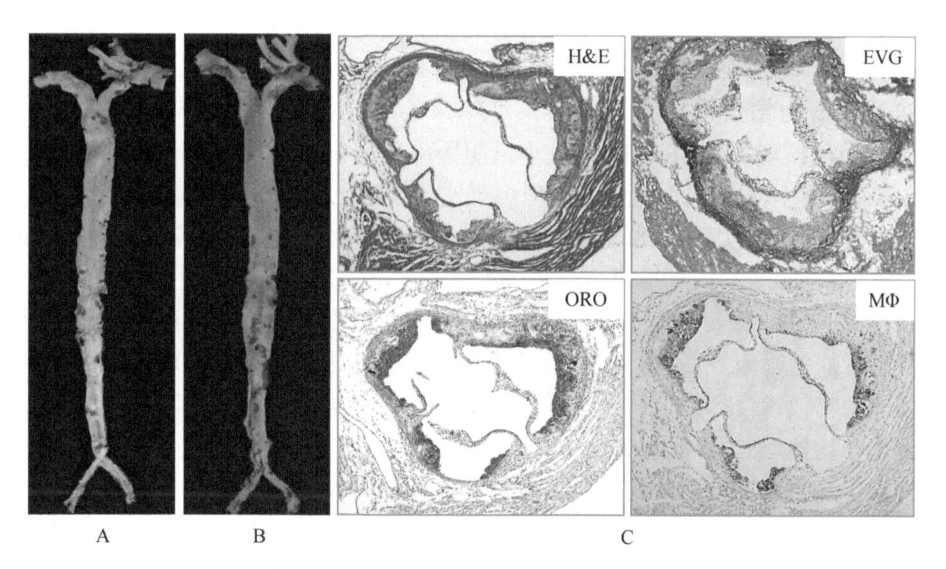

图 8-1　$ApoE^{-/-}$小鼠动脉粥样硬化病理分析（彩图请扫封底二维码）

A. 普通饮食下 $ApoE^{-/-}$小鼠主动脉发生动脉粥样硬化。B. 西方饮食（0.15%胆固醇，21%脂肪）加剧 $ApoE^{-/-}$小鼠动脉粥样硬化。因动脉粥样硬化斑块部位含有脂质，被油红 O（oil red O，ORO）染成红色。C. 西方饮食下 $ApoE^{-/-}$小鼠主动脉根部组织学观察，苏木精-伊红（H&E）染色、弹力纤维（EVG）染色、油红 O（ORO）染色和巨噬细胞（MΦ）免疫组化染色

1993 年，美国得克萨斯大学 Ishibashi 等成功构建了 $LDLr^{-/-}$小鼠模型。与 $ApoE^{-/-}$小鼠相比，正常饮食下，$LDLr^{-/-}$小鼠血浆胆固醇约为 200mg/dl，通过高脂饮食诱导，$LDLr^{-/-}$小鼠血浆胆固醇能迅速上升至 1000mg/dl 左右，出现与 $ApoE^{-/-}$小鼠相似的动脉粥样硬化病变。

ApoE 和 LDLr 双基因敲除（$ApoE^{-/-}$/$LDLr^{-/-}$）小鼠制备于 1994 年，此小鼠 ApoB100 和 ApoB48 显著升高，呈严重的高脂血症，动脉粥样硬化病变明显重于 $ApoE^{-/-}$小鼠。

模型评估和应用：$ApoE^{-/-}$或 $LDLr^{-/-}$小鼠已经成为大多数动脉粥样硬化研究的工具小鼠，它们提供了一个动脉粥样硬化的易感背景，在此基础上，可以观察其他遗传或环境因素对动脉粥样硬化的影响。一般研究思路是，将其他转基因或基因敲除小鼠与 $ApoE^{-/-}$或 $LDLr^{-/-}$小鼠进行杂交，或通过骨髓移植方法，将基因修饰小鼠的骨髓移植到放射性同位素照射的 $LDLr^{-/-}$小鼠，来观察巨噬细胞中某个基因对动脉粥样硬化的影响。

$ApoE^{-/-}$小鼠可随年龄增加自发动脉粥样硬化，或通过高脂、高胆固醇饮食诱发严重的动脉粥样硬化病变，但该模型的缺点是其胆固醇主要存在于 VLDL，而人类是 LDL。而且，$ApoE^{-/-}$小鼠动脉粥样硬化病变的个体差异较大，因此实验所需动物数量较大。与 $ApoE^{-/-}$小鼠相比，$LDLr^{-/-}$小鼠的动脉粥样硬化病变较轻，但 $LDLr^{-/-}$小鼠血浆胆固醇主要存在于 LDL，其脂蛋白分布更接近人类。更重要的是，$LDLr^{-/-}$小鼠可经高脂饮食同步诱导动脉粥样硬化，病变个体差异小，可控性好，故实验所需动物数量较少。因而，近年来的动脉粥样硬化研究更倾向于使用 $LDLr^{-/-}$小鼠模型。$ApoE^{-/-}$/$LDLr^{-/-}$小鼠胆固醇脂蛋白代谢的配体和受体均发生缺陷，其动脉粥样硬化病变更严重，但由于实验设计上涉及更多因素，故应用较少。

美国 Jackson 实验室（https://www.jax.org/）和国家遗传工程小鼠资源库（https://nrcmm.nju.edu.cn/）均可提供 $ApoE^{-/-}$和 $LDLr^{-/-}$小鼠。

小鼠模型的最大缺陷在于很难出现心脑血管病变，而人类动脉粥样硬化是以心脑血管病为临床表现，小鼠与人病变部位不同，导致小鼠无法成为心脑血管病合适的动物模型。因此，研发冠状和脑血管动脉粥样硬化模式动物是未来动脉粥样硬化动物模型的发展趋势。

除了基因修饰小鼠外，动脉粥样硬化基因修饰兔、猪、犬甚至非人灵长类动物模型也陆续培育成功，为研究人类动脉粥样硬化相关疾病提供了更多选择。

二、高脂血症动物模型

高脂血症（hyperlipidemia）是心脑血管疾病的最重要致病因素，选择理想的高脂血症动物模型是研究脂代谢紊乱的关键。建立高脂血症模型的动物，应该在血浆脂蛋白构成、肝脏胆固醇及脂蛋白代谢等方面，与人类代谢特征最大化地相近：①总胆固醇合成量中由肝脏合成的量越小越好。②增加饲料中胆固醇含量不会引起胆汁酸合成增加、不扩充胆固醇代谢池、不抑制低密度脂蛋白受体活性、不完全抑制肝胆固醇的合成。③高脂饮食可以诱导高甘油三酯血症。小鼠、大鼠、地鼠、恒河猴、食蟹猴、猪等均可用于制作高脂动物模型。

表 8-2 总结了几种常用实验动物的脂代谢及代谢性心血管病的特点，在进行脂代谢及心血管病领域研究和新药研发时，选用什么样的模式动物及平衡各种模式动物的优缺点非常重要。

表 8-2　常用实验动物的脂代谢特点和代谢性心血管病特点的比较

	小鼠和大鼠	兔	猪	地鼠	人
脂蛋白组成	HDL 为主	LDL 为主	LDL 为主	LDL 为主	LDL 为主
CETP 基因表达	无	有	无	有	有
ApoB100 编辑	小肠/肝	肠	肠	肠	肠
ApoB48	CM/ VLDL	CM	CM	CM	CM
合成胆固醇	肝脏、肝外各 50%	肝脏较低	外周组织 80%	外周组织 70%	外周组织 90%
LDLr 基因	与人类相似度低	与人类相似度较低	与人类同源性高	序列和结构与人类相似	—
LDLr 途径清除率	低	较高	类似人类	73%，速率 700μg/h	高
肝 LDLr 水平	高	低	低	低	低
对高脂食物	不敏感	不敏感	敏感	敏感	敏感
动脉粥样硬化	抵抗	易感	易感	易感	易感
糖尿病	天然不易感，饮食及化学药物诱导，有一些基因修饰的易感模型	STZ、四氧嘧啶诱导模型	罕见	饮食诱导有类似人类 2 型糖尿病的表型	生活习惯相关，遗传相关
高胆固醇血症	饮食诱导困难，有基因修饰模型	饮食可以诱导，因是食草动物，毒性较大	饮食可诱导。基因修饰模型少	饮食可以诱导	多因素，饮食是其中之一
高甘油三酯血症	*ApoC-III*转基因、LPL 基因敲除、GPIHBP1 基因敲除小鼠	除 2 种转基因模型报道外，没有模型应用于研究	饮食可以诱导。基因修饰模型有报道	饮食可以诱导，是不同于小鼠、大鼠的特点	多因素，饮食是其中之一

注：HDL，高密度脂蛋白；LDL，低密度脂蛋白；CM，乳糜微粒；VLDL，极低密度脂蛋白；STZ，链脲佐菌素；ApoC-III，载脂蛋白 C-III；LPL，脂蛋白脂酶；GPIHBP1，糖基磷脂酰肌醇高密度脂蛋白结合蛋白 1

高脂血症的类型主要是指高胆固醇血症模型和高甘油三酯血症模型。

1. 自发性高胆固醇血症动物模型

目前为止，还没有培养出单纯自发性高甘油三酯血症动物模型。有些自发性糖尿病模型伴有高甘油三酯血症。自发性高胆固醇血症模型则已经建立多个品系，包括多种动物种类。这类模型都是通过表型筛选，长期近交形成遗传背景一致且表型稳定遗传的品系。

模型特点

兔：WHHL 家兔是 LDLr 受体缺陷，其临床特征和病理变化与人家族性高胆固醇血症（familial hypercholesterolemia）非常相似。仔兔一生下来即出现高脂血症：LDL、VLDL 异常增加。

大鼠：E_XH_C 大鼠由胆固醇敏感的 JCL 大鼠和 SD 大鼠培育而来，高胆固醇饲料饲喂时 VLDL-C、LDL-C 显著升高，雌性比雄性严重，但甘油三酯几乎不升高。SHC 大鼠是在培育 E_XH_C 大鼠过程中被发现的，10 周龄以前血清胆固醇持续升高，10 周龄之后 LDL 升高更加明显，与人类由肾病引起的高脂血症相似。ALR 和 NAR 大鼠是自发性高脂血症伴随动脉硬化症大鼠，可用于高脂血症和早期动脉粥样硬化的研究。出生 25 天左右的乳幼大鼠，由于甲状腺功能还不健全，在高脂肪母乳下，其血清总胆固醇高于成年大鼠的 2～3 倍，可作为先天性高胆固醇血症动物模型。

小鼠：NJS 小鼠是采用高度近交与定向选育的手段育成的自发性高胆固醇血症动物，血清胆固醇水平升高 2～3 倍。ddY 小鼠被认为是一种餐后高甘油三酯血症模型，其餐后脂蛋白脂酶（lipoprotein lipase，LPL）活性不像 C57BL/6 品系小鼠升高，甘油三酯水平显著升高 5 倍并清除很慢。

模型评估和应用：自发性高脂血症动物模型症状稳定，可遗传，与人类高脂血症的形成机制有着不同程度的相似，但是由于来源困难、成本相对较高、抗病能力差、不易饲养等原因，限制了广泛应用。

2. 诱发性高脂血症动物模型

喂饲高脂饮食是诱导高脂血症动物模型的基本方法，在基因修饰动物模型出现之前，高脂血症动物模型主要依靠这类模型。长期喂饲高脂饮食，增加胆固醇和甘油三酯的摄入量，增加血浆胆固醇和甘油三酯脂蛋白水平，是高脂血症模型的造模机制。还有一些特殊的一过性高脂血症模型，主要有：Triton WR-1339 静脉注射，其抑制 LPL 活性，形成一过性高甘油三酯血症；橄榄油灌胃或脂肪乳静脉注射，也形成一过性高甘油三酯血症。诱导糖尿病后，一般伴有高甘油三酯血症，后文糖尿病模型中会有详细介绍。

造模方法

（1）高脂饲料喂饲法

高脂饲料的组成和制作工艺，在喂饲方法制备高脂血症模型时起到了关键作用。现在主要有两种饲料：合成饲料和混合饲料。因为天然物质混合饲料无法完全具备动物所需全部营养成分和能量需求，质量无法控制，合成饲料已经成为国际上公认和通用的诱导高脂血症的饲料。合成饲料通过能量比添加各种营养成分，不同配方能够精确地提供动物能量需求，使得实验对照更加严格。例如，Research Diets 公司标准 western diet（https://www.researchdiets.com/opensource-diets/in-stockdiets/）由于特殊的制作工艺，是较理想的商业化产品。过去常常在造模饲料中添加胆酸钠、葡萄糖、蛋黄粉、丙基硫氧嘧啶等，现在已经很少使用。比较极端的Paigen饲料也已经很少使用。

由于进食量及能量消耗对饮食诱导的动物模型影响非常大，所以在造模和实验过程中，这两方面的严格控制都是必要的，饲养环境的一致性是必需的，往往需要代谢笼测定动物的代谢指标作为实验的基本数据。

前文介绍的饮食诱导兔动脉粥样硬化，也是很好的高胆固醇血症模型，但不易出现高甘油三酯血症。

（2）Triton WR-1339尾静脉注射法

一般用于小鼠、大鼠和地鼠，Triton WR-1339是表面活性剂，尾静脉注射一次性给予800mg/kg，血浆甘油三酯线性上升，2h时达到高峰。该方法对动物本身损伤较大，一般诱导后不再用于其他实验。

（3）橄榄油灌胃法和脂肪乳静脉注射法

小鼠、大鼠两种方法均可使用，兔一般用静脉注射脂肪乳，小型猪一般用橄榄油灌胃，而地鼠灌胃比较方便，静脉注射需要特殊部位。橄榄油一般根据动物的胃容量，适当给予灌胃，不同动物血浆甘油三酯水平高峰时间基本都在3～5h。静脉注射一般用20%～30%脂肪乳，不同动物都基本在2～4h血浆甘油三酯水平降到正常范围。

模型特点：通过饮食诱导高脂血症的模型，最大的特点是种属差异性。大鼠和小鼠几乎无法通过饮食诱导高甘油三酯血症，尽管有一些报道，但是基本无法重复出来。这与大、小鼠的脂代谢特点有关。饮食诱导高胆固醇血症时，由于大、小鼠主要引起肝脏LDLr表达上调，胆汁合成增加而胆汁排出也增加，所以引起胆固醇增高不明显，而且主要是HDL-C有所增加。这也是大、小鼠通过饮食诱导不出动脉粥样硬化的原因。

兔是最早用于高脂血症模型的动物，由于是草食性动物，外源性胆固醇吸收率较高，但胆固醇毒性耐受力差，一般饲料中给予胆固醇量不宜超过0.6%。小型猪心血管系统在生理和解剖方面与人类较为相似，尤其是冠状动脉循环在解剖学和血流动力学方面与人类极为相似，对高脂饲料较其他动物更为敏感，反应与人类也很相似，使猪成为研究高脂血症的良好动物模型。

模型评估和应用：在高脂血症模型中，大动物（如猴、小型猪、犬等）生理、病理过程最接近人体，但使用大动物代价过高、时间太长、动物来源有限。大鼠、小鼠、兔、地鼠应用比较广泛，技术方法成熟，价廉易养，遗传背景明确，实用性强。综合比较各种动物，地鼠是这一类模型的最佳实验对象。

Triton WR-1339诱导、橄榄油灌胃、脂肪乳静脉注射都已经鲜有用于制作高脂模型，而是用来分析甘油三酯代谢情况。由于Triton WR-1339是LPL的抑制剂，所以通过其抑制血浆甘油三酯的降解，血浆中甘油三酯的增加完全来自于肝脏分泌的VLDL，所以是判断VLDL分泌速率的标准方法。橄榄油灌胃可以通过观察血浆甘油三酯的变化过程，判断脂质吸收和总清除速率的快慢，对甘油三酯的总代谢能力有一个认识。脂肪乳静脉注射则可以判断甘油三酯的净清除率。

3. 高脂血症基因修饰动物模型

目前报道的具有高脂血症表型的基因修饰动物模型包括小鼠、兔及小型猪，以高胆固醇血症模型为主，应用也较广。而高甘油三酯血症模型较少，应用研究起步较晚。

造模机制：目前高脂血症已经是被广泛认知的疾病之一，由于脂质在血浆中是以脂蛋白的形式存在，所以高脂血症实际上是某种高脂蛋白血症。脂质的代谢也是以脂蛋白的形式为主，特别是脂蛋白对脂质转运所起的作用在代谢中扮演了重要角色。

与脂蛋白代谢相关的基因，包括酶、载脂蛋白、转运蛋白等，过表达或缺陷就会表现高脂血症。现在大多数动物模型，都是以清除障碍为特征的高脂血症模型，其中机制涉及脂蛋白摄取、清除的脂蛋白受体及配体、脂质水解的酶及激活剂和抑制剂，如LDL途径相关的载脂蛋白ApoB100、ApoE、LDLr和PCSK9，LDL吸收相关的NPC1L1；HDL途径相关的载脂蛋白ApoA-I、ApoA-II，受体SRB1、SRA、ABCA1，脂质转运相关的CETP、LCAT等；甘油三酯途径相关的水解酶LPL及其辅助蛋白GPIHBP1；载脂蛋白ApoC-Ⅲ、ApoA-V、ApoA-IV、ApoC-Ⅱ等。

（1）高胆固醇血症模型

高胆固醇血症的基因修饰模型是脂代谢疾病模式动物中应用最广泛的模型，为胆固醇代谢机制、动脉粥样硬化发病机制、降胆固醇药物研发等方面的研究作出了巨大的贡献，包括小鼠、兔和小型猪等模型。

$ApoE^{-/-}$和$LDLr^{-/-}$小鼠：均可导致高胆固醇血症。$ApoE^{-/-}$小鼠血浆胆固醇水平上升3～5倍，达到300～500mg/dl。血浆脂蛋白VLDL和LDL组分显著升高，HDL降低。而$LDLr^{-/-}$小鼠血浆胆固醇水平只升高2倍，集中于LDL组分。$LDLr^{-/-}$小鼠的特点是高脂负荷后，即给予高脂饲料，血浆胆固醇能迅速上升。通过高脂饲料配方的调整，可以人为地调整血浆胆固醇水平升高程度到5～10倍。

ApoB100转基因小鼠：人ApoB100转基因小鼠LDL水平显著升高，血浆总胆固醇水平升高2倍。其甘油三酯水平也稍有升高，但LDL甘油三酯比例增高非常显著是该模型的特点。

PCSK9转基因小鼠：PCSK9调控LDL受体的翻译后降解，抑制LDL受体重复利用，当过表达PCSK9时，LDL受体表达下降，表现与LDL受体敲除类似的表型，该模型实际上相当于$LDLr^{-/-}$小鼠。

（2）高甘油三酯血症模型

ApoC-III 转基因模型：ApoC-III 的主要生理功能是抑制 LPL 活性及抑制肝脏脂蛋白受体摄取乳糜微粒残粒和 VLDL 残体。ApoC-III 转基因模型是已经报道的为数不多的高甘油三酯血症模型之一。ApoC-III 转基因小鼠血浆甘油三酯水平随建模者不同而不同，多在 300～1000mg/dl，胆固醇水平随甘油三酯水平小幅增高。该模型氧化应激水平升高是较突出的特征，其对动脉粥样硬化易感性增高。

$LPL^{-/-}$小鼠：LPL 是血浆甘油三酯降解的限速酶，该基因敲除导致新生小鼠致死，原因可能与低血糖及肺功能不全有关。北京大学心血管研究所通过人 LPL 有益突变体腺病毒对新生小鼠进行救治，得到了严重高甘油三酯血症表型的 $LPL^{-/-}$小鼠。该模型呈现严重的乳糜微粒血症，血浆呈牛奶样外观。

模型评估和应用：由于胆固醇与 CVD 关系密切，高胆固醇血症动物模型 $ApoE^{-/-}$和 $LDLr^{-/-}$小鼠几乎成为现在做动脉粥样硬化的工具鼠，也可能是基因修饰动物模型中使用最多的模型。

高甘油三酯血症的病理生理比高胆固醇血症复杂，富含甘油三酯脂蛋白比 LDL 的生物学效应弱，基因修饰模型要表现严重的高甘油三酯血症才有应用价值。由于临床对高甘油三酯血症不如高胆固醇血症重视，高甘油三酯血症模型出现也较晚，所以高甘油三酯血症与 CVD 的关系至今不是很清楚，而且也没有像他汀这样的特效药。我国高甘油三酯血症患者超过 1 亿人，大大超过高胆固醇血症患者，这一点与西方国家不同。因此将来代谢性心血管疾病的研究将进入甘油三酯的“舞台”，高甘油三酯血症的模式动物将发挥重要作用。

随着基因修饰技术的发展，已经报道了多种兔和小型猪脂代谢的模式动物，由于它们在脂代谢方面与人类更加接近，所以在机制研究和新药开发方面，可能比小鼠更有应用价值。图 8-2 总结了大多数应用于脂代谢的动物模型的血浆脂质谱，与人类血浆脂质谱相对照，可以发现天生与人类脂蛋白组成类似的动物有地鼠、狗、猪、非人灵长类。所以这些动物脂代谢特点和模式接近人类，作为脂代谢研究的模式动物非常合适。虽然小鼠现在应用最广，但是在基因修饰基础之上，由于小鼠的脂代谢和人类不同点过多，即使是基因修饰小鼠在研究中局限性也很大。

三、糖尿病动物模型

糖尿病（diabetes）是一种体内胰岛素绝对或者相对不足所导致的一系列临床综合征，与遗传基因有着非常密切的关联。诱发糖尿病因素很复杂，在大量人群中研究分析这些因素十分困难，因此，研究某些动物种系糖尿病发生的百分率及环境因素（感染、毒素、饮食及药物等）对诱发动物糖尿病及某些并发症的影响，可为防治人类糖尿病提供重要线索。

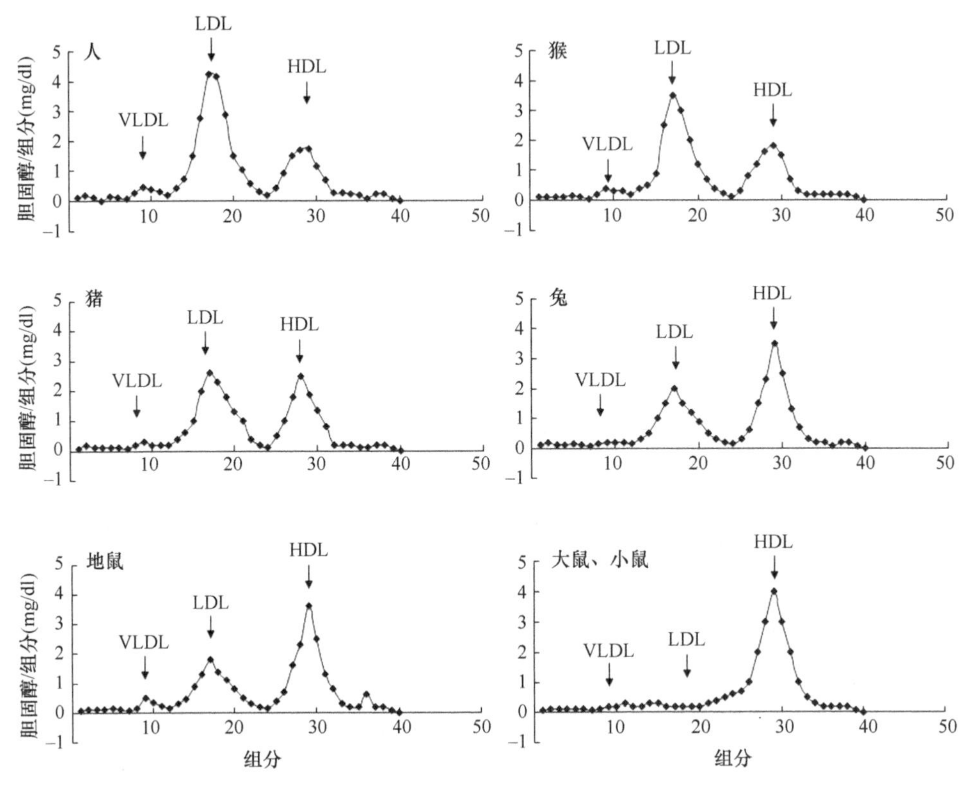

图 8-2　各种动物血浆脂蛋白谱快速液相色谱（FPLC）分析
VLDL. 极低密度脂蛋白；LDL. 低密度脂蛋白；HDL. 高密度脂蛋白

1. 自发性糖尿病动物模型

自发性糖尿病动物是自然发生的糖尿病，或通过遗传育种培养保留下来的糖尿病模型，其表现与人类糖尿病临床症状非常相似。

（1）自发性 1 型糖尿病动物模型

NOD 小鼠：非肥胖糖尿病（nonobese diabetes，NOD）小鼠是 JCL-ICR 品系小鼠衍生的白内障易感亚系 CTS（cataract Shionogi）糖尿病小鼠近交而来，因环境而异，大约 80%的雌性和 20%的雄性在 30 周龄时发展为胰岛素依赖型糖尿病。其发病多突然，表现为明显多饮、多尿、消瘦，血糖显著升高，通常死于酮血症。NOD 小鼠是由 T 细胞（包括 CD4 和 CD8 细胞）介导，其发展受控于一系列 T 细胞的调节。β 细胞损伤继发于自身免疫过程，引起低胰岛素血症。NOD 小鼠的糖尿病发病率与性别有关，雌鼠发病率显著高于雄鼠且发病早。

BB 大鼠：也称为 BBDP 大鼠（biobreeding diabetes-prone rat），是从 Wistar 大鼠中筛选出来的一种自发性遗传性 1 型糖尿病动物模型。其发病与自身免疫性毁坏胰腺 β 细胞引发胰腺炎及缺乏胰岛素有关。BB 大鼠糖尿病发作突然，在 60～120 日龄时发病，数天后，糖尿病动物出现严重的高血糖、低胰岛素和酮血症。

LEW.1NR1/ztm-iddm 大鼠：是 Lewis 大鼠 MHC 单倍型自发突变株，自发性自身免疫 1 型糖尿病动物模型。58 天左右发病，发病率为 20%，性别不影响发病率。特点是高血糖、糖尿、酮尿和多尿。胰岛被炎性细胞（B 淋巴细胞、T 淋巴细胞、巨噬细胞、NK 细胞）浸润。发生胰腺炎的部位 β 细胞迅速凋亡。

模型评估和应用：NOD 小鼠与人类 1 型糖尿病有许多共同特性，疾病发展都由许多疾病易感性或抵抗基因控制，包括大部分组织相容性复杂的基因位点，可用于 1 型糖尿病的研究。BB 糖尿病大鼠能模拟人类 1 型糖尿病的自然发病、病程发展和转归，且没有外来因素的参与和干扰，也是一种理想的 1 型糖尿病动物模型。

（2）自发性 2 型糖尿病动物模型

KK 小鼠：KK 小鼠是日本学者培育的一种轻度肥胖型 2 型糖尿病动物。后与 C57BL/6J 小鼠杂交，并进行近亲繁殖，得 Toronto2（T2kk）小鼠，属先天遗传缺陷型小鼠。将黄色肥胖基因（A^{y}）转至 KK 小鼠，得 KK-A^{y} 鼠，与 KK 小鼠相比，有明显的肥胖和糖尿病症状。5 周后血糖、血循环中的胰岛素水平及 HbA1c 水平逐步升高。β 细胞有脱颗粒和糖原浸润，随后出现胰岛肥大和中心气泡。肝脂肪化和脂肪组织增多。脂肪组织的胰岛素敏感性降低比 KK 小鼠明显，且到 16 周龄时完全丧失。肾脏病变发生早，发展迅速，肾小球基底膜增厚。该小鼠的腺垂体、肝脏、肾上腺和甲状旁腺亦有相应的增生改变。

ob/*ob* 小鼠：美国 Jackson 实验室 1949 年发现的肥胖高血糖小鼠，是瘦素（leptin）基因纯合突变引起的遗传改变。由于其肥胖（obese）表型而被称为 *ob* 小鼠。体形极胖，早期即自发性产生高血糖和糖尿，非禁食状态下血糖平均水平为 300mg/dl，但没有酮症和昏迷出现。

db/*db* 小鼠：糖尿病小鼠（C57BL/KsJ *db*/*db* 小鼠）也为美国 Jackson 实验室 1966 年在 C57BLKS/J（BKS）近交系中发现的瘦素受体（leptin receptor）基因纯合突变小鼠。该小鼠高血糖、多尿及高尿糖水平的表型与人类的糖尿病患者非常相似。10～14 天出现高胰岛素血症，3～4 周明显肥胖，10 周时可达野生小鼠的 2～3 倍，但身长比野生型短 5%，并有高胆固醇血症和高甘油三酯血症。4～8 周出现高糖血症，且表现出多食、消渴、多尿的典型糖尿病临床表现。

NSY 小鼠：NSY（Nagoya-Shibata-Yasuda）小鼠是从远交系 JCl-ICR 小鼠根据葡萄糖耐量选择繁殖获得的具有年龄依赖性的自发糖尿病动物模型。24 周后葡萄糖刺激的胰岛素分泌受损显著，空腹胰岛素水平升高。48 周雄性小鼠中累积糖尿病的发生率为 98%，而雌性小鼠仅为 37%。该鼠在任何年龄都无严重肥胖，无极端高胰岛素血症，胰岛也无肿大或炎性变化。

GK 大鼠：Goto 等于 1988 年在日本仙台从 211 个 Wistar 大鼠中经口服糖耐量实验选出 18 个轻度糖耐量减退的大鼠，经过 10 代左右反复选择高血糖大鼠交配，形成与人类 2 型糖尿病近似的自发性非肥胖 2 型糖尿病鼠种，称为 GK 大鼠（Goto-Kakizaki rat）。该鼠有几个表现糖尿病性状的易感基因（不同基因编码引起 β 细胞代谢异常），主要表现为胰岛 β 细胞分泌功能受损、空腹血糖高、肝糖原生成增多，肝脏、肌肉和脂肪组织中度胰岛素抵抗等，并出现各种糖尿病并发症。18 月龄时 GK 大鼠出现了血糖升高、心率降低、心肌萎缩等症状，与人类 2 型糖尿病心脏病进展极为相似，并有显著的心肌肥大、间质纤维增生和持续的心肌细胞凋亡。

Zucker 大鼠：肥胖 Zucker 大鼠出生 4～5 周后出现糖尿病。特征为同时伴有肥胖、高血糖症、高胰岛素血症、高血脂、中度高血压。

模型特点：KK 小鼠具有与成人肥胖性糖尿病相似的性质，表现为先天性胰岛素抵抗，体形肥胖，随着鼠龄增长、饮食行为改变，转变为高血糖和糖尿的显性糖尿病。*ob/ob* 小鼠与 *db/db* 小鼠具有极度肥胖、多食、消渴、多尿等糖尿病的典型临床症状，是理想的 2 型糖尿病动物模型。NSY 小鼠与人类 2 型糖尿病病理生理特点相似，胰岛 β 细胞分泌胰岛素功能受损和胰岛素抵抗可能是其发生 2 型糖尿病的机制，与人的 2 型糖尿病发病机理相似。渐进性 β 细胞消失，胰岛纤维化是 GK 大鼠 2 型糖尿病模型的特点。肥胖 Zucker 大鼠可作为 2 型糖尿病伴有高血压的动物模型。

模型评估和应用：用 KK–A^y 鼠可评价抗糖尿病药物的胰腺外作用。*ob/ob* 小鼠和 *db/db* 小鼠不仅有典型的糖尿病临床表现，也表现出心肌病、周围神经病变、糖尿病肾病、糖尿病视网膜病变、伤口愈合迟滞等糖尿病的并发症。还表现出免疫功能缺陷，包括淋巴器官萎缩、胸腺体积减小及胸腺细胞数量减少。两种突变小鼠还存在呼吸系统及骨代谢异常等。因此，*ob/ob* 小鼠和 *db/db* 小鼠可用于糖尿病与肥胖、代谢、伤口愈合、免疫与炎症、内分泌、生殖等方面的相关研究。NSY 小鼠模型有助于人类 2 型糖尿病遗传学倾向及病理发生的研究，尤其适用于研究胰岛素抵抗在发病中的作用。GK 大鼠模型是用于 2 型糖尿病发病机制及胰岛素抵抗研究的一个很好的模型，适合于胃转流手术治疗 2 型糖尿病机制方面的研究。肥胖 Zucker 大鼠常作为药学研究的模型。

2. 诱发性糖尿病动物模型

（1）诱发性 1 型糖尿病动物模型

1）链脲佐菌素诱导糖尿病动物模型。

造模机制：链脲佐菌素（STZ）化学名称为 2-desoxy-2-(3-methyl- 3-nitrosoureido)-d-glucopyranose，是无色链霉菌属的发酵产物，其结构中的亚硝基脲是细胞毒素，对一些种属的动物胰岛β细胞有选择的破坏作用，可以使猴、狗、羊、兔、大鼠、小鼠等实验动物产生糖尿病，是目前使用最广泛的糖尿病动物模型化学诱导剂。STZ 通过自由基（如 CH_3）损伤β细胞，使细胞内胰岛素合成受损，造成胰岛素缺乏。STZ 诱导制备 1 型糖尿病模型时，多次小剂量注射可有效模拟糖尿病的病程及发病原理，并降低动物死亡率，故目前使用较多。

造模方法：STZ 易溶于水，其水溶液在室温下极不稳定，可在数分钟内分解成气体，故其水溶液应在低温和 pH 4 的条件下配置并保存。亦可注射前用 0.05mol/L 柠檬酸（pH 4.5）配成 2%的 STZ 溶液，新鲜使用。STZ 剂量因实验动物的种系、品种不同而异。不同种属动物对 STZ 的β细胞毒性的敏感性差别较大，多选狗、大鼠和小鼠进行试验，大鼠最为常用。大鼠糖尿病 STZ 的剂量为 40～75mg/kg（静脉或腹腔注射）。性别不限。实验前需禁食 24h。小鼠对此药敏感性较差，常用量为 100～200mg/kg（静脉或腹腔注射）。注射 STZ 72h 后，血糖可稳定升高，动物有“三多”症状（多食、多饮、多尿），此时预测血糖在 11.1mmol/L 以上即可选用。给小鼠注射小剂量 STZ（35～40mg/kg），连续 5 天，1～2 周后可引起胰岛炎，雄性更敏感。

模型特点：给猴、狗、大鼠和小鼠等注射 STZ 后，血糖水平的改变亦可分为 3 个时相：早期高血糖相，持续 1～2h；低血糖相，持续 6～10h；24h 后出现稳定的高血糖相即糖尿病阶段。注射 STZ 后，胰腺的胰岛呈现明显的病理形态学变化，β细胞显示不同程度的脱颗粒、变性、坏死及再生变化。与四氧嘧啶糖尿病不同，STZ 引起的糖尿病高血糖反应及酮症均较缓和。

模型评估和应用：该模型适用于糖尿病发病机制、病理生理变化及有效药物治疗研究，也常用于治疗糖尿病有效中药的药物筛选和药效学研究。

2）四氧嘧啶糖尿病动物模型。

造模机制：四氧嘧啶（alloxan）是一种β细胞毒剂，通过产生超氧自由基选择性地损伤多种动物的胰岛β细胞，使细胞 DNA 损伤，并激活多聚 ADP 核糖体合成酶[poly（ADP-ribose）synthetase]活性，从而使辅酶Ⅰ（nicotinamide adenine dinucleotide，NAD）含量下降，mRNA 功能受损，β细胞合成前胰岛素减少，导致胰岛素缺乏，引起实验性糖尿病。

造模方法：四氧嘧啶易溶于水及弱酸，其水溶液不稳定，易分解成四氧嘧啶酸而失效，故应在临用前配制。根据动物的敏感性及给药途径不同，剂量各异。静脉注射、腹腔注射和皮下注射四氧嘧啶均可引起糖尿病，以静脉注射最为常用。四氧嘧啶的安全范围较大，其半数致死量为糖尿病剂量的 4～5 倍。现以一次腹腔注射 150～200mg/kg 或静脉注射 40～100mg/kg 最为常用。

模型特点：注射四氧嘧啶后，动物血糖水平的变化通常出现 3 个时相：用药 2～3h 后出现初期高血糖，持续 6～12h 后进入低血糖期，动物出现痉挛，24h 后一般为持续性高血糖期，β 细胞呈现不可逆性坏死。四氧嘧啶糖尿病的严重程度主要取决于四氧嘧啶的剂量和动物种类。大剂量的四氧嘧啶可以使 β 细胞全部破坏，从而引起严重的糖尿病，并可导致酮症酸中毒而死亡。

模型评估和应用：该模型适用于糖尿病发病机制、病理生理变化及有效药物治疗研究，也常用于治疗糖尿病有效中药的药物筛选和药效学研究。

（2）诱发性 2 型糖尿病的动物模型

造模机制：2 型糖尿病系遗传因素与环境因素共同作用的结果，除有血糖升高外，同时多伴有血脂异常。目前诱发 2 型糖尿病模型应用最广泛的是药物方法。给大鼠注射小剂量 STZ，造成胰岛 β 细胞轻度损伤，使多数动物产生糖耐量异常，在此基础上，给动物喂高热量饲料，引起动物肥胖，同时伴有高血脂、高胰岛素血症及胰岛素抵抗。或以高糖高脂饲料喂养大鼠 1 个月，在诱导出胰岛素抵抗后以小剂量 STZ（25mg /kg 体重）腹腔注射，诱发高血糖。高糖食物可引起大鼠高胰岛素血症，高脂肪食物可使大鼠胰腺分泌胰岛素功能减退及糖耐量降低。高糖高脂饮食诱发胰岛素抵抗的机制，可能是由于血清甘油三酯、游离脂肪酸（free fatty acid，FFA）水平增高，FFA 通过糖-脂循环、胰岛素信号传导等多个途径抑制糖的储存。此外，长期的高血糖可以使体内抗氧化剂生成和清除失衡，引起组织细胞凋亡而产生广泛损伤，降低胰岛素敏感性，最终导致胰岛素抵抗的发生，在胰岛素抵抗的情况下给予一次小剂量的 STZ 即可导致机体血糖稳态失衡，最终引起糖尿病。

造模方法：选用雄性或雌性 Wistar 或 SD 大鼠，体重 250g 左右，注射 STZ 25～30mg/kg（iv，配制方法同前），2～3 周后测定葡萄糖耐量，挑选糖耐量异常者，喂以高脂饲料（基础饲料加蔗糖、动物脂肪、胆固醇等混合而成，含蛋白质 15%～18%、碳水化合物 51%～54%、脂肪 22%～25%，热量为 20.08kJ/g），动物单个喂养，以保证每个动物进食量。1 个月后，测定摄食量、体重、血压、非禁食血糖、血浆胰岛素、血甘油三酯和胆固醇水平，并开展胰岛素抑制试验以评价胰岛素敏感性。

模型特点：小剂量 STZ 及高脂饲料喂养是形成该大鼠模型的必要条件。实验周期短，费用低。与单纯高能量饲料诱导的 2 型糖尿病模型相比显著缩短了诱导时间，与单纯 STZ 注射诱导的 2 型糖尿病模型相比显著增加了成模率，同时这种方法诱导的 2 型糖尿病模型症状和发病机制与人类非常相似，是建立实验性 2 型糖尿病动物模型的良好途径。

模型评估和应用：大鼠 2 型糖尿病模型具有中度高血糖、高血脂、高血压、胰岛素抵抗、成功率高等特点，在一定程度上模拟糖尿病的发病因素、病理过程和临床特征，是研究 2 型糖尿病血管并发症的理想模型。

3. 糖尿病基因修饰动物模型

造模机制：2 型糖尿病是多基因遗传，有许多机制参与发病。为阐明某一单个基因在 2 型糖尿病发病中的作用，可用基因敲除或基因过表达等手段复制出一系列 2 型糖尿病动物模型。

$GK^{-/-}/IRS\text{-}1^{-/-}$双基因敲除小鼠：将小鼠葡萄糖激酶（GK）基因敲除制得 $GK^{-/-}$小鼠。$IRS\text{-}1^{-/-}$小鼠表现为胰岛素抵抗，但由于 β 细胞代偿性增生，胰岛素分泌增多，糖耐量正常。β 细胞特异 GK 表达降低的小鼠显示轻度糖耐量异常。两者杂交产生的 GK/IRS-1 双基因敲除小鼠，糖耐量减退、肝细胞和胰岛 β 细胞葡萄糖敏感性低下，表现 2 型糖尿病症状。

$IR^{+/-}/IRS\text{-}1^{+/-}$双基因敲除杂合体小鼠：$IR^{+/-}$和 $IRS\text{-}1^{+/-}$单个基因敲除杂合体小鼠无明显临床症状。但 $IR^{+/-}/IRS\text{-}1^{+/-}$双基因敲除杂合体小鼠 4～6 个月后 40%的小鼠发生显性糖尿病，伴有高胰岛素血症和胰岛 β 细胞增生，从而制得 2 型糖尿病动物模型，存在明显胰岛素抵抗。

MKR 转基因小鼠：该小鼠骨骼肌过度表达失活的胰岛素样生长因子-1（IGF-1）受体，失活的 IGF-1 受体与内源性 IGF-1 受体及胰岛素受体形成杂合受体，干扰这些受体的正常功能，导致明显的胰岛素抵抗。该小鼠 2 周即有明显的高胰岛素血症，5 周后空腹及进食后血糖逐渐升高，7～12 周即有明显糖耐量异常。

模型特点：$GK^{-/-}/IRS\text{-}1^{-/-}$小鼠葡萄糖糖耐量减退，胰岛 β 细胞和肝细胞葡萄糖敏感性降低，用此类模型开展糖尿病研究科学性强。$IR^{+/-}/IRS\text{-}1^{+/-}$双基因敲除杂合体小鼠为 2 型糖尿病动物模型。MKR 转基因小鼠模型发病快、应用简单、存活率高。

模型评估和应用：$GK^{-/-}/IRS\text{-}1^{-/-}$双基因敲除小鼠与人青春晚期糖尿病（maturity-onset diabetes of the young，MODY）相似，可作为 MODY 动物模型。$IR^{+/-}/IRS\text{-}1^{+/-}$双基因敲除杂合体小鼠及 MKR 转基因小鼠均可用于 2 型糖尿病的发病机制及防治方法的研究。

由于自发性 *ob/ob*、*db/db*、NOD 糖尿病小鼠模型特征与人临床症状相似，STZ 诱导模型也稳定易得，相对而言，糖尿病基因修饰动物模型实际应用并不多。

四、肿瘤动物模型

肿瘤是人类公共健康的重大威胁，其致死率仅次于 CVD。据世界卫生组织最新统计，2020 年全球确诊的肿瘤患者 1930 万，而死于肿瘤人数超过 1000 万。全球肿瘤发病率和死亡率仍在急剧上升，到 2030 年，死亡人数预计将达 1200 万，恶性癌症已成为威胁人类健康的主要因素之一。全球 1/5 的人在其一生中可能罹患肿瘤。因此，肿瘤研究成为现代生物学研究的重中之重，肿瘤动物模型在肿瘤发生发展及药物研发方面扮演着至关重要的角色。

移植瘤小鼠模型是肿瘤研究中常用的动物模型，下面简要介绍。

1. 细胞来源小鼠移植模型

造模机制：肿瘤细胞系是从人或动物肿瘤组织中分离出来的可以无限增殖的肿瘤细胞，移植到免疫缺陷动物或与肿瘤细胞系来源相同的近交系小鼠体内可以存活生长。

制作方法：以 4T1 和 MDA-MB-231 乳腺癌细胞系小鼠移植模型为例，说明其制作方法。

（1）同种异体移植（allograft）小鼠模型

4T1 小鼠乳腺癌细胞系来源于 BALB/c 自发乳腺癌，具有很强的致瘤性和侵袭性，可以从乳腺中的原发肿瘤灶转移到淋巴结、血液、肝、肺、脑和骨等部位。4T1 细胞在 37℃、5%CO_2 条件下培养，细胞数量大约每 12h 翻倍。收集细胞、离心（500r/min）并用无血清 RPMI 1640 培养基将细胞稀释到 $5×10^6$ 个/ml。选用 4～6 周 BALB/c 雌鼠，将第二对乳腺周围毛剃光。用 1ml 结核菌素注射器吸入 4T1 细胞，用一只手固定小鼠，用 26G 针头将 100μl 4T1 细胞（$5×10^5$ 个细胞）注射到小鼠乳腺内。1 周内可触摸到小鼠乳腺肿瘤。

4T1 细胞系来自 BALB/c，所以受体鼠选 BALB/c 不排斥。来自人类或其他动物的肿瘤细胞系，受体鼠选免疫缺陷小鼠。

（2）细胞异种移植（cell derived xenograft，CDX）小鼠模型

MDA-MB-231 细胞系分离自一名浸润性导管癌患者的胸腔积液，通常被用来模拟晚期乳腺癌。将 MDA-MB-231 人乳腺癌细胞置于 37℃、5%CO_2 条件下培养，用无血清 DMEM 培养基将细胞稀释到 $5×10^6$ 个/ml。选择 4～6 周免疫缺陷小鼠（如裸小鼠、NOD-SCID 小鼠），在小鼠皮下或原位注射 $5×10^5$ 个 MDA-MB-231 细胞，10 天左右可成瘤。尾静脉注射大约 3 个月可以发生肺转移。

模型评估和应用：细胞来源小鼠移植模型易于制作和监测，如皮下移植在外部可用卡尺测量肿瘤的生长情况，实验重复性好，成本低。缺点是绝大多数细胞来源肿瘤的转移受限；小鼠移植模型与人肿瘤微环境相似性差；细胞体外传代可能导致肿瘤组织学和异质性发生改变；临床转化中预测的相关性差。可用于研究肿瘤的发展及对药物治疗的反应。

2. 人肿瘤组织来源小鼠移植模型

人源肿瘤异种移植模型（patient-derived xenograft，PDX）是将患者新鲜肿瘤

组织或细胞移植到免疫缺陷动物体内形成的移植瘤模型。移植所用标本直接来源于人体肿瘤组织，未经过体外培养，稳定地保留了人类肿瘤的遗传特性、组织学和表型特征即肿瘤异质性，更符合临床肿瘤特征，因而广泛应用。

造模机制：人类新鲜肿瘤组织、细胞，移植到免疫缺陷动物体内可以存活生长。

制作方法：常用于建立 PDX 模型的免疫缺陷小鼠品系有裸小鼠、SCID 小鼠及 NOD-SCID 小鼠等。多选择 4～12 周龄雌性小鼠。带有性别差别的肿瘤按照肿瘤类型选择小鼠性别，如乳腺癌选雌性小鼠、前列腺癌选雄性小鼠。

患者肿瘤组织标本离体后采用 2～8℃预冷生理盐水冲洗，去除脂肪、结缔组织和坏死部分，经病理医生确认后，选择肿瘤活性最好的部分放入装有预冷样本运输保存液的无菌样本采集管中，封口后在管壁标记好患者信息，将采集管放入冰包中，低温条件下（2～8℃，不能结冰）转移至实验室。在二级或以上级别生物安全实验室或相应级别生物安全柜中，按照无菌操作流程，将肿瘤组织剪或切成直径 1～3mm 大小的微组织块，整个操作过程中，使样本保持低温。

（1）皮下接种

麻醉小鼠，接种部位备皮，用酒精和碘伏消毒。将移植肿瘤组织块放入套管针中，一般接种在皮下血供丰富的双侧肩胛区。将接种后的小鼠置于温暖环境中，待清醒后正常饲养。注意需将手术后的小鼠和未手术小鼠分开饲养。手术接种信息须进行详细记录。

图 8-3 是人胃癌肿瘤组织免疫缺陷小鼠皮下移植瘤模型建立和应用示意图。

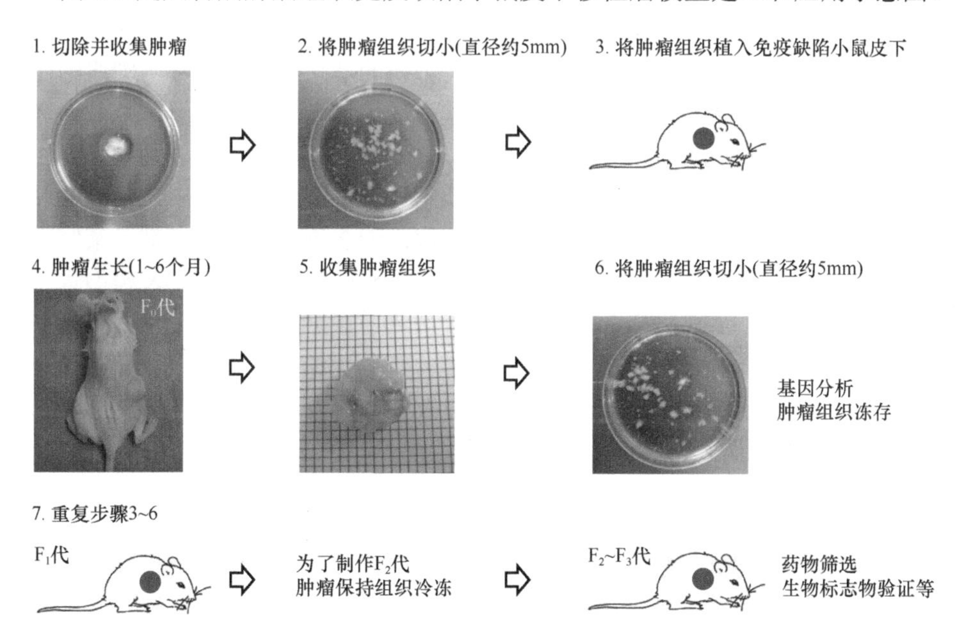

图 8-3　人胃癌肿瘤组织免疫缺陷小鼠皮下移植瘤模型建立示意图（彩图请扫封底二维码）

（2）肾包膜下接种

以侧卧位肋下切口为例。麻醉、备皮后，将小鼠侧面位放置，用酒精和碘伏消毒，切开表皮、肌肉，暴露肾脏，用小刀片或其他利器轻轻划开肾包膜，用镊子将肿瘤组织块放置进去，将肾脏复位，缝合好肌肉和表皮。将接种后的小鼠放置于温暖环境中，待清醒后正常饲养。注意需将手术后的小鼠和未手术小鼠分开饲养。

（3）原位接种

根据患者肿瘤发生的部位，对应接种在小鼠体内相应部位。常见的原位接种肿瘤有胶质瘤、乳腺癌、胃癌、肠癌、肝癌、胰腺癌、卵巢癌、前列腺癌等。注意需将手术后的小鼠和未手术小鼠分开饲养。

小鼠 PDX 模型制作成功后，定期（每周不少于一次）测量小鼠体重和肿瘤大小。皮下接种模型可用游标卡尺测量接种肿瘤大小。肿瘤大小计算公式：$V=\pi/6\times L\times W^2$ 或 $V=1/2\times L\times W^2$。式中，V 为肿瘤体积；L 为肿瘤长边长度；W 为肿瘤短边长度。

肾包膜和原位肿瘤接种模型可应用影像学方法观测接种肿瘤的大小。

（4）传代

选择 1000～1500mm^3 PDX 肿瘤传代。麻醉小鼠，剥离肿瘤组织，重复前文所述造模过程，把肿瘤组织接种在下一批动物身体上。同时，留取部分肿瘤组织冻存。

一般将患者肿瘤组织第一次接种给小鼠，培育成功的 PDX 模型称为 F_0 代，从 F_0 代小鼠体内取出肿瘤组织，传给下一代 PDX 模型称为 F_1 代，以此类推。

模型评估和应用：PDX 模型较好保存了患者肿瘤组织基因型和表型多样性，比较真实地反映了原始肿瘤的特性；保存了肿瘤的基质细胞，保存了肿瘤的微环境，能更好地反映肿瘤患者的药物敏感性和耐受性；可用作更广泛的疗效筛选；可作为临床前临床试验使用（显示异质人群反应）；PDX 模型在识别和验证生物标志物假设方面具有价值；再现人肿瘤临床组织学特征。缺点是 PDX 模型的肿瘤来源于手术切除，建模难度高且不能反复获取；无法测试免疫调节剂；某些类型肿瘤移植成功率低；原位移植手术难度大，肿瘤不易观察测量；PDX 模型大多需要很长时间才能观察到明显肿瘤；随着传代次数增加，肿瘤微环境也会逐渐被小鼠细胞外基质取代。

除了以上介绍的小鼠移植瘤模型外，自发性、诱发性和基因修饰肿瘤动物模型也常用于癌症研究。

3. 自发性肿瘤动物模型

自发性肿瘤动物模型由动物遗传特性决定，如 C3H/HeJ 雄性小鼠 14 月龄肝癌发生率 72%～91%、繁殖雌性小鼠 30%～38%，即使不携带小鼠乳腺癌病毒（mouse mammary tumor virus）的雌性小鼠也容易形成乳腺癌。再如，AKR/J 小鼠自发形成白血病，潜伏期在 6～19 个月不等；6%的雄性、26%～32%的雌性 A/J 小鼠会形成肺癌，妊娠后雌鼠乳腺癌的发生率高。自发性肿瘤动物模型与人类肿瘤病因不甚相同，而且肿瘤发病率、生长特性等在动物个体间差异很大，在有限的时间内很难获得大量的带瘤动物。因此，自发性肿瘤动物模型应用较少。

另外，每年有数百万只宠物（特别是狗和猫）被诊断罹患肿瘤，宠物与人类有共同生活环境，可能接触相同的风险因素。例如，犬 8～10 岁（相当于人类 50～60 岁）开始患与人类非常相似的淋巴瘤，以及皮肤、乳腺、前列腺、膀胱和骨等部位的肿瘤，如果能将这些动物模型纳入人类肿瘤研究，对人类和动物本身均有益。

4. 诱发性肿瘤动物模型

将实验动物暴露在辐射或化学诱变剂下，可诱发突变、形成肿瘤。例如，烷基化剂 ENU 能诱发全基因组点突变，建立类似人类癌症点突变的动物模型。用 ENU 处理近交系雄性小鼠，再与野生型雌性小鼠杂交，产生 F_1 后代，可作为 ENU 诱发突变表型筛选的首建小鼠（founder mouse）。例如，通过 ENU 诱变产生的多发性肠道肿瘤（multiple intestinal neoplasia）小鼠是由 *Apc* 基因的一个点突变引起，被用作研究人类肠道癌症的模型。ENU 诱变的最大挑战是如何在动物基因组中找到诱发突变位点，然后确认这个点突变与肿瘤的关系。有些化学诱变剂，如 1, 2-二甲基肼（1, 2-dimethylhydrazine，DMH）是具有高度器官专一性的强致癌剂，ICR/HaJ 近交系小鼠皮下注射 DMH 24 周后，小鼠 100%发生结肠腺癌。相反，C57BL/6HaJ 小鼠却对 DMH 诱导的结肠癌有抵抗力。再如，烷化剂 *N*-甲基-*N*-亚硝基脲（*N*-methyl-*N*-methylurea，MNU）、*N*-二乙基亚硝胺（*N*-nitrosodiethylamine，DEN）可诱导小鼠发生肝癌、胃癌等多种肿瘤。

诱发性肿瘤动物模型的优点是诱发因素和条件可人为控制，诱发率相对较高。缺点是诱导时间较长，动物死亡率比较高，肿瘤出现的时间、部位、病灶数等在个体之间表型不均一。此类模型可用于验证可疑致癌因素的作用及肿瘤预防研究。

5. 基因修饰肿瘤动物模型

基因修饰肿瘤动物模型是在免疫功能正常的小鼠体内通过修饰（过表达、插入、敲除等）癌症相关基因，自发或诱发产生肿瘤，该模型可能比 CDX 或 PDX 模型更接近人类疾病，基因修饰肿瘤动物模型存在肿瘤发生随机性和早期发生的特点。例如，条件性突变非小细胞肺癌（non-small cell lung cancer，NSCLC）$Kras^{LSL-G12D}/p53^{frt/frt}$ 小鼠模型，使用针对表皮生长因子受体（EGFR）和血管内皮生长因子（VEGF）的治疗药物治疗 NSCLC，发现 *Kras* 突变影响 NSCLC 小鼠接受 EGFR 抑制剂治疗的反应，传统的异种移植模型不能预测或再现 *Kras* 突变对 EGFR 抑制剂和化疗反应的影响。

目前已经培育成功大量各种类型的基因修饰肿瘤小鼠模型，用于研究特异基因与特殊肿瘤之间的内在关系、肿瘤免疫逃避机理。使用基因修饰肿瘤动物模型筛选抗肿瘤药物，可能需要较长时间获得大量繁殖群体才能观察到干预效果。但如果选用 PDX 模型，则可以在短时间内将模型小鼠集中起来，用于评估抗肿瘤策略。

小鼠是研究人类肿瘤应用最多的动物模型，政府和行业组织建立了许多小鼠及大鼠等动物模型资源数据库，访问下面这些常用数据库，可以对现有实验动物（特别是小鼠）模型有全面、深刻的理解。

1. National Cancer Institute（NCR）（http://www.cancer.gov/）

2. NCI Mouse Repository（https:// frederick.cancer.gov/resources/repositories/nci-mouse-repository）

3. NCI eMICE website（http://emice.nci.nih.gov）

4. Cancer Models Database（caMOD）（http://cancermodels.nci.nih.gov）

5. Pathbase（database of histopathological images of laboratory mice）（http://www.pathbase.net）

6. International Mouse Strain Resource（ISMR）（www.findmice.org）

7. International Mouse Phenotyping Consortium（IMPC）（https://www.mousephenotype.org）

8. Animal Models to Human Disease（LAMHDI）（http://www.lamhdi.org）

9. Mouse Genome Informatics（MGI）（www.informatics.jax.org）

10. MUGEN mouse data base（MMdb）（https://www.mugen-noe.org）

11. Zebrafish Model Organism Database（http://www.zfin.org）

12. Rat Genome Database（http://rgd.mcw.edu/）

13. Cancer Electronic Laboratory Management Information Resource（caELMIR）（http://caelmir.compmed.ucdavis.edu/caelmir/）

（刘恩岐、白　亮、薛　莹、夏聪聪）

第四节　免疫缺陷动物模型

免疫缺陷动物（immunodeficient animal）是指由于先天性遗传缺陷或用人工方法造成一种或多种免疫系统组成成分缺陷的动物。免疫缺陷动物模型被广泛运用于肿瘤、器官移植、干细胞研究和药物研发等领域。根据动物模型来源的不同，免疫缺陷型动物可分为遗传性（包括自然自发模型和基因修饰模型）和非遗传性（诱发性）两大类。

一、常见免疫缺陷动物

遗传性免疫缺陷动物种类很多，但免疫缺陷小鼠最为常用。下面简要介绍最常见的几个免疫缺陷小鼠品系。

1. 裸小鼠

1962 年，英国格拉斯哥 Ruchill 医院白化小鼠种群中发现无毛（hairless）的裸小鼠（裸鼠）（图 8-4）。1966 年，爱丁堡动物研究所 Flanagan 发现裸鼠没有胸腺，是 11 号染色体上一个隐性突变基因 *Foxn1*（forkhead box protein N1）纯合造成的，*Foxn1* 通常也被称为 *nude*（*nu*）基因。由于没有胸腺，T 细胞免疫功能缺陷，宿主抗移植物反应（graft versus host reaction，GvHR）消失，异种肿瘤细胞、组织在裸鼠体内能够存活、生长和转移。

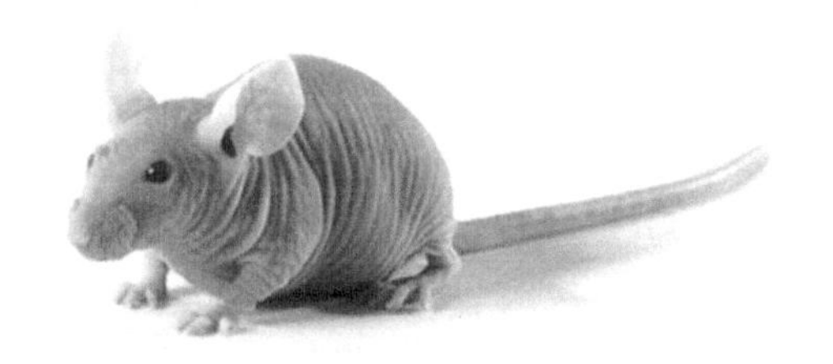

图 8-4　裸小鼠（彩图请扫封底二维码）

外观上，无胸腺裸鼠的皮肤似乎没有毛（图 8-4）。但裸鼠出生时含有正常的毛囊，后来随着毛轴的生长，它开始盘绕在皮肤底层，无法穿透表皮，造成无毛现象。*Foxn1* 杂合子不表现出任何可见的表型变化，与健康小鼠相比，在胸腺大小和免疫反应方面有轻微差异。

裸鼠生长迟缓，生育能力下降，身体虚弱。在正常饲养条件下，寿命 0.5～1 年不等，在特定无菌条件中饲养，可以达到正常小鼠寿命（1.5～2 年）。雌性裸鼠乳腺发育不全，不能有效地哺育后代，所以雄性裸鼠要与杂合子雌鼠交配繁育后代。

裸鼠上皮前体细胞形成的胸腺原基（thymic primordium）发育正常，但不能发育为成熟胸腺。由于隐性突变导致 Foxn1 蛋白缺失，胸腺上皮细胞（thymic epithelial cell，TEC）和 T 淋巴细胞祖细胞分化和增殖缺陷。TEC 在 T 淋巴细胞的成熟过程中起着关键作用。

裸鼠先天免疫（innate immunity）功能正常，NK（natural killer）细胞活性高，外周组织存在少量 T 细胞，影响肿瘤移植效率及肿瘤侵袭、转移能力，也不能有效进行血液肿瘤细胞移植。尽管如此，裸鼠是研究肿瘤异种移植应用较为广泛的小鼠模型，常见肿瘤细胞系均可接种成功。另外，裸鼠无毛，很容易观察、测量皮下接种的肿瘤生长情况。但是，各种免疫调节剂不能在这个免疫缺陷小鼠模型上进行测试，因为这类动物模型缺乏人体原发肿瘤部位发生的免疫反应。

通过杂交可将 *Foxn1* 基因导入不同背景的近交系小鼠体内，到目前为止，已经培育成功 BALB/c、CD-1、NMRI、C3H、C57BL/6、NIH 等 20 多个不同遗传背景下的裸鼠品系，是医学生物学极其珍贵的试验材料。

2. 重症联合免疫缺陷（SCID）小鼠

20 世纪 50 年代，发现重症联合免疫缺陷（severe combined immuno deficiency，SCID）婴儿，B 细胞和 T 细胞免疫功能丧失，如果不进行正常骨髓移植，婴儿 1～2 岁死亡。70 年代中期，发现常染色体隐性遗传的 SCID 阿拉伯马，与 SCID 婴儿相似，缺乏功能性 T 细胞及 B 细胞依赖性滤泡，B 细胞反应不明显。

1980 年，Melvin Bosma 教授在美国费城的 Fox Chase 癌症中心对 C.B-I7Icr（在 BALB/c 背景中同源导入 C57BL/Ka 小鼠 *Igh-1*^{b} 等位基因，培育而成的同源导入近交系 BALB/c-*Igh*^{b}）近交系小鼠检测中，偶然发现 C.B-I7Icr 的 4 个新生仔鼠缺乏血清 IgM、IgG3、IgGl、IgG2b、IgG2a 和 IgA，进一步遗传分析显示是由 16 号染色体上一个蛋白编码基因 *Prkdc*（protein kinase DNA activated catalytic polypeptide）（通常称之为 *scid* 基因）隐性缺陷突变引起。由此，Melvin Bosma 教授培育成突变近交系小鼠 C.B-I7Icr-*Prkdc*^{scid}。该品系小鼠随后扩展到世界各地，得到广泛应用。

SCID 小鼠外观上与正常小鼠无异，生长发育正常，但胸腺、脾、淋巴结的重量一般为正常小鼠的 30%，T、B 淋巴细胞缺失。胸腺没有皮质结构，仅留残迹。脾小、无淋巴细胞聚集。淋巴结无明显皮质区，副皮质区缺失，呈淋巴细胞脱空状，由网状细胞占据。T、B 淋巴细胞功能测试阴性，对外源性抗原无细胞免疫及抗体反应。SCID 小鼠巨噬细胞、粒细胞、巨核细胞、红细胞、抗原呈递细胞（antigen-presentingcells，APC）、NK 细胞等基本正常。

大部分 SCID 小鼠缺乏功能性淋巴细胞，但是仍有约 15%的 SCID 小鼠血清里可测出免疫球蛋白，当 Ig 水平大于 1μg/ml 称为渗漏（leaky）。SCID 渗漏性（leakiness）与品系的遗传背景高度相关。例如，C57BL/6J 和 BALB/cBy 基因背景的 SCID 小鼠渗漏性高，C3H/HeJ 背景低，NOD/ShiLtSz 背景更低。另外，随年龄增长渗漏性增加。例如，C.B-I7 SCID 小鼠在成年后会检测出低水平的抗体，12 月龄可检测出 T、B 淋巴细胞，14 月龄时，几乎所有 C.B-I7 SCID 小鼠都会发生 T、B 淋巴细胞渗漏现象。另外，在非屏障环境下饲养的小鼠渗漏性更高。

3. 非肥胖糖尿病重症联合免疫缺陷（NOD-SCID）小鼠

1974年，在日本远交系JCL-ICR的CTS（cataract-prone subline）高血糖亚系小鼠中，发现一只血糖量正常（normoglycemia）的CTS亚系雌性小鼠，出现多尿（polyuria）、尿糖（glucosuria）及体重减轻等症状，呈现胰岛素依赖性糖尿病（insulin-dependent diabetes mellitus）并伴有胰岛炎（insulitis）。对其后代近交选育（自发性糖尿病、繁殖能力），6代后育成非肥胖糖尿病（non-obese diabetic，NOD）小鼠NOD/ShiLtSz。NOD小鼠具有自身免疫性疾病（autoimmune disease），免疫细胞浸润胰腺，破坏了胰岛β细胞分泌胰岛素的功能。NOD小鼠巨噬细胞对人源细胞吞噬作用弱。

NOD小鼠最初只在日本销售，20世纪80年代传到澳大利亚和美国，与SCID小鼠交配育成NOD-SCID小鼠。例如，1995年，美国Jackson实验室的Lenny Shultz将雌性NOD/ShiLtSz小鼠与C.B-I7-Prkdc雄性交配，F_1/N_1及以后各代的雄性Prkdc$^{-/+}$后代与NOD/ShiLt雌性交配，通过与NOD/ShiLtSz连续回交10次，培育成同源导入近交系小鼠NOD.Cg-*Prkdc*^{scid}/J。Charles River公司培育称之为NOD.C.B-I7- *Prkdc*^{scid}/ NCrCrl小鼠。

NOD-SCID小鼠缺乏功能性T、B细胞及正常的造血微环境，具有淋巴细胞减少症（lymphopenia）、低丙种球蛋白血症（hypogammaglobulinemia）。胸腺、淋巴结和脾脏滤泡缺乏淋巴细胞。因NOD-SCID品系（遗传背景）不同，抗原呈递细胞、骨髓细胞和NK细胞功能有差异。像SCID小鼠一样，NOD-SCID小鼠检测不到IgM、IgG1、IgG2a、IgG2b、IgG3或IgA，也会发生渗漏（血清Ig水平大于1μg/ml）。NOD-SCID小鼠既保留了SCID背景小鼠T、B细胞缺失，又保留了NOD背景小鼠先天免疫系统（补体、NK细胞、抗原呈递细胞、巨噬细胞）部分功能障碍，免疫缺陷程度比SCID小鼠更严重一些。

NOD-SCID小鼠不发生胰腺炎和糖尿病，胸腺淋巴瘤的发生率很高。在屏障系统下饲养，NOD-SCID小鼠寿命为8.5个月左右。

4. 重度免疫缺陷小鼠

1995年，几个研究团队陆续报道，只有敲除白介素-2（interleukin-2，IL-2）受体gamma链（Il2rg或γc）才有可能在免疫缺陷动物身上持续、系统地重建人类细胞。Il2rg是许多淋巴细胞因子（如IL-2、IL-7、IL-9、IL-12、IL-15和IL-21）共用受体，Il2rg缺失破坏了NK细胞的发育，有效地抑制了小鼠先天免疫和适应性免疫功能。

*Il2rg*是X染色体连锁基因。2002年，日本实验动物中央研究所（Central Institute for Experimental Animals，CIEA）Mamoru Ito博士用雌性NOD/Shi-scid小鼠与雄性C57BL/6J-*γc*^{null}小鼠杂交。F_1代雌性与NOD/Shi-scid雄性交配，得到的雄性与

NOD/Shi-scid 小鼠进行 7 次回交，将 γc^{null} 基因导入 NOD/Shi-scid 小鼠背景中，成功培育同源导入近交系小鼠 NOD.Cg-*Prkdc*^{scid}*Il2rg*^{tm1Sug}/ShiJic（商品名 CIEA NOG®）小鼠。同样，2005 年，美国 Jackson 实验室的 Lenny Shultz 博士也是采用连续回交的方法，通过雌性 NOD.Cg-*Prkdc*^{scid}/J 与雄性 B6.129S4-*Il2rg*^{tm1Wjl}/J 杂交，后代杂合雄性小鼠与雌性 NOD.Cg-*Prkdc*^{scid}/J 小鼠杂交，8 代后成功培育 NOD.Cg-*Prkdc*^{scid}*Il2rg*^{tm1Wjl}/SzJ（商品名 NSG™）小鼠。

近年来，国内也陆续培育成功多个 NOD 背景下 *Prkdc* 和 *Il2rg* 缺陷的重度免疫缺陷小鼠品系，供生物医学研究者选择。

NOG、NSG 等重度免疫缺陷小鼠是在 NOD-SCID 背景下缺失 *Il2rg*，是目前免疫缺陷程度最高的小鼠品系之一。该小鼠缺乏成熟 T 细胞、B 细胞和 NK 细胞，补体活性低，巨噬细胞和树突状细胞功能失调，T 细胞和 B 细胞随着年龄增长不发生渗漏，淋巴瘤的发病率低，不发生糖尿病但对 STZ 敏感。繁殖功能正常，无任何严重的身体或行为异常。寿命比 NOD-SCID 小鼠长，中位存活时间 90 周左右。可移植各种异种实体瘤和血液肿瘤（如急性淋巴细胞白血病和急性髓系白血病），支持长期异种移植研究。应用于肿瘤、传染病、免疫学、再生医学、人源化、自身免疫性疾病、免疫治疗、疫苗、GvHR、造血、炎症/过敏和安全评估等领域。

另外，B 细胞产生的免疫球蛋白（immunoglobulin，Ig）、T 细胞表面受体（T cell receptor，TCR）都具有特异性，即 1 种 Ig 或 TCR 蛋白只能特异性地识别一种抗原。Ig 或 TCR 蛋白庞大的多样性依靠于 T 细胞和 B 细胞发育成熟过程中 V(D)J 重排（recombination）实现。V(D)J 重排是体细胞重组机制，通过对可变区（variable，V）、多样区（diversity，D）和连接区（joining，J）基因的重新组合，产生识别不同抗原的多样化 Ig 和 TCR。而重组激活基因（recombination- activating gene，Rag）*Rag1* 和 *Rag2* 在 V(D)J 重排过程中发挥重要作用，且二者缺一不可，任意一个缺失都会导致 T、B 细胞发育中断，表现为严重的 T、B 细胞早期发育阻滞，不能产生成熟的 T、B 淋巴细胞，导致机体产生与 SCID 小鼠类似的缺陷。*Rag1* 或 *Rag2* 基因缺陷的小鼠外观发育正常，具有正常生殖能力，也不会发生免疫泄露。利用连续回交方法，可以培育 *Rag1* 或 *Rag2* 基因与 *Il2rg* 双敲小鼠，如 $\gamma c^{-/-}Rag2^{-/-}$ 或 $\gamma c^{-/-}Rag1^{-/-}$，T、B、NK 细胞缺陷，用于人体细胞异种移植等研究。

图 8-5 显示了免疫缺陷小鼠发展历程，表 8-3 比较了常见免疫缺陷小鼠特性。

5. 其他免疫缺陷小鼠

除了上面常见免疫缺陷小鼠品系，还有很多其他免疫缺陷小鼠，下面举两个例子说明。

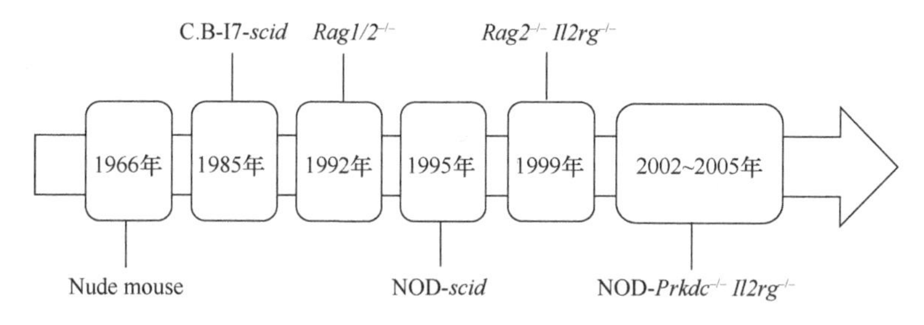

图 8-5　免疫缺陷小鼠发展历程

表 8-3　免疫缺陷小鼠特性比较

名称	NSG/NOG	NOD-SCID	*Rag 1*	SCID	裸小鼠
成熟 B 细胞	缺失	缺失	缺失	缺失	存在
成熟 T 细胞	缺失	缺失	缺失	缺失	缺失
树突状细胞	缺陷	缺陷	存在	存在	存在
巨噬细胞	缺陷	缺陷	存在	存在	存在
自然杀伤细胞	缺失	缺陷	存在	存在	存在
补体	缺失	缺陷	存在	存在	存在
渗漏	很低	低（与遗传背景有关）	无	存在（与遗传背景有关）	无
辐射耐受性	低	低	高	低	高
淋巴瘤发病率	低	高（胸腺淋巴瘤）	低	高（胸腺淋巴瘤）	低
平均存活时间	>89 周	36 周	>36 周	不确定	不确定
应用	接受人外周血、骨髓、组织、细胞和肿瘤异种移植	接受血液肿瘤细胞、部分人肿瘤异种移植	用于治疗性单抗检测	接受血液肿瘤细胞、部分原代细胞异种移植，治疗性单抗检测	接受人、小鼠肿瘤细胞移植，文献资料丰富，无毛易于观察肿瘤生长
注意事项	对辐射敏感，无胸腺淋巴瘤，用于长期和短期实验	对辐射敏感，8～9 月龄发生胸腺淋巴瘤，用于短期实验	先天免疫正常	对辐射敏感，先天免疫正常	先天免疫正常，接受部分血液肿瘤细胞移植，不适合原代细胞移植

（1）性连锁免疫缺陷（XID）小鼠

Bruton 酪氨酸激酶基因（Bruton’s tyrosine kinase gene，*Btk*）自发突变的小鼠是研究人类 X 连锁免疫缺陷（X linked immune deficiency，XID）的模型，最早发现于 CBA/N 小鼠。CBA/N（xid）小鼠由于 *Btk* 突变，无法对非胸腺依赖的 II 型抗原产生抗体反应，对 B 细胞分裂素（mitogens）缺乏反应。尽管该小鼠可能对一些蛋白抗原产生正常数量的抗体，但小鼠血清 IgM 和 IgG3 低，B 细胞发育成熟障碍，外周 B 细胞数量减少。XID 小鼠可用于研究 B 淋巴细胞的发生、功能，其病理与人类 Bruton 丙种球蛋白缺乏症和 Wiskott-Aldrich 氏综合征相似。

（2）Beige（bg）小鼠

最早由于辐射诱发小鼠毛色米黄色（Beige，*bg*）突变，后来陆续发现 *bg* 自发小鼠品系。*bg* 是隐性突变基因，位于第 13 号染色体上。纯合的小鼠（*bg*/*bg*）被毛完整，但毛色变浅，耳郭和尾尖色素减少，出生时眼睛颜色很淡。由于细胞溶解作用的识别过程受损，Beige 小鼠内源性 NK 细胞功能缺乏。纯合 *bg* 基因同时还损伤细胞毒 T 细胞功能，降低粒细胞趋化性和杀菌活性，延迟巨噬细胞调节的抗肿瘤杀伤作用的发生。该基因还影响溶酶体的发生过程，导致溶酶体膜缺损，使有关细胞中的溶酶体增大，溶酶体功能缺陷。由于溶酶体功能缺陷，Beige 小鼠对化脓性细菌感染非常敏感，对各种病原因子也都较敏感。

利用现代基因编辑技术，几乎可以制作任何免疫缺陷动物模型。例如，国内多家生物技术公司陆续培育成功多个 NOD 背景下 *Prkdc* 和 *Il2rg* 或 *Rag1/2* 缺陷的重度免疫缺陷小鼠品系。除小鼠外，免疫缺陷大鼠、兔、猪等也被陆续培育成功，为生物医学研究者提供了更多的选择。

二、小鼠辐照免疫抑制模型

通过切除免疫器官（如胸腺）、使用免疫抑制剂、辐照（irradiation）等方法，可以使动物免疫系统受损或抑制（immunosuppression），从而得到获得性免疫缺陷动物模型。其中，动物辐照在免疫学、肿瘤学、移植生物等研究中应用广泛。

辐照可以优先杀死快速分裂的细胞，包括骨髓、肠道及其他器官的上皮细胞。啮齿类动物辐照最常见，辐照破坏骨髓和其他造血祖细胞，这个过程称为骨髓消融或清髓（myeloablation），常用于免疫抑制或供体移植取代受体免疫系统之前的研究。

亚致死性辐射（sublethal radiation）能使动物处于短暂免疫抑制状态，可用于肿瘤或造血干细胞移植。一些免疫缺陷动物使用亚致死性辐射可以达到抑制先天免疫之目的。

致命剂量辐射可实现完全骨髓消融，随后可以通过骨髓或造血干细胞移植来拯救免疫系统（防止死亡）。完全骨髓消融使得供体免疫系统取代受体动物免疫系统成为可能。

啮齿类动物研究通常采用 γ 射线或 X 射线辐照，二者都可以达到骨髓消融效果。辐射剂量单位用 Gy、cGy 或 rad 表示，1Gy=100cGy=100rad。动物辐照剂量通常以 Gy/min 表示。

不同近交系小鼠对辐射敏感度（radiosensitivity）有明显差异，129S≤SJL≤C3H≤C57BL/6<BALB/c。例如，BALB/c、SCID 等小鼠不能忍受与 C57BL/6 小鼠相同辐射剂量。另外，新生仔鼠抗辐射，20～30 日龄离乳鼠最敏感，3～4 月龄青年鼠抵抗，6 月龄以上抗辐射力下降。如果以每次一半辐照剂量，间隔 3～4h 再次辐照，可以减少 C57BL/6 小鼠辐射并发症，且具同等骨髓消融作用。

C57BL/6 小鼠完全去骨髓消融（致死量）单一剂量 900～1100cGy，或两次 600cGy＋600cGy，间隔 3～4h。部分骨髓消融（亚致死剂量）单一剂量 350～600cGy。

BALB/c 小鼠完全去骨髓消融（致死量）单一剂量 700～800cGy，部分骨髓消融（亚致死剂量）单一剂量<600cGy。

辐照后小鼠会出现免疫抑制，很容易受到机会性感染（如铜绿假单胞菌），适当使用预防性抗生素或使用无菌小鼠，可以避免发生这种情况。

三、免疫缺陷动物的选择

免疫缺陷小鼠，特别是重症联合免疫缺陷（如 NSG/NOG 和 *Rag1*$^{-/-}$等）小鼠，广泛应用于免疫学、传染病、肿瘤、干细胞生物学等生物医学领域。免疫缺陷小鼠品系繁多，选择余地大，每个免疫缺陷小鼠品系生物学特性各异，根据特定的生物医学类型，选择合适的免疫缺陷小鼠模型，需要考虑以下诸多因素。

1）小鼠遗传背景。选择免疫缺陷小鼠品系时，小鼠遗传背景很重要。例如，H2 单倍型（BALB/c 背景裸鼠属于 $H2^d$、C57BL/6J *Rag1*$^{-/-}$属于 $H2^b$）疾病易感。再如，NOD 背景小鼠易患糖尿病，缺乏 NK 细胞，巨噬细胞、树突状细胞和补体活性低（表 8-3）。

2）内源性免疫系统成分及功能。要充分考虑免疫缺陷小鼠品系内源性 B 细胞、T 细胞、NK 细胞、树突状细胞和补体活性。

3）泄漏。在不同遗传背景下，随着年龄增长，SCID 小鼠可能会产生一些功能性 B 和 T 细胞。在 SPF 条件下饲养泄漏高；C57BL/6J 和 BALB/cByJ 背景下通常泄漏较高；C3H/HeSnJSmn 背景下泄漏较低，NOD/LtSzJ 背景下泄漏更低。

4）寿命。有些免疫缺陷小鼠易患胸腺淋巴瘤等疾病，寿命较短，限制了它们在长期实验中的使用。

5）放射敏感性。有些小鼠（如 SCID 小鼠）对辐射敏感，在肿瘤组织或细胞移植前，不能像其他免疫缺陷小鼠一样进行辐照。

6）繁殖性能。雌性裸鼠繁殖能力差，2.5 月龄才开始排卵，比其他品系小鼠晚，4 月龄时停止排卵。

7）基因特征。要考虑感兴趣基因（突变基因）效应、基因功能、基因表达部位。突变基因如何影响免疫反应（如 NK 细胞、巨噬细胞和补体活性）及相互作用。例如，β2 微球蛋白（beta 2 microglobulin）和穿孔素（perforin）突变会降低 NK 细胞活性，*Il2rg* 突变致 NK 细胞完全缺失，*Prkdc* 突变使 NOD 小鼠对糖尿病具有抗性。

8）动物来源。从国内外均可方便购得各种免疫缺陷小鼠。国内新开发的NOD背景下*Prkdc*和*Il2rg*或*Rag1/2*缺陷的重度免疫缺陷小鼠品系等与国外广泛使用的类似品系小鼠的遗传背景不完全相同。

9）饲养环境。裸鼠、$Rag1^{-/-}$和$Pkrdc^{scid}$小鼠应饲养在SPF环境中。

10）研究类型。根据拟开展研究类型（如同种异体移植、异种移植、免疫、肿瘤、传染病等）及该研究与前期、后期研究关联性，选择合适免疫缺陷动物。

（刘恩岐）

第五节 人源化动物模型

人源化动物模型（humanized animal model）是指携带有人源的功能性基因、细胞、组织和/或器官、微生物的动物模型。人源化动物模型是最接近人类疾病研究的动物模型，主要在小鼠身上得以实现。人源化小鼠模型被广泛运用于正常和白血病造血干细胞的鉴定、人类造血层次结构的表征、抗癌疗法的筛选、抗病毒疗法及基因治疗等领域。此外，人源化小鼠模型在测试新的载体技术以评估临床试验前的安全性和有效性方面也具有重要价值，有助于加快从基础发现到临床应用的转化。根据模型的制作方法，人源化动物模型可以分为基因人源化动物模型、细胞人源化动物模型、组织/器官人源化动物模型和菌群人源化动物模型。

一、基因人源化动物模型

虽然小鼠与人类基因组相似性很高，但某些蛋白质的功能结构域，如受体与供体结合位点，二者仍然存在较大差异。而且，有研究报道，一些人源基因在小鼠中缺少同源基因。因此，在小鼠模型上，对靶向这类人源蛋白质的大分子药物进行临床前评价时，需要构建该类蛋白质（基因）人源化的小鼠模型。基因人源化动物模型是利用DNA定点同源重组的方法，将人源基因的部分片段（如编码区或重要功能结构域）或基因全长定点整合到动物特定的基因位点，使动物体内表达人源基因，动物自身基因不再表达。这类小鼠拥有人类的药物靶点，且免疫健全，为人类靶点药物的药效、毒性及抗体药物验证提供了有效模型。

目前，主要运用胚胎干细胞（embryonic stem cell，ESC）同源重组技术和CRISPR/Cas9技术构建基因人源化动物模型，关键在于提高人源基因同源重组效率。

1. 免疫检查点人源化动物模型

在肿瘤免疫治疗中，小鼠与人类的免疫检查点（immune checkpoint）基因在蛋白质氨基酸序列上相似性仅约 60%。假如选择小鼠来检测抗人蛋白质抗体的药效，抗体很可能不识别小鼠相应的蛋白质，这就需要将小鼠的免疫检查点基因，如 *PD-1*、*PD-L1*、*CD47*、*TIM3*、*ICOS*、*OX40*、*CD137*、*LAG-3*、*BTLA* 和 *CTLA4* 等进行人源化改造。临床上两种抑制剂 CTLA-4mAb（易普利姆玛）和 PD-1mAb 取得了一些成功，可有效阻止黑色素瘤，但并非所有患者都对 CTLA-4 抗体和 PD-1 抗体治疗有反应。因此，移植了肿瘤的 hPD-1 和 hCTLA-4 人源化小鼠可被用于更好地了解检查点阻断如何与免疫系统相互作用，并测试免疫调节剂的功效和效果，分析免疫刺激单克隆抗体的药效学和抗肿瘤特性。

2. 药物代谢靶点人源化动物模型

药物的吸收、分布和代谢影响药物在体内的有效性和安全性，如参与药物代谢的 CYP450 酶，其人与鼠之间基因序列的相似性仅为 70%左右，且亚型分布也有较大差异。国际上已有一些人类药物相关基因的人源化小鼠，如 CYP3A4 人源化小鼠、PXR-CAR 双基因人源化小鼠和 AHR 人源化小鼠等。我国运用 CRISPR/Cas9 基因编辑技术也建立了一些药物代谢基因的大鼠模型，如 Abcb1、AHR 人源化大鼠模型。

3. 病毒识别受体人源化动物模型

ACE2 是冠状病毒（SARS-CoV）感染宿主细胞的主要功能性受体，SARS-CoV-2 通过结合 ACE2 受体，进行病毒感染和传播。由于人和鼠 ACE2 蛋白存在差异性，SARS-CoV 不能结合小鼠的 ACE2 蛋白。2007 年，来自美国爱荷华大学的 Stanley Perlman 教授团队成功构建了 *K18-hACE2* 转基因小鼠；北卡罗来纳州立大学的 Ralph Baric 教授团队使用肺纤毛上皮细胞启动子 HFH4 构建了启动人源 ACE2 基因的转基因小鼠。2020 年，中国医学科学院医学实验动物研究所秦川教授团队成功构建了 ICR 背景内源性启动子 hACE2 转基因小鼠，我国各大生物公司［江苏集萃药康生物科技股份有限公司、百奥赛图（北京）医药科技股份有限公司、赛业（广州）生物科技有限公司、北京唯尚立德生物科技有限公司等］也相继使用不同背景的小鼠构建了一系列人源化 ACE2 小鼠，如 B6-hACE2、BALB/c-hACE2 和 NCG-hACE2 等，用于新冠病毒致病机理研究和疫苗开发。

二、细胞人源化动物模型

人源化造血/免疫系统小鼠（humanized hematopoiesis/immune system mice）是指将人的免疫细胞输入重度免疫缺陷的小鼠体内，从而构建出具有功能性的人免疫系统的小鼠模型。由于重建了更接近人体的免疫系统，免疫系统人源化小鼠能够更好地模拟药物进入人体后免疫系统的响应。根据移植入小鼠的人免疫细胞类型，免疫系统人源化小鼠主要分为人外周血单个核细胞（human peripheral blood mononuclear cell，hu-PBMC）小鼠模型和人造血干细胞（human hematopoietic stem cell，hu-HSC）小鼠模型。

1. hu-PBMC 小鼠模型

该模型通过注射 PBMC 细胞至重度免疫缺陷小鼠（T、B、NK 细胞缺失，如 NOG、NSG 小鼠）体内创建，可快速重建出成熟及活化的人 $CD3^+$ T 淋巴细胞。这种模型非常适合在体内研究人类 T 细胞功能。然而，移植的人源免疫细胞，主要是 T 细胞会对受体小鼠产生免疫攻击，发生移植物抗宿主病（graft-versus-host disease，GVHD），并可在数周之后引起小鼠死亡。所以 PBMC 模型可供实验的窗口期较短，一般在 4～8 周，故只适合于短期性研究。可以使用缺乏小鼠主要组织相容性复合物（MHC）Ⅰ类或Ⅱ类的 NSG 受体来延长实验窗口期。

2. hu-HSC 人源化小鼠模型

该模型是将重度免疫缺陷小鼠（T、B、NK 细胞缺失，如 NOG、NSG 小鼠）经过亚致死性辐照，通过尾静脉或腹腔注射等方式移植人脐带血、骨髓或胎肝来源的 HSC，使其发育成 T 细胞、B 细胞、髓系细胞、NK 细胞等多种人源免疫细胞的小鼠模型。由于其免疫细胞是在小鼠体内“从头”发育出的，对小鼠宿主产生耐受。与 hu-PBMC 人源化小鼠相比，hu-HSC 人源化模型小鼠存活周期长，GVHD 发生时间大大推迟，模型存活一年仍可以检测到人源细胞的稳定存在，是临床前药物评价的理想模型。然而，尽管外周造血组织中存在 B 细胞、T 细胞、抗原呈递细胞，但在骨髓中产生的粒细胞、血小板和红细胞在血液中非常少。而且，人类 T 细胞在小鼠胸腺中培养，受 MHC 限制而非 HLA 限制，此外，小鼠胸腺缺乏完全模拟人类 T 细胞发育所必需的一些人类特异性因子。Hu-PBMC 与 hu-HSC 人源化小鼠模型特性比较见表 8-4。

表 8-4 hu-PBMC 与 hu-HSC 人源化小鼠模型特性比较

名称	Hu-PBMC	Hu-HSC
人免疫细胞来源	人外周血单个核细胞（hu-PBMC）	人造血干细胞（hu-HSC）
小鼠品系	NOG/NSG 等	NOG/NSG 等
预处理	无	亚致死剂量的 γ 射线辐照
注射方式	腹腔/静脉	静脉或股骨内
免疫重建情况	具有激活表型的人 T 细胞	几乎所有的人造血系统，不同组分重建情况不同
GVHD	4～6 周	>2 个月
免疫重建时间	3～5 天	3～4 周
操作难度	较低	较高
辐射耐受性	低	低

三、组织/器官人源化动物模型

组织/器官人源化小鼠模型主要是人鼠嵌合器官模型，如将人肝细胞移植到肝损伤的免疫缺陷小鼠体内，使之在小鼠体内生长并逐渐形成一种人鼠嵌合肝脏，建立人肝嵌合小鼠模型，称为人源化肝脏小鼠（humanized liver mice）。小鼠肝脏人源化可以解决乙型肝炎病毒（HBV）、丙型肝炎病毒（HCV）和疟疾等人类传染病缺乏动物感染模型的难题，为这些疾病的病理研究、疫苗和新药研发及人肝细胞代谢功能的体内研究提供可靠的平台。

HBV-Trimera 小鼠模型是用 ^{60}Co-γ 射线辐射处理 CB6F1 小鼠（4Gy，3 天后 11Gy，0.7Gy/min），破坏其免疫系统和骨髓，随即静脉注射 SCID/NOD 小鼠的骨髓细胞（4×10^6～6×10^6 个），再在其肾被膜下植入外源性 HBV 感染的人肝活体组织。如果用的是 BNX 小鼠，辐射量为一次 11Gy，骨髓移植后 10 天再进行肝组织植入。RAG-2 缺陷可导致小鼠体液及细胞联合免疫缺陷。先制备携带 HBV 的永生化的 IHBV6.7 肝细胞，将其注入 RAG-2 缺陷小鼠脾髓，永生化的 IHBV6.7 肝细胞可以在小鼠肝脏存活，并分泌 HBV，可利用该模型进行 HBV 的研究。

另外一种肝脏模型是尿激酶纤维蛋白溶酶原激活剂（urokinase-type plasminogen activator，uPA）转基因小鼠模型，uPA 的表达具有肝毒性，可以导致携带有该基因的肝细胞死亡，同时产生肝细胞再生信号，那么植入的人源性肝细胞就可获得生长优势，从而制备成对 HBV 易感的人源化肝脏。hHeps-NCG 小鼠在接受人肝细胞移植 3 周后，即可在血清中检测到人白蛋白（hALB）的表达，9 周后人源肝脏重建率可达 70%，并在人源化小鼠的肝脏中检测到人肝特异性代谢酶的表达。Heps-NCG 小鼠可用于药物代谢研究及病毒性肝炎，尤其是 HBV 相关研究，为肝脏疾病的病理研究、疫苗和新药研发及人肝细胞代谢功能的体内研究提供了可靠的研究工具。

四、菌群人源化动物模型

菌群人源化动物模型（humanized microbiota animal model）是指来自不同患者的人类微生物群移植到无菌动物体内。例如，通过粪菌移植方法建立冠心病人源肠道菌群小鼠模型；通过移植健康和炎症性肠病患者的肠道微生物群至无菌小鼠体内，来确定每个微生物群的稳态肠道 T 细胞反应。与来自健康供体的微生物群相比，将炎症性肠病（IBD）微生物群转移到无菌小鼠体内会增加肠道 Th17 细胞和 Th2 细胞的数量，并减少 RORγt+Treg 细胞的数量。菌群人源化小鼠模型的缺点在于小鼠和人类微生物群之间的差异，虽然在广泛的分类水平上微生物群可以互换，但小鼠和人类微生物群之间存在菌株水平和功能差异。

肠道共生微生物参与调节人体免疫应答，进而影响肿瘤免疫疗法的疗效。通过无菌化技术及菌群重建技术，可构建携带人类靶点基因、人类肠道微生物的双重人源化小鼠模型。该模型可以更全面地模拟人体肿瘤微环境、免疫系统组成及共生菌群微环境，全面评价肿瘤免疫药物的药效和毒性，并进行精准的药物评价。

（白　亮）

第六节　无 菌 动 物

无菌动物（germ-free animal）是微生物控制等级最高的特殊实验动物，它是指利用现有的检测知识与检测技术手段，在动物身体的任何部位均检测不出活的外源性生命体（细菌、病毒、寄生虫、真菌等）的动物。近年来，随着菌群尤其是肠道菌群在疾病发生发展中的重要功能被逐步揭示，菌群与疾病关系的研究日益成为现代生物医学研究的前沿与焦点领域，而无菌动物则在菌群与疾病之间相互关系及其互作机制的研究中发挥着不可替代的重要功能。

一、无菌动物的培育

人体和动物体都是由自身的组织细胞和共生菌群组成的超级生物体（superorganism），包含自身的宿主基因组（genome）和寄生的菌群宏基因组（metagenome）两套基因组。其中，人体共生菌群细胞数量大约为人体自身细胞数量的 10 倍，基因数量则达到了人体自身基因数量的 100 倍。无菌动物从本质上实现了超级生物体分离，使动物只包含宿主细胞及基因组，不包含共生菌群及宏基因组。巴斯德曾提出“离开微生物动物能否生存”之问，无菌动物的培育成功，说明对于动物个体而言，在满足特定的环境、营养等需求后，动物可以脱离微生物独立生存。

1. 无菌动物培育的环境要求

环境控制是无菌动物制备、繁育及生产的核心问题，无菌隔离器是无菌动物环境控制的核心设备。无菌隔离器是用特殊材料制作的全密闭的物理性屏障，为无菌动物的制备、饲养及繁育提供了无菌的隔离空间。无菌隔离器分为由不锈钢或塑料制成的硬质隔离器（rigid isolator）、半硬质隔离器（semi-rigid isolator）及软质隔离器（flexible-film isolator）三大类。但无论是哪类隔离器，其工作原理和基本结构相同，即在对全密闭的隔离环境进行充分灭菌的基础上，通过独立送排风系统对隔离环境内的空气进行 ISO 5 级以上净化，为无菌动物提供终生无菌的生活环境。隔离器的基本结构包括高效送排风系统、隔离室或隔离软包、支架台、风机等。针对无菌动物饲养的环境设施，我国制定了《实验动物 环境及设施》（GB 14925—2023），如空气洁净度要达到 ISO5 级，即空气中≥0.5μm 的尘粒数为 352～3520pc/m³(含 3520pc/m³)；空气中≥1μm 的尘粒数为 83～832pc/m³（含 832pc/m³）。

2. 首代无菌动物的制备

首代无菌动物的制备需借助无菌剖宫产（caesarean section）及人工哺乳（artificial rearing）两大核心技术。一般认为，动物胎儿在母体中是无菌的。动物胎儿在母体子宫中完全发育成熟且处于临产之前，在无菌环境中通过无菌剖宫产将胎儿取出，并将其终生饲养在无菌的隔离环境中，动物可以终生保持无菌状态。以小鼠为例，在孕鼠临产前，通过手术将含有胎儿的子宫两端口封闭并全子宫切除，对子宫表面进行快速消毒后，迅速转入空气洁净度 ISO 5 级以上的无菌隔离器内，快速剖出胎鼠，轻轻擦除胎鼠表面及口鼻处的黏液，并轻轻地挤压胎鼠腹部，促使其启动呼吸。

胎鼠剖出后，通过人工哺乳，可获得首代无菌小鼠。人工哺乳一般将细长的乳胶软管轻轻插入胎鼠胃中，并利用注射器将人工乳注入胎鼠胃内，通过观察胎鼠腹腔胃部的颜色变化，评估人工哺乳是否成功及哺乳剂量。新生胎鼠的人工哺乳量一般为 0.02ml/（只·次），以后随着胎鼠的生长而逐步增加。人工哺乳技术中人工乳的配方非常重要。理想的人工乳是哺乳期的母鼠乳，但由于采集困难很少采用。目前，国内外主要采用配制与小鼠母乳营养成分接近的人工乳。

首代无菌动物通过自然交配繁殖，可实现无菌动物的扩群和规模化生产。首代无菌动物成功获得后，后续的无菌动物培育可利用已有的无菌雌性动物做代乳动物，大幅度提高无菌动物的培育效率。为了维持无菌动物终生的无菌状态，凡是移入无菌隔离器的物品都必须彻底消毒，人员不得与动物直接接触，必须通过隔离器上的嵌入式手套操作。

二、无菌动物的基本特征

大量研究表明，肠道菌群对动物生理、形态结构、神经行为等多个方面都具有重要影响。由于缺失共生菌群，无菌动物与普通动物比较，在形态特征、生理、神经行为等多个方面表现出显著差异。

1. 形态特征变化

在消化系统方面，无菌动物肠黏膜绒毛数量较多，形态细长；肠隐窝细胞数量减少，形态更短；肠上皮细胞更新较慢；盲肠膨大，盲肠（含内容物）重量为普通动物盲肠的 5～6 倍，无菌啮齿类动物盲肠（含内容物）重量可占总体重的 1/4。将无菌动物接种菌群或某些特定细菌后，盲肠有恢复至普通动物形态的趋势。

在循环系统方面，无菌动物的心脏相对较小，壁薄；血液中红细胞比例增多，白细胞比例减少，且个体差异更小。

在免疫系统方面，由于缺乏抗原刺激，无菌动物的淋巴结、脾脏及其他免疫器官处于幼稚状态。胸腺中网状上皮细胞体积较大、数量较少，其细胞质内泡状结构及溶酶体较少。脾脏体积较小，无三级滤泡，网状内皮细胞功能下降。淋巴结和脾脏中均缺乏浆细胞和嗜派洛宁大淋巴细胞，生发中心缺失或不发达。

2. 生理学改变

在消化及营养代谢方面，无菌动物肠壁物质交换率下降，水吸收率低，胆汁排泄代谢产物速率低，血氮浓度低，代谢周期较长。不能合成 B 族、K 族维生素，故对外源性 B 族、K 族维生素补充需求量增加。

在免疫功能方面，无菌动物淋巴组织、网状内皮系统发育不良，淋巴小结缺乏生发中心，产生丙球蛋白能力较弱，血清 IgM、IgG 和 IgA 浓度较低，多种免疫细胞功能降低，$CD8^+$肠上皮细胞、$\alpha\beta TCR^+$肠上皮细胞等数量减少。免疫功能处于幼稚状态，免疫应答速度慢，过敏反应减弱，对异体移植物的排斥反应减弱，自身免疫反应减弱。

3. 神经行为改变

无菌动物焦虑行为减少，自主活动增加，去甲肾上腺素（noradrenaline）、多巴胺（dopamine）、5-羟色胺（5-hydroxytryptamine）含量均显著升高，纹状体突触相关蛋白质高表达。

三、常用的基于无菌动物的菌群研究模型

1. 悉生动物模型

当移植物为一种或几种菌株时，获得的动物为悉生动物（gnotobiotic animal）模型，用于研究益生菌或有害菌功能及作用机制。悉生动物模型虽然已经携带了特定细菌，但是为了精确研究特定细菌功能，必须保持动物免受其他细菌污染。因此，悉生动物维持的环境要求与无菌动物一致。

由于菌群结构复杂，从人肠道菌群中分离、筛选、鉴定并获得具有特定生理功能或疾病相关菌株具有极大的挑战性。利用悉生动物可以实现序列导向菌株分离（sequence-directed strain isolation），即通过菌群检测发现患者或疾病动物模型中与疾病表型密切相关的细菌 DNA 序列，并培养患者菌群，分离其中含

有相应 DNA 序列的菌株。例如，有人发现 16S rRNA 基因变性梯度凝胶电泳（denaturing gradient gel electrophoresis，DGGE）图谱上一个条带与肥胖表型密切相关，选择性培养分离到 *Enterobacter cloacae* str. B29 与 DGGE 图谱相应条带高度一致，并证实其致肥胖。无菌动物还可以作为表型驱动的菌群筛选平台。例如，有人建立了组合隔离器外悉生动物筛选（combinatorial out-of-isolator gnotobiotics screen）技术，首先，将已知移植于无菌小鼠后能导致某种疾病或表型的人类完整菌群进行大规模分离培养，然后将分离培养的单菌随机组合后，再次移植于无菌小鼠，利用小鼠特定表型变量与菌株组合变量，建立数学模型测算单一菌株对表型的贡献，获得了促进结肠调节性 T 细胞（Treg）积聚、Nrp1$^{lo/-}$外周 Treg 扩展及调节小鼠肥胖表型或短链脂肪酸浓度的系列菌株。上述以无菌小鼠菌群植入后的表型为驱动的菌株筛选方案，为探寻机体菌群中的致病菌株提供了有效途径。

2. 菌群人源化动物模型

将健康人体的菌群移植于无菌动物并使其在动物体内定植重建可获得菌群人源化（human floral associated，HFA）动物模型。基于人体研究阐明菌群对人类健康、疾病状况的影响往往非常困难，其主要原因在于研究人体菌群时，很难屏蔽饮食、遗传及环境等因素干扰，人体实验具有诸多不确定性。但是，由于种属差异，实验动物的菌群代谢活性、组成与人差异显著，因此，基于动物自身菌群的研究结果外推到人体存在诸多困难。HFA 动物模型为这个问题提供了解决方案。将人体健康菌群定植于无菌动物后，可以在动物体内重建人体肠道菌群系统，可以屏蔽人体研究中难以屏蔽的饮食、环境及遗传差异的影响，获得更精准的菌群功能研究数据，HFA 动物模型已广泛应用于抗生素、药物、益生菌、益生元和食物对人菌群影响的研究中。

3. 患者粪菌移植动物模型

人体是宿主自身细胞和共生菌群共同组成的超级生物体，宿主基因组与菌群宏基因组共同决定了人体健康与疾病状态。正常的人体菌群拥有代谢、定植抗力（colonization resistance）、屏障、免疫调节等多种生理功能。菌群紊乱时，可能发生包括肥胖、糖尿病、肿瘤、孤独症、抑郁症等在内的多种疾病。菌群与疾病间的关系研究于 2011 年、2013 年连续两年被 *Science* 杂志评为全球十大科学进展。瘦素（leptin）缺乏的 *ob/ob* 小鼠肠道菌群研究验证了菌群与疾病之间的功能关系。研究发现，瘦素基因正常同窝小鼠与 *ob/ob* 肥胖小鼠肠道菌群存在显著差异，将这两种小鼠肠道菌群分别移植于无菌小鼠后，*ob/ob* 小鼠肠道菌群显著促进菌群移植小鼠的能量摄取、脂肪存积及身体质量指数（body mass index）增加。

上述研究思路很快拓展至对患者菌群的功能研究，最早利用患者粪菌移植（fecal microbiota transplantation，FMT）动物模型直接证实，菌群对妊娠后期代谢有重要影响，随后一系列使用患者粪菌移植动物模型的研究发现，抑郁症、结直肠癌、精神分裂症、心血管疾病等发生发展与菌群紊乱密切相关。例如，依据抑郁症患者体内菌群源性代谢产物的线索，发现抑郁症患者伴发肠道菌群紊乱。为证明菌群紊乱与抑郁症发生之间的因果关系，将患者菌群移植到无菌小鼠，小鼠重现了抑郁样行为。再如，移植精神分裂症患者菌群的小鼠表现出精神分裂症相关行为，其海马区谷氨酸水平低、谷氨酰胺和 γ-氨基丁酸水平较高，肠-脑轴氨基酸和脂代谢通路改变，存在精神分裂症的潜在菌群-肠-脑轴机制。

相较于 HFA 动物模型，FMT 动物模型除移植供体健康状态不同外，其菌群定植程序也有很大差异。HFA 动物模型一般要求菌群达到稳态（stable state），而 FMT 动物模型一般以疾病表型的出现为研究时间节点。在不给予致病因子刺激的情况下，菌群移植后观察时间过长，虽然菌群达到稳态，但往往会导致 FMT 动物模型疾病表型消失，这可能与宿主对菌群修饰有关。因此，从本质上来讲，FMT 动物属于非稳态的微生态动物模型。

（王　勇、曾本华、周晓杨、谢　飞）

参 考 文 献

国家科技基础条件平台中心. 2023. 国家实验动物资源发展报告. 北京：科学出版社.

刘恩岐. 2013. 人类疾病动物模型.第 2 版.北京：人民卫生出版社.

刘恩岐，尹海林，顾为望. 2008. 医学实验动物学. 北京：科学出版社.

Bao L, Deng W, Huang B, et al. 2020. The pathogenicity of SARS-CoV-2 in hACE2 transgenic mice. Nature, 583(7818): 830-833.

Bosma G C, Custer R P, Bosma M J. 1983. A severe combined immunodeficiency mutation in the mouse.Nature, 301(5900): 527-530.

Britton G J, Contijoch E J, Mogno I, et al. 2019. Microbiotas from humans with inflammatory bowel disease alter the balance of gut Th17 and RORγt$^+$ regulatory T cells and exacerbate colitis in mice. Immunity, 50(1): 212-224.

Burova E, Hermann A, Waite J, et al. 2017. Characterization of the Anti-PD-1 antibody REGN2810 and its antitumor activity in human PD-1 knock-In mice. Mol Cancer Ther, 16(5): 861-870.

Cao X, Shores E W, Hu-Li J, et al. 1995. Defective lymphoid development in mice lacking expression of the common cytokine receptor gamma chain. Immunity, 2(3): 223-238.

Faith J J, Ahern P P, Ridaura V K, et al. 2014. Identifying gut microbe-host phenotype relationships using combinatorial communities in gnotobiotic mice. Sci Transl Med, 6(220): 220ra11.

Flanagan S P. 1966. ‘Nude’, a new hairless gene with pleiotropic effects in the mouse. Genet Res, 8: 295-309.

Goto Y, Suzuki K, Ono T, et al. 1988. Development of diabetes in the non-obese NIDDM rat (GK rat).

Adu Exp Med Bio, 246: 29-31.

Herndler-Brandstetter D, Shan L, Yao Y, et al. 2017. Humanized mouse model supports development, function, and tissue residency of human natural killer cells. Proc Natl Acad Sci U S A, 114(45): E9626-E9634.

Ito M, Hiramatsu H, Kobayashi K, et al. 2002. NOD/SCID/gamma(c)(null) mouse: an excellent recipient mouse model for engraftment of human cells. Blood, 100(9): 3175-3182.

Krebs H A. 1975. The August Krogh principle: “for many problems there is an animal on which it can be most conveniently studied” . J Exp Zool, 194(1): 221-226.

Mazurier F, Fontanellas A, Salesse S, et al. 1999. A novel immunodeficient mouse model--RAG2 x common cytokine receptor gamma chain double mutants--requiring exogenous cytokine administration for human hematopoietic stem cell engraftment. J Interferon Cytokine Res, 19(5): 533-541.

Shultz L D, Brehm M A, Garcia-Martinez J V, et al. 2012. Humanized mice for immune system investigation: progress, promise and challenges. Nat Rev Immunol, 12(11): 786-798.

Shultz L D, Lyons B L, Burzenski L, et al. 2005. Human lymphoid and myeloid cell development in NOD/LtSz-scid IL2R gamma null mice engrafted with mobilized human hemopoietic stem cells. J Immunol, 174(10): 6477-6489.

Shultz L D, Schweitzer P A, Christianson S W, et al. 1995. Multiple defects in innate and adaptive immunologic function in NOD/LtSz-scid mice. J Immunol, 154(1): 180-191.

Turnbaugh P J, Ley R E, Mahowald M A, et al. 2006. An obesity-associated gut microbiome with increased capacity for energy harvest. Nature, 444(7122): 1027-1031.

Walsh N C, Kenney L L, Jangalwe S, et al. 2017. mouse models of clinical disease. Annu Rev Pathol, 12: 187-215.

Zheng P, Zeng B, Zhou C, et al. 2016. Gut microbiome remodeling induces depressive-like behaviors through a pathway mediated by the host's metabolism. Mol Psychiatry, 21(6): 786-796.

第九章　基因修饰动物制作及应用

基因修饰（genetically modified）动物是指利用基因工程技术对动物细胞基因组进行有目的的基因修饰（包括插入、删除和替换等），并通过胚胎操作等技术让修饰的基因进入生殖细胞，稳定遗传给后代动物。基因修饰动物的出现被认为是现代生物医学研究中的里程碑事件，标志着人类可以在动物整体上对基因组遗传信息进行改造和修饰新时代的到来。

第一节　基因修饰动物发展史

基因修饰动物是利用基因工程技术将“外源 DNA”导入动物基因组或直接编辑动物内源基因，从而产生可遗传的性状改变。基因修饰动物主要包括转基因（transgene）、基因敲除（knock-out）、基因敲入（knock-in）和基因敲减（knock-down）4 种。基因修饰动物的发展历史已有 40 余年，其应用领域不断扩大，从起初的生物医学研究，逐渐扩展到畜牧业、生物药品研发等领域，目前已成为生物医学研究的核心动物模型。基因修饰动物作为一类相对新兴的实验动物资源，支撑、推动和引领了生物医学研究、疾病防治和药物开发等领域的快速发展。

早期基因修饰动物的制作主要是通过转基因技术构建转基因动物。1974 年，美国科学家 Jaenisch 等将猴病毒 40（SV40）注入小鼠囊胚腔中，最终得到了 SV40 嵌合体小鼠（chimeric mouse），其体内部分组织含有 SV40 DNA。1976 年，他们将莫洛尼氏白血病病毒（Moloney leukemia virus）基因导入小鼠基因组中，建立了世界上第一个转基因小鼠品系。随后，美国 Gorden 等学者将转基因技术推广应用，1980 年通过显微注射方法把 SV40 DNA 注射到小鼠的受精卵原核中，并成功地获得了两只带有外源基因的转基因小鼠。1982 年，Palmiter 和 Brinster 也用显微注射的方法将大鼠的生长激素（growth hormone）基因注射到小鼠的受精卵原核中，获得了体重为原来 2 倍的 supermouse，证明了外源基因可以在生物体内表达，并且能够有效稳定地遗传给后代，从而使转基因技术得到了广泛关注和重视，拉开了转基因技术迅猛发展的序幕。随后，转基因兔、鱼、猪、牛、羊、鸡等动物也相继构建成功。1997 年，具有划时代意义的克隆羊 Dolly 诞生，使得体细胞核移植（somatic cell nuclear transfer）这一全新的技术成为热门，国内外媒体对 Dolly 的报道向人们普及了胚胎操作相关技术，展现了这些技术的独特魅力，并使得更多的科学家投身于这项有助于人类了解基因、认识基因的研究工作中。

随着动物基因工程技术不断发展进步，除转基因动物外，基因敲除动物和基因敲入动物的诞生大大丰富了基因修饰动物资源。利用同源重组（homologous recombination）技术制作基因敲除和基因敲入小鼠用于生物医学研究已经成为常态。但是，由于同源重组技术重组效率低下，且 ES 细胞操作困难，而且除小鼠以外其他动物无可用 ES 细胞系，研究者一直致力于研发新型基因修饰技术。进入 20 世纪后，特别是以 CRISPR/Cas9 为代表的基因编辑技术的出现，极大地提高了基因修饰成功率，使得基因敲除、敲入及点突变变得相对简单高效，突破了以往 ES 细胞基因打靶的种属限制，科学家可以实现在不同细胞类型和不同时间点对某种基因进行修饰。CRISPR/Cas9 技术操作简单、基因编辑效率高、成本低，还可实现对靶基因多个位点或多个基因同时编辑，几乎适用于所有实验动物，无动物种属限制。基因修饰动物已成为研究基因功能及转化医学等领域的重要工具。通过基因修饰动物复制人类疾病的遗传危险因素，可以克服传统动物模型的缺点，尤其在感染与免疫领域、肿瘤学研究、基因功能研究、人源化抗体制作等方面显示了广阔的应用前景。

基因修饰动物模型制作相关技术涉及显微操作技术、同源重组技术、RNA 干扰（RNA interference，RNAi）技术、锌指核酸酶（ZFN）技术、TALEN 技术和 CRISPR/Cas9 技术等。由于 CRISPR/Cas9 技术的高效率和快速发展，目前已经成为基因编辑的主流技术。CRISPR/Cas9 技术和同源重组技术的联合应用，使得科学家在动物基因编辑方面取得了重要进展。

下面简要介绍转基因、基因敲除、基因敲入和基因敲低等基因修饰动物制作技术原理和方法。

第二节　转基因动物制作方法

转基因动物（transgenic animal）是指基因组中整合有外源基因并能稳定遗传给后代的一类动物。整合到动物染色体基因组的外源基因被称为转基因（transgene）。转基因动物、转基因植物和转基因微生物一起组成转基因生物，是转基因技术的重大成果。

一、概述

转基因动物制作过程中需要通过基因转移技术，把外源遗传信息物质导入生殖细胞（或早期胚胎细胞），并使之稳定整合于基因组，经胚胎移植、发育，获得具有外源遗传特征的新型动物。转基因研究体系按实验过程可分为三部分：①上游部分，包括外源目的基因的分离、克隆、表达载体构建等。主要进行分子遗传学水平的操作和离体细胞水平的实验。②中游部分，基因转移过程包括早期 ES 细胞或受精卵的分离，外源目的基因显微注射、胚胎移植、体内发育等，主要是细胞遗传学水平操作。③下游部分，转基因动物分子鉴定和选种、育种、开发和利用。上游是基础，是分子遗传学的基因克隆重组技术。在这三部分中，中游是关键，是实现基因转移到生殖细胞，并使之发育为个体的过程。下游是目的，利用此项新技术为人类谋福利。

转基因动物技术的建立不但证明人类有能力在离体水平进行基因操作，改造遗传物质和改变细胞行为，而且能在活体水平“改造个体”。其理论意义在于：①研究基因功能及其对机体的作用；②研究基因表达、基因调控规律；③标记生命活动的过程；④探索基因转移途径和机理。其应用意义在于：①“改造个体”的研究，产生具有高产、优质、低耗和抗逆的新品种；②“利用个体”的研究，利用转基因动物模型，进行生物医学研究。几十年来，转基因动物技术正是按上述方向飞速发展，并取得了巨大成就。

二、转基因动物制作流程

转基因动物技术作为一种先进的表达手段，其过程可分为目的基因的构建（上游）、基因转移（中游）、模型动物的检测和建系（下游）三部分。

1. 转基因载体构建

外源基因一般含调控序列、可表达的基因编码序列和 PolyA 转录终止信号。由于哺乳类动物之间基因的同源性较高，为了检测方便，有时需要引入报告基因（reporter gene）或报告序列（reporter sequence）。外源基因一般需删除目的基因的天然启动子（promoter），将启动子序列甚至包括增强子（enhancer）、绝缘子（insulator）序列克隆到目的基因编码序列周围，使目的基因高表达。例如，要全身性表达 Cre 重组酶（cyclization recombinase），可以选用 CAG、CMV 启动子，肝脏、脂肪、视网膜等特异性表达 Cre 重组酶，可选相应的 Alb、Adipoq、Rho 等特异性启动子。

图 9-1 是肝脏表达人胆固醇酯转运蛋白（CETP）转基因的载体示意图。

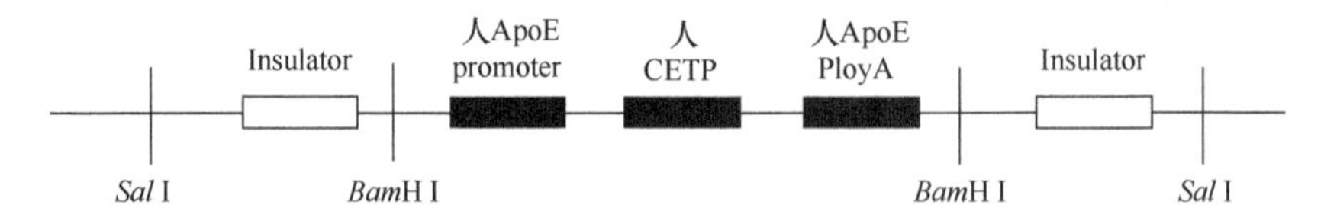

图 9-1　肝脏表达人 CETP 转基因载体示意图

2．基因导入和胚胎移植

目的基因的导入是将已构建好的携带外源基因的基因载体系统，通过物理、化学、生物方法导入生殖细胞或早期胚胎细胞内。受体细胞及胚胎移植是制作转基因动物的重要环节，决定细胞水平筛选和外源基因传递。将受体细胞移植到代孕动物的输卵管或子宫，使其发育成新的个体。

3．基因整合和表达检测

转基因动物基因整合与表达检测包括基因水平、转录水平、蛋白质水平等。

1）DNA 水平。外源导入的 DNA 只有很少一部分能整合到宿主基因组。检测是否整合可采用 Southern blotting、原位杂交和 PCR 等方法。

2）RNA 水平。用 Northern blotting 杂交方法，如果表达过低或存在内源性的同源基因表达，则受限制。实时荧光定量 PCR（quantitative real-time PCR）则是高敏感、特异检测转基因表达的方法。

3）蛋白质水平。可用 Western blotting、免疫组织化学染色法（immunohistochemistry）、酶联免疫吸附测定 ELISA 等，检测外源基因蛋白质表达水平。使用 Western blotting 检测时，内源性同源产物会有干扰，所以抗体的特异性非常重要。对于有些酶类转基因，还需要通过检测酶活性来确认转基因的功能是否正常。

三、转基因方法

从受体细胞的种类和目的基因的导入方式来看，目前制作转基因动物的方法主要有显微注射法、反转录病毒法、ES 细胞法、精子载体导入法等。哺乳类动物最常用的是显微注射法，是将改建后的目的基因（或基因组片段）用显微注射等方法注入实验动物的受精卵（或着床前的胚胎细胞），然后将此受精卵（或着床前的胚胎细胞）再移入受体动物的输卵管（或子宫）中，使其发育成携带有外源基因的转基因动物。

1．显微注射法

显微注射法是通过显微操作仪把外源基因注入受体动物的受精卵，外源基因整合到受体细胞染色体上，发育成转基因动物的技术。该技术是发展最早、目前使用最为广泛也是最为有效的方法。其优点包括：①基因转移的效率较高；②可直接用不含有原核载体 DNA 片段的外源基因进行转移；③外源基因的长度不受限制，可达 100kb；④常能得到纯系动物；⑤实验周期相对较短。

与此同时，一些不足也限制了这一技术的应用：①需要昂贵精密的设备、显微注射操作复杂、需专门技术人员；②导入外源基因拷贝数无法控制，常为多拷贝，最多达数百个；③常导致插入位点附近宿主 DNA 大片段缺失、重组等突变，可造成动物严重的生理缺陷。

尽管如此，由于显微注射方法直接对基因进行操作，整合率较高，所以仍是目前建立转基因动物极为重要的方法，其技术路线如图 9-2 所示。

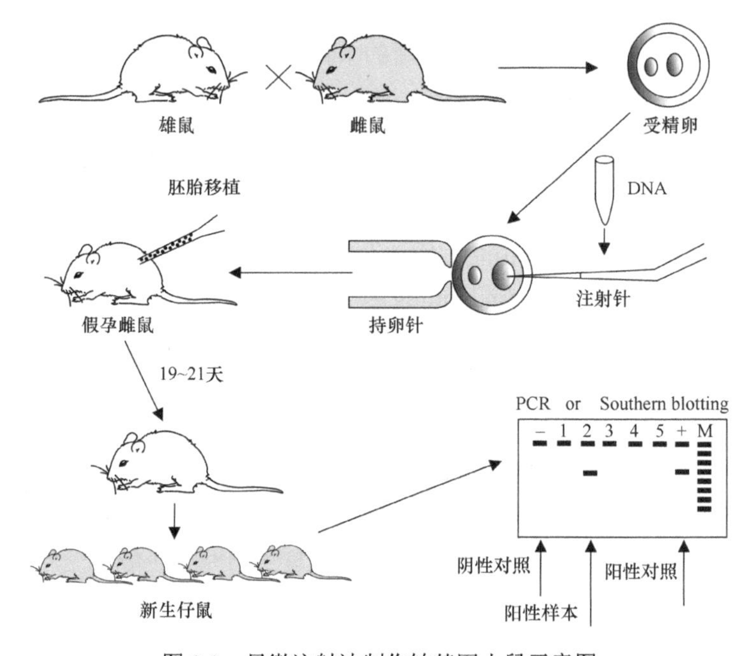

图 9-2　显微注射法制作转基因小鼠示意图

适合显微注射的目的 DNA 片段制备完成之后，继续下面的实验步骤。

（1）同期发情和超数排卵

实验开始的第 1 天，给供体（donor）雌鼠注射孕马血清促性腺激素（pregnant mare serum gonadotropin，PMSG）诱导供体雌鼠同期发情。间隔 46～48 h 后，给供体小鼠注射人绒毛膜促性腺激素（human chorionic gonadotrophin，hCG）诱发超数排卵。hCG 注射后于当天下午将供体鼠与雄鼠合笼交配。

（2）受体鼠准备

挑选处于发情期的雌鼠于实验第 3 天下午与事先准备好的输精管结扎雄鼠合笼，制作胚胎移植时的代孕受体鼠。一般结扎雄鼠均是提前准备，雄鼠结扎后至少有两次不能使雌鼠受孕才合格。

（3）受精卵收集

实验第 4 天早晨检查供体和受体鼠阴道栓，有阴道栓的为阳性。处死供体雌鼠，打开腹腔，取出输卵管和小部分子宫。在显微镜下找到输卵管壶腹膨大部，然后撕开，可见卵团自动溢出来。用透明质酸酶消化去除卵细胞周围的颗粒细胞。

收集形态正常受精卵，在 37℃、5% CO_2 条件下用改良 M_{16} 培养基培养，直至用于显微注射。

（4）显微注射

在 200 倍放大倍数下、在带有机械壁的倒置微分干涉相差显微镜下，用固定针吸住受精卵，将吸入注射针内的外源 DNA 溶液注入雄原核中。注射后的受精卵再移到改良 M_{16} 中，37℃、5% CO_2 条件下继续培养约 2h 之后，挑选形态完好的受精卵等候移植。

（5）胚胎移植

麻醉假孕受体鼠，在其背部输卵管部位切一小口，找到卵巢和输卵管。将输卵管拉出体外，用小的血管夹夹住输卵管周围脂肪以固定。用吸管吸 15～20 个已注射受精卵，依次吸 M_2 培养液—气泡—受精卵—气泡—M_2 培养液。在立体显微镜下将其移植到受体鼠的输卵管。将输卵管送回体腔，缝合切口。相同方法移植另一侧。

（6）转基因小鼠鉴定

仔鼠出生 2～3 周后，剪取尾组织，提取基因组 DNA。用 PCR 或 Southern blotting 检测仔鼠基因组中是否整合了外源基因。

显微注射方法利用单细胞受精卵进行细胞水平基因转移，再让受精卵在适宜条件下发育，经适当选配可得到纯合体转基因动物。此项技术目前已经稳定，已积累大量受精卵分离、培养、显微注射操作（包括仪器改进）、胚胎移植和体内发育等方面的经验并取得成功，是转基因动物研究中使用最广的有效方法。

2. 其他转基因动物制作技术

为了克服经典受精卵显微注射法的整合率低、不能定点整合的缺点，近几十年来出现了一些改进技术。

（1）复制缺陷型反转录病毒载体法

将外源基因插入反转录病毒（retrovirus）的基因组中，制成高浓度病毒颗粒，通过病毒感染寄主细胞，把外源基因整合到受体基因组中。具体方法是在动物早期胚胎的培养液中加入载体病毒或把胚胎放入培养病毒的细胞中培养，还可以把载体病毒注入囊胚腔，也可直接将胚胎与能释放反转录病毒的单层培养细胞共育以达到转染目的。其优点是方法简单，不受胚胎发育阶段的影响，而且外源基因多位点、单拷贝整合效率高。缺点是所携带外源基因片段的长度受限制，一般不能超过 10kb；多位点整合会导致后代遗传差异；反转录病毒载体中的基因也可能影响外源基因表达。

（2）精子载体法

将具有受精能力的精子与外源 DNA 一起孵育，使精子有能力携带外源 DNA 进入卵中，然后通过体外受精使外源 DNA 整合到卵子染色体中。此项技术在实际应用中虽存在一些问题，但在构思上对大型动物的转基因研究具有重要的意义。其优点是利用精子的自然属性克服人为机械操作给胚胎造成的损伤，整合率高，小鼠、家兔达30%以上；成本低。缺点是结果不稳定。目前该方法体系虽然还未完全建立，但可以与体外受精、早期胚胎阳性选择和胚胎超低温保存技术相结合，使转基因技术更加实用化。

（3）胚胎干细胞介导法

ES 细胞是早期胚胎的内细胞团经体外抑制分化培养建立起来的多能细胞系。主要采用脂质体介导、电击、反转录病毒感染等方法将目的基因载体导入 ES 细胞，使目的基因与 ES 细胞基因组中相应部分发生同源重组，进而整合到内源基因组中。然后通过囊胚腔移植获得嵌合体转基因动物。

（4）安全港位点定点敲入

动物基因组中存在一些位点，可以安全地进行外源基因插入并高效表达，纯合子小鼠也能正常发育和繁殖，对小鼠和细胞无害的这类位点被称为安全港（safe harbor）。目前，安全港位点包括了 Rosa26、H11、TIGRE、AAVS1、CCR5、HPRT、Col1a1 等。利用基因打靶（gene targeting）技术将目的基因敲入安全港，也是目前经常用的获得转基因动物的方法。

第三节　基因敲除/敲入动物制作方法

基因敲除动物模型是目前生物医学研究中最常用的实验研究“材料”，通过了解其制作原理，可以熟悉和理解目前基于基因编辑技术衍生出来的众多工具小鼠的应用价值。基因打靶是利用基因编辑技术，改变基因组中某一特定基因结构，以便在生物活体内研究基因功能。应用基因打靶技术和 ES 细胞技术制作出在个体基因组特定位点上的目的基因被删除或灭活的一类动物被称为基因敲除动物。制作基因敲除、基因敲入动物模型的原理基本相同，这里一并介绍。

一、利用 ES 细胞基因打靶技术制作基因敲除小鼠

ES 细胞基因打靶技术是早期开展基因编辑并成功用于制作基因敲除动物的一项划时代的技术，开辟了在整体动物水平研究基因功能的新纪元。20 世纪 80～90 年代，基于小鼠 ES 细胞的基因打靶技术日渐成熟，用显微注射法能将小鼠打靶突变的 ES 细胞移入囊胚腔，并移植回假孕母鼠以获得生殖系嵌合体小鼠，再经过适当的交配方式，可获得源于 ES 细胞的纯系小鼠。

ES 细胞基因打靶是经典的基因敲除动物构建技术，但 ES 细胞打靶费时、费力，且有物种限制（除小鼠外，其他实验动物的 ES 细胞系不完善，很难开展相

关研究）。随着 CRSIPR/Cas9 等基因编辑技术的成熟和普及，应用该技术构建基因敲除动物简单、高效，优势明显。

下面简要介绍 ES 细胞打靶技术，同时结合 CRISPR/Cas9 技术，以便更好地理解和应用基因敲除动物，进行基因修饰动物的开发。

（一）ES 细胞基因打靶原理

1. 胚胎干细胞

ES 细胞是取自小鼠胚胎早期（囊胚阶段）的内细胞团，即小鼠受精卵发育第 4、第 5 天的胚泡细胞。ES 细胞能在体外培养，并保留发育的全能性。ES 细胞体外贴壁生长时的形态特征是核大，细胞质少，细胞排列繁密，呈集落样生长。ES 细胞处于低分化状态时，许多功能基因并不表达，只是一些参与维持细胞增殖和控制分化的基因表达，但在体外培养增殖过程中，ES 细胞有向多种组织类型分化的潜能。

ES 细胞体外培养要解决的关键问题是维持细胞的分裂增殖及正常核型，同时抑制细胞的分化。将 ES 细胞体外进行基因修饰后，重新植回小鼠胚胎，可发育成胚胎的各种组织，最后形成嵌合体小鼠。如果这种 ES 细胞能发育成小鼠的生殖细胞，通过交配就可得到基因敲除或敲入小鼠。

2. 打靶载体

打靶载体一般含有两种筛选标志：新霉素磷酸转移酶（neomycin，Neo）阳性筛选标志和单纯疱疹病毒的胸苷激酶（herpes simplex virus-thymidine kinas，HSV-tk）阴性筛选标志。通过这两种筛选标志可以将真正发生同源重组的 ES 细胞筛选出来（图 9-3）。

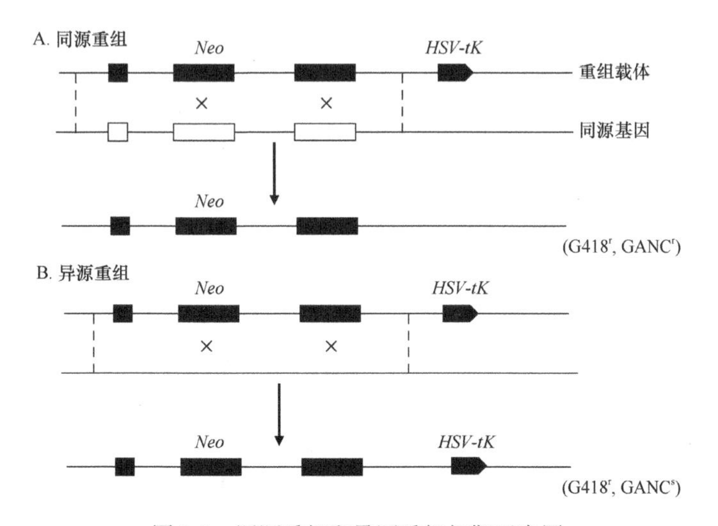

图 9-3　同源重组和异源重组打靶示意图

发生同源重组时，只有载体的同源区以内部分发生重组（图 9-3A），同源区以外部分将被切除。随机整合时，是在载体的两端将整个载体连入染色体内（图 9-3B）。

采用以下两种策略，可以把真正发生同源重组的 ES 细胞筛选出来。

1）Neo 阳性筛选标志。将 *Neo* 基因插入用于打靶的外源 DNA 同源区域中。当外源 DNA 与细胞染色体上的同源序列发生同源重组时，*Neo* 基因也被插入染色体，而 *HSV-tk* 基因将被切除而丢失。G418（geneticin）是能够抑制真核细胞中蛋白质合成、导致细胞死亡的一种抗生素。因含 *Neo* 基因（G418 抗性基因），只有发生同源重组的 ES 细胞能在含 G418 的培养基（$G418^r$, $GANC^r$）中生长。

2）HSV-tk 阴性筛选标志。*HSV-tk* 是来源于单纯疱疹病毒的胸苷激酶基因，此基因产物胸苷激酶蛋白（TK）可使无毒的丙氧鸟苷（ganciclovir，GANC）转变为毒性核苷酸，而杀死细胞，因而可用 GANC 筛选、排除随机整合的 ES 细胞株。构建同源重组载体时，将 *HSV-tk* 基因插入靶基因外侧的非同源区载体序列中。当外源 DNA 与细胞染色体上的同源序列发生同源重组时，含 *HSV-tk* 基因载体部分被切除而丢失，不能被整合到染色体中，ES 细胞能在含 GANC 类似物的培养基上生长。故同源重组时，G418 和 GANC 都有抗性（$G418^r$, $GANC^r$）。相反，如 ES 细胞在 GANC 培养基中被杀死，说明含有 *HSV-tk* 载体部分随机插入整合到 ES 细胞基因组（$G418^r$, $GANC^s$）。

除了 *Neo* 和 *HSV-tk* 外，还有其他筛选标记基因，如 *hph*、*Hprt*、*puro* 及 *SacB*、*pheS*、*thyA* 等。

使用 PCR、Southern blotting 等方法也可以鉴定发生同源重组的 ES 细胞。

（二）基因敲除的基本程序

基因敲除的基本程序包括构建打靶载体、ES 细胞的体外培养、重组载体转染 ES 细胞、同源重组 ES 细胞筛选、ES 细胞胚胎移植和嵌合体杂交育种（图 9-4）。

1. 构建打靶载体

同源重组是指发生在非姐妹染色单体之间或同一染色体上含有同源序列的 DNA 分子之间或分子之内的重新组合。DNA 间发生同源重组的频率很低 10^{-7}～10^{-3}，所以在设计基因打靶策略时，提高同源重组发生频率及引进选择系统是实验成功与否的关键因素。应用同源基因 DNA 片段构建载体，可以将同源重组频率提高 20 倍，随着同源臂长度的增加，重组频率也增加。一般每条同源臂的同源顺序长度在 250bp 以上时，重组效率较高。构建载体时，首先要获得与 ES 细胞相同品系的基因片段作为同源片段插入载体，并在载体上插入筛选标记基因（图 9-3）。

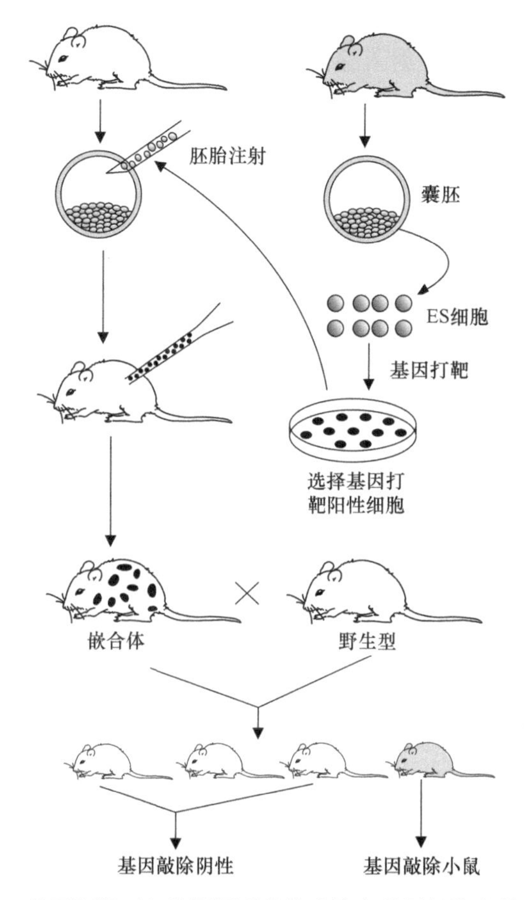

图 9-4　基于胚胎干细胞同源重组技术培育基因敲除小鼠示意图

构建打靶载体的基本过程：①获得目的基因（待敲除基因）的同源片段，将此 DNA 片段克隆到一般的质粒载体中；②从重组质粒中切除目的基因的大部分同源 DNA 序列，只留部分序列在线性质粒载体的两端；③将阳性筛选标记基因（如 *Neo*）克隆到带有目的基因同源顺序的线性质粒中，使之位于残留目的基因同源序列的中间；④在目的基因同源顺序的外侧线性化重组质粒载体，将阴性筛选标记基因（如 *HSV-tk*）克隆到此线性载体中。这种由部分残留的待敲除基因的同源片段、位于其内部的 *Neo* 基因和位于其外侧的 *HSV-tk* 基因共同构成的载体即为打靶载体。

2. 打靶载体导入 ES 细胞

将打靶载体导入 ES 细胞，通过打靶载体上目的基因的同源序列与染色体上的待敲除基因发生重组置换，以载体上的 *Neo* 基因置换 ES 细胞基因组的目的基因，从而得到丧失了目的基因的 ES 细胞。

3. 基因敲除 ES 细胞注射入胚泡

将基因敲除 ES 细胞注射到胚泡中，使其与原胚泡中的细胞共同组成胚泡的内细胞团。

4. 胚泡植入假孕小鼠子宫

将含有基因敲除 ES 细胞的胚泡移植到假孕小鼠的子宫腔中，使 ES 细胞有机会发育成小鼠。这种胚泡中既含有基因敲除 ES 细胞，又含有胚泡原有的正常 ES 细胞，所产生的后代中有源于基因敲除 ES 细胞的组织，也有源于原胚胎的组织，即嵌合体小鼠。

5. 嵌合体杂交育种

一般认为基因的同源重组只发生在一条染色体上，当一条染色体上的同源基因被同源序列置换后，另一条染色体上的等位基因不再发生置换，因此经同源重组后只能得到杂合状态的嵌合体。将嵌合体小鼠与正常小鼠进行交配，就可得到杂合子小鼠，杂合子小鼠交配，可获得纯合子基因敲除小鼠。

二、利用 CRISPR/Cas9 技术制作基因敲除动物

传统的基因重组技术制作基因修饰动物往往依赖于 ES 细胞，除小鼠之外的其他动物的 ES 细胞系未能很好建立，极大限制了其应用，形成了事实上的种属限制。长时间以来，科学家尝试了多种技术制作除小鼠以外的基因敲除动物，如体细胞打靶和核移植技术联合，但由于技术复杂、效率极低，很难推广。基于同源重组的基因修饰技术的种属限制，其根本原因在于同源重组的效率较低。

近 20 年来，出现了不依赖 ES 同源重组的多种革命性的基因组编辑工具，已经成功应用于基因修饰动物制作。例如，ZFN、TALEN 及 CRISPR/Cas9 技术，可以在动物基因组特定位点产生基因组双链 DNA 断裂（double-strand break），通过非同源末端连接（non homologous end joining）诱发 DNA 的错误修复，进而产生移码突变，实现基因敲除。

下面简要介绍 ZFN、TALEN 及 CRISPR/Cas9 技术制作基因修饰动物基本原理。

1. 锌指核酸酶技术（ZFN）

锌指核酸酶（ZFN）是一类人工合成的限制性内切酶，由锌指 DNA 结合域（zinc finger DNA-binding domain）与限制性内切酶的 DNA 切割域（DNA cleavage domain）融合而成，能使动物基因组 DNA 实现靶向修饰。ZFN 通常是指锌指连接了 *Fok* I 内切酶，*Fok* I 只有在形成二聚体时才具有切割活性。通

常来讲，一个锌指蛋白（zinc finger protein，ZFP）可以识别并结合 3 个核苷酸，通过设计不同的 ZFP，并将其串联，以达到识别基因组特异性 DNA 序列的目的，然后将其连接 *Fok* I。通过设计打靶序列上、下游的一对 ZFN，ZFP 结合 DNA 链以后，末端 *Fok* I 可形成具有切割活性的二聚体。ZFN 通过作用于基因组 DNA 上特异的靶位点产生 DNA 双链切口，然后经过非同源末端连接或同源重组途径实现对基因组 DNA 的靶向敲除或者替换（图 9-5）。目前，在植物及果蝇、斑马鱼、蛙、小鼠、大鼠、家兔、猪等物种中，ZFN 技术实现了不需要 ES 细胞就可以完成基因修饰动物的制作。ZFN 技术的缺点在于其 DNA 识别模式，需要设计大量的锌指蛋白，导致其表达载体构建过程复杂，限制了其广泛应用。

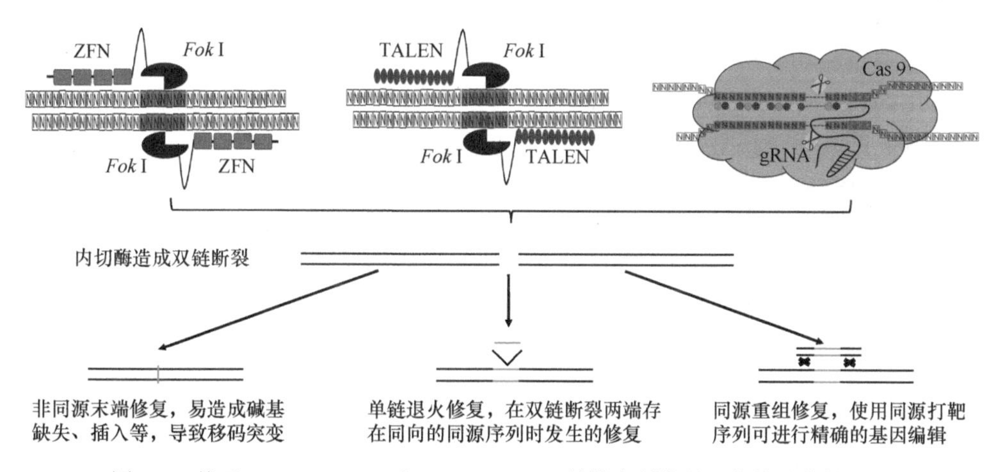

图 9-5　基于 ZFN、TALEN 和 CRISPR/Cas9 等技术制作基因修饰动物的原理

2. TALEN 技术

转录激活因子样效应物（transcription activator-like effector，TALE）最初是在一种名为黄单胞菌（*Xanthomonas* sp.）的植物病原体中作为一种细菌感染植物的侵袭策略而被发现。由于 TALE 具有序列特异性结合能力，一个 TALE 可以识别一种核苷酸，通过将 *Fok*I 核酸酶与一段人造 TALE 连接起来，可形成一类具有特异性基因组编辑功能的强大工具，即 TALEN（图 9-5）。TALEN 比 ZFN 优越：其识别模式是一个 TALE 模块识别一个核苷酸，只需要制备 4 种识别模块就可以识别不同 DNA 序列，不必像 ZFN 那样要设计众多的 ZFP。2011 年，研究者首次使用 TALEN 技术在斑马鱼中成功实现了定向突变和基因编辑，随后 TALEN 技术被广泛应用于酵母、动植物细胞等细胞水平基因组改造，以及果蝇、斑马鱼、小鼠、大鼠等各类模式动物研究系统。

3. CRISPR/Cas9 技术

CRISPR/Cas9 系统最早被发现于细菌的天然免疫系统，其主要功能是对抗入侵的病毒及外源 DNA。该系统由成簇的有规律间隔的短回文重复序列（clustered regularly interspaced short palindromic repeat，CRISPR）与 Cas 基因家族组成。其中 CRISPR 由一系列高度保守的重复序列（repeat）与同样高度保守的间隔序列（spacer）相间排列组成。而在 CRISPR 附近区域还存在着一部分高度保守的 CRISPR 相关基因（CRISPR-associated gene，Cas），这些基因编码的蛋白质具有核酸酶活性，可以对 DNA 序列进行特异性切割。该系统的工作原理是 crRNA（CRISPR-derived RNA）通过碱基配对与 tracrRNA（trans-activating RNA）结合形成 tracrRNA/crRNA 复合物，此复合物引导核酸酶 Cas9 蛋白在与 crRNA 配对的序列靶位点剪切双链 DNA。而通过人工设计这两种 RNA，可以改造形成具有引导作用的 sgRNA（single guide RNA），引导 Cas9 对 DNA 的定点切割，以实现基因敲除、敲入等（图 9-5）。

将 CRISPR/Cas9 技术和同源重组技术结合，可以更高效地在动物体内进行基因编辑。①基因敲除。Cas9 对 DNA 的定点切割后，细胞会进行非同源末端连接对断裂的 DNA 进行修复。但是，非同源末端连接修复是一种易错修复，在修复过程中通常会随机发生碱基插入或缺失的错配现象，造成移码突变，使目的基因失去功能进而实现基因敲除。如果在编码基因的目标外显子 5′侧翼和 3′侧翼分别设计一个 sgRNA，则可以实现删除目标基因内片段的基因敲除。②基因敲入/替换。将具有定点切割功能的 Cas9 和修复模板一起导入细胞，Cas9 对 DNA 定点切割后基因组断裂部分会依据修复模板进行同源重组修复（homology-directed repair），从而实现基因敲入/替换。修复模板由需要导入的目标基因和靶序列上下游的同源性序列（同源臂）组成，同源臂的长度和位置由编辑序列的大小决定。③点突变。以上基因编辑是基于对 DNA 切割形成的双链 DNA 断裂，通过细胞内修复方式进行，这种方法可插入或去除较长的基因序列，但是对单个核苷酸的突变操作过于烦琐。基于 CRISPR/Cas9 系统开发的单碱基编辑系统，包括胞嘧啶碱基编辑器（cytosine base editor）、腺嘌呤碱基编辑器（adenine base editor）、鸟嘌呤编辑器（guanine base editor）和先导编辑器（prime editor），这些单碱基编辑系统不会产生双链 DNA 断裂、触发细胞的 DNA 双链修复机制。依靠前三种碱基编辑器，能够实现不同碱基之间转换的单碱基编辑，完成 C 到 T、A 到 G、C 到 G、C 到 A 突变。

TALEN 技术和 ZFN 技术的定向打靶都依赖于 DNA 序列特异性结合蛋白模块的合成，这一步骤非常烦琐费时。而 CRISPR/Cas9 技术作为一种基因组编辑工具，能够完成 RNA 导向的 DNA 识别及编辑，通过使用一段序列特异性向导 RNA 分子（sequence-specific guide RNA）引导核酸内切酶到靶点处，从而完成基因组的编辑。CRISPR/Cas9 技术是继 ES 细胞同源重组打靶、ZFN 和 TALEN 等技术后可用于构建基因编辑动物的第四种方法，效率高、速度快、简单经济，已经成为当前基因修饰动物制作的主流技术。

三、完全和组织特异性基因敲除动物

DNA 断裂以后，其重组效率大大提高，而 ZFN、TALEN 和 CRISPR/Cas9 技术均可造成 DNA 链的切割断裂。由于重组效率提高，利用 CRISPR/Cas9 技术制作基因敲除/敲入动物可以直接使用受精卵或者早期胚胎细胞，这样一来，制作基因修饰动物可以不再依赖 ES 细胞，突破了同源重组技术的种属限制。

使用 CRISPR/Cas9 技术制作基因修饰动物的基本流程与同源重组技术相近，在具体操作上稍有不同。正如前文所述，CRISPR/Cas9 切割 DNA 产生双链断裂，通常会激活真核细胞内的修复机制，如非同源末端连接和同源重组修复。通过 CRISPR/Cas9 介导的非同源末端连接可实现高效的基因敲除。同源重组修复是指有同源臂供体存在的情况下，供体中的外源 DNA 通过同源重组精确插入（敲入）基因组中，实现点突变、筛选标记、荧光标签，甚至重写基因组等复杂应用，达到真正的基因编辑。

1. 完全性基因敲除动物

完全性基因敲除动物是通过前文提到的基因编辑技术，使动物基因组靶基因的功能区域被敲除，从而获得全身所有的组织和细胞中该基因表达缺失的动物模型。完全性基因敲除包括：移码突变、片段基因敲除、双/多基因敲除。

CRISPR/Cas9 制作完全性基因敲除动物模型的技术流程包括：①gRNA 的设计，针对目的基因的 gRNA 的设计和选择是 CRISPR/Cas9 技术的关键点。目前有多个线上工具可以用来设计 gRNA（如 http://crispr.mit.edu）。针对候选 gRNA 的选择，可以先在体外进行尝试，筛选效率较高序列进行体内验证。将 gRNA 序列整合进载体质粒，体外转录成 gRNA 备用。将 Cas9 表达质粒在体外转录为 mRNA 备用。目前也有“All-in-one”的 CRISPR/Cas9 质粒提供。由于技术进展很快，各种不同目的的骨架质粒也层出不穷，研究者可根据研究目的进行选用。②将 gRNA 和 Cas9 的 RNA 注射至受精卵或者早期胚胎细胞（一般可进行胞质注射，大多骨架质粒都整合有核定位序列），胚胎移植后待动物幼崽出生。③提取新生动物基因组进行鉴定。将包含打靶目标序列进行 PCR 扩增测序，以便判定是否发生了随机的核苷酸插入或缺失，是否导致移码突变。

CRISPR/Cas9 技术也可以与同源重组打靶技术联合使用。Cas9 酶切在 DNA 链上造成的切口可以大大提高同源重组的效率，只要供体同源序列存在，就可以发生重组。如果同源序列中间含有目的片段，就可以实现基因敲除、敲入和替换等基因编辑目的。另外，也可以针对目的基因的重要外显子，设计分别结合其上下游的一对 gRNA，利用 Cas9 酶切去、删除中间片段。

2. 条件性基因敲除动物

条件性基因敲除（conditional knock-out）是指在某一特定细胞类型或细胞发育的特定阶段剔除某一特定基因的技术。它实际上是在常规的基因敲除基础上，利用重组酶介导的位点特异性重组技术，在基因修饰动物的时空范围上设置一个可调控的“按钮”，从而使得动物基因组修饰的范围和时间处于一种可控状态。应用比较广泛的就是 Cre/loxP 重组系统技术。

（1）Cre/loxP 系统实现了组织特异性敲除目标基因

loxP（locus of crossing over x，P1）位点是由 34 对核苷酸为基本单位构成的 DNA 重复序列。来自 P1 噬菌体的 Cre 重组酶可特异地识别 loxP 位点而使两个位点之间的 DNA 序列发生重组，其机制是 Cre 重组酶可在 loxP 位点中切开 DNA 序列而造成黏性末端。如果两个 loxP 位点 DNA 序列方向相同（头-尾相对），它们之间的 DNA 序列连同一个 loxP 位点被切除（图 9-6）。根据这一原理，在构建目的基因（如 *Setd2* 基因）载体时，在 *Setd2* 第 2 个外显子两侧引入 loxP 位点及选择性标志 *Neo* 基因（*Neo* 基因两侧同时引入 FRT，与 Flp 转基因小鼠杂交，可以去除 *Neo* 基因），构建了 $Setd2^{flox/flox}$ 小鼠。loxP 位点不影响基因的表达，因此，$Setd2^{flox/flox}$ 小鼠内除带有选择性标志基因外，其表型完全正常，只不过体内所有细胞的靶基因两侧均含有 loxP 位点。

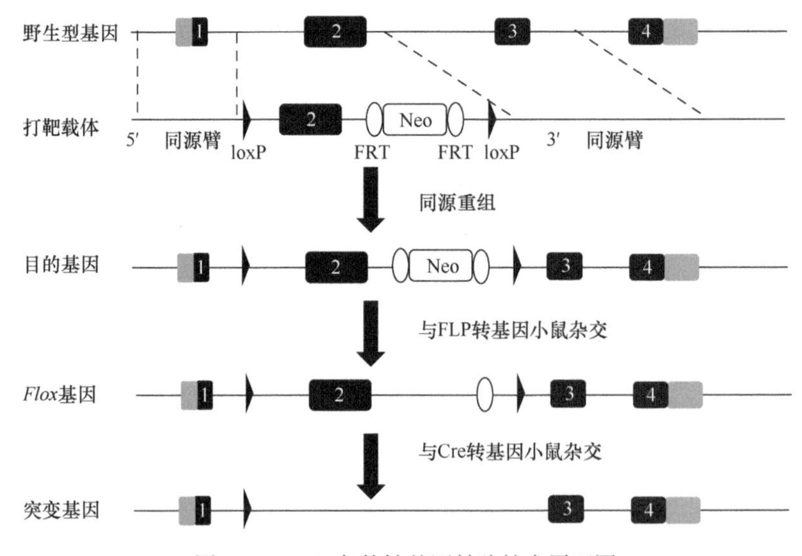

图 9-6　*Setd2* 条件性基因敲除技术原理图

接下来再构建另一种能在特定的组织中表达 Cre 重组酶的转基因动物，Cre 重组酶基因要构建在特定的启动子下游。例如，Alb 启动子只在肝脏中表达，将 Cre 重组酶基因构建在 Alb 启动子下游，制备转基因动物。然后将 *Setd2*$^{flox/flox}$ 小鼠和 *Alb-Cre* 基因小鼠杂交，后代中阳性重组动物则仅在肝脏中表达 Cre 重组酶，这样便可实现仅在肝脏中敲除 *Setd2* 基因。

Cre/loxP 系统的另一优点在于实现了 DNA 双链断裂发生在同源序列边缘或同源序列之外，确保外源 DNA 取代内源 DNA，有效消除了具有同源序列的内外源 DNA 形成串联重复序列的可能性（图 9-6）。

Cre 重组酶的编码基因可以置于任何一种启动子的调控之下，从而使这种重组酶在生物体不同的细胞、组织、器官，以及不同的发育阶段或不同的生理条件下发挥作用。Cre/loxP 系统可在哺乳类细胞和基因修饰动物中因 loxP 位点设计的不同而产生特异性重组，其应用主要包括基因失活或敲除、基因激活、基因颠换、基因易位等。

已发表和正在研究的 Cre 转基因小鼠已有数千种，它是将 Cre 基因与各种组织（位点、时间、发育阶段）特异性的启动子连接构建载体，用传统的转基因技术或基因敲入技术获得相应的转基因小鼠。当 Cre 重组酶基因与可诱导的启动子连接时，即可通过诱导表达 Cre 重组酶而将 loxP 位点间的基因切除，从而实现特定基因在特定时间失活。然而，现阶段可利用的组织特异性表达 Cre 重组酶的转基因小鼠还很有限，Cre/loxP 系统的应用还将依赖于更多组织特异性标志基因的发现及人工调控基因表达系统的进一步研究。

除了 Cre/loxP 系统外，与其具有类似功能的有 Flp-FRT 系统。在酵母中有一种酶被称为 Flp（flippase recombinase），FRT 是 Flp 的识别位点，全长 48bp，由 3 个 13bp 的反向回文序列和 8bp 的间隔序列共同组成。Flp 可以将 FRT 之间的 DNA 片段（如选择性标志 *Neo* 基因）切除。这也可在组织特异性敲除中得到应用。

（2）利用外源激素调控目的基因表达

实现了组织特异性基因敲除后，导入的外源基因表达时间仍无法控制，因而无法确定外源基因表达在动物发育不同阶段中的作用。外源基因表达的时间不能准确控制，有时可造成转基因动物在胚胎期死亡。为了解决这一问题，有学者用编码 Cre 重组酶与人雌激素受体（estrogen receptor，ER）融合蛋白的基因制备 Cre-ER 转基因动物。没有雌激素时，Cre-ER 配体结合域和热休克蛋白在细胞质内绑定在一起，无法进入细胞核启动目标基因表达。当雌激素出现时，Cre-ER 才能进入细胞核发挥作用。为了排除内源雌激素的影响，制作基因修饰动物时需要突变雌激素受体，不再结合体内雌激素，只对他莫昔芬（tamoxifen）有亲和力。这样，只有当给动物注射他莫昔芬时，Cre 酶才能进入细胞核调控 Cre-ER 表达，删除两个 loxP 位点之间的序列，实现目的基因的敲除。

四、基因敲入动物制作技术

基因敲入动物制作策略是在设计载体时，在同源序列之间加入要导入的目的基因。传统转基因技术随机插入的特性给科学研究带来了太多的不确定性，而同源重组将外源基因定点整合到宿主基因组，从而实现基因定点整合即基因敲入。

在不删除宿主基因组序列的前提下将外源基因定点整合后控制其高效表达，通过人为控制插入位点可以有效避免基因插入内源基因外显子而产生突变、干扰其表达的可能性，还可以尽量避免插入位点效应对外源基因表达产生的基因沉默，让转基因能定点插入且拷贝数可控。但是在敲入位点的选择上，起初并没有明确的标准，直到Rosa26位点出现后，基因敲入小鼠才变得普及、高效。Rosa26位点在20世纪90年代末被发现，位于小鼠第6号染色体上，该区域极易进行基因插入操作，尚未发现功能性表达蛋白，容易进行同源重组，敲入该区域的蛋白质可以很好地在所有细胞类型和发育阶段广泛表达，不会影响其他内源性基因的表达和功能发挥，所以小鼠的Rosa26位点常常被用作基因打靶的安全港。目前，除了Rosa26外，已经有多个用于哺乳动物外源基因敲入的基因组安全港，被发现并应用到小鼠、大鼠、兔子、猪甚至人的可调控或可逆基因过表达。

特异靶向Rosa26位点的CRISPR/Cas9技术能在小鼠Rosa26位点上生成DNA双链断裂，触发细胞的DNA修复机制，诱导基因组与Rosa26供体载体之间发生同源重组，将外源基因整合到基因组Rosa26位点。

利用CRISPR/Cas9结合同源重组技术，可以实现多种基因编辑策略。例如，在小鼠C反应蛋白(C reactive protein，CRP)基因的ATG位点定点敲入loxP-EGFP-polyA-loxP表达框，可以实现基因敲除和条件性恢复表达功能（图9-7）。首先通过体外转录的方式，获得Cas9 mRNA和gRNA，之后通过in fusion cloning方法构建出同源载体，该同源重组载体包含3.0kb 5′的同源臂、1.0kb loxP-EGFP-polyA-loxP插入的表达框和3.0kb 3′同源臂。最后将得到的Cas9 mRNA、gRNA和同源载体显微注射到C57BL/6J小鼠的受精卵中即可能得到F_0代小鼠。F_0代小鼠再与“野生”（wild type）C57BL/6J小鼠交配，获得阳性F_1代小鼠，F_1代小鼠自交可得到基因纯合定点敲入loxP-EGFP-polyA-loxP小鼠。

该基因修饰小鼠由于启动子区域插入loxP-EGFP-polyA-loxP，导致CRP基因不能正常表达，即实现了全身性CRP基因敲除功能，同时EGFP起到指示作用。如果要恢复某个组织（如肝脏）CRP基因表达，与该组织表达Cre酶工具鼠（如Alb-Cre）交配即可。

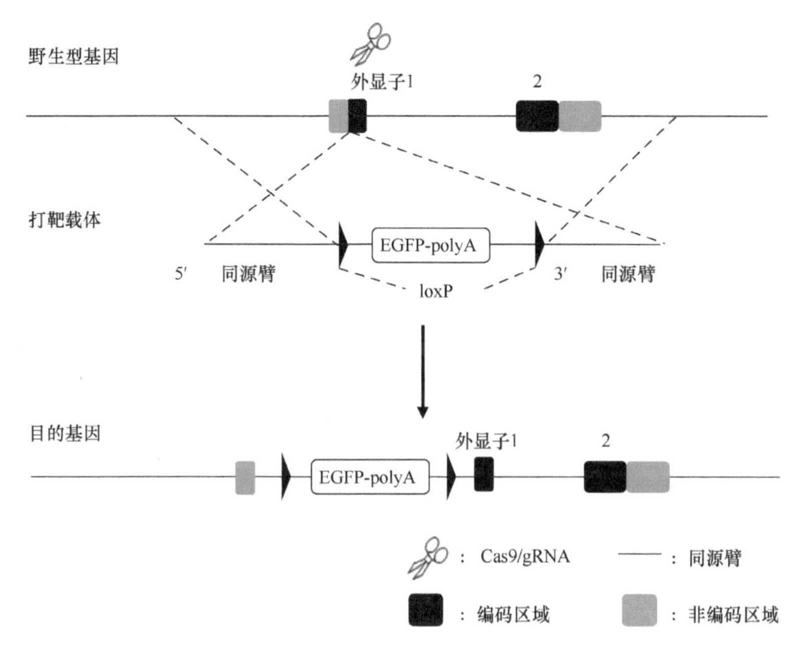

图 9-7　通过基因敲入制作条件性 CRP 基因敲除小鼠示意图

除了实现基因敲除和敲入，CRISPR/Cas9 在实现基因点突变上也有应用，如前文所述，依靠 4 种实现不同碱基之间转换的单碱基编辑技术，能够实现 C 到 T、A 到 G、C 到 G、C 到 A 突变。

第四节　基因敲低动物制作方法

由于少量的双链 RNA 就能阻断基因的表达，即 RNA 干扰（RNAi），并且这种效应可以传递到子代细胞中，所以，基于 RNAi 的反应过程也可以制作基因敲低动物模型。

一、RNAi 阻断基因表达的机理

RNA 干扰是指在进化过程中高度保守的、由双链 RNA（double-stranded RNA，dsRNA）诱发同源 mRNA 高效特异性降解的现象。RNAi 技术是指将与内源性 mRNA 编码区同源的 dsRNA 导入细胞中，使内源性 mRNA 发生降解而导致基因表达沉默，其机制依赖于小干扰 RNA（small-interfering RNA，siRNA）反义链与靶序列之间严格的碱基配对，具有很强的特异性。由于使用 RNAi 技术可以特异性调低特定基因的表达，所以该技术已被广泛用到包括功能基因组学、药物靶点筛选、细胞信号传导通路分析、疾病治疗、基因敲低动物模型制作等。

利用基因敲入的方法可以产生RNAi小鼠，即基因敲低模型。

对机体发育至关重要的基因的缺失可能是致死性的，所以人们开始寻求Cre/loxP介导的条件性RNAi。例如，在RNAi载体的短发夹（short hairpin）RNA正义链和反义链前插入floxed-stop codon，然后通过基因敲入导入Rosa26位点，利用特异性表达的Cre重组酶控制RNAi的组织特异性。

尽管RNAi不能取代基因打靶用于产生精确基因修饰，但RNAi在某些方面可能更接近机体的实际调控情况。毕竟，在机体中基因缺失是很少见的。

二、RNAi基因敲低的优点及应用

1）与同源重组法相比，RNAi技术更加简便，周期大大缩短。

2）对于一些敲除后引起胚胎早期死亡的基因，可以利用RNAi技术研究它的功能。

3）RNAi 能高效特异地阻断基因表达，因此成为研究信号传导通路的良好工具。

4）RNAi还被用来研究在发育过程中起作用的基因，如可用RNAi来阻断某些基因的表达，研究其是否在胚胎干细胞的增殖和分化过程中起关键作用。

第五节　基因修饰动物的鉴定和繁育

一、基因修饰动物的鉴定

基因修饰动物鉴定主要通过基因型和表型两个层面进行鉴定。基因型鉴定通常采用PCR技术、DNA测序方法、Southern blotting等分析来鉴定。表型鉴定主要依据基因修饰动物所特有的性状，选择合适的鉴定方法进行鉴定。基因型鉴定一般是检测mRNA表达（如PCR）和蛋白质水平（如Western blotting）。表型鉴定主要是观察和检测动物外观形态、生理生化或行为变化，有些没有明显改变的差异需采取特殊检测方法或长期观察才能获得。

1. 基因型鉴定

基因修饰动物基因型鉴定主要依靠PCR技术，必要时需要用基因测序或Southern blotting验证转基因拷贝数，还可以确定转基因是否发生重排或删除。基因发生重排时，会导致酶切位点发生变化，产生不同的酶切图谱。

（1）转基因动物的鉴定

转基因动物是目的基因随机插入动物基因组，如果转基因动物没有异常，通常不需要确定转基因整合位置。如需测定，可以通过荧光原位杂交（fluorescence *in situ* hybridization）显微镜直接观察整合位置和局部染色体结构。这项技术还可以用于检测转基因插入部位的染色体重排及由 Cre 重组酶诱导的局部染色体删除。

PCR 反应基因型鉴定的原理是，首先设计能与引入的外源基因结合的特异性引物，扩增原本不存在于动物基因组中的 DNA 序列。引物的设计很关键，转基因动物基因型分析的引物通常位于转基因内，一般选择特异性的 DNA 序列作为引物以确定转基因是否存在。在多数情况下，转基因的插入位点是未知的，难以设计引物以确定转基因是否为纯合子或杂合子。转基因小鼠的基因型鉴定可以只用一对特异性引物进行分析，结果为阳性（+）或阴性（–）。阳性表示有转入的外源基因，阴性表示没有转入的外源基因。

实时荧光定量 PCR、转录组测序（RNA-seq）等可用于检测靶基因在组织和细胞中的 mRNA 表达，Western blotting、免疫组织化学染色法和 ELISA 等，用于检测靶基因在组织和细胞中蛋白质的水平。对酶类的转基因鉴定，往往还需要鉴定酶的活性，确定转基因表达且功能正常。

（2）基因敲除和基因敲入动物鉴定

对于基因敲除和基因敲入动物，由于明确知道基因修饰的位置，所以可以设计野生型和突变型的引物以确定基因型是否为纯合子或杂合子。突变型引物对：一个引物位于同源重组短臂外，另一个位于引入的外源基因，如 *Neo* 基因内。野生型引物通常位于要敲除的 DNA 序列中。突变型和野生型 PCR 产物的大小应不同，一般在 100～700bp，足以用凝胶电泳区别鉴定。引物的 GC 比例约为 50%（40%～60%）。基因型分析时还要注意设立对照组。PCR 反应阳性对照：可选内源性看家基因如 β-actin，以确定 DNA 质量和正确的扩增反应体系。每个 DNA 样本的 PCR 反应的阳性对照都应为阳性。阴性对照：通常是指用缓冲液代替 DNA 模板的对照组，以排除污染和假阳性。基因敲除或基因敲入小鼠的基因型鉴定通常需要设计两对引物。一对引物扩增野生型，另一对引物扩增突变型。基因型鉴定结果有三种情况：野生型用“+”表示，突变型用“–”表示。“+/–”为基因敲除杂合子，“+/+”为野生型小鼠，“–/–”为基因敲除纯合子。

基因敲除或敲入模型的鉴定必要时可以用 PCR 结合基因测序技术确认。判断基因是否表达，需要从前文所述 mRNA 和蛋白质两个层面检测。图 9-8 是鉴定巨噬细胞 *Med1* 基因敲除小鼠示例图。

2. 表型鉴定

目的基因表达产物经过基因修饰动物体内的生理生化反应、细胞信号转导或相互作用，将产生特定的表型。根据基因修饰的程度，可对野生型表型产生不同程度的影响，表型分析应根据目的基因的特定修饰方法和预期结果，采取有针对性的检测方法，以便更加准确地阐明基因功能和疾病机制。常用的表型观察方法还包括以下几种。

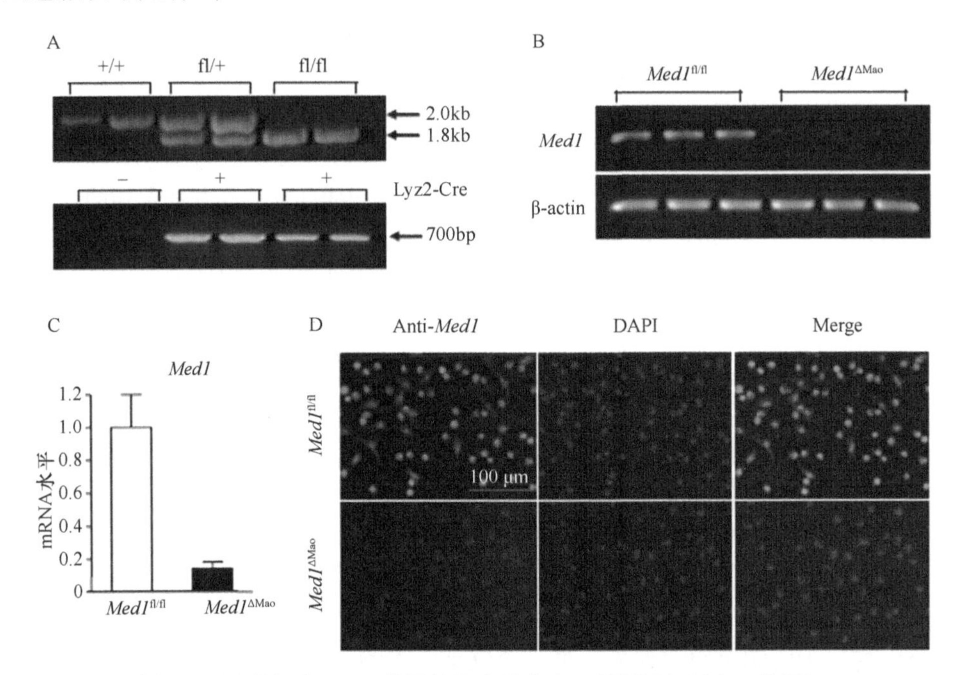

图 9-8　巨噬细胞 *Med1* 基因敲除小鼠鉴定（彩图请扫封底二维码）

A. PCR 基因型鉴定图，*Med1*$^{+/+}$=1.8kb，*Med1*$^{fl/+}$=2.0kb 和 1.8kb，*Med1*$^{fl/fl}$=1.8kb；B. 提取巨噬细胞 RNA，普通 PCR 鉴定巨噬细胞中 *Med1* mRNA 表达水平；C. 提取巨噬细胞 RNA，实时定量 PCR 鉴定巨噬细胞中 *Med1* 表达；D. 免疫荧光确证 *Med1* 在巨噬细胞被敲除

（1）物理指标检测

对获得的基因修饰动物检测体重、毛色、行为学、运动能力、听力、视力、疼痛刺激等机体功能。

（2）生理生化指标检测

应用常规的生理生化检测方法，对获得的基因修饰动物进行包括代谢产物、血液、尿液、粪便、电解质、生命体征等指标检测。

（3）组织病理学检测

对疾病模型（如肿瘤模型）动物主要组织、器官等进行组织采样和病理学分析检测，以确定是否符合该疾病的表现。

（4）动物成像检测

对利用荧光蛋白（或生物发光、同位素等）标记的基因修饰动物，或接种的组织和细胞，可利用动物成像设备对标记的靶基因表达的空间和时间分布情况进行长时间反复跟踪成像检测。

由于采用的基因修饰技术的不同及靶基因在动物体内表达部位和功能的差异，往往经过精心设计和构建的动物模型不一定会成为理想的疾病模型，这就需要在得到基因修饰动物模型后，有针对性地采取合适的检测方法和技术，对动物的基因型和表型进行验证，以确保后续利用该模型进行基因功能研究、疾病机制研究和新药研发等获得的实验结果真实可信。

表型研究所涉及的学科和检测方法十分广泛，难以统一标准，已成为功能基因组学和疾病基因组学发展的瓶颈。相信随着人类对生物医学认知的不断完善、生物技术的不断发展，对动物模型的表型研究会更加全面和准确。

二、基因修饰动物的繁育

1. 转基因动物的繁育

转基因动物是目的基因随机插入动物基因组，其目的基因整合位点、基因拷贝等无法控制，因此，理论上转基因动物首建者（founder，F_0）都是自成一系（line），需要与野生型动物连续交配，从而得到可以稳定表达外源基因的动物品系，淘汰掉非生殖嵌合（chimera）的首建者。一般建议至少拿到两个可以稳定表达外源基因的动物品系，以排除整合位点引发的位置效应从而引发的表型变化。不同的 F_0 代动物之间不建议交配，其子代也不建议相互交配。由于转基因只能判断有无外源基因整合，不能判断在某个位点是纯合还是杂合，所以不用区分纯合子还是杂合子，只区分阳性和阴性，一般通过 PCR 鉴定即可，对于某些蛋白质的表达和活性需要结合相应技术进行鉴定。个别情况下，外源基因整合可能发生在受精卵多细胞期，甚至更后期，外源基因不一定能进入生殖细胞，这一类首建鼠往往不能建系。

2. 基因敲除和基因敲入动物的繁育

基因敲除和敲入动物是利用现代基因编辑技术实现动物基因组的定点敲除和敲入，因此插入位点和拷贝数已知。在交配繁育过程中，需考虑动物是单基因还是多基因敲入或者敲除、基因编辑位点是否在性染色体、是否纯合致死等因素，根据不同的情况需制定不同的交配方案。

通常在获得单基因定点敲除和敲入动物 F_0 代以后，与野生型小鼠进行交配，获得杂合子 F_1 代，其 F_1 代杂合子再进行相互交配有 1/4 概率获得 F_2 代纯合子。

3. 条件性基因敲除小鼠的繁育

条件性基因敲除小鼠是通过基因打靶，把两个 loxP 位点放到目的基因（如 *Med1* 基因）一个或几个重要外显子的两边。该小鼠和表达 Cre 酶小鼠杂交之前，其目的基因表达完全正常。当与组织特异性表达 Cre 酶的小鼠进行杂交后，可以在特定的组织或细胞中敲除该基因，而该基因在其他组织或细胞表达正常。因此，条件性敲除小鼠需要工具鼠——Cre 小鼠和 flox 小鼠进行交配获得 Med1$^{flox/flox}$/Cre^{+}小鼠，即为实验所需的阳性小鼠，阴性对照为 Med1$^{flox/flox}$/Cre^{-}（同窝对照）小鼠。

一般来说，flox 小鼠在去除 *Neo* 基因后，获得仅含有两个 loxP 位点的 flox 杂合子小鼠（如 Med1$^{flox/+}$），其繁育策略有两种：①将 Med1$^{flox/+}$小鼠和 Cre^{+}小鼠交配获得 flox 和 Cre 双阳性杂合子小鼠（Med1$^{flox/+}$/Cre^{+}），再将 Med1$^{flox/+}$/Cre^{+}与 flox 杂合子小鼠（Med1$^{flox/+}$）交配，最终获得 flox 纯合且 Cre 阳性的实验组小鼠（Med1$^{flox/flox}$/Cre^{+}，该小鼠所占后代比例为 1/8）和 flox 纯合且 Cre 阴性的对照组小鼠（Med1$^{flox/flox}$/Cre^{-}，该小鼠所占后代比例为 1/8）。②将 Med1$^{flox/+}$小鼠和 Cre^{+}小鼠交配获得 flox 和 Cre 双阳性杂合子小鼠（Med1$^{flox/+}$/Cre^{+}），同时将 flox 杂合子（Med1$^{flox/+}$）小鼠自交获得纯合 flox 小鼠（Med1$^{flox/flox}$），最后将 Med1$^{flox/+}$/Cre^{+}与 Med1$^{flox/flox}$交配，获得 flox 纯合且 Cre 阳性的实验组小鼠（Med1$^{flox/flox}$/Cre^{+}，该小鼠所占后代比例为 1/4）和 flox 纯合且 Cre 阴性的对照组小鼠（Med1$^{flox/flox}$/Cre^{-}，该小鼠所占后代比例为 1/4）。

如果两个 loxP 位点的 flox 纯合（Med1$^{flox/flox}$），该小鼠和 Cre^{+}小鼠交配 F_1 代有 Med1$^{flox/+}$/Cre^{+}、Med1$^{flox/+}$/Cre^{-}两种表型，杂交后 F_2 可得到 Med1$^{flox/flox}$/Cre^{+}（1/8）与 Med1$^{flox/flox}$/Cre^{-}（1/8）小鼠，用于后续研究（图 9-9）。

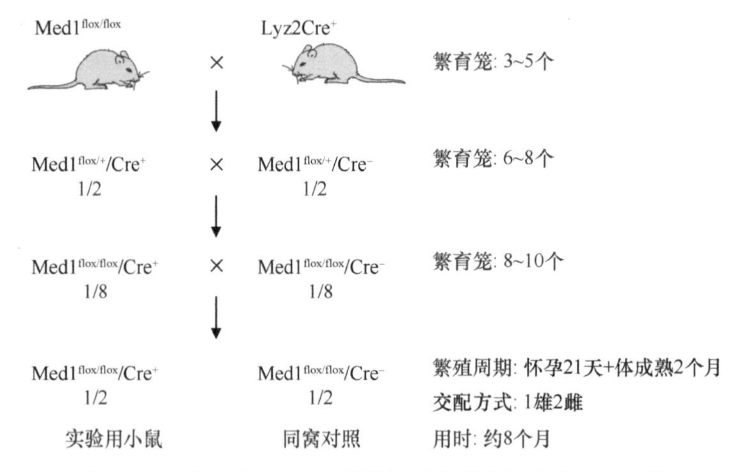

图 9-9　巨噬细胞 *Med1* 条件性敲除小鼠的繁育交配示意图

目的是获得 flox 纯合且 Cre 阳性（巨噬细胞 *Med1* 敲除）或者阴性（同窝对照）的实验组小鼠。将 Med1$^{flox/flox}$小鼠和 Lyz2^{Cre+}小鼠（巨噬细胞特异性表达 Cre 酶）交配获得的 flox 和 Cre 双阳性杂合子小鼠（Med1$^{flox/+}$/Cre^{+}），再将 Med1$^{flox/+}$/Cre^{+}与 Med1$^{flox/+}$/Cre^{-}交配，最终获得 flox 纯合且 Cre 阳性的实验组小鼠（Med1$^{flox/flox}$/Cre^{+}，该小鼠所占后代比例为 1/8）和 flox 纯合且 Cre 阴性的对照组小鼠（Med1$^{flox/flox}$/Cre^{-}，该小鼠所占后代比例为 1/8）

第六节　基因修饰动物应用

在遗传学研究中，随着20世纪初连锁分析、60年代体细胞遗传、70年代基因克隆、80年代基因修饰动物和90年代克隆动物的出现，基因修饰技术水平逐步提高。近年来，由于ZFN、TALEN、CRISPR等技术的发展，实现了在不同种属动物间进行基因编辑的突破。生物医学研究方式从离体单基因分子水平操作，发展到离体（*in vitro*）、在体（*in vivo*）配合，进入了分子、细胞和整体三结合的阶段。基因修饰动物的研究也从早期的纯理论研究发展到逐渐转化并产生社会效益的阶段。特别是CRISPR技术不仅在基因修饰动物模型制作，也在疾病诊断和治疗策略开发上得到应用，成为基础研究到临床转化的核心关键技术之一。

一、制作人类疾病动物模型

基因修饰动物最主要的应用是作为人类疾病动物模型。人类疾病动物模型是医学研究中的重要环节，基因修饰技术的出现为人类精确地研究基因与疾病的相关性提供了可能，而且可以在个体发育的每个阶段分析基因的功能。人类基因组序列精细图已于2003年完成，但是要从基因组序列的破译转向基因功能的分析定位，以及人类重大疾病的预测、诊断与治疗都将在整体动物模型研究的基础上取得新的突破。

1. 转基因动物模型

由于某些病毒在一般动物体不易感染，很难建立所需要的动物模型，而转基因动物则提供了解决问题的办法，如乙型肝炎病毒（HBV）动物模型的建立。有人在食蟹猴、熊猴中发现HBV抗体，将其用于HBV的动物模型研究，随后建立的HBV转基因小鼠为探讨HBV的致病机制提供了有用的动物模型。2003年，严重急性呼吸道综合征（severe acute respiratory syndrome，SARS）暴发后，人们发现，由于小鼠与人的血管紧张素转换酶2（angiotensin converting enzyme 2，ACE2）蛋白之间存在结构差异，感染人的冠状病毒（coronavirus）不能感染小鼠，为了更好研究冠状病毒的致病机理，国内外研究者相继建立了表达冠状病毒受体——人ACE2（*hACE2*）的转基因小鼠模型。自2019年年底新型冠状病毒肺炎[①]（COVID-2019）暴发以来，*hACE2*转基因小鼠为研究人类COVID-2019提供了良好的SARS-CoV-2感染疾病模型。

2. 基因敲除/敲入小鼠的应用

当前生物医学研究中使用的绝大多数动物模型是基因修饰动物模型。基因修饰

①2022年12月16日，国家卫生健康委将新型冠状病毒肺炎更名为新型冠状病毒感染。

动物模型中小鼠是使用最多也是最核心的物种。2021 年英国生物医学研究中使用的 144 万只基因修饰动物中 86%是小鼠，剩余 13%是鱼类、0.7%是大鼠。在基因修饰小鼠模型中基因敲除/敲入模型占主导地位，条件性基因敲除应用广泛。例如，利用 CRISPR/Cas9 基因编辑技术，研究人员精准地将 *hACE2* 基因插入到小鼠 ACE2 启动子特定位置，成功地敲除了小鼠 ACE2（*mACE2*）基因，获得了一种只表达 *hACE2* 而不表达 *mACE2* 的转基因小鼠，成为研究 COVID-2019 较好的啮齿类动物模型。再如，*ApoE* 敲除小鼠和 *LDLR* 敲除小鼠的出现，改写了小鼠不适合研究人类心血管病（特别是动脉粥样硬化、脂代谢）的历史，已经成为研究人类心血管病的经典工具。目前，研究人员根据各自研究目的，可以对靶基因进行更加精细的遗传编辑，从而研究靶基因对整个机体、特定组织、某一类型细胞或者机体不同发育的影响，对于最终阐明靶基因在疾病发生发展中的作用具有重要意义。

3. 人源化动物模型

人源化动物模型是指带有功能性的人类基因、细胞或组织的动物，是人类疾病体内研究的活体替代模型。目前，人源化动物模型主要在小鼠身上得以实现，应用日渐广泛。例如，人源化肝脏小鼠模型可以使得一些人类特异性的病原（如 HBV、HCV）在动物体内获得感染并引发疾病。再如，人类生理与动物生理有显著差别，大多数利用小鼠等动物模型开发的药物在人体上并没有效果。利用转基因、基因敲除、基因敲入等方法可以将人类基因“放置”在小鼠模型上制作人源化小鼠模型，进而大大提高小鼠模型模拟某些人类疾病的有效性。

4. 在体遗传谱系追踪技术

细胞谱系示踪技术（cell lineage tracing）是指利用各种方式标记细胞，并对包括其后代所有细胞的增殖、分化及迁移等活动进行追踪观察，既可以在体揭示特定类型的细胞，又可以研究其再生、定向分化在疾病发生过程中的作用。早期研究中，体内的细胞追踪技术主要依赖于 Cre-loxP 同源重组系统。将 Cre 和特定类型的细胞标记基因表达相关联，如 A 基因阳性细胞标记，实现在 A 标记基因表达的同时启动 Cre。另外，可以在两个 *loxP* 位点之间插入 STOP 终止序列，并连接示踪蛋白基因（如 *tdTomato*）。当细胞的 A 标记基因表达，启动 Cre，发生同源重组，两个 *loxP* 位点之间的 STOP 终止序列被删除，示踪 tdTomato（红色荧光蛋白）得以表达，可以检测到靶细胞表达红色荧光（图 9-10A）。双同源重组酶示踪技术是基于 Dre-rox（与 Cre-lox 系统类似，loxP 变为 rox，Dre 重组酶识别 *rox* 位点）与 Cre-loxP 双同源重组酶系统的遗传谱系示踪新技术。将 Dre-rox 同源重组系统和 Cre-loxP 同源重组系统相结合，一是可以实现更为精准的遗传谱系示踪，二是可以实现多基因（如 A、B 双基因）标记示踪（图 9-10B）。

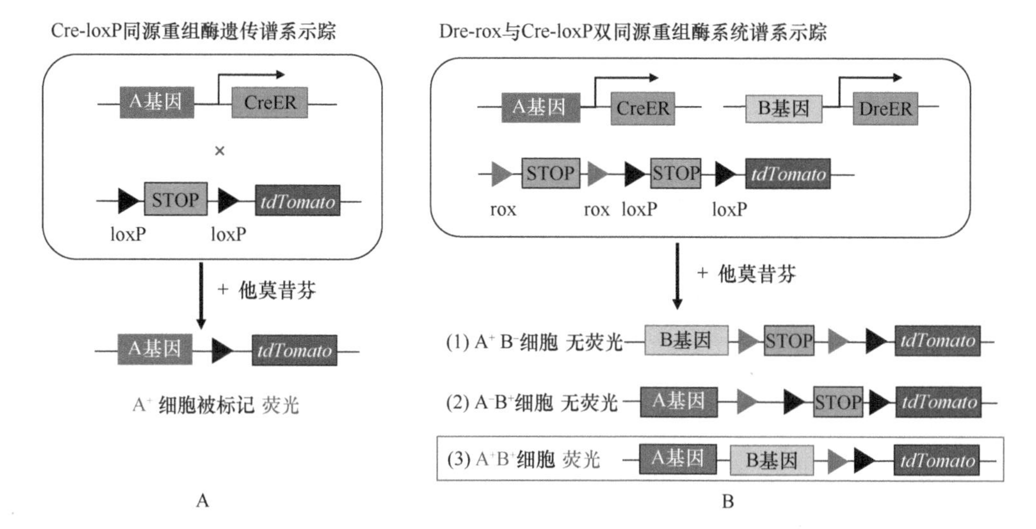

图 9-10 同源重组酶遗传谱系示踪方法示意图（彩图请扫封底二维码）

随着基因修饰小鼠技术的快速发展，越来越多的工具小鼠和标记基因特异性 Cre/Dre 小鼠被开发。

二、转基因动物生物反应器

用基因工程手段生产药用蛋白是现代生物高技术产业的主流，常用的是大肠杆菌、酵母及培养细胞等体系。但这些体系还存在着以下几个难以克服的问题：分离纯化困难，产量低，有些要经过复杂的翻译后修饰过程才得到有活性的蛋白质，而体外系统难以得到高活性的蛋白质。如果以转基因动物模型为生物反应器（bioreactor），一个转基因动物就是一个生产车间，建立分子农场来生产药用蛋白，具有生产成本低、产量大的优点。由于人类与哺乳动物间的亲缘关系较近，转基因哺乳动物生物反应器所生产的重组蛋白在结构上与人体内的天然蛋白更为接近，也更加安全有效。在转基因动物乳汁中表达重组蛋白被认为是生物制药中最可行的方法之一。乳汁易取，获得量较大。另外，乳汁表达重组蛋白的纯化技术也得到极大发展，促进了各种转基因乳腺反应器用于生物制药项目的发展。

山羊是乳汁表达重组蛋白重要的动物模型，具有种群维持成本低、世代间隔短、早熟、繁殖能力强、奶产量较高等优点，使其表达重组蛋白可在短时间内获得较高的产量。从山羊奶中生产的重组人抗凝血酶（antithrombin）ATryn 是第一个利用转基因动物生产的人用生物制品。ATryn 于 2006 年获得欧洲药品管理局（European Medicines Agency，EMA）批准在欧盟国家上市，2009 年获得美国食品药品监督管理局（FDA）批准上市，用于预防遗传性抗凝血酶缺乏患者的围手术期和围产期血栓栓塞事件。另外一个从家兔乳汁中表达的重组人 C1 酯酶抑制剂（C1 esterase inhibitor）Ruconest 于 2012 年获得 EMA 批准上市，2014 年获得 FDA 批准上市，用于治疗遗传性血管性水肿（hereditary angioedema）急性发作。

另外，药用单克隆抗体的一个主要缺点是鼠源抗体的抗原性。采用两种动物基因编辑技术：用人 Ig 重链恒定区替换动物相应区；用酵母人工染色体（yeast artificial chromosomes）等载体导入人 Ig 全部基因、敲除动物 Ig 基因。用目标抗原免疫获得的该基因修饰动物，就可以产生人源而非动物源特异性抗体。

三、异种器官移植潜在供体

我国每年有 100 多万生命垂危的患者亟须器官移植，最终能得到同种（人类）异体移植（allogeneic transplantation）供体的不到 1 万人。因此，异种器官移植（xenotransplantation）是解决人类器官移植供体不足的途径之一。异种器官移植是指将基因修饰动物身体的器官移植到人体中，并长期有效存活。

在异种器官供体动物选择上，虽然猴、猩猩和狒狒等非人灵长类动物与人进化关系最接近，器官结构、生理功能、新陈代谢与人类也非常相似，但大多数非人灵长类（如猕猴、食蟹猴）体形小，器官小、无法承担人体代谢的需要。而猩猩和狒狒等大型类人猿又是濒危稀有动物，世代间隙长，很难满足人类器官移植的需求。

猪虽然是偶蹄目动物，与人类相差很远，但从体形、食性、代谢水平等这些外在指标来看，猪与人类大体接近。猪某些器官“性能参数”与人类基本“相同”。例如，猪的心脏与人的心脏大小差不多，其管道分布和动力输出类似，体温都是 36～37℃，心率接近。另外，猪组织内的病毒不太会感染人类。此外，猪容易定向基因编辑、大规模繁殖，克隆效率也高。因此，猪是异种器官移植较为理想的供体，可用于人体角膜、皮肤、胰岛、关节、肌腱、韧带、肾脏、心脏、肝脏等器官的移植。

急性排斥反应 （acute rejection）是猪异种器官移植的最大障碍。猪器官移植引起排斥反应的主要原因是人体内的天然抗体能识别出猪细胞表面的 α-半乳糖苷酶（α-galactosidase，α-gal）、β-gal、*N*-乙酰神经氨酸羟化酶（*N*-glycolylneuraminic acid hydroxylase）等，敲除猪体内表达这些蛋白质的基因，可以逆转猪器官移植后引起的急性排斥反应。另外，猪内源性反转录病毒 （porcine endogenous retrovirus，PERV） 是以一种前病毒 DNA 的形式整合在猪基因组中，随细胞染色体的复制而复制，并感染更多细胞。PERV 可通过异种器官移植进入人体，产生损害。借助 CRISPR/Cas9 技术，目前已经能够将猪基因组中大量备份的 PERV 基因敲除干净。在敲掉影响急性排斥反应基因和 PERV 基因后，同时再给猪转入抑制补体活化、调节凝血、抗炎、抗吞噬的基因，这种基因修饰猪就成为异种器官移植的潜在供体。

目前，临床上已经开始利用基因修饰猪器官进行人异种移植尝试。例如，2022 年 1 月，美国马里兰大学医学中心成功将一颗经过基因编辑的猪心脏移植到一名 57 岁终末期心脏病患者体内，即使患者移植后存活只有 2 个月，但已远远超出科学家的预期，初步显示出异种器官移植的较好前景。

四、改良经济动物生产或抗病性能

传统育种只能在同种或亲缘关系很近的物种之间进行，自发性突变作为选种的前提，其发生概率相当低。基因编辑技术问世以来，可用来改造动物遗传性状、提高经济性状、增加抗病能力。已知机体中基因决定表型特性，但“多因一效”是主体性的，“一因多效”是补充性的。随着动物基因组计划完成，动物许多重要性状的主效基因被克隆，研究人员可从中找出决定性状的一个或若干个主效基因，编辑后导入核心种子群中进行育种、繁殖、推广。利用基因编辑技术在植物（如大豆、棉花）育种上取得了巨大的成功，基因修饰动物也逐渐出现在人们餐桌上。例如，2015 年，美国 FDA 批准可以食用转基因三文鱼。2020 年，FDA 批准 *α-gal* 基因敲除猪用于人类食用和医疗用途。有些人食用含有 *α-gal* 的猪肉、牛肉和羊肉会产生过敏反应，*α-gal* 基因敲除猪可供人们安全食用。

五、基因修饰动物的局限性

1. 基因修饰小鼠模型与人类疾病临床症状吻合问题

在许多情况下使用基因修饰小鼠可以复制出人类疾病的大多数重要特征，并且用于分析疾病的病理生理学及被打乱的生化代谢途径。但在某些情况下，基因修饰小鼠仅能复制出人类复杂疾病的部分症状，或复制出的症状比人类要严重，或根本没有临床表现。在这种动物模型与人类疾病临床症状吻合较差的情况下，用基因修饰动物模型分析疾病病理学就变得复杂。小鼠与人类遗传背景、代谢途径不同，可能的基因相互作用方式不同等，使得基因修饰小鼠模型的研究价值受到部分人的怀疑。来自任何一个小鼠（包括基因修饰小鼠）模型的研究结果外推到人类身上的时候，都需要十分小心和谨慎，因为小鼠模型都是在特定条件下（如基因修饰）建立的，不能完全模拟、只能部分反映人类相关疾病的病理生理学特征。

2. 重视多种实验动物联合应用

基因修饰小鼠是人类生理学和行为学研究应用较多也较为理想的模型。不过，任何研究结果需要用比较方法来加以验证。因此，小鼠最适合进行生物医学研究，但对其他动物复制模型的研究也不能放弃。实际上，每一个模型都具有唯一的特性，理论上每个模型只适合于研究某一特殊的问题，不可忽视物种之间的差异，必须创造性地运用从这些动物身上收集到的数据来解决我们面临的生物医学问题。

（赵四海、师长宏）

参考文献

Boch J, Scholze H, Schornack S, et al. 2009. Breaking the code of DNA binding specificity of TAL-type III effectors. Science, 326(5959): 1509-1512.

Cong L, Ran F A, Cox D, et al. 2013. Multiplex genome engineering using CRISPR/Cas systems. Science, 339(6121): 819-823.

Evans M J, Kaufman M H. 1981. Establishment in culture of pluripotential cells from mouse embryos. Nature, 292(5819): 154-156.

Gordon J W, Scangos G A, Plotkin D J, et al. 1980. Genetic transformation of mouse embryos by microinjection of purified DNA. Proc Natl Acad Sci USA, 77(12): 7380-7384.

Hammer R E, Pursel V G, Rexroad C E Jr, et al. 1985. Production of transgenic rabbits, sheep and pigs by microinjection. Nature, 315(6021): 680-683.

Komor A C, Kim Y B, Packer M S, et al. 2016. Programmable editing of a target base in genomic DNA without double-stranded DNA cleavage. Nature, 533(7603): 420-424.

Liu C, Du Y. 2019. Microinjection: Methods and Protocols. New York: Humana Press.

Palmiter R D, Brinster R L, Hammer R E, et al. 1982. Dramatic growth of mice that develop from eggs microinjected with metallothionein-growth hormone fusion genes. Nature, 300(5893): 611-615.

Porteus M H, Baltimore D. 2003. Chimeric nucleases stimulate gene targeting in human cells. Science, 300(5620): 763.

Smithies O, Gregg R G, Boggs S S, et al. 1985. Insertion of DNA sequences into the human chromosomal beta-globin locus by homologous recombination. Nature, 317: 230-234.

Thomas K R, Folger K R, Capecchi M R. 1986. High frequency targeting of genes to specific sites in the mammalian genome. Cell, 44: 419-428.

Wang Y, Zhao S, Bai L, et al. 2013. Expression systems and species used for transgenic animal bioreactors. Biomed Res Int: 580463.

第十章　实验动物饲养和管理

科学信息通过系统性观察（systematic observation）和实验研究（experimental study）两种途径获取。系统性观察又称为描述性研究（descriptive study），在生物医学研究中以描述疾病或健康状态在人群中的分布情况为主，而实验研究是收集直接数据的一种方法，作为一种受控制研究方法，实验研究通过选择适当的群体，以不同手段控制相关因素，检验群体间反应差别，主要目的是建立变量之间的因果关系（cause-and-effect relationship）。动物实验（animal experimentation）作为实验研究重要组成部分，以实验动物作为研究对象，通过一定的生物处理，检验实验动物对不同处理因素的反应。因此，动物实验结果常用来描述、解释、预测或发现生物现象或生物效应。

科学意义上的动物实验是指为了获得有关生物学、医学等方面的新知识、新技术或解决具体问题而使用实验动物进行的科学研究。

第一节　动物实验过程

动物实验是一种受控制的研究方法，通过一个或多个变量的变化来评估它对一个或多个变量产生的效应，因此，动物实验涉及的因素广泛，过程烦琐。一般来讲，动物实验过程先由研究者在前期调研或研究基础上提出尝试性科学假设，然后确定研究目标、设计课题，选择合适的实验动物进行实验研究，实验数据经统计学处理后，与发现的现象进行比较并分析解释，继而与假设比较验证并得出结论（图 10-1）。动物实验过程中任何一个环节的疏漏都有可能导致动物实验的失败，因此，科学规划动物实验过程显得尤为重要。

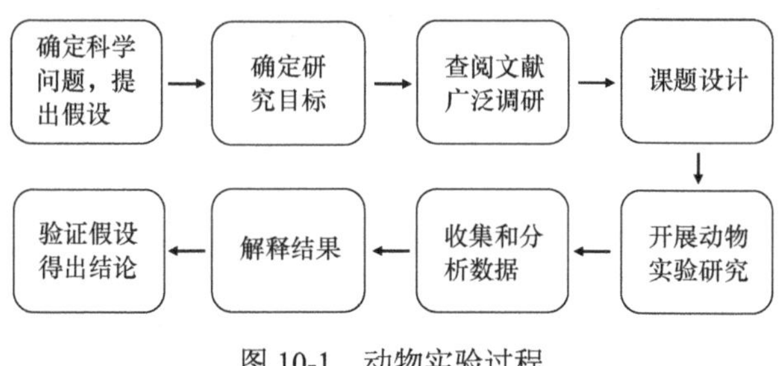

图 10-1　动物实验过程

一、研究题目选择

研究题目的选择有广义和狭义之分。从广义上讲，选题应根据社会发展需要、学科理论发展需要及现实迫切需要解决的问题来进行。例如，心血管疾病的发生发展机制是目前全社会急需解决的问题，动物实验选题即可选择诸如遗传、生活方式与心血管疾病发生关系来开展。从狭义上讲，科研题目也可根据政府、研究单位或商业公司发展需要、研究者兴趣、实验条件等来选择确定。

动物实验研究选题担负着把科学技术直接转化为社会生产力的任务，即转化医学（translational medicine）的重任，其选题应将当前社会需要置于首要位置，致力于解决当前对人类健康威胁大、迫切需要解决的问题。同时，课题的选择应是前人没有解决或没有完全解决的问题，预期从中能产生创新性成果。科研选题要有一定的科学理论和科学事实作为依据，动物实验的开展要在前期研究、广泛阅读文献的基础上进行，不能违背自然规律。此外，课题选择应遵循可行性原则，选出的课题要与研究者的主、客观条件相适应，在此过程中研究的实验条件、技术水平、实验动物、经费预算等都是课题选择需考虑的要素。综合以上因素，需要性、科学性、创新性及可行性是动物实验课题选择的4个要素。“需要性”原则规定着动物实验的根本方向，“科学性”原则体现了动物实验的内在根据，“创新性”原则反映了动物实验的本质特征，“可行性”原则是解决动物实验选题能否成功的关键。

二、假设形成

假设（hypothesis）形成需经过3个阶段：①观察和收集相关信息；②分析和归类相关信息；③在上述信息基础上形成假设。实际上，要确定哪些信息具有相关性非常困难，必须在大量文献调研的基础上，充分利用多种数据库为假设形成提供便利条件。例如，生物医学文献检索数据库 PubMed（https://pubmed.ncbi.nlm.nih.gov）、核酸序列数据库 GenBank（https://www.ncbi.nlm.nih.gov）、基因组数据库 Ensembl（http://ensemblgenomes.org）及蛋白质数据库 UniProt（https://www.uniprot.org）等，动物实验进行前充分利用这些数据库提供的资料，进行相关信息收集、归类，为假设形成提供科学依据。

假设是科学研究中根据事实提出的假定说明，所包含的主要内容是研究观察现象与引起这种现象原因的可能关系。对于一些伟大的发现，尤其是能突破原有理论的发现更是鼓励大胆的猜想，但大胆的猜想也是建立在有现实理论并有可能突破原有理论基础之上形成的。假设的结果多种多样，有些假设看似科学性强，容易被大家接受；有些假设看似无科学性，对这些假设需要更严格的实验过程进行验证。但不管是科学性强或者貌似无科学性的假设只有经过严格的实验验证后才能形成完整的理论。实验验证是评价假设是否正确的常用手段，所选择的实验验证手段（如动物实验等）必须满足进行假设验证的所有相关要素和技术要求，假设实验验证是否成功取决于3个要素：①验证手段特异性和准确程度。所选择的验证手段，如实验动物必须能特异、准确反映测试物的结果，如果动物物种、品种、品系及年龄、性别等选择不当，将影响对测试物质反应，造成假设验证难以判断。②实验验证力度。假设一经提出必须经过严格的实验验证才能形成科学理论，这就是假设的论证过程。在此过程中，实验设计的合理性是验证假设是否正确的唯一标准，实验设计应遵循对照性原则、随机性原则、平行重复原则、单因子变量原则、科学性原则等。实验验证过程中要了解实验要求，明确实验目的和原理，记录实验现象和数据，根据原始数据分析得出结论并与假设对比。③实验验证标准化程度。实验过程中严格控制变量条件，实验动物的使用、实验条件的选择、实验干预手段的使用等尽量保持一致，尽量避免实验过程中变量因素干扰假设验证。

三、实验对象选择

目前，实验动物资源极其丰富，从秀丽隐杆线虫、果蝇、斑马鱼、啮齿类动物（小鼠、大鼠、地鼠、豚鼠等）、家兔，到犬、猪、非人灵长类动物（食蟹猴、猕猴），以及各种基因修饰动物模型等，均可选择使用。选择特定实验动物类型一定要准确、特异地反映实验结果，特别是这个实验结果外推到人与其他物种时更应注意。

首先，要根据研究目的选择合适动物种（species）。例如，心血管疾病病理基础是动脉粥样硬化，虽然斑马鱼、鸽子、小鼠、大鼠、地鼠、家兔、猪、犬、非人灵长类动物等均可用于研究动脉粥样硬化，但小鼠（主要是指 $Apo^{-/-}$、$LDLr^{-/-}$ 小鼠）、家兔、猪和非人灵长类模型常用。小鼠是近交系，体形小、价格低、容易形成动脉粥样硬化斑块，虽然其脂代谢特征与人有差异，但可用于研究动脉粥样硬化发病机理及其相关分子机制；家兔脂代谢与人相似，体形较小鼠大，能够提供更多的组织和病理标本，可用于血管植入支架（stent）和药物评价；猪的动脉（包括冠状动脉）容易形成动脉粥样硬化，可以模拟人类动脉粥样硬化各个阶段病变（如斑块坏死、纤维化、钙化、血管生成和结膜内出血等）；非人灵长类动物在解剖学、生理学、脂蛋白谱和动脉粥样硬化病变形成部位、病理特征等，与人类最接近，在动脉粥样硬化斑块病理分析、支架评估、病变无创测量、血管造影等方面优势明显，但使用成本极高。

其次，选雄性还是选雌性动物？为了减少组内变异，很多动物实验选单一性别动物，且以雄性居多。但是，研究发现很多动物实验结果受性别的特定性影响（sex-specific effect），也就是说动物实验结果可能存在潜在的性别差异，不清楚一种性别是否比另一种性别有明显优势。基于此，开展动脉粥样硬化实验研究时，美国心脏协会（American Heart Association）建议同时选用足够多的雌、雄动物开展研究，强调性别分开分析和报告数据。

四、研究计划制订和实施

制订研究计划非常重要，不仅动物伦理审查需要研究计划，实验室内部交流也会更加方便。对于假设验证来说，详细的研究计划更适合评估假设正确与否。

一般来讲，研究者可以自由制订合适的研究计划进行动物实验，但现实中许多因素限制动物实验的开展，如操作人员技术熟练程度、动物体形大小是否能满足实验要求、是否有合适的动物模型可用于研究等。因此，研究计划制订中的有利因素和不利因素在动物实验过程中都必须加以考虑。实验动物和动物模型的选择、实验处理方法应用是制订实验计划重点考虑的因素。

3Rs 原则（替代、减少、优化）是制订实验计划时遵循的基本原则。动物实验没有替代的可能时，实验动物数量既要满足统计学要求，又要避免不人道使用动物，同时对实验结果的重复性和可靠性估计要在实验计划中体现。详尽的动物实验计划对于课题负责人和动物实验技术人员同样重要。一旦实验计划制订，课题负责人能够按照实验计划随时检查课题进度。动物实验技术人员能够按照实验计划进行操作。当动物实验结束、收集数据后，用准确的统计学方法对数据进行处理并形成结论，最终与原始假设进行比对，验证假设的科学性。

例如，决定样本量大小的问题。基于前期实验和其他实验室相关数据，统计学家给出了很多种计算动物实验研究中每组动物样本量大小的方法。但不同实验室数据往往差异很大，没有多少参考价值。大多情况是动物实验没有前期数据或经验，也没有其他实验室数据可以参考，无法利用统计学家给予的公式来计算样本量大小。绝大多数较可靠出版物中，使用近交系小鼠时，每组数量 n=10～20。很多研究表明，即使遗传背景完全相同的近交系小鼠，饲养条件、饮食及处理因素等完全相同，组内变异也可能很大，组内测试数据也可能呈非正态分布。这些因素在制订研究计划时要充分考虑。

另外，制订实验研究计划时，确定实验周期也很重要。绝大多数动物实验研究是在单一时间点测定处理因素（如给药）对观测值（如疾病程度）的影响。如果所研究的处理因素不引起观测值改变或引起观测值持续改变，采用单一时间点测量方法是可靠的。但是，处理因素对观测值的影响可能短暂、不持续。例如，内皮细胞特异性过表达15-脂氧合酶（15-lipoxygenase）或者缺乏成熟淋巴细胞，只会导致小鼠动脉粥样硬化斑块短暂增加或减少，但并不持续。还有一种可能性，即处理因素只影响疾病过程晚期病变，对早期病变没有影响或有相反影响。在这种情况下，选择早期或晚期的时间点测量，则不能准确反映处理因素对观测值的影响。没有明确准则来确定动物实验周期，但多个时间点测量观测总是有益的。

五、实验结果评估与报告

动物实验常采用饲养在特殊环境下、以特殊饲料饲养的某一特定品系动物作为研究对象，这种特殊性决定了动物实验的结果判定与报告撰写的难度不容小觑，结果判定时必须以科学、严谨的态度进行评价。例如，当动物实验结果与假设相符时，研究人员往往认为这个结果是正确的。但当结果与假设不符时，研究人员可能会考虑产生这种现象到底是实验结果的真实反映，还是在特殊环境下、以特殊饲料饲养的某一特定品系动物这种独特性所造成的。严谨的动物实验结果应是用不同品系动物、不同手段处理后得到一致的结果，但实际操作中，很少有人用不同品系动物来进行同一实验，这样在结果判定时更应注意。

多数情况下，实验结果形成后将以研究报告、会议交流、论文或著作等形式呈现。论文是发表在经过同行评议的专业期刊上供同行进行交流。研究论文的撰写提纲有固定的模式，即题目、作者、摘要、前言、材料和方法、结果、讨论、致谢、参考文献等。当研究人员以这种形式将结果展示给同行后，可能会给其他研究者新的启发，从而形成新的假设并进行科学验证。

当实验结果不能验证当初的假设，或者说动物实验结果是阴性的时候，强烈建议这样的研究结果也要发表，这将为同行开展类似研究提供十分有用的信息。

第二节　动物实验前准备

动物实验前准备工作可分为理论准备和条件准备两个阶段。理论准备的核心是假设的形成并设计实验对假设进行验证，这一部分在上节内容中进行了论述。当理论准备完成后，动物实验进入条件准备阶段，动物实验涉及的各个环节，包括动物因素、操作者技术因素、环境因素等都是条件准备时重点考虑的内容，当实验人员完全准备好这些条件后即可进入动物实验阶段。

一、动物饲养前准备

动物实验室的准备应根据实验目的、实验规模（实验动物数量）、动物实验周期等来确定。饲养面积取决于动物种类、数量和饲养时间，同时还应考虑饲养面积一定符合动物福利要求。例如，饲养设施长时间未用时，动物进入前一周应对设施彻底消毒，确保设施内空气净化等级、温湿度、风速、光照符合国家《实验动物 环境及设施》标准（GB 14925—2023）。例如，已有研究发现，$Apo^{-/-}$小鼠在普通环境与屏障环境中饲养，动脉粥样硬化病变大小是不一样的。因此，实验动物饲养环境很重要。

饲养动物的器具、器材应在动物购入前准备好，笼盒、笼盖及饮水瓶至少准备 2 套以便换洗。笼盒、笼盖及饮水瓶在使用前进行彻底清洗与消毒，并检查是否完好。根据实验观察时间的长短，购入或领取相应数量和质量等级的饲料和垫料。

二、动物运输与检疫

动物实验如果需要外购动物，应从具有相应质量合格证的实验动物供应单位订购。购入时应向供应单位索取动物的遗传背景、微生物背景及质量合格证等信息。外购大、中型动物，必要时要求供应单位提供方便运输的有关证明材料。实验动物运输时，应按实验动物相应等级标准进行包装密封和运输，运输时装箱（笼）密度应符合实验动物生理、生态要求。不同品种、品系、性别和等级的实验动物不得混合装运，以防止相互干扰。长途运输（一般超过 4h 以上）时应供给动物充足的、含水量丰富的营养性食料。普通动物运输途中可用新鲜水果、马铃薯或蔬菜代替直接给水，SPF 动物可用 2%～3%的琼脂胨代替水。

外购动物回本单位后，不能直接进入动物实验室，必须先在检疫室隔离检疫并进行适应性饲养，以减少动物运输期间产生的应激反应。检疫期间切记将动物雌、雄分开饲养。隔离检疫周期为 1～2 周，视动物品种和等级不同，隔离检疫周期也不同。大、中型动物检疫周期为 2 周，小型啮齿类动物检疫周期为 1 周左右，但也有研究者将 SPF 大、小鼠检疫周期延长至 2 周。隔离检疫期间详细观察动物健康状况，记录动物体重、活动、饮食、饮水等参数，重点观察动物有无竖毛，口、鼻、眼睛、生殖器、肛门等有无分泌物。检疫期间发现的可疑动物进一步通过血清学、分子生物学等方法进行排除，动物质量确认合格后才能进入动物实验区域。

三、饲料准备

饲料是维持实验动物日常营养需要的日粮，饲料中蛋白质、脂肪、碳水化合物、矿物质、维生素、水及纤维素等营养物质必须满足动物饲养要求。实验动物品种、品系不同，其营养需要存在差异，实验动物的性别、年龄、生理阶段与生产状况等也是影响实验动物营养需要的重要因素。动物实验前应根据动物的品种、年龄、生理状态及实验目的，选择不同的饲料满足动物的营养需要。实验动物饲料有维持料、繁殖料之分，如实验目的仅是观察动物对某一药物的反应，实验过程中不需要繁殖动物，此时只需要使动物体内的养分处于合成与分解速度相对“平衡”的状态，而维持料的营养成分则可以完全满足动物的需要。实验如用到生长期或妊娠期动物，此时动物合成代谢速度超过分解代谢速度，如果用维持料已不能满足动物营养需要，必须用繁殖料代替维持料。对于一些特殊实验而言，应根据研究目的不同，提前购入特殊饲料进行实验准备。例如，普通饲料中加入 0.3%胆固醇、3%橄榄油，制成的高胆固醇饲料可诱导家兔动脉粥样硬化模型。饲料购入前也应根据动物微生物等级不同选择购买不同饲料，普通动物饲料要求相对较低，SPF 及以上动物的饲料必须用辐照灭菌。

目前，转基因动物、基因敲除/敲入动物等基因修饰动物应用越来越多，对于一些诱导性基因修饰动物，其饲料中还必须加入特定药物进行诱导，如四环素（tetracycline）、多西环素（doxycycline）、他莫昔芬（tamoxifen）等，构建条件性敲除（conditional knockout）模型。实验前对饲料中添加的诱导药物剂量及保存方式应详细了解。

四、实验动物准备

动物实验前，详细了解外购动物或本单位动物的健康状况，尤其关注动物近期微生物和遗传质量检测报告，以判断动物有无病原体污染、遗传漂变等情况，根据质量检测报告有选择地准备实验所需动物数量。如果实验中使用模型动物，实验前还应了解详细的造模过程、操作时间。为了让外购动物尽快适应新的饲养环境，还要了解生产单位设施的环境条件，如光照参数、垫料类型、饲料及环境丰富度等方面的信息。

动物实验前详细了解拟使用的实验动物生物学特性及解剖生理特点，根据动物生物学特性及解剖生理特点选择合适的动物进行实验，同时实验动物选择时还应遵循相似性、差异性、易化性、相容性、重复性的原则，确保选择的实验动物能准确、客观地反映实验结果。

遗传背景对动物实验结果影响很大。例如，C3H 和 FVB/N 背景下的 $ApoE^{-/-}$小鼠动脉粥样硬化斑块面积明显小于 C57BL/6 小鼠。最初，制作基因敲除小鼠的胚胎干细胞（embryonic stem cell）来自 129 小鼠品系，现在 C57BL/6 成了大家公认的“金标准”近交系小鼠，通过连续回交（backcross）的方法，可以将 129 或其他品系小鼠的突变基因或转基因导入 C57BL/6 背景下进行研究。另外，基因修饰动物品系与野生对照（wild type）动物遗传背景、Cre 工具小鼠与条件性基因敲除 loxP/loxP 小鼠的遗传背景也必须完全一致。

除了遗传外，已有研究证明肠道菌群影响 $Apo^{-/-}$小鼠动脉粥样硬化发展。从供应商处购买小鼠到使用单位，小鼠携带的菌群很可能会随着时间的推移而发生变化，短时间内可能达不到稳定状态。因此，基因修饰引起的表型改变很有可能是由菌群变化引起而不是宿主本身基因修饰引起。由于小鼠互相吃粪便，实验设计时要计划将所有实验小鼠（如基因修饰小鼠、对照组）放在一起，混养一段时间，才可能消除动物携带菌群的差异。

五、动物麻醉前准备

麻醉前，必须根据实验目的、实验方法、动物种类、手术部位、手术特点、麻醉对动物机体影响等因素，确定科学合理的麻醉方案。麻醉方案一般包括麻醉方法、麻醉药物选择和麻醉深度确定。麻醉方案一般由有经验的兽医师提出，没有兽医师的可由经过专门培训并有实践经验的实验人员、研究人员提出。麻醉方案一经确定，原则上不得随意更改，但是，有的动物个体差异较大，药物的生产厂家不同，药物的质量和药效也存在差异。因此，在实际操作时，应根据实际情况增减药物的剂量。

实验动物宜在实验前 1 周到位，使动物适应新环境，恢复运输过程中应激反应引起的代谢和激素改变。这段时间内要记录动物的体重、生长速度、摄食量和饮水量，观察动物健康状况。对于大、中型动物来讲，实验前驯化很有必要，驯化后的动物在抓取和保定时都能与操作人员很好配合，不仅使麻醉工作顺利进行，还能避免或减少应激反应。麻醉前动物应该进行足以空腹的一段时间禁食，防止反胃和胃内容物吸入气管。同时，麻醉意外的抢救药物及设备也应提前准备好。

六、预实验

预实验是正式动物实验前的初步实验。预实验目的在于检验实验设计的科学性和可行性，检查各项准备工作是否完善，实验方法和步骤是否切实可行，测试指标是否稳定可靠，初步了解实验结果与预期结果的距离，从而为正式实验提供补充、修正的意见和经验，避免由于设计不周，盲目开展实验而造成人力、物力、财力浪费。通过预实验为正式实验选择最佳实验材料，准确控制无关变量，为进一步的实验摸索条件。预实验可用少量动物进行，但所用动物品系、质量必须与正式实验一致，同时实验方法和观察指标也应与正式实验一致。

七、动物实验伦理审查

随着对动物保护意识的提高，公众对动物福利的意识也越来越强，各个研究机构从不同方面加强了动物实验监管力度，其中伦理审查就是动物实验前必须检查的一个项目。动物实验伦理审查由本单位实验动物管理和使用委员会（Institutional Animal Care and Use Committee，IACUC）负责，项目负责人根据研究计划向IACUC提交申请材料，提交材料中应包含以下内容：①动物实验概述；②实验研究团队成员的专业背景、与动物实验相关的岗位证书编号、环境设施许可证号；③项目的目的和意义、必要性，实验动物的用途及数量、性别、饲养管理或实验处置方法，预期出现的对动物的伤害、处死动物方法等问题的详细描述；④遵守实验动物福利伦理原则的声明，等等。因此，申请人在动物实验前一定要明确要做什么、为什么要这么做、这么做对动物意味着什么，以及这项实验预计将给社会带来什么利益等。IACUC将会从动物实验必要性、实验动物选择正确性、实验处理手段科学性、动物福利合理性等方面综合考量，如IACUC认为实验设计完全符合动物福利相关要求并具有一定的科学性，则可以按照实验计划开展动物实验研究。

第三节　实验动物饲养与观察

一、实验动物的饲养管理

1. 小鼠

环境要求及饲喂。小鼠饲养环境的最佳温度为20～26℃，最佳湿度为40%～70%。氨浓度不应超过14mg/m^3。在饲料和饮水方面，小鼠应饲喂全价营养颗粒饲料。成型饲料具一定的硬度，以便小鼠磨牙。不同种类的小鼠有不同的营养标准，如近交系小鼠和种鼠的饲料所含蛋白质成分高于一般小鼠，DBA小鼠需要高蛋白质低脂肪的饲料。饲料中蛋白质含量应在18%～22%，小鼠对维生素A敏感，含量要充足。每周添加饲料的日期最好固定，且以两次为宜。小鼠的饮水须经灭菌处理。短期实验可饮用酸化水（用盐酸将水pH 调成2.5～3.0），其抑菌效果可达到要求。SPF和无菌小鼠饮水须经高压灭菌。为避免微生物污染水瓶，换水时应清洗水瓶和吸水管。

小鼠属于杂食性动物，胃容量小，有随时采食的习性。另外，小鼠是夜行性动物，夜间活跃，这决定了小鼠饲养应采取“少量勤添”的原则以保证随时有料。小鼠的饲料消耗量随着生长发育和生产繁殖的阶段不同而有所不同，所以必须注意不同阶段添加的饲料量。种鼠、妊娠鼠、哺乳鼠应该使用营养素高的繁殖料并适当添加葵花籽、麦芽、鸡蛋等。成年小鼠采食量5～6g/d；怀孕后期8～10g/d；哺乳第一阶段（1～12天）约13g/d；哺乳第二阶段（13～21天）约19g/d。而仔鼠在离乳前4g/d，离乳后（22～23天）5.6～6g/d。

水。饮用水应连续供应，每周换水至少1次以上，特别注意观察水瓶是否漏水或不出水。水瓶消毒时认真清洗水瓶和瓶嘴，注意瓶塞霉菌污染，严禁未经消毒的水瓶二次使用。

垫料和笼具。每周更换垫料和清洗笼具至少1次，对于特殊实验而言垫料更换频率应该加强，如糖尿病小鼠常有尿崩症现象，每周更换频率可提高至2次以上。垫料进入设施前应彻底消毒处理，防止垫料污染动物和环境的现象发生。笼具经适当消毒剂清洗后高压灭菌，晾干后通过传递窗进入清洁室备用。

繁殖、选种。繁殖时最好选用8周以上、体成熟的小鼠进行交配。小鼠繁殖时可采取1∶1或1∶2的交配方式，近交系小鼠采用“红绿灯”繁殖体系。选种时一般从母性强、繁殖率高、离乳早的2～4胎的仔鼠中选留。种鼠可使用1年半，雌鼠生育6～8胎即可淘汰。

2. 大鼠

大鼠对氨气和硫化氢敏感，应定时更换垫料，一般每周1～2次。保持室内干净卫生，加强换气，尽量减少饲养室中的粉尘。饲养设施应有良好的通风设备与空气过滤系统。大鼠不耐高温，温度过高易中暑死亡。湿度过低可导致大鼠环尾病。一般饲养室温度应保持在20～26℃，相对湿度应以40%～70%为宜。大鼠的饲料应保证其营养需要，并符合卫生质量要求。生长发育阶段不同，饲料的成分也应有所不同。刚离乳的幼鼠可适当添加软料，哺乳期可适当添加葵花籽。

大鼠有随时采食的习惯，应保证其充足的饲料和饮水。饲料按照少量多次的原则添加，软料则应每日更换。一般情况下饲料添加量掌握在每次添加时上次添加的饲料已基本吃完为宜。饲料在加工、运输、储存过程中应严防污染、发霉、变质，一般的饲料储存时间夏季不超过15天，冬季不超过30天。

大鼠与小鼠的饲养原则大体相同，饲养中水、垫料、笼具的更换及繁殖过程按照上述小鼠饲养原则进行。

3. 豚鼠

饲养环境。豚鼠听觉系统发达，对外来刺激敏感，饲养环境应保持安静，过高的噪声往往导致妊娠期豚鼠流产，豚鼠饲养环境噪声≤60db。饲养温度以18～29℃为宜，过高的饲养温度会引起豚鼠体重减轻、流产、死胎等。过低的饲养温度会降低豚鼠繁殖率，延迟动物生长发育。豚鼠喜干燥、清洁的环境，饲养过程中注意通风换气以保证湿度和氨浓度必须符合要求，动物垫料定期更换。严格执行卫生、消毒制度，确保地面、笼具、食盒清洁干净。

饲喂。商业颗粒饲料能够满足豚鼠营养需要。豚鼠体内不能合成维生素C，必须从外界补充维生素C。豚鼠日常饲养中可通过补充新鲜蔬菜或水果的方法补充维生素 C，如除颗粒饲料外，每日也可以补充胡萝卜、青草等。豚鼠对发霉、变质的饲料非常敏感，要严格控制饲料质量，防止饲料霉变。动物饮用水必须新鲜，维生素 C 也可通过饮用水补充。

4. 兔

饲养环境。饲养温度应维持在 16～29℃，相对湿度为 40%～70%，噪声≤60db。兔笼一般由不锈钢制成，并设有自动冲洗粪尿装置，一般单笼饲养。

饲喂。饲喂全价营养颗粒料，定时喂料一日两次。每日供应足够的饮用清洁水，饮水器常用乳头式自动饮水器。

交配繁殖。兔卵巢内发育成熟的卵泡必须经过交配爬跨的刺激诱导之后，才能排出。一般排卵时间在交配后 10～12h，若在发情期内未进行交配，母兔不排卵，其成熟卵泡就会老化衰退，经 10～16 天逐渐被吸收。可采用自然交配、人工辅助交配方法进行繁殖。

5. 犬

饲养环境。犬饲养环境应在独立区内，犬吠声音大，室内饲养应有双层玻璃隔音，如饲养在犬场或犬舍需要双层门设施。饲养设施内需上、下水系统，备有动力、照明装置。散养时，饲养设施应在地势较高地方选址。实验犬一般按照单笼饲养的方式进行。

饲喂。犬是肉食性动物，饲料中应有一定的动物蛋白，一般来讲，应是全价营养的膨化饲料，日常按犬体重的 4%供应饲料，可保证犬的生长发育需要。成年犬一般每日给食 2 次，生产母犬、幼犬可每日 3 次。

交配繁殖。犬在春季 3～5 月和秋季 9～11 月发情，发情期母犬外阴排出血性分泌物，血性分泌物出现 9～12 天即可进行配种。

6. 小型猪

可用混合饲料或特制的固型饲料饲喂，饲料中不得加入抗生素和激素类药物。猪是典型的贪食性动物，喜甜食，日给食 1～2 次，每日饲料供应量根据体重计算。

日常管理中加强传染病监控，防止细菌性、病毒性疾病对猪的危害。按时接种疫苗，预防猪霍乱、猪丹毒、猪瘟等疾病发生，尤其预防以猪为媒介的人兽共患病对实验人员的危害。

7. 非人灵长类动物

以食蟹猴、猕猴为代表的非人灵长类动物饲养主要有笼养和舍养两种方式。检疫驯化群、隔离群、急性实验群采用笼养，繁殖群和慢性实验群可舍养。饲养笼应配有锁或门闩系统、料斗和饮水器，笼底下设废物盆。舍养设施注意防寒、避雨，应有动物外活动场所，活动场设置能攀登的架空金属杆，方便动物活动。

饲喂食物多种多样，但食物要煮熟或加工成饼干颗粒料，食物中应加入蛋类、鱼粉、牛奶等提高营养。非人灵长类动物体内不能合成维生素 C，饲料中应添加维生素 C 或通过饲喂水果等补充。

购买动物前应检查动物接种记录，购买后必须进行隔离检疫，检疫周期至少 1 个月以上，期间注意观察动物并做好详细记录。必要时可进行结核菌素检测防止结核分枝杆菌感染，特殊情况下也可驱除体内外寄生虫。加强实验人员培训，避免人兽共患病的发生。

二、实验动物的性别判定

1. 大鼠、小鼠

新生仔鼠体形小，生殖器官发育不完全，常通过外生殖器突起与肛门之间的距离来判定，间距短的为雌性，间距长的为雄性。成熟个体性器官发育完善，可直接通过性器官进行判断，雌性小鼠有阴道口，腹部有 4 对乳腺组织，雄性有勃起的阴囊和阴茎。

2. 豚鼠

雌性外生殖器阴蒂突起比较小，用拇指按住这个突起，其余手指拨开大阴唇的皱褶，可见阴道口。雄性外生殖器有包皮裹覆的阴茎的小隆起，用拇指按住可见小突起的基部和小龟头。

3. 兔

新生仔兔以尿道口与肛门之间的距离及尿道口的形态来判定，指压近尿道开口处的下腹部，雌性肛门与尿道口的距离不明显伸长，尿道开口指向肛门方向；雄性则明显伸长，尿道开口指向肛门的相反方向。尿道口的形状，雌性为裂缝形，雄性为圆筒形。

三、实验动物的健康观察

动物与人相似，对自身疾病常有一定的反应，技术人员可通过肉眼直观观察即可判断动物的健康状况。

1. 生活习性观察

不同种属动物有不同的生活习性，若习性反常，常表明动物健康异常。健康动物具有正常的体形和坐姿，检查时应注意动物活动是否异常，身体各部是否正常及动物营养状况是否良好。

2. 精神状态及反应性观察

健康动物精神状态良好，活泼好动，双眼明亮，对外界环境反应灵敏，对光照、响声、捕捉反应敏捷。如果出现过度兴奋或过度抑郁则为异常。

3. 皮肤及被毛观察

健康动物被毛光泽浓密，无污染，异常时可出现被毛粗乱、蓬松，缺少光泽，甚至有粪便污染。健康动物的皮肤富有弹性，手感温暖，异常时可见皮肤粗糙，缺乏弹性，甚至出现损伤。

4. 采食及采食方式观察

健康动物食欲旺盛，有相对固定的采食量和饮水量及采食和饮水方式，若采食和饮水量骤增或骤减及采食方式发生改变，均为异常。

5. 粪尿

正常动物的粪便具有一定的形、色、量，尿液具有一定的色泽、气味。异常时可见粪尿过多或过少，粪稀薄或硬结，粪便中有黏液、脱落黏膜、血液等，尿中带血，颜色混浊不清。

6. 呼吸、心跳和体温检查

正常动物具有相对固定的呼吸、心跳、体温范围和固定的呼吸方式，呼吸、心跳和体温超出固定的变动范围则视为异常。

7. 天然孔、分泌物及可视黏膜观察

正常动物的天然孔干净无污染，分泌物少，可视黏膜湿润。若出现鼻涕、眼屎、阴户流恶露、肛门有粪便、可视黏膜充血或发汗均为异常。

8. 妊娠及哺乳

正常雌性动物经配种后出现正常妊娠和哺乳期，而且不同时期有不同的体态、行为及采食反应。异常时可见流产、早产、死产、难产、拒绝哺乳、弃仔和食仔现象。

9. 生长发育观察

动物出生后经哺乳、离乳直到成年，各个时期均应达到一定的体重，具有该品种品系的外貌特征。异常时可见发育迟缓、瘦小或出现畸形，应对环境因素或动物遗传性能进行分析。

10. 对可疑动物进行个体检查

初步分析症状异常的原因，必要时可进行特殊检查如尸体解剖、病理学检查、微生物学检查、血液学检查、生物化学检查等。

应全面细致地观察动物的各个部位，对乳房、阴茎、睾丸等隐蔽部位也不应忽视，尤其是有异常症状的动物应特别注意。观察时还需注意不同种属、品种及模型动物的特异性，应与其他动物相区别。例如，犬、猪的鼻端经常保持油状湿润，以手背触之有阴凉感；Wistar 大鼠筛选出来的 P77 大鼠有听源性癫痫特性，约 52%受铃声刺激后即奔跑惊厥。必要时通过微生物学、寄生虫学、营养学、病理学、血清免疫学检查以协助诊断。例如，发现健康异常时，应对环境设施设备、卫生管理、饲料质量、周边疫情、气候季节、人员、动物（包括外采样本）及物资往来等进行综合性流行病学分析。

第四节　实验动物传染病

实验动物常由于机体内在或外在的、传染或非传染的致病因素的侵扰而发生各种各样的疾病，动物疾病的发生不仅影响自身机体健康，更重要的是也会干扰实验结果，破坏环境，甚至导致人兽共患病的发生。其中感染性疾病、寄生虫病等的发生是实验动物常见疾病，对动物健康威胁大，日常管理应严格控制饲养环境，防止病原微生物感染。

一、实验动物传染病概述

传染源、传播途径及易感宿主是传染病发生的 3 个基本环节，实验动物作为一些病原体的易感宿主，在传染源和传播途径具备条件下可发生传染性疾病，导致疾病蔓延流行。因此，掌握传染病流行过程的基本环节及其影响因素，有助于制订正确的防疫措施，控制传染病在实验动物群中的蔓延或流行。

（一）传染源

传染源是指某种传染病病原体在其中寄居、生长、繁殖，并能排出体外的动物机体，即受感染的动物，包括传染病患病动物、带菌动物和病死动物。传染源的分泌物及排泄物污染的设施、饲料、饮水、垫料、空气和用具均可成为病原体的传播媒介。

（二）传播途径

病原体由传染源排出后，经一定的方式再侵入到其他易感动物所经的途径称为传播途径。切断病原体继续传播的途径，防止易感动物感染，是防止实验动物传染的重要环节之一。传播途径分为两类。

1. 水平传播

即传染病在实验动物群体之间或个体之间以水平形式传播。水平传播又可分为直接接触传播和间接接触传播两种。

（1）直接接触传播

没有任何外界因素的参与，病原体通过感染动物（传染源）与易感动物直接接触（交配、舔咬等）引起的传播，如狂犬病病毒、艾滋病病毒、猴B病毒等的传播。

（2）间接接触传播

必须在外界因素的参与下，病原体通过媒介使易感动物发生传染称为间接接触传播。从传染源将病原体传播给易感动物的各种外界因素称为传播媒介。传播媒介包括以下两类，非生物性传播媒介：空气（飞沫、尘埃）、饲料、饮水、垫料、笼具等；生物性传播媒介：节肢动物，如苍蝇、蚊子、蟑螂、蚤、螨、虱和蜱等。野生动物，尤其是野生啮齿类动物经常携带各种病原微生物。引进的实验动物，尤其是普通动物，未经严格检疫和隔离，经常携带各种病原体，或是处于传染病的潜伏期、转归期。例如，不遵守卫生防疫制度，消毒不严格，容易传播病原体。有些人兽共患病，如结核病、布鲁氏菌病、流行性出血热等，人也可以作为传播媒介，将疾病传播给实验动物。

2. 垂直传播

即从母体到其子代之间的传播。包括以下几种方式，经胎盘传播：如支原体、淋巴细胞脉络丛脑膜炎病毒等；经卵传播：如鸡白血病病毒、沙门菌等；经产道传播：如布鲁氏菌、犬疱疹病毒等。

（三）易感动物

易感动物是指对某一种或几种传染病病原体敏感的动物。实验动物对某种病原体易感性的高低与病原体的种类和毒力强弱有关，也与实验动物特异的免疫状态有关。不同品种或不同品系的动物对传染病的抵抗力在遗传上存在差异，不同年龄动物对某些传染病的易感性也有所不同，了解上述差异有助于预防和控制传染病在实验动物群中的传播与流行。另外，气候、饲料、饲养管理、卫生条件等因素都可能直接影响实验动物群体的易感性和病原体传播。

综上所述，传染源、传播途径和易感动物是传染病传播的 3 个基本环节。缺少任何一个环节，新的传染病就不可能在实验动物群中流行。同样，当实验动物群已经发生了某种传染病时，切断任何一个环节，流行就随之终止。

二、实验动物传染病的卫生防疫

疫苗接种和药物治疗是预防传染病的有效手段。但是实验动物一般不采取疫苗接种和药物治疗，主要是由于应用疫苗或治疗制剂可能干扰实验结果。经过治疗或免疫的动物，外表健康，但可能是带菌或带毒者，将成为潜在的传染源。此外，对于小型实验动物，治疗措施可能在经济上并不合算。因此，在实验动物饲养和动物实验过程中只能采取严格的饲养管理和卫生防疫以达到预防疾病的目的。实验动物卫生防疫主要包括以下几个方面。

1. 防疫原则

饲养人员严格按照饲养管理规程和卫生防疫规程进行操作，做好记录，同时，严格遵守卫生消毒制度，降低环境设施中的病原体含量。在引进动物时，要严格按照国家标准进行检测，坚持卫生消毒制度，对所有与动物有接触的饲养管理人员进行定期的健康检查；严格防止野生动物进入实验动物设施，对死亡动物进行无害化处理。

2. 检疫与疾病控制

对所有引进动物要进行隔离检疫，确定无传染病后方可进入设施。一般小鼠、大鼠、豚鼠、兔的检疫隔离期为 7～14 天；犬、猫的检疫隔离期为 20～30 天；非人灵长类动物的检疫隔离期延长到 90 天以上。除此之外，还要定期进行微生物学监测，了解实验动物的健康状况及是否存在隐性感染，如果发现可疑动物，要及早发现隐患，减少损失。对发病动物要开展病理学检查和细菌学检查，对可疑的病毒感染，可通过血凝素抗原、病毒颗粒或病毒基因组或核酸等方式进行筛查。此外，还需通过菌落特点、镜下染色和生化反应等方式确定可疑的真菌污染，以及体内外寄生虫及其虫卵的检查。

三、实验动物常见传染病

（一）小鼠

1. 鼠痘

又名小鼠脱脚病，是由鼠痘病毒（ectromelia virus）引起的一种小鼠常见急性传染病。感染后不但引起全身或局部皮肤痘疹，还使肢体末端皮肤坏死坏疽，发生脱脚、断尾和外耳缺损等症状。由于毒株、小鼠品系和机体状况的不同，临床表现也不一样，有的发病较急，迅速死亡，有的进程缓慢出现典型症状，但大部分小鼠为隐性感染，有的小鼠可以既无症状，又获得免疫。鼠痘病毒感染一旦确诊，污染的鼠群必须严格封锁，及早处理淘汰，全部设备进行彻底消毒，可用福尔马林熏蒸或次氯酸钠溶液浸泡（有效氯 1000mg/L），死亡动物及其废弃物污染的垫料等应隔离焚烧。新引进的小鼠要隔离观察 2～3 周，健康者方能继续饲养繁殖。

2. 淋巴细胞脉络丛脑膜炎

由淋巴细胞脉络丛脑膜炎病毒（lymphocytic choriomeningitis virus，LCMV）引起的一种人和多种动物共患的急性传染病，主要侵害中枢神经系统，呈现脑脊髓炎症状。小鼠感染表现大脑型、内脏型和迟发型 3 种。LCMV 通过皮肤、黏膜或吸入途径感染，预防 LCMV 的侵入必须严格贯彻防虫灭鼠消毒制度。污染群全部淘汰，设施彻底消毒，重新引种建立新群，对健康群进行定期检疫。LCMV 检测可采用血清学方法进行。

3. 仙台病毒肺炎

由仙台病毒（Sendai virus）引起的一种呼吸道传染病，可引起大、小鼠自发性急性肺炎，临床表现与流感相似，仔鼠感染后可引起死亡。主要通过呼吸道途径传播，一年四季疾病均可发生，但以秋、冬季多发，季节交替或气温骤变时可加重疾病的发生。仙台病毒感染可通过血清学方法进行，仙台病毒感染目前尚无切实的治疗和免疫预防方法，采取综合性预防措施很重要。一旦感染应立即淘汰处理显性感染鼠和阳性鼠严防传播扩散，饲养时注意扩大饲养空间的距离，保持良好的通风条件。

4. 小鼠肝炎

由小鼠肝炎病毒（mouse hepatitis virus）引起的一种小鼠高度传染性疾病，多数为隐性感染。在一些因素的作用下，可激发为急性致死病变，主要表现为肝炎和脑炎变化，对实验研究影响极大。小鼠肝炎病毒可经消化道、呼吸道、接种和胎盘途径传播，同时水平和垂直的传染方式都存在。成年鼠一般只有在应激因素作用下会发生肝炎，而乳鼠自发性肝炎时，发病急、病程短。裸鼠感染弱毒株后，常呈亚急性或慢性肝炎变化，即所谓进行性消耗症，最后死亡。由于鼠肝炎病毒传播途径多样，发病率和死亡率很高，所以该病在国内实验动物饲养中流行较广、危害较大，难以根除。小鼠肝炎病毒可用血清学方法检测其抗体进行诊断，饲养中定期取血进行抽检，一旦发现可疑动物应立即淘汰。

5. 裸鼠过度角化症

牛棒状杆菌（*Corynebacterium bovis*）是引起免疫缺陷动物的过度角化性皮炎和棘皮症的病原体。动物感染后全身会出现鳞片样白色皮屑黏附在皮肤表面，持续 1～2 周，同时造成动物进行性消瘦，有时鳞屑也会脱落，造成动物只是发生一过性感染的错觉。该病潜伏期 7～10 天。牛棒状杆菌感染后诊断困难，对实验结果干扰大。一旦发现感染应立即处死动物，及时消毒环境。

（二）大鼠

流行性出血热

大鼠流行性出血热（hemorrhagic fever）是由汉坦病毒（Hantavirus）引起的主要发生在大鼠的烈性传染病。主要特征为高热、出血和肾脏损伤。实验动物感染主要由螨虫叮咬、带毒血尿污染伤口引起，而人感染是由于接触带毒动物及其排泄物，或吸入污染尘埃飞扬形成的气溶胶。流行性出血热是典型的人兽共患的自然疫源性传染病，潜伏期 14 天，人类感染症状重于大鼠，因此大鼠饲养管理中应注意加强对饲养人员的保护，避免伤口被鼠类排泄物污染，与鼠接触或进入动物房应戴口罩，防止被鼠咬伤。有可疑动物出现时，应立即处死并及时消毒环境，重新引种。

（三）兔

1. 兔瘟

又称为病毒性出血症，由兔出血症病毒（rabbit hemorrhagic disease virus）引起的一种家兔急性致死性传染病。特征是传染力极强，发病急、病程短，发病率和死亡率高，呼吸器官和实质器官有出血点。该病主要通过消化道、呼吸道感染，有时病料污染过的环境、空气也能传播此病。发病初期临床表现为体温升高、精神萎靡、食欲下降，严重时可发展到呼吸困难、角弓反张等神经症状。病兔应及时淘汰，未发病的兔要紧急接种疫苗进行预防。

2. 兔球虫病

艾美尔球虫（*Eimeria tenella*）感染兔后可导致球虫病的发生，兔感染后危害大，临床主要表现为食欲减退、精神沉郁、动作迟缓、腹泻和便秘交替出现，病兔消瘦，可视黏膜轻度黄染，死亡率 40%～70%。3 月龄兔对球虫感染最敏感，死亡率高。该病可通过食物和饮水中球虫卵囊接触传播。饱和盐水漂浮法检查粪便卵囊进行确诊。一些药物可预防和治疗兔球虫，如磺胺、氯苯胍、兔球灵等。

（四）犬

1. 狂犬病

狂犬病病毒（rabies virus）引起的一种人和所有温血动物共患的急性直接接触性传染病。咬伤后经损伤的皮肤黏膜途径传播，人误食患病动物的肉或动物间相互蚕食可经消化道感染。临床表现为极度兴奋、狂躁、流涎和意识丧失，终因局部或全身麻痹而死亡。由于人与动物密切接触，实验中应密切注意动物行为，如发现动物有流涎、狂躁、恐水、恐光等现象时立刻隔离。目前对狂犬病治疗尚无有效方法，一旦发病，100%死亡，按免疫程序定期接种疫苗是唯一预防和控制狂犬病的有效方法。

2. 犬瘟热

犬瘟热病毒（canine distemper virus）引起的一种急性传染病。病犬为主要传染源，通过飞沫经上呼吸道和消化道黏膜途径传播，感染动物通过眼鼻、分泌物及唾液、粪尿中排出病毒。动物感染后眼、鼻出现流水样分泌物，精神不振，食欲差，体温升高，病情恶化时出现呕吐或发生卡他性肺炎。严重病例可出现混有黏液和血液的水样粪便、体重迅速减轻、萎靡不振，致死率很高。新购动物应检疫隔离，病犬隔离治疗，免疫球蛋白或免疫血清是治疗犬瘟热的有效手段，也可对动物接种疫苗进行预防。

3. 犬细小病毒病

又名犬病毒性肠炎，由犬细小病毒（canine parvovirus）引起的一种犬接触性急性致死性传染病，特征是剧烈呕吐、腹泻和白细胞显著减少（急性出血性肠炎），有的病例表现非化脓性心肌炎。该病通过直接接触或污染的饲料和饮水经消化道途径感染。病犬可用免疫球蛋白或免疫血清进行治疗，也可对动物接种疫苗进行预防。

（五）小型猪

猪瘟

黄病毒科猪瘟病毒（swine fever virus）引起的一种急性、发热、接触性传染病，该病传染性强、致病性高，以高热、内脏器官严重出血为主要特征。急性发作时呈败血性变化，实质器官出血、坏死和梗死，慢性发作时呈纤维素性坏死性肠炎，后期常有副伤寒及巴氏杆菌病继发。自然条件下只感染猪，不同年龄、性别及品种的猪都易感，一年四季均可发生，以春夏多雨季节为主。

（六）非人灵长类

1. 结核病

由结核分枝杆菌（*Mycobacterium tuberculosis*）感染引起，可累及肺、胸椎、肾等器官损伤的烈性传染病。结核分枝杆菌可通过呼吸道、消化道或皮肤损伤侵入易感机体，引起多种组织器官的结核病，其中以通过呼吸道引起肺结核为最多。猕猴属动物是结核分枝杆菌易感宿主，自然状态下，携带有结核分枝杆菌的猕猴较多，新购动物可通过结核菌素检测排除结核分枝杆菌感染。结核分枝杆菌可通过气溶胶形式传播，饲养时严控饲养条件。

2. 志贺氏菌病

由福氏志贺菌（*Shigella flexneri*）感染而引起的腹泻病，常见菌型为B群福氏志贺菌和D群宋氏志贺菌。感染后有急性和慢性表现，急性发病动物可出现高热、呕吐、排脓血便，动物剧烈腹痛，出现脱水和循环衰竭，如治疗不及时极易造成动物死亡。慢性发病动物排出糊状便或水样便，症状有时会自然缓解。灵长类动物对志贺菌易感，有些非人灵长类动物长期携带志贺菌，但不表现临床症状，成为健康带菌者。志贺菌感染对猕猴危害较大，常可导致动物腹泻后脱水死亡，尤其是季节交替和气温骤降时更为明显。志贺菌在灵长类动物中带菌率较高，在猕猴自然群体中带菌率在3%左右，口服痢疾菌苗或药物可进行群体预防。

3. 猴B病毒感染

猕猴疱疹病毒I型（cercopithecine herpesvirus 1）引起的一种致命的人兽共患病，可通过广泛用于生物医学研究的猕猴传染给人类。目前尚无治愈人类B病毒感染的方法。病猴和健康带毒猴是主要的传染源，猴眼部、口部和生殖道分泌物、脊髓液均具有潜在的感染性。B病毒可通过动物咬伤或抓伤感染，破损的皮肤和黏膜直接或间接接触染病组织或液体也可感染，此外性交也会导致感染。感染后口唇部或口腔内充满小疱疹，这些疱疹最终破裂形成溃疡，表面覆盖纤维素性坏死痂皮，有时病变区可有继发细菌和霉菌感染。

第五节　实验动物的仁慈终点

以替代（replacement）、减少（reduction）、优化（refinement）为代表的3Rs原则是实验动物福利的具体体现。随着对实验动物福利认识的加强，3Rs原则的应用已贯穿到动物实验的各个环节，以无知觉的实验材料，如细胞、组织工程产品等代替活的动物进行实验是替代方法的主要研究内容，如何减少动物用量却能获得同样多的实验数据或使用一定数量的动物获得更多实验数据的方法是减少的核心内容。对于优化原则来说，减轻或减少给动物造成与实验目的无关的疼痛和不安是其最为重要的因素。动物实验过程中要做到减轻动物痛苦，切实有效的措施是在可获得实验结果的前提下，选择动物表现疼痛和压抑的较早阶段作为实验终点，自 20 世纪 90 年代起国际上对如何选择合理的动物实验终点以减轻动物痛苦展开了广泛研究，在此基础上形成实验动物仁慈终点（humane endpoints）理念，目前动物仁慈终点已成为优化原则的重要研究内容。

一、实验动物仁慈终点目的及意义

动物实验过程中不可避免地会对动物造成痛苦与伤害，如何科学地选择实验的人道终点，在实现研究目的的同时充分兼顾实验动物福利，尽可能减轻实验动物所承受的与实验目的无关的疼痛和痛苦是实验动物学发展中必须要解决的问题。要解决该问题，必须将实验动物仁慈终点的科学内涵贯穿到动物实验全过程中，即在动物生产或实验过程中，达到实验目的或考虑科学人道对待动物的要求和实验要求，选择在动物表现出较大痛苦的较早阶段合理终止动物生命的时机。随着 3Rs 原则的深入实践，仁慈终点逐步被看作是优化原则的重要组成部分，其目的是尽可能减轻实验期间动物遭受的疼痛和痛苦。实验动物仁慈终点的实施，不仅反映一个地区科技发展水平和人类对动物福利的认识，同时也有助于获得准确性强、重复性好的实验结果。

实验动物仁慈终点已成为动物实验伦理审查的重要内容，在日常的管理中，应对实验从业人员进行定期的专业知识和伦理培训，使实验动物从业人员树立起关爱动物、保护动物、维护实验动物福利的正确理念。

二、实验动物仁慈终点评估及实施

1. 仁慈终点实施时机

仁慈终点的实施必须按照科学原则选择适当时机，有研究者认为可根据动物生理、生化指标改变选择仁慈终点，也有人认为可根据动物的面部表情和行为来决定仁慈终点的实施时机。荷兰学者（Hendriksen，1998）提出的 4 种情况被大家广泛接受，只要满足其中一个条件即可进行仁慈终点实施，这 4 种情况如下所述。

1）当研究的科学目标已达到，实验没必要继续进行下去。

2）当动物遭受意外的痛苦。意外的痛苦是指该痛苦不是由实验本身引起，且实验开始前未预料到。

3）实验开始前预料动物会遭受这种痛苦，但实际遭受的痛苦更严重。

4）动物遭受的疼痛/痛苦由实验本身引起，并在实验开始前就已预料到。

与以往观点不同，该观点认为在达到研究目的或动物遭受痛苦时都需要考虑实施仁慈终点，即“达到研究目的”并不是实施仁慈终点的必要条件。换言之，当动物遭受的痛苦达到预定级别，即使实验尚未达到预期目标也应考虑提前实施仁慈终点。

2. 仁慈终点实施原则

1）体重减轻。动物体重减轻达原体重的20%～25%，或动物出现恶病质或消耗性症状。

2）食欲丧失。小型啮齿类动物完全丧失食欲达废绝24h或食欲不佳（低于正常食量的50%）达3天。大动物完全丧失食欲达5天或食欲不佳（低于正常量的5%）达7天。

3）虚弱或濒死。无法进食或饮水。动物在没有麻醉或镇静的状态下，长达24h无法站立或极度勉强才可站立，或表现精神抑郁伴随体温过低（常恒温动物低于正常值37℃）。

4）严重感染。体温升高，白细胞数目增加严重异常，且抗生素治疗无效并伴随动物全身性不适症状。

5）肿瘤。自发性或移植肿瘤均需仁慈终点评估。肿瘤生长超过动物原体重的10%；肿瘤平均直径在成年小鼠超过15mm、成年大鼠超过40mm；体表肿瘤表面出现严重溃疡、坏死或感染；腹腔异常扩张、呼吸困难；神经精神症状。

6）动物预后不佳。出现器官严重丧失功能的临床症状且治疗无效，或经实验动物医师判断预后不佳。例如，呼吸困难、发绀；大失血、严重贫血（低于正常20%）；严重呕吐或下痢、消化道阻塞或套叠、腹膜炎、内脏摘除手术；肾衰竭；中枢神经抑制、震颤、瘫痪、止痛剂治疗无效的疼痛；肢体功能丧失；皮肤伤口无法愈合，重复性自残或严重烫伤等。

3. 仁慈终点实施判断指标

不同动物在遭受疼痛/痛苦时会出现不同的行为变化，因此选择观察指标需考虑动物的种类。实验人员应掌握不同种类动物遭受痛苦时的特殊表现（表10-1），通过这些特殊表现直接判断动物所受痛苦的程度。常用观察指标包括体重、体态、可测量临床指标（如呼吸频率）、临床症状、行为变化及对外界刺激的反应等，这些指标的疼痛/痛苦评分标准已被广泛使用。同时根据动物所经受的痛苦表现，对其痛苦程度可进行量化评分（表10-2），评分从0分（正常）至3分（严重），共4个等级，实验人员可根据动物痛苦程度对动物量化打分，以选择是否实施仁慈终点。

表 10-1　动物疼痛、痛苦、不适的特殊表现

动物	姿态	声音	脾气	运动	其他
小鼠 大鼠	持续睡眠	抓取或按压受影响部位时尖叫	更温顺或更易怒		小鼠会扭动打滚、食仔
兔	焦虑、躲藏姿势	叫声尖锐	踢、刮伤或反应迟钝		食仔
豚鼠		反复急促尖叫	警觉	拖拉后腿	
狗	焦虑瞥视、夹着尾巴、目光悲伤	狂吠，特殊声音尖叫	易怒或局促不安、极其顺从、失控		阴茎突起、频繁排尿
猫	蜷缩成一团	特殊哭声或嘶嘶声、碎唾沫	耳朵耷拉、很怕被抓、畏缩		
猴子	头部前倾、两臂身前交叉摆动	尖叫、惨叫	表情痛苦		

表 10-2　动物疼痛、痛苦等级量化表

评分	变量
	体重变化
0	正常
1	不确定，体重降低＜5%
2	体重降低 10%～15%，排便量和粪便性状有变化
3	体重降低＞20%，不摄食、不饮水
	体态
0	正常，被毛光滑，眼睛清亮
1	缺少梳理
2	被毛凌乱
3	被毛凌乱，体态异常，弓背，目光呆滞，瞳孔放大
	可测量临床指标
0	正常，指标均处于生理标准内
1	微小变化，有统计学意义
2	体温变化 1～2℃，心率和呼吸频率加快达到 30%
3	体温变化＞2℃，心率和呼吸频率加快达到 50%以上或明显下降
	行为
0	正常
1	细微变化
2	异常行为，活动性下降，警觉性下降，不活跃，离群
3	无刺激时发声，自残，焦躁不安或长时间不动
	对外界刺激的反应
0	正常，正常刺激后的反应行为
1	轻微抑郁或反应过度
2	异常反应，行为适度改变
3	对刺激反应强烈，或肌肉反应微弱，处于昏迷前期状态

三、安乐死

当实验动物符合仁慈终点选择标准和原则后即可通过安乐死（euthanasia）方式处死动物。安乐死是指公众认可的、以人道主义的方法处死实验动物的过程，动物没有惊恐或焦虑而安静地、无痛苦地死亡。安乐死方法的最重要的标准是保证实验动物中枢神经系统立即达到失去痛觉的早期抑制作用。安乐死是处死实验动物的一种手段，这是从人道主义和动物保护角度，在不影响实验结果的同时，尽快让动物无痛苦死去的方法。实验动物安乐死有的是出于中断实验而淘汰动物的需要，有的是出于实验结束后做进一步检查的需要，有的是出于保护健康动物而处理患病动物的需要。对动物施行安乐死的技术方法原理主要有 3 种：一是直接或间接缺氧，如 CO_2、CO 气体吸入法。二是生命功能的神经元受到抑制，如过量麻醉法，包括吸入性麻醉剂和非吸入性麻醉剂。三是大脑活动或生命功能神经元的直接破坏，如颈部脱臼、断头等物理方法。选择哪种安乐死方法要根据动物的品种或品系、实验目的、对脏器和组织细胞各阶段生理生化反应有无影响来确定，确保时间短、无痛苦。实验动物安乐死一般应遵循以下原则：尽量减少实验动物的痛苦，尽量避免实验动物产生惊恐、挣扎、喊叫；注意实验人员的安全，特别是在使用挥发性麻醉剂（如安氟醚、三氟乙烷）时，一定要远离火源；选择容易操作的安乐死方法；不能影响动物实验的结果；尽可能地缩短致死时间，即安乐死开始到动物意识消失的时间；判定动物是否安乐死，不仅要观察实验动物呼吸是否停止，还要观察神经反射、肌肉松弛等状况。

近年来我国对实验动物福利的重视程度越来越强，如何科学地选择实验动物仁慈终点、选择哪种安乐死方式成为目前实验动物科学的研究热点。目前国内外对安乐死方式有不同理解，如有些机构禁止使用颈椎脱臼法处死动物，而国内仍有单位使用该方法处理动物。究竟哪种安乐死方式最为科学？在减轻动物痛苦的同时，安乐死执行还应按照当地法律和实验动物管理条例（办法）规定执行。例如，国家标准《实验动物—安乐死指南》（GB/T 39760—2021）已于 2021 年颁布执行，实验动物实施安乐死时可参考该标准执行。

关于安乐死详细操作实施方法，参见“第十一章第二节实验动物安乐死”。

第六节　动物实验生物危害及其防治

动物自身就是一些病原体的自然宿主，使用动物进行实验时如果防控不当则会对实验人员生命安全造成严重危害，称之为实验室获得性感染（laboratory- acquired infection)。1943 年 4 月 27 日，澳大利亚 Dora Mary Lush（1910—1943）为了研究斑疹伤寒（scrub typhus），在给小鼠接种立克次体（Rickettsia tsutsugamushi）时刺伤了左手食指，造成感染，同年 5 月 20 日去世。1961 年，莫斯科 Gamaleya 研究所使用未经检疫的野鼠进行实验，结果造成 93 人感染流行性出血热。1976 年，Pike 调查统计 3923 起实验室获得性感染事件的报告，共造成 173 人感染。从 20 世纪末到现在，黑龙江、陕西、天津、江苏、上海、安徽、福建、湖南、广东等均发生过使用不合格实验大鼠造成学生或研究人员感染流行性出血热的事件。近年来，新发突发传染病频繁发生，各地不断修建生物安全实验室加强传染病研究，实验室病原微生物感染外泄问题随之增多，带来极大的安全隐患。2004 年，我国发生实验室 SARS 病毒外泄事件，2010 年，发生东北农业大学 28 名学生集体感染布鲁氏菌事件。对动物实验室来说，生物危害不仅涉及使用的实验动物，而且对实验操作人员也有潜在威胁。动物实验室潜在的生物危害风险更多，需采取的防护措施更为复杂。

一、动物实验生物安全概述

（一）基本概念

1. 生物危害（biohazard）

生物危害有两方面的含义。从广义上讲，生物危害是指有害的或有潜在危害的生物因子对人、环境、生态和社会造成的危害或潜在危害。生物因子包括：①病原微生物，如细菌、病毒、立克次体、衣原体、支原体、真菌等；②动物（实验动物）；③生物毒素及其他生物活性物质（有害生物材料）。从狭义上讲，生物危害是指操作生物因子的过程和结果对人员及环境所造成的危害。

2. 生物安全（biosafety）

与生物有关的各种因素（包括自然界天然的生物因子、转基因生物和生物技术）对国家社会、经济、人民健康及生态环境所产生的危害或潜在风险。2021 年 4 月 15 日起施行的《中华人民共和国生物安全法》定义为："是指国家有效防范和应对危险生物因子及相关因素威胁，生物技术能够稳定健康发展，人民生命健康和生态系统相对处于没有危险和不受威胁的状态，生物领域具备维护国家安全和持续发展的能力。"

3. 生物安全实验室（biosafety laboratory，BSL）

通过规范的实验室设计建造、实验设备的配置、个人防护装备的使用，严格遵守标准操作规程（standard operating procedure，SOP）和管理规程，确保操作生物危害因子的工作人员不受实验对象的伤害，确保周围环境不受实验对象的污染，确保实验因子保持原有本性的实验室。在生物安全实验室内进行的操作对所产生的生物危害具有防护能力。生物安全实验室建设应符合国家相关标准要求。生物安全实验室依据所处理对象的生物危险程度和采取的防护措施不同分为四级：BSL-1、BSL-2、BSL-3 及 BSL-4。其中，一级对生物安全隔离的要求最低，四级最高。相对应地，能进行动物实验的生物安全实验室被称为动物生物安全实验室（ABSL），同样，ABSL 实验室依据防护水平及操作病原体不同分为 ABSL-1、ABSL-2、ABSL-3 及 ABSL-4 四级。

（二）动物实验室生物安全内容

1. 动物生物安全实验室防护内容

动物实验室生物安全目的有三方面内容：一是保护实验技术人员免受感染、过敏、中毒或被动物抓挠撕咬等危害；二是保护实验动物质量和保证人道主义使用实验动物；三是保护环境，保证室内空气、污水及废弃物（垫料、粪便、动物组织、动物尸体）等不污染室外环境。

2. 动物实验室的危害源

（1）病原微生物

如果环境控制不当，设施中可发生细菌、病毒、立克次体、衣原体、支原体、真菌等病原微生物污染事件，这种情况导致的生物安全事故常在饲养动物的普通环境中发生。由于情况不明，动物实验可能会使用感染性样本（标本）进行操作，这样就会发生生物安全事件。动物实验室最常见的污染事件往往由使用微生物质量等级不合格动物引起，如由于管理不善，使用了未经检疫、携带有病原微生物的动物或即使进行了检疫，但未检出携带病原体的动物进行实验。

（2）实验动物

实验动物饲养管理中生物危害因素很多，不科学的饲养管理可导致病原微生物的传播。动物抓取、固定时，由于实验操作人员技术熟练程度不够，往往造成动物撕咬实验人员情况的发生，发情期、妊娠期动物尤其如此。对于从事烈性传染病研究来说，这个现象更应避免。动物尸体也是生物安全的重要内容，生物安全实验应选择正确的尸体处理方式。动物运输发生的生物安全事故也应注意，尤其对已知感染动物及其尸体运输做好防护。生物安全广义范围内还包括基因修饰动物带来的潜在生物危害，基因修饰动物是通过生物技术对动物基因组进行改造后获得的动物，这种基因组改造是否对动物自身，或对人类、生态环境产生影响目前尚无定论，是生物安全必须考虑的内容。

（3）设施、设备

尽管生物安全实验室是按照国家标准进行建设，但设计或施工的任何不慎都可能会造成生物泄露。实验室运行中管理不善、高效过滤器未及时更换、意外停电等也是设施故障常见原因，都是威胁生物安全的常见原因。

（4）实验操作

由于操作人员不慎或能力缺陷，实验操作过程中常会发生意外，如培养液洒漏、人员被动物咬伤或被利器刺伤等现象，可能导致严重的生物安全事故发生。有些操作人员进入动物生物安全实验室后未能严格按照SOP标准进行操作，也会造成生物泄露。实验操作中的有毒有害化学品、药品、杀虫剂等流入环境也会造成环境污染，影响人类健康。

二、动物实验生物安全的危害对象

动物实验室发生生物泄露后不仅危及实验人员的健康，而且对环境及实验动物的安全也会产生极大影响。

1. 对人员的危害

由于每天的饲喂、清洁卫生和各类实验操作需要与动物密切接触，动物实验过程中实验动物饲养人员及技术操作人员极易受人兽共患病和实验性病原体的感染并传播，这类人员首当其冲成为生物危害的暴露者。动物采购、运输及管理人员也是生物危害的潜在影响对象。必须注意的是实验动物工作人员的家庭成员也是这类危害的受害者，因此，实验完成后，不管是饲养人员还是技术操作人员一定要做好个人消毒和卫生保护工作，以保护自己和家庭成员的健康。

2. 对环境的危害

实验动物设施内的危害因素向外扩散会污染周边环境，严重时引起社会安全问题。动物饲养和实验过程中产生的“三废”是危害环境的主要因素，被污染的空气、动物尸体、污水、手术器械、手套、工作服、动物垫料等也是危害环境不容忽视的因素。个别情况下，实验中管理不善导致感染动物逃逸也会威胁周边环境的安全。

3. 对实验动物的危害

实验室发生生物泄露不仅是实验人员受到危害，实验动物自身也会受病原体感染而发生非特异性死亡，严重干扰、损害实验结果，造成时间和经济的重大损失。实验动物繁育设施和动物实验设施设备的结构不合理或管理不善、防范不力，常导致实验动物受到外源病原体的污染，最常见的现象是普通环境中饲养的动物受野猫、野鼠及昆虫等撕咬后发生感染事件。

三、动物实验生物安全控制

动物实验生物安全控制需要从硬件和软件两个方面进行管理，硬件需要建立符合国家相关要求的动物生物安全实验室以便进行不同等级的动物实验，而软件方面需要建立一系列管理制度和实验操作制度，设施运行时严格按照管理制度进行，实验操作也应遵循 SOP 规定。

1. 动物实验生物安全设施设备

动物实验生物安全需要特殊的设施设备保障，这种保障措施就是 ABSL。ABSL 实验室建设时，建筑物要求和内部设施、设备应符合国家生物安全实验室相关法规，建设完成后经相关部门检测、验收后才能运行。

进行动物实验时，不同级别的病原微生物感染动物或未知病原体的研究需要在相应级别的 ABSL 中进行，依据可操作病原体和防护水平不同，ABSL 有四级，级别越高，病原微生物的危害就越大。不同级别的 ABSL 操作有不同的要求，级别越高，操作更严，硬件防护设施和软件管理要求就越严。

关于动物实验生物安全设施、设备和利用，参见“第六章第三节特殊实验动物设施与设备”相关内容。

2. 感染微生物危险度等级

世界卫生组织（WHO）根据病原微生物致病性、传播方式和宿主范围、是否具有有效预防措施等，将病原微生物分成危险度（risk group，RG）1～4 级。

危险度 1 级：无或极低个体和群体危险。不太可能引起人或动物致病的微生物，如大肠杆菌（*Escherichia coli*）、枯草芽孢杆菌（*Bacillus subtilis*）、腺相关病毒（adeno-associated virus，AAV）、啤酒酵母（*Saccharomyces cerevisiae*）等。

危险度 2 级：个体危险中等，群体危险低。病原体能够对人或动物致病，但对实验室工作人员、社区、牲畜或环境不易导致严重危害。实验室暴露也许会引起严重感染，但对感染有有效的预防和治疗措施，并且疾病传播的危险有限，如链球菌属（*Streptococcus*）、假结核杆菌（*C. pseudotuberculosis*）、幽门螺杆菌（*Helicobacter pylori*）、疱疹（Herpes）病毒、甲/乙/丙/丁/戊型肝炎病毒（Hepatitis A，B，C，D，and E virus）等。

危险度 3 级：个体危险高，群体危险低。病原体通常能引起人或动物的严重疾病，但一般不会发生感染个体向其他个体的传播，并且对感染有有效的预防和治疗措施，如鼠疫耶尔森氏菌（*Yersinia pestis*）、结核杆菌素（*Tuberculosis bacteriocin*）、朊病毒（prion）、HIV、SARS 病毒、立克次体（Rickettsia）等。

危险度 4 级：个体和群体危险均高。病原体通常能引起人或动物的严重疾病，并且很容易发生个体之间的直接或间接传播，对感染一般没有有效的预防和治疗措施，如 Ebola、Marburg、Lassa 病毒等。

美国国立卫生研究院（National Institutes of Health，NIH）分类方法与 WHO 相似，也分为 RG1～RG4。

开展病原微生物研究或相关动物实验时，RG1～RG4 级病原微生物应在相应 BSL1～BSL4 或 ABSL1～ABSL4 生物安全设施内进行。

不清楚某种病原微生物危险度等级时，可查阅 NIH 指南（*NIH Guidelines for Research Involving Recombinant or Synthetic Nucleic Acid Molecules*）(https://osp.od.nih.gov/wp-content/uploads/2019_NIH_Guidelines.htm）、中国《人间传染的病原微生物目录》等确认。例如，按照 WHO 相关规定，关于 SARS 相关病原体 SARS-CoV 在细胞培养中的繁殖及在 SARS 标本培养物中回收病毒时，必须在 BSL-3 设施中按照 BSL-3 的操作要求进行。必须在 ABSL-3 设施中按照 ABSL-3 工作规范进行 SARS-CoV 相关动物实验，包括 SARS-CoV 样本的收集、动物接种及 SARS 的鉴定等新发感染性微生物危险度分类等级确定需要权威机构认定。例如，2020 年 7 月 11 日，欧盟委员会（European Commission）将 SARS-CoV-2 认定为危险度 3 级微生物。

3. 动物实验生物安全管理

确立管理体系和管理制度是动物实验生物安全的保障。生物安全委员会（Institutional Biosafety Committees，IBC）、组织机构和人员职责是生物安全管理组织体系的三大组成部分，生物安全委员会负责审议操作生物因子的危险程度；审查和批准动物实验；审议实验室管理规章制度；监督实验室运行；对实验室事故进行评估、处理等。在生物安全委员会领导下，各级人员根据分工不同，承担不同职责，共同组成管理体系中的组织机构。

实验室管理规章制度的制定应涵盖生物安全一切要素，其内容应包括管理规范、程序文件、SOP 等。动物实验应严格按照管理体系和管理制度进行，生物安全委员会审核通过后进入生物安全实验室进行操作，操作过程中严格按照 SOP 操作执行，确保安全。

涉及生物安全的动物实验项目除了要经过 IACUC 外，还必须经过所在单位生物安全委员会批准。除此之外，我国政府明文规定：BSL–3、BSL–4 或 ABSL–3、ABSL–4 实验室从事高致病性病原微生物或者疑似高致病性病原微生物实验活动要报省级或以上卫健委或畜牧兽医主管部门批准，任何单位和个人未经批准不得从事相关实验活动。

4. 动物实验个人防护

动物实验过程可能接触的危险材料包括：①实验动物，动物抓伤、咬伤；②过敏原，动物毛发、皮屑、尿液和唾液；③化学品，动物实验过程中使用的麻醉剂、放射性物质、生物成像示踪剂等；④生物危害，人兽共患病病原、重组和合成DNA/RNA、细胞、病毒、基因修饰动物等；⑤物品，注射针头、手术器械或其他受污染的尖锐物；⑥动物设施，噪声及氨气、硫化氢等有害气体等。

这些危险材料可能通过皮肤、眼睛或黏膜直接接触传播、肠胃外传播、手口传播、气溶胶传播、声音传播等，对人造成伤害。

预防以上动物实验中可能接触的危险材料，首先，要保证实验动物设施（包括动物生物安全设施）必须符合要求，通过省或国家相关部门验收，取得相应资质后才可以使用。其次，所有从事实验动物饲养和动物实验研究的人员必须经过正规培训，掌握实验动物饲养和动物实验基本技术、熟悉 SOP；使用个人防护设备（personal protective equipment，PPE）是动物实验个人防护最有效，也是风险暴露的最后一道防线。

PPE 包括所有防止实验室危险而穿着的衣服和其他配件，如工作服、防护服、手套、口罩、安全眼镜、面罩、口罩和呼吸器等。

隔离衣或连体衣。动物实验室建议使用防护效果较好的长袖、背面开口隔离衣或连体衣。非一次性隔离衣或连体衣重新使用时必须洗烫、灭菌。

护目镜、安全眼镜和面罩。要避免实验物品飞溅对眼睛和面部造成危害，需要根据所进行的操作来选择佩戴护目镜、安全眼镜或面罩。护目镜应该戴在常规视力矫正眼镜或隐形眼镜外面，对飞溅和撞击提供保护，但对生物学危害没有保护作用。安全眼镜即使侧面带有护罩也不能对喷溅提供充分保护。面罩通常采用防碎塑料制成，形状与脸型相配，通过头带或帽子佩戴。

防毒面具。当进行高度危险性的动物实验操作时，采用防毒面具进行防护。为了达到理想的防护效果，每一个防毒面具都应与操作者的面部相适合并经过测试。

手套。当进行动物实验操作时，手可能被污染，人手也可能“污染”动物。另外，手也容易受到“锐器”伤害。在进行实验室一般性工作，以及在处理感染性物质、血液和体液时，应使用一次性乳胶、乙烯树脂或聚腈类材料的手术用手套。进行动物尸体解剖等可能接触尖锐器械时，应该戴不锈钢网孔手套，但这样的手套只能防止切割损伤，而不能防止针刺损伤。

无论出于何种原因穿戴 PPE，都应在实验结束后将其取下，绝不应在实验室外穿戴。

必须认识到，使用 PPE 并不能消除危险，也不能弥补技术不佳或无视既定安全做法的情况。正确使用 PPE 可以进一步减少个人在实验室中接触危险材料的风险。

5. 应急预案

动物生物安全实验室应建立科学、完善的应急措施以应对突发事件。实验室生物安全事件发生后，立即启动应急机制，对实验室生物安全事件综合评估，现场采取相应的控制措施防止病原微生物的扩散。

第七节　动物实验管理

众所周知，科学研究活动是不同个体组成的群体性行为，生物医学研究更是如此，研究人员作为主体在生物医学研究中占主导地位，但实验动物及其他材料也是生物医学研究活动中不可或缺的因素。这些因素在科学研究中互相关联，如果协调和管理不善不仅影响实验顺利进行，而且对实验动物和实验材料获取、实验结果准确性都会产生明显影响。一个优秀的科学家不仅要掌握高端的专业知识，同时也应具备良好的管理才能，对实验过程中涉及的各因素应有良好的组织和管理能力。

一、科学研究活动的组织和管理

作为科研活动中的主导因素，科研人员的任务主要是进行科学研究，但进行科研活动还需要实验试剂、实验动物等因素保证实验顺利进行，因此，科研人员的工作量就变得很大，一个人不可能管理研究项目的所有方面，在此情况下，根据任务不同可将科研活动中不同要素分配给不同的人员进行处理。例如，试剂不需要每个有需要的科研人员单独订购，可委托一人统筹负责全部试剂的采购。对于动物实验来说，进行动物实验的研究人员必须获得实验动物专业知识培训，并取得上岗证书。实验进行中，还需要具有执业资质的兽医按实验动物福利要求检查实验运行状况。动物实验活动的这种特殊性决定了研究项目组人员按照任务不同划分不同的责任，课题负责人进行实验设计和组织，实验室技术人员负责实验正常运转，具有从业资质的技术人员负责动物实验，动物饲养人员负责动物日常管理和健康状况，而兽医的职能体现在：给研究人员提供可行性建议；检查实验过程中是否遵守动物福利要求；适当时选择动物仁慈终点；必要时向上级研究单位或政府实验动物管理部门报告发现的问题。

科学研究中的管理是指一定组织中的管理者，利用现有的材料和人员，通过实施计划、组织、领导、协调、控制等职能来协调他人的活动，使别人同自己一起实现科学研究既定目标的过程。实际上，管理的内涵非常丰富，不限于以上对其的界定，广义的管理还包括质量控制（实验结果准确性）和品质保证（实验结果重复性）。专业的管理应该是能够保证科研活动的顺利开展，并对可能导致实验失败的不利因素具有预判性。引起动物实验失败的因素很多，如动物疾病、动物运输中不明原因突然死亡、不良供应商提供不合格的检测试剂等，这就需要实验参与人员根据任务分工具备高度的责任心，细心管理实验中的每个环节，极力避免每个不利因素发生。为了避免实验中出错，可将实验中每个细节，包括动物采购时间、实验处理过程等以书面形式写在实验计划中。

二、动物实验中组织和管理的特殊性

当某一实验涉及使用实验动物时，研究人员首当其冲考虑的因素是该项研究必须符合动物福利伦理方面的要求，因此，动物实验设计和运行必须遵守3Rs原则的要求。从动物实验管理角度来讲，IACUC是动物实验具体管理者，将会从多个层面负责动物实验管理，以下是IACUC主要检查内容。

1）动物实验是否按照当地法律、法规标准进行？

2）动物实验单位的设施是否获得许可证？

3）动物实验技术人员是否经过专业技术培训并取得上岗证书？

4）该项研究是否必须用实验动物？是否有替代方法？

5）研究人员，包括动物饲养人员是否能保证实验顺利进行？

6）动物来源是否从具有资质的单位采购？

7）动物饲养设施和实验设施是否能满足动物实验要求？

8）是否有合适的动物麻醉和处死手段？动物实验人员是否完全掌握该技术？

9）是否有完整的动物实验计划？

作为动物实验管理者，IACUC将会从以上方面考查实验合理性，设计合理的动物实验也应满足以上条目中所有的要求。

对于动物实验来说，结果的重复性高度依赖实验过程中严格执行的标准化操作，尽量降低实验中变量因素对结果的影响。标准化操作意味着一项研究应使用同一单位供应的动物，动物应饲养在环境相似的设施单元，使用相同的技术人员和动物饲养人员进行同一实验，实验处理手段和数据分析方法也应保持一致。因此，标准化操作是动物实验组织和管理中非常关键的因素。

三、动物实验的组织和管理

1. 良好实验室规范（GLP）和认证

如果一个动物实验项目用于特殊研究需要，如化学药物、化妆品、农药安全性评价等，这个实验研究必须按照国家发布的指南进行，如良好实验室规范（GLP）（也称《药品非临床研究质量管理规范》）。根据这个要求，动物实验中各个环节必须遵守 GLP 相关要求后才能开展。根据 GLP 规定，动物实验设施布局合理，不同种属、不同级别动物应有不同的饲养设施，饲养设施环境应符合国家标准并取得使用许可证。动物实验室内的仪器设备必要时需通过质量监督部门的计量认证。制定 SOP 是实现 GLP 管理的有效途径，动物采购及饲养、饲料与垫料的管理、实验处理、数据分析、实验记录、仪器运行及维修等严格按照 SOP 规定进行。这种制度约束形成的管理手段有助于提高动物实验质量。

除了 GLP 要求外，通过实验动物官方或非官方组织的认证也有助于加强动物实验组织和管理。国际实验动物管理评估和认证协会（AAALAC）是非官方实验动物认证机构，而中国合格评定国家认可委员会（China National Accreditation Service for Conformity Assessment，CNAS）是国内官方认证机构，对于动物实验而言，不管是通过 AAALAC 还是 CNAS 认证都是有益的。

2. 动物实验过程的集中化管理

多数单位都建有实验动物中心，动物代养服务是实验动物中心的基本职能，对于那些没有自己动物设施的研究室而言，通过实验动物中心提供的动物代养服务可完成自己的研究课题，这意味着实验动物中心可能同时进行多个动物实验的研究工作，此时动物实验必须采用集中化管理手段进行，实验动物中心工作人员成为动物实验集中化管理的主体。

动物实验的集中化管理表明某一饲养设施单元不是单独供某个研究人员使用，对于研究人员来说必须具备良好的合作能力，对于提供代养服务的实验动物中心工作人员来说，不仅要公平认真对待每个研究课题，而且还应具有良好的沟通能力，与研究人员一起及时解决实验中发生的问题。集中化管理也需要满足个性化需求，每个研究者研究目的不同、采用的技术手段也不尽相同，对于这类动物实验，实验动物中心工作人员应该明确研究目标，并自身具备良好的专业知识，采取分工协作的精神帮助动物实验人员完成工作。

3. 动物实验的最佳安排

动物实验进行时，关键的因素之一是要计划好动物实验的时间。所有的动物实验从开始实施到结束都是在一定时间内、按一定程序进行，必须充分考虑每一阶段实验的时间安排。除了考虑适应所有类型实验研究的普遍因素外，也要考虑一些特别适应于动物实验的因素。

1）必须留出足够的时间购买动物。购买的动物必须符合实验条件（性别、年龄、体重、数量等）。当订购不常用的实验动物品种或品系，或向非商业性的单位订购动物时，尤其要注意这点。

2）必须留出必要的检疫期以确定动物的健康状况。对从外单位新购的动物尤其要注意。

3）必须考虑实验中意外突发事件对实验计划的影响，如动物意外死亡对实验产生的影响。

4）必须留出足够的时间来学习和掌握新技术。

5）必须留出足够的时间来准备特殊的动物饲料。

6）引进新技术、新方法时，小规模预实验是必要的。

7）留出足够的时间得到IACUC或权威机构的许可。

实验前必须起草一个各项成本估计和支出预算计划书。如果经费不足或经费可能超出预算，需要筹集足够的资金满足预算时更加重要。动物实验的技术人员和动物专家在动物实验研究期间可给予宝贵的帮助，必要时可向他们咨询。

4. 动物实验中的协作精神

几乎每一个动物实验都离不开学科间和部门间的合作，研究者必须充当指挥员的角色，以顺利完成动物实验为原则，发挥每个人的职能，确保动物实验所有活动能在恰当的时候由指定人员以适当的方式完成。如遵循以下原则将会有更大的成功机会。

1）与课题组所有成员商谈后再决定每个人的职责，在做出最后决定时必须考虑具体责任人的观点。当职责明确后，课题组成员应知道什么时候用何种方法必须做什么。

2）激励课题组成员。告诉课题组成员这个动物实验的研究目的，让每个人知道自己在研究中所起的重要作用。及时通告研究进展和阶段性成果（包括阳性、阴性结果及实验面临的困难），解释实验计划改变的原因，也可通过征求意见、进行讨论等方式激励课题组成员积极性。

3）对所有的会议、讨论、建议等进行记录，签订协议、做好日常记录。对每一次讨论/会议都要做一个简短的记录，记录清楚如何形成共识或保持意见；打印一份书面协议，请参与动物实验的人员签名，内容包括相关项目开展的日期、所需动物数目、给药途径及剂量等；制作原始研究数据记录表，包括动物品种、品系、数目、体重、健康状况、瘤体大小、死亡日期、麻醉、安乐死方式等，由相关人员每日填写。

4）及时沟通。动物实验可能因准备工作不充分而浪费大量时间，必须调整、改变实验方案之前要充分讨论，并且记录下来，确保所有相关人员知道并理解这些改变。

（张　海、夏聪聪）

参考文献

方喜业, 陈华新, 杨果杰. 2001. 流行性出血热与实验室感染. 中国实验动物学杂志, 11(3): 180-183

刘恩岐. 2014. 人类疾病动物模型. 第 2 版. 北京: 人民卫生出版社.

刘恩岐, 尹海林, 顾为望. 2008. 医学实验动物学. 北京: 科学出版社.

刘晓宇, 卢选成, 贺争鸣. 2016. 实验动物仁慈终点技术研究的发展与应用. 实验动物科学, 33 (2): 54-60

Daugherty A, Tall A R, Daemen M J A P, et al. 2017. Recommendation on design, execution, and reporting of animal atherosclerosis studies: a scientific statement from the American Heart Association. Circ Res, 121(6): e53-79

Hendriksen C F, Morton D B. 1998. Humane endpoints in animal experiments for biomedical research. Proceedings of the International Conference. Netherlands.

Hendriksen C F, Steen B. 2000. Refinement of vaccine potency testing with the use of humane endpoints. ILAR J, 41(2): 105-113.

Normile D. 2004. Infectious diseases. Mounting lab accidents raise SARS fears. Science, 304: 659-661

Pike R M. 1976. Laboratory-associated infections: summary and analysis of 3921 cases. Health Lab Sci, 13: 105-114

Wolfensohn S, Lloyd M. 2003. Handbook of Laboratory Animal Management and Welfare. 3rd edition. Oxford: Blackwell Science Ltd.

World Health Organization. 2020. Laboratory Biosafety Manual. 4th edition.

第十一章　实验动物麻醉和安乐死

动物实验会导致动物疼痛（pain）和痛苦（distress），从人道主义和科学研究的态度出发，在动物实验研究中应尽量减少甚至消除动物的疼痛和痛苦。

科学研究已经证实，疼痛和痛苦可以引起动物组织、器官发生一系列明显的生理反应，减少或消除动物的疼痛和痛苦能减少这些生理反应，提高动物实验的正确性和有效性，改善动物福利。

实验动物的外科手术可简单分为生存手术和非生存手术两大类。前者是指麻醉（anesthesia）后或所有大小手术结束后，动物还需生存，后者是指麻醉后或所有大小手术结束后，动物不需要生存，处以安乐死（euthanasia）。进行生存手术时，不论是剖宫、截肢或注射药物、处理伤口，都需要严格执行手术部位的剃毛、消毒、材料灭菌及无菌操作。根据实验情况，可在手术前对动物注射抗生素以避免感染。进行非生存手术时，虽然不需要像生存手术那么严格无菌操作，但至少也要对操作部位进行剃毛、消毒处理，实验者也应该戴手套。

第一节　实验动物麻醉

麻醉最基本的任务在于消除动物手术所致的疼痛问题。实验者应该意识到，大多数麻醉剂（anesthetics）对动物的组织、器官有一定的影响，使用麻醉剂可能影响动物实验结果。为了将麻醉对实验结果的影响减少到最小，选择麻醉剂时，应充分考虑麻醉剂的药理作用。

一、实验动物疼痛和痛苦表征

手术后的疼痛和非外科手术引起的疼痛，可以通过使用镇痛剂（analgesics）来缓解。为了有效地控制疼痛，正确评估动物所受疼痛的程度就显得十分重要。疼痛是动物个体感官和情感上的体验，动物无法与实验人员进行语言交流，因而建立动物疼痛模型就显得十分困难。经过长期实践发现，通过动物某些特定行为的变化可以间接判断动物遭受的疼痛或痛苦程度（表 11-1）。

动物实验过程遭受的疼痛和伤害可以评估和分级。例如，自 2014 年以来，英国使用以下等级，评估和记录实验过程动物经历疼痛或痛苦所带来伤害（harm）的严重程度（severity），依次分为亚阈值度（sub-threshold）、不可恢复操作（non-recovery）、轻度（mild）、中度（moderate）和严重（severe）5 个等级。

表 11-1　实验动物疼痛和痛苦表征

	轻度、中度疼痛或痛苦表征	严重、慢性疼痛或痛苦表征
小鼠	眼睑部分闭合，呼吸异常，毛发粗糙，触须运动增加，攻击性增加，扭动、抓挠、咬伤、自残，弓背，突然奔跑，异常发声，守卫	体重减轻，脱水，失禁，毛发脏乱，眼睛凹陷，眼睑闭合，背部肌肉萎缩，腹部凹陷或膨胀，触须运动减少，反应迟钝，离群，弓背，共济失调，转圈，体温低，发声减少
大鼠	眼睑部分闭合，眼睛、鼻子周围卟啉沉浊（深红色），毛发粗糙、脱发，攻击性增加，探索行为减少，异常发声，舔、咬、抓，守卫	体重减轻，脱水，失禁，毛发脏乱，眼睑闭合，背部肌肉萎缩，腹部凹陷或膨胀，沮丧/反应迟钝，自残，头埋在腹部的卧位，体温低，发声减少
地鼠	眼有分泌物，攻击性增加，弓背，运动减少	毛发减少，抑郁，白天睡眠时间增加，侧卧，体温低，嘴唇、爪溃烂
豚鼠	眼睛凹陷而呆滞，呼吸异常，胆怯，嗜睡，弓背，异常发声	体重减轻，毛发减少，鳞状皮，脱水，反应迟钝，流涎，过度梳理毛发，失去翻正反射，体温低，发声减少
家兔	眼有分泌物，鼻孔凸出，畏光，便秘或腹泻，情绪低落，面向笼子里面，过度梳理毛发，伸展姿势，饮食减少，沉闷或具攻击性，磨牙	体重减轻，脱水，磨牙，困倦，下背部肌肉萎缩，粪便色泽异常，夜间粪便减少，对刺激反应迟钝
猪	步态、姿势改变，接近或抓去时尖叫	沮丧，不愿动，躲藏，离群，厌食
犬	警惕性下降，姿势僵硬，气喘吁吁，咬、舔或抓人，攻击性增加，异常发声	不愿动，蹲姿，抑郁或攻击性增加；哭泣，不安
猫	攻击性增加，摄食减少，舔行为增加	体重减轻，厌食，姿态异常（弓背、蹲下、伸展、步态僵硬），攻击性增加，发声异常，逃跑，蓬头垢面，瞳孔扩张
山羊/绵羊	双腿伸直躺卧，跺脚，摇摆不定，轻度共济失调，烦躁或抑郁，摄食减少，磨牙，守卫	体重减轻，翻滚，看或踢腹部，摔倒，向后走，快速浅呼吸，磨牙，哼哼，僵硬，不愿动
非人灵长类	有人类存在时很少有异常迹象，活动减少，摄食、饮水减少	体重减轻，厌食，上肢折叠在腹部蜷缩或蹲伏，咬紧或磨牙，抑郁或烦躁不安，离群，毛发梳理减少

2020 年，英国所有动物实验项目中分别有 14%、7%、51%、24%、4%的动物经历亚阈值度、不可恢复操作、轻度、中度和严重程度伤害。

实验动物伤害程度评估是基于手术过程中出现疼痛对动物造成的影响，通过比较研究人与动物中枢神经系统的结构和功能的相似性，可以找出引起动物疼痛的机制。另外，科学家对人类疼痛反应过程已经很清楚，广泛使用的止痛剂改变了人类对疼痛的反应，鉴于动物与人对疼痛反应的相似性，从人类身上观察得出的结论同样适用于动物。有害刺激对动物与人类一样很有可能产生不适。

如果在动物外科手术前期、中期和后期提供良好的镇痛，动物就不会出现疼痛性挣扎，将伤害降低到最小，这对于手术的顺利进行至关重要，还可以避免手术过程中人员和动物伤亡事故的发生。此外，良好的镇痛可以减轻动物的应激反应，有利于动物术后机体的恢复。

二、麻醉的概念及分类

动物手术前工作人员必须制订详细的实验计划，清楚了解实验动物的解剖构造和生理学特征。另外，操作人员的无菌观念及技术也是动物手术前需考虑的问题。一般来说，首次进行动物手术时，最好有兽医师或动物技术人员在旁协助，以确保实验步骤、相关药物和设备的正确使用。在实验操作或手术过程中必须给予动物止痛剂或麻醉剂。

麻醉是以药物或其他方式抑制动物局部（周边性）或全部（中枢性）神经组织的活性，使动物部分或整个身体完全失去感觉的作用。麻醉是一种人为的生理过程，在这一过程中，机体的痛觉和对外界的反应及肌肉张力减弱或消失，这一过程是暂时和可逆的。麻醉可以由能导致失去意识和失去疼痛感的药品（全身麻醉剂）产生，也可以由能导致身体某部分失去感觉的药品（局部麻醉剂）产生。多种药物可以用来麻醉动物。表 11-2～表 11-4 列出了实验动物常用的麻醉剂种类及其剂量。麻醉技术的选择取决于动物实验中使用的动物品种、实施实验操作的方式、操作的持续时间、实验者的经验和实验的目的等。如果执行的是非侵入（non-invasion）式、无疼痛的操作，则深度镇静（sedation）或轻微的睡眠状态（入睡）就可以了。对于侵入（invasion）式操作而言，必须要保定动物、实施有效减轻动物疼痛的措施。要收集实验动物生理学数据，必须要有一个稳定的状态，要求在实验中麻醉剂用量要尽可能适中。另外，应该选择对作用的器官损害最小的麻醉剂。

理想的麻醉剂应具有以下特征：药理作用确切且诱导和苏醒快；具有良好的镇静和肌松作用；对循环系统无明显抑制作用；不诱发恶性高热及其他明显的副作用（如恶心和呕吐）；无燃烧爆炸性；在体内不经过生物转化；容易测定其在作用部位的浓度。

遗憾的是，目前最有效的麻醉技术还不能完全达到以上标准。基于这个原因，麻醉时应该咨询一些动物麻醉方面的专家，以获得一个较好的麻醉方法。此外，不同种动物之间的麻醉效应存在很大的差异，从一个物种的麻醉推断另一个物种的麻醉方法可能是无效的。同一物种的不同品系之间也存在较大的差异。所以，麻醉技术要根据动物的品种、品系、性别、体重和动物本身存在的疾病等综合因素来考虑。

简单地讲，动物的麻醉分为全身麻醉（general anesthesia）和局部麻醉（local anesthesia）。

表 11-2　啮齿类、兔子常用麻醉剂及使用剂量

	小鼠	大鼠	地鼠	沙鼠	豚鼠	兔
麻醉前给药（抗胆碱能药）						
阿托品（atropine）	0.02～0.05mg/kg sc	0.04～0.1mg/kg sc	0.1mg/kg sc	0.1mg/kg sc	0.05mg/kg sc	
格隆溴铵（glycopyrrolate）	0.01mg/kg sc	0.01mg/kg sc	0.01mg/kg sc	0.01mg/kg sc	0.01mg/kg sc	0.1mg/kg sc
麻醉前给药（镇定剂）						
安定（diazepam）	2.5～5mg/kg ip	2.5mg/kg ip	5mg/kg ip	5mg/kg ip	5mg/kg ip	5～10mg/kg iv
乙酚丙嗪（acepromazine）	2～5mg/kg sc	2.5mg/kg sc	5mg/kg sc	3mg/kg sc	2.5mg/kg sc	1mg/kg sc
芬太尼/氟阿尼酮（fentanyl/fluanisone）	0.1～0.3mg/kg ip	0.3～0.5mg/kg ip	0.5mg/kg ip	0.5～1mg/kg ip	1mg/kg ip	0.2～0.5mg/kg im
赛拉嗪（xylazine）	5～10mg/kg ip	1～5mg/kg ip	5～10mg/kg ip	2～3mg/kg ip	5mg/kg ip	2～5mg/kg im
美托咪定（medetomidine）	0.1～0.3mg/kg sc	0.1～0.3mg/kg sc	0.1mg/kg sc，ip	0.1～0.2mg/kg ip	0.3～0.5mg/kg ip	0.2～0.3mg/kg im
麻醉（麻醉时间：5～10min）						
阿法沙龙/阿法多龙（alphaxalone/ alphadolone）	10～15mg/kg iv	10～12mg/kg iv	150mg/kg ip	80～120mg/kg ip	40mg/kg ip	6～9mg/kg iv
异丙酚（propofol）	26mg/kg iv	10mg/kg iv				10mg/kg iv
硫喷妥钠（thiopentone）	30～40mg/kg iv	30mg/kg iv				30mg/kg iv
美托咪定（medetomidine）	10mg/kg iv	7～10mg/kg iv			31mg/kg ip	10～15mg/kg iv
麻醉剂（麻醉时间：20～60min）						
氯胺酮（ketamine）	100mg/kg ip	75mg/kg ip	150mg/kg ip	75mg/kg ip	125mg/kg ip	50mg/kg im
乙酰丙嗪（acepromazine）	2.5～5mg/kg ip	2.5mg/kg ip	5mg/kg ip	3mg/kg ip	5mg/kg ip	1mg/kg im
氯胺酮（ketamine ）	100mg/kg ip	75mg/kg ip	70mg/kg ip	50mg/kg ip	100mg/kg ip	25mg/kg im
安定（diazepam）	5mg/kg ip	8mg/kg ip	2mg/kg ip	5mg/kg ip	5mg/kg ip	5mg/kg im
氯胺酮（ketamine）	100mg/kg ip	90mg/kg ip	200mg/kg ip	50mg/kg ip	40mg/kg ip	25～35mg/kg im
赛拉嗪（xylazine）	10mg/kg ip	10mg/kg ip	10mg/kg ip	2mg/kg ip	5mg/kg ip	5mg/kg im
氯胺酮（ketamine）	75mg/kg ip	75mg/kg ip	100mg/kg ip	75mg/kg ip	40mg/kg ip	25mg/kg sc
美托咪定（medetomidine）	1mg/kg ip	0.5mg/kg ip	0.25mg/kg ip	0.5mg/kg ip	0.5mg/kg ip	0.2～0.3mg/kg sc
戊巴比妥（pentobarbital）	40～60mg/kg ip	40～55mg/kg ip	50mg/kg ip	60mg/kg ip	37mg/kg ip	30～45mg/kg iv
麻醉剂（长效麻醉，不恢复）						
氯醛糖（chloralose）	50～100mg/kg ip	55～65mg/kg ip	50～100mg/kg ip		70mg/kg ip	80～100mg/kg iv
乌拉坦（urethane）	1g/kg ip	1～2g/kg ip	1～2g/kg ip		1.5g/kg ip	1g/kg ip
麻醉剂（吸入麻醉剂）						
乙醚（ether）	诱导麻醉浓度 15%～20%			保持麻醉浓度 5%		
氟烷（halothane）	诱导麻醉浓度 4%～5%			保持麻醉浓度 1%～2%		
异氟烷（isoflurane）	诱导麻醉浓度 4%			保持麻醉浓度 1.5%～3%		
七氟烷（sevoflurane）	诱导麻醉浓度 8%			保持麻醉浓度 3%～4%		
甲氧氟烷（methoxyflurane）	诱导麻醉浓度 4%			保持麻醉浓度 0.5%～1%		

注：ip. 腹腔注射，iv. 静脉注射，im. 肌内注射，sc. 皮下注射

表 11-3 犬、猫、白鼬及大型动物常用麻醉剂及使用剂量

	犬	猫	白鼬	山羊/绵羊	猪	非人灵长类
麻醉前给药（抗胆碱能药）						
阿托品（atropine）	0.05mg/kg sc	0.05mg/kg sc	0.02～0.05mg/kg sc	0.13mg/kg sc	0.05mg/kg sc	0.05mg/kg sc
格隆溴铵（glycopyrrolate）	0.01mg/kg sc	0.01mg/kg sc	0.1mg/kg sc		0.01mg/kg sc	0.01mg/kg sc
麻醉前给药（镇定剂）						
安定（diazepam）	1～5mg/kg im 0.2～0.6mg/kg iv	1mg/kg iv	2mg/kg im	2mg/kg im 1mg/kg iv	0.5～10mg/kg im 0.44～2mg/kg iv	0.2～0.4mg/kg im
乙酰丙嗪（acepromazine）	0.055～0.11mg/kg im	0.055～0.11mg/kg im	0.2mg/kg im	0.1mg/kg im	1.1～2.2mg/kg im	0.2mg/kg im
芬太尼/氟阿尼酮（fentanyl/fluanisone）		0.2～0.3mg/kg im		0.5mg/kg im		0.3mg/kg im
赛拉嗪（xylazine）	1～2mg/kg im	0.04～0.9mg/kg im	1mg/kg im	1mg/kg im（绵羊）； 0.05mg/kg im（山羊）	2mg/kg im	0.5～2.0mg/kg im
美托咪定（medetomidine）	0.03～0.05mg/kg im	0.04～0.08mg/kg im		0.01mg/kg iv	0.1～0.5mg/kg im	
麻醉剂（麻醉时间：5～10min）						
阿法沙龙/阿法多龙（alphaxalone/alphadolone）		9～12mg/kg iv	8～12mg/kg iv	2.2mg/kg iv，然后 2mg/kg iv	6mg/kg im	10～12mg/kg iv
异丙酚（propofol）	5～7.5mg/kg iv	7.5mg/kg iv		3～4mg/kg iv	3mg/kg iv	
硫喷妥钠（thiopentone）	10～20mg/kg iv	10～15mg/kg iv		10～15mg/kg iv	6～9mg/kg iv	15～20mg/kg iv
美托咪定（medetomidine）	4～8mg/kg iv	4～8mg/kg iv		4mg/kg iv	5mg/kg iv	10mg/kg iv
麻醉剂（麻醉时间：20～60min）						
氯胺酮（ketamine）/安定（diazepam）	10mg/kg iv 0.5mg/kg iv		25mg/kg im 2mg/kg im	4mg/kg iv 1mg/kg iv	10mg/kg im 2mg/kg im	15mg/kg im 1mg/kg im
氯胺酮（ketamine）/赛拉嗪（xylazine）	15mg/kg iv 1mg/kg iv	15mg/kg im 1mg/kg sc	10mg/kg im 0.5mg/kg im	4mg/kg im 1mg/kg im（绵羊）； 0.05mg/kg im（山羊）	10mg/kg im 1mg/kg im	10mg/kg im 0.5mg/kg im
氯胺酮（ketamine）	5mg/kg im	5～8mg/kg im				
美托咪定（medetomidine）	0.03～0.05mg/kg im	0.5～0.8mg/kg im				
戊巴比妥（pentobarbital）	20～30mg/kg iv	25mg/kg iv	25～30mg/kg iv	30mg/kg iv	30mg/kg iv	5～15mg/kg iv
麻醉剂（长效麻醉，不恢复）						
氯醛糖（chloralose）	80～110mg/kg iv	80～90mg/kg iv				80mg/kg iv
乌拉坦（urethane）	1g/kg iv	1.25g/kg iv				
麻醉剂（吸入麻醉剂）						
乙醚（ether）		诱导麻醉浓度 15%～20%			保持麻醉浓度 5%	
氟烷（halothane）		诱导麻醉浓度 4%～5%			保持麻醉浓度 1%～2%	
异氟烷（isoflurane）		诱导麻醉浓度 4%			保持麻醉浓度 1.5%～3%	
七氟烷（sevoflurane）		诱导麻醉浓度 8%			保持麻醉浓度 3%～4%	
甲氧氟烷（methoxyflurane）		诱导麻醉浓度 4%			保持麻醉浓度 0.5%～1%	

注：ip. 腹腔注射，iv. 静脉注射，im. 肌内注射，sc. 皮下注射

表 11-4　鸟类、两栖类、爬行类和鱼类常用麻醉剂及使用剂量

	氯胺酮（ketamine）	戊巴比妥（pentobarbital）	乌拉坦（urethane）	氟烷（halothane）	异氟烷（isoflurane）	注释
鸟类				2%～4%	3%～5%	
0.1kg	10～20mg/kg im					鸽子：氯胺酮 30mg/kg+美托咪定 10mg/kg im，或戊巴比妥 10～20mg/kg im
0.1～0.5kg	5～10mg/kg im					
0.5～3kg	2～5mg/kg im					
蛇	20～80mg/kg ip	15～30mg/kg ip		3.5%～6.5%	4%～6.5%	美托咪定 8～10mg/kg ip 硫喷妥钠 8～45mg/kg ip
蜥蜴	15～17mg/kg im	10～25mg/kg ip		4%～5%诱导麻醉 1%～2%保持麻醉	4%～5%诱导麻醉 2%～3%保持麻醉	诱导持续时间 10min
龟	60～120mg/kg im	10～30mg/kg ip		4%诱导麻醉 1.5%保持麻醉	4%诱导麻醉 2%保持麻醉	诱导持续时间 10min
青蛙		30～60mg/kg 注入背部淋巴囊	20ml/kg 注入背部淋巴囊			10%水合氯醛，1～2ml 注入背部淋巴囊
鱼			10～90g/L，投入水中			丙泮尼地（propanidid）0.2～1.5mg/L，投入水中

注：ip. 腹腔注射，im. 肌内注射

（一）全身麻醉

全身麻醉有4种类型：失去意识（催眠状态）、失去感觉功能（丧失痛觉）、骨骼肌松弛和反射活动抑制（自主神经功能稳定）。全身麻醉有注射性麻醉剂和吸入性麻醉剂两类。全身麻醉可由一种药物的作用产生，如吸入性麻醉剂氟烷（halothane）或异氟烷（isoflurane）、静脉注射麻醉剂苯巴比妥（pentobarbitone）或异丙酚（propofol）。然而，在很多动物实验研究中，对动物意识抑制的程度、反射和疼痛抑制程度的要求不是恒定不变的，仅仅使用一种麻醉剂常常发生不良反应。与此相比，如果同时或先后应用两种或两种以上的麻醉剂，可达到满意的术中及术后镇痛效果，为手术创造良好的条件，确保实验动物的安全和术后顺利康复，这种方法被称为平衡麻醉（balanced anesthesia），对于特殊实验、特殊要求的麻醉，可以选用这种麻醉技术。当使用平衡麻醉时，可以减少每种麻醉剂的剂量和毒副作用，避免使用单一药物由于用量过大而致麻醉过深和时间过长等不利因素，在对动物机体生理活动干扰最小的情况下，提供最佳的麻醉技术。平衡麻醉潜在的不利因素是，麻醉剂之间可能相互影响，而且每种麻醉剂都可能对动物的生理活动产生不利影响。因此，需要对实验中使用的麻醉剂的药理作用有充分认识。

动物实验中，啮齿类动物、兔、猫、狗等常使用全身麻醉。

（二）局部麻醉

局部麻醉是采用局部麻醉剂暂时阻断动物机体某一部分的感觉神经传导功能，使该部位暂时失去痛觉，但动物仍然有意识。在许多方面，局部麻醉剂应用很广泛，可以被用来研究动物身体局部或特定区域不同的麻醉程度。局部麻醉包括以下几种。

1. 表面麻醉（surface anesthesia）

采用滴入、涂抹、喷洒和填塞等方法，使穿透力强的局部麻醉剂直接与黏膜、浆膜、滑膜的表面接触，药物渗透进入组织浅层，以阻滞潜在的神经末梢，产生局部麻醉的效应。通常用在表面积小的浅表手术中，如插入输尿管、刺穿皮肤进入浅表血管等。

2. 浸润麻醉（infiltration）

将局部麻醉剂注射到术部的各层组织内，阻断神经末梢将该部组织的疼痛刺激向中枢传导。此法适用于小的外科手术，如皮肤活检（biopsy）。

3. 局部神经阻滞（local nerver block）

将局部麻醉剂注入动物身体特定部位的神经周围，阻滞通入该部位的神经纤维，来麻醉该神经控制区域。常用在麻醉动物的四肢或尾部，有时也用在外科手术中。

4. 区域麻醉（regional anesthesia）

把局部麻醉剂注射到支配某一区域的神经干周围，使其支配的区域暂时失去痛觉而产生麻醉，该方法也应用在麻醉肢体的神经丛。如果麻醉剂被注入脑脊髓液中，这种方法被称为脊髓麻醉（spinal anesthesia）。如果麻醉剂被注入硬脊膜外腔，被称为硬脊膜外麻醉（epidural anesthesia）。在正确剂量下，脊髓和硬脊膜外麻醉被用在大动物（尤其是羊和牛）身体下部分的手术中，如腿部和腹部。有时这种麻醉也被用在较小的哺乳动物（如狗或者兔）身上。神经丛麻醉经常用在肢体手术中。

动物实验研究中经常用的局部麻醉剂有普鲁卡因（procaine）、利多卡因（lignocaine）、布比卡因（bupivacaine）等。有时，加入肾上腺素（epinephran）或去甲肾上腺素（norepinephrine）可引起局部血管收缩、减缓药物吸收，延长麻醉效应，但在注入儿茶酚胺（catecholamine）后，有可能导致典型的心血管反应。

与全身麻醉相比，局部麻醉的优点在于很少影响动物正常的生理功能。在脊髓或硬脊膜外麻醉时，麻醉剂抑制交感神经系统，引起麻醉区域血管扩张，导致血压降低、心动过速。局部麻醉剂的副作用取决于注入药物的浓度和容积。针对不习惯于保定动物的实验者来说，采用局部麻醉或区域麻醉最大的局限在于动物仍有意识，但注入镇静剂可解决这个问题。另外，局部麻醉还能用于那些由于注入低剂量的催眠剂或全身麻醉剂而导致意识丧失的动物止痛。

大型动物（如牛、马）手术中多使用局部麻醉。

三、麻醉的诱导和维持

1. 麻醉前的准备

实施麻醉之前要进行一些必要的准备。首先，要选择最合适的麻醉剂，麻醉所用的仪器、设备也要提前检查好，确保运行正常，而且，要备用充足的麻醉剂及急救药。实验动物在麻醉前应经过 1～2 周的适应期。实施麻醉前，必须观察、记录动物的体重、食物、水的摄入量等。麻醉的动物应该健康、无任何临床症状。麻醉或手术前最好能了解动物本身是否有潜在性疾病，如在一些实验中对动物进行实验室检查以证实动物的健康情况是否适合麻醉。另外，对大型实验动物而言，还必须进行血液学和血清生化检测、评估，如检测血红蛋白容量或红细胞压积，可以用于判断动物手术中的出血情况。检测这些参数对动物麻醉和手术很有帮助。

特别注意的是，麻醉前大型动物必须提前禁食以防止胃内容物反流吸入气管和肺内引起异物性肺炎。同样，在麻醉复苏的过程中，某些刚被喂食的动物可能呕吐。为了避免这样的问题，狗、猫、白鼬、猪和非人灵长类必须提前禁食 12～16h。对于啮齿类和兔等麻醉前禁食是不必要的，豚鼠的唾液分泌较多，需多加注意。

如果需要动物从麻醉中复苏，那么在开始实施麻醉操作之前必须做好术后护理的准备工作。例如，应准备一个合适的复苏箱，而且要保证复苏箱的恒温能维持足够长的时间。

第一次使用一种新的麻醉方法时，最好进行预实验，先麻醉 1 只动物，以确保获得合适的麻醉深度和平稳复苏。不同品种、不同品系的动物对麻醉剂的反应不同，甚至变化颇大，所以，针对特定品系动物的麻醉剂的剂量可能需要增减。

有时，麻醉前给动物一些药物，可以减少麻醉剂可能产生的副作用，有助于将伴随实施麻醉产生的痛苦降至最小，确保平稳复苏。应用抗胆碱能药，如阿托品（atropine）或格隆溴铵（glycopyrronium bromide），可以抑制呼吸道及唾液腺分泌物，防止心脏收到迷走神经的兴奋所产生的心动过缓，并阻滞由药物或手术操作牵拉内脏引起的自主神经反射。注意：已有心律不齐的动物禁用。

镇静剂或安定药可以用来减轻动物的紧张情绪，并使动物易于控制。使用镇静剂还可诱导麻醉平稳进行，降低（或直接跨越）麻醉兴奋期的反应，间接减少麻醉剂使用量，降低麻醉死亡率，使麻醉和复苏过程顺利进行。大多数常用的镇静剂和安定药不会导致痛觉的丧失，所以需要使用另外的药物来控制术前或术后的疼痛。

不同种类动物的麻醉前建议用药见表 11-2～表 11-4。

2. 全身麻醉的诱导和维持

全身麻醉既可通过静脉、皮下、肌肉、腹腔注射或直肠灌注一种或多种麻醉剂诱导产生，也可通过吸入挥发性麻醉剂而产生麻醉效应。体重小于 1kg 的实验动物的吸入麻醉可在麻醉箱中进行。对于体形较大的动物，可将动物保定后使用面罩麻醉实施吸入麻醉。动物在麻醉实施过程中可能会反抗很难保定，为了减少这种诱导过程中的应激反应，可在麻醉诱导前适当使用镇静剂，或用其他更好的方法，即使用短效麻醉剂使其丧失意识，然后，通过吸入麻醉剂来维持后期阶段的麻醉。

吸入麻醉的优点是，通过使用标准口径挥发罐，可以很容易地调节麻醉深度，在外科手术中所产生的创伤对动物的影响能够很容易反映出来。除非使用持续静脉滴注，否则重复使用静脉内麻醉会导致麻醉深度的不稳定。此外，麻醉剂蓄积也可发生，并导致苏醒期延长。短期麻醉（小于 30min）的恢复非常迅速。因为这种方法对小型啮齿类动物很容易实施，而且恢复快，故吸入麻醉剂将成为研究这些物种麻醉时的选择。

四、常用麻醉剂介绍

（一）吸入麻醉剂

1. 常用的吸入麻醉剂

（1）异氟烷（isoflurane）

一种有效的麻醉剂，可以快速地诱导麻醉，并能在术后快速复苏。异氟烷应当在标准的挥发罐内使用。异氟烷在绝大多数实验动物中均能产生安全有效的麻醉效果。异氟烷不是易燃、易爆品，但它有难闻的气味，可刺激动物的呼吸道，限制动物的吸入。异氟烷化学性质稳定，抗生物降解能力强，在动物体内生物转化少，几乎所有的异氟烷可以通过动物的呼吸排出体外。异氟烷不消耗肝脏内的酶，在有关药物代谢的实验研究中可以把麻醉剂对代谢影响的风险降到最低。虽然异氟烷不会大幅度降低压力感受器的反应性，但同样可以导致血压降低和心动过速。

（2）氟烷（halothane）

氟烷也是一种有效的而且应该在标准挥发罐内使用的麻醉剂。氟烷诱导和复苏的速度与异氟烷相比稍微慢些。氟烷可以导致手术中出现中等程度的低血压。氟烷既可以通过肺呼吸呼出体外，也可在动物体内组织中分解、代谢。氟烷麻醉后可能出现肝炎、肝坏死，由于其常见于短期内反复应用者，故被称为“氟烷相关性肝炎”。

（3）甲氧氟烷（methoxyflurane）

相比氟烷、异氟烷而言，甲氧氟烷的雾化比较容易，可以在简单的容器内安全地使用。如果没有挥发罐，液态的甲氧氟烷可以直接倾倒在脱脂棉上放置于麻醉箱内使用，但应当放在金属筛网或类似的装置上，避免将浸透甲氧氟烷的脱脂棉垫与动物直接接触，因为液态的甲氧氟烷有刺激性。甲氧氟烷体内代谢部位广泛，代谢中释放出的无机氟离子会造成肾脏的损伤，所以应当避免应用于肾功能的研究中。有些国家禁止甲氧氟烷在市场上销售。

（4）恩氟烷（enflurane）

恩氟烷又称为安氟烷，类似氟烷，但诱导和复苏稍微快些。恩氟烷的代谢部位不像氟烷那么多，与氟烷和异氟烷相比没有明显的优点，很少用于实验动物。

（5）七氟烷（sevoflurane）和地氟烷（desflurane）

七氟烷和地氟烷是两种新的吸入麻醉剂，可以快速诱导麻醉、快速复苏。七氟烷的代谢部位较多，但不会导致肝、肾功能损伤。地氟烷在体内不参与代谢，但可以导致交感神经兴奋，故在实验动物的麻醉中应用并不多。

（6）乙醚（ether）

乙醚是易燃、易爆炸、具有刺激性的麻醉剂。乙醚气体的刺激性可以导致动物唾液的大量分泌，支气管分泌物增加，偶尔会发生喉痉挛。乙醚对呼吸道的刺激可加重啮齿类动物和兔原有的呼吸道疾病。尽管存在明显缺点，乙醚仍然被用来麻醉小型啮齿类动物。使用时，把乙醚放在简单的容器内或将浸透了乙醚的脱脂棉垫放在麻醉箱内即可进行麻醉。使用乙醚诱导麻醉时，很少出现麻醉过量现象。但是，出于动物福利、乙醚的安全性等因素，很多实验室不再使用乙醚。

（7）氧化亚氮（nitrous oxide）

氧化亚氮俗称笑气，市售的氧化亚氮盛放在加压装置中，呈液态。为了避免低氧症发生，使用时应该与氧气混合后使用，两种气体的混合比例是氧化亚氮小于65%、氧气大于35%。氧化亚氮是人类有效的止痛剂，但在哺乳类实验动物中镇痛效果却不明显，即使浓度高于70%也不能使动物失去意识，这个特性使得它在实验动物的麻醉中受到限制，只是配合其他麻醉剂应用于体形较大实验动物的麻醉，如狗和猫。

大多数吸入麻醉剂均可以使支气管扩张，引起缺氧性的肺部血管收缩能力下降，气道内黏液纤毛的功能减低，结果导致呼气、吸气不匹配，从而增加肺部感染的概率。

吸入麻醉剂还可降低心肌的收缩性、引起血管扩张，导致低血压发生。大多数静脉注射麻醉剂在心血管系统也产生类似反应。但是，氯胺酮（Ketamine）可以增加心肌的收缩性，使血管收缩。

2. 麻醉强度

吸入麻醉剂诱导动物意识丧失和麻醉所需要的吸入浓度与动物的种类、实施麻醉的步骤、所用的麻醉剂等有关。最小肺泡浓度（minimal alveolar concentration，MAC）是指吸入麻醉剂的百分比浓度，即 50%的动物对标准的疼痛刺激（pain stimulus）没有反应的麻醉剂浓度（表 11-5）。一般外科手术麻醉采用 1.5 倍的 MAC 浓度。特殊情况下某些物种可能会要求 2 倍的 MAC 或更大的吸入麻醉剂浓度才能达到手术要求。

3. 气体麻醉剂的清除

长期暴露在吸入性麻醉气体中，对机体是有害的。动物实验手术室应该采用特殊的仪器设备，能够有效地除去室内麻醉气体。吸入性麻醉气体不仅影响认知能力，而且可以增加自发性流产的发生率，并具有致畸作用。许多国家的安全法

表 11-5　不同物种吸入麻醉中 MAC 值（药物浓度%）

物种	乙醚	氟烷	恩氟醚	异氟烷	氧化亚氮
人类	1.92	0.75	1.68	1.15	105
灵长类		1.15	1.84	1.28	200
狗	3.04	0.87	2.20	1.41	188
猪				1.45	
绵羊				1.58	
猫	2.10	0.82	1.20	1.63	255
大鼠	3.20	1.10		1.38	150
小鼠	3.20	0.95		1.41	275

规明确规定：所有吸入麻醉剂的使用单位必须确保有效清除麻醉废气，以降低实验室及手术室内的污染。

（二）注射用麻醉剂

许多不同种类的注射麻醉剂可用于实验动物。下面进行简要概括并将参考剂量列于表 11-2～表 11-4 中。

使用注射麻醉剂时，应该注意不同种属动物之间、同一物种不同个体之间对麻醉剂的反应差异性。对麻醉剂反应的波动性在小型啮齿类动物中很常见，因为它们的体形小，静脉给药困难，一般用腹腔给药途径代替静脉给药。腹腔注射麻醉时，麻醉剂在很短的时间内一次性推注（bolus）腹腔内，不像静脉滴定那样逐渐进入体内以获得满意的麻醉效果。在对兔和一些更大的实验动物进行麻醉时，可通过静脉途径给药，当注入的麻醉剂剂量达到预计值的 50%左右时，剩余的药物可以以更慢的速度注射，以求达到最合适的麻醉深度。如果有足够的专业知识，也可以通过尾静脉给小鼠和大鼠静脉内给药。

以下分别介绍几类常用麻醉剂。

1. 巴比妥酸盐（barbiturate）

广泛应用于实验动物麻醉的两种巴比妥酸盐类短效麻醉剂是硫喷妥钠（thiopentone）和美索比妥（methohexitone），还有一种长效麻醉剂是戊巴比妥（pentobarbital）。所有这些药物都产生催眠作用，但缺乏内在的止痛作用，因此，只有使用较高剂量时，才能获得外科手术时的麻醉效果，但将导致心血管和呼吸系统受到抑制。如果巴比妥酸盐通过静脉途径给药，它的剂量可以精确调整，使用相对安全。腹腔注射短效的巴比妥酸盐类麻醉剂的作用效果很难预料。因此，不提倡腹腔注射短效的巴比妥酸盐类进行麻醉。硫喷妥钠的 pH 较高，腹腔注射可产生严重的刺激反应，也不推荐。

腹腔注射戊巴比妥可以产生外科麻醉的效果，但麻醉剂量的范围很窄，安全性小、死亡率高，不是理想的麻醉方法。另外，很多腹腔注射的药物对动物的器官、组织存在潜在的危害。

2. 分离麻醉剂（dissociation anesthetics）

注射分离麻醉剂后动物并不入睡，但痛觉完全消失，这种既保持意识清醒，又使痛觉暂时性完全消失的状态，就是意识与感觉暂时分离的一种状态，为区别于其他麻醉方式，特称为分离麻醉。氯胺酮和替来他明（tiletamine）是广泛应用的分离麻醉剂。对于一些体形较大的实验动物特别是非人灵长类，分离麻醉剂可获得较浅的外科麻醉效果，但其肌肉松弛作用较差。在小型啮齿类实验动物中，分离麻醉剂几乎没有作用，除非使用对动物来说接近危险边缘的大剂量。如果将分离麻醉剂配合镇静剂使用，麻醉的效果会明显增强。商品化的替来他明制剂包括替来他明和唑拉西泮（zolazepam）。氯胺酮可与镇静剂联合使用，如乙酰丙嗪（acepromazine）、咪达唑仑（midazolam）、安定（diazepam）等。如果氯胺酮与赛拉嗪（xylazine）、美托咪定（medetomidine）之类的安定-镇痛剂联合使用，麻醉效果会更好，主要原因是，这类安定-镇痛剂能够被一种特殊的拮抗剂（三磷酸腺苷）减弱，动物苏醒的时间相对缩短。

3. 神经麻醉剂（neuroleptanalgesics）

神经麻醉剂也称为神经安定镇痛剂，是一种强有效的镇痛药和安定药的混合物。广泛应用的主要商业制剂是芬太尼（fentanyl）/氟阿尼酮（fluanisone）、芬太尼/氟哌利多（droperidol）、埃托啡（etorphine）/甲氧异丁嗪（methotrimeprazine）和埃托啡/乙酰丙嗪（acepromazine）。由于使用剂量上的差异，相比于单独使用这些药物，药物混合物能产生很好的镇痛作用，但肌肉放松的程度较低，呼吸也受抑制。对于很多动物而言，可以把芬太尼/氟阿尼酮和苯并二氮䓬类（benzodiazepine）联合使用，既能产生外科麻醉效果，又能使动物肌肉松弛，呼吸抑制程度小。

4. 类固醇类麻醉剂（steroid anesthetics）

阿法沙龙（alphaxalone）/阿法多龙（alphadolone）是很多实验动物有效的麻醉剂。这类麻醉剂不适用于犬和兔，因为这类商品使用的溶解剂能够引起犬组胺的释放；在家兔中，只有使用引起呼吸停止的剂量时才能产生外科水平的麻醉效果。对于其他动物而言，如果静脉内注射给药，阿法沙龙/阿法多龙在 5～15min

会产生温和的外科麻醉效果。重复注射或持续给药能延长麻醉时间，但动物恢复时间不会过分延长。

5. 苯并二氮䓬类

安定（diazepam）、咪唑安定（midazolam）和唑拉西泮（zolazepam）等苯并二氮䓬类药物对于实验动物属于麻醉剂的附属品，它们对心血管和呼吸有一定的作用，经常与氯胺酮、类阿片（opioid）及吸入麻醉剂联合使用。

6. 其他麻醉

赛拉嗪、美托咪定等肾上腺素类药物，抑制动物中枢神经系统、引起中枢神经系统诱导性肌肉放松，经常作为大型反刍动物和马的镇静麻醉剂。美托咪定是一种新的、强而有效的 α-2 肾上腺素能受体激动剂，在狗、猫、兔和大多数啮齿类动物身上能产生良好的镇静和镇痛效果。使用美托咪定还可以减少其他麻醉剂的剂量。

异丙酚（propofol）可用在非人灵长类动物、犬、猫、山羊、猪和大多数啮齿类动物身上，静脉给药产生外科麻醉效果。麻醉时间短暂（10min 以内），恢复时间迅速。重复给药或持续给药能延长麻醉效果，动物恢复时间不过分延长。异丙酚对家兔产生的麻醉程度对于外科手术来说不够。

阿弗丁（tribromoethanol）又称为三溴乙醇，这种麻醉剂用于大多数啮齿类实验动物能产生外科麻醉效果。动物肌肉放松。腹腔注射给药时，分解的阿弗丁溶液能刺激动物产生严重的躁动，导致一些动物死亡。因此，一定要使用新配制的阿弗丁溶液。即使使用新配制的阿弗丁，使用第二种麻醉剂片刻之后，也能导致动物胃肠紊乱和死亡。最新研究表明，即使新鲜的阿弗丁也有刺激成分，所以选择这种制剂应该慎重。

α-氯醛糖（alpha-chloralose）和水合氯醛（chloral hydrate）是两个基本的催眠剂，能使心血管稍微抑制。腹腔注射能刺激动物胃肠道，可能引起肠梗阻。另外，α-氯醛糖和乌拉坦（urethane）一起使用，有致癌作用，只能用于终末实验。基于以上理由，很多期刊拒绝接收发表采用此类麻醉方案的动物实验研究成果。

五、麻醉深度的评估

无论选择哪种麻醉剂，最重要的是能检测麻醉的深度以确保动物不因麻醉过浅而感到疼痛，或是麻醉过深而处于死亡的危险中。从动物清醒到适合进行手术的麻醉是一个连续的过程，而不是一系列无关联的步骤。反射、体位改变、呼吸频率和深度、心率、血压改变和其他对（疼痛）刺激的反应等被用作麻醉深度的判断指标。遗憾的是判断麻醉深度的这些参数常常随实验动物种类和麻醉剂的不同而改变。

麻醉过程通常被分为4个时期。

诱导期：此期动物清醒，处于一种轻度痛感丧失和安静的状态，反应轻度迟钝。

兴奋期：动物意识逐渐丧失，反射活动和肌肉运动增强。瞳孔开始扩大，泪腺和黏液分泌增加，眼睛呈现出不协调的运动。

手术期：呼吸频率降低，深度增加。眼睑和角膜反射消失，肌肉紧张性和反射应答减低，对外科手术和其他伤害性刺激无反应，最适合进行手术。可分成轻度、中度、深度和过量4个阶段。

缺氧（毒性）期：也称为休克期，生命中枢被抑制，以致呼吸和心跳减慢甚至停止。瞳孔散大，光反应消失。1～5min 内可能死亡。安乐死时使用过量的麻醉剂可达到此期。

大部分实验要求麻醉达到手术期。但是，当不同的麻醉剂联合使用时，上述描述的反应有相当大的变化。以下反射反应可用于评估确定动物是否达到足够的麻醉。

翻正反射：当动物处于仰卧位时，通常试图翻转至俯卧位，在麻醉作用下动物保持仰卧位。

眼睑反射：当触及内、外眼睑时，动物会眨眼，在手术麻醉阶段这种反射消失。

踏板反射：当手指或足趾间皮肤被掐痛时，动物的腿产生弯曲并伸直的反射，这些反射在麻醉期间消失。

吞咽反射：在没有麻醉的情况下，牵拉舌头或挤压喉将引起动物吞咽。

掐尾反射：当麻醉不是很深时，用指甲或止血钳掐、夹动物的尾巴将导致尾巴的轻弹，偶尔导致发声。

掐耳反射：当兔子或豚鼠清醒时，掐其耳朵将产生摇头的反应。

翻正反射和踏板反射的消失是评估大部分哺乳动物麻醉效果最实用的指标。在麻醉过程中，动物的这些反射反应逐渐消失。例如，掐尾或手指（足趾）时产生的痛叫反应，在产生抽搐或退缩反应前已消失。退缩反应的强度也逐渐减退，在中度到深度麻醉完全消失时才有进行手术的可能。不要将进入兴奋期的动物反应（如呼吸急促）及手术期腹式呼吸（腹壁的突然收缩）误判为麻醉不足而追加药量，这样会导致动物死亡。

一般来说，实验者希望尽快进入手术麻醉期状态，此期的轻度和中度麻醉足够大部分手术所需，深度和过量麻醉已是动物接近死亡的高危险期，此时必须暂停手术进行急救，否则一旦进入第四期休克期，80%以上的动物会死亡。

麻醉过程各期动物的生理变化见表11-6。

表 11-6　麻醉各期动物生理变化

	呼吸	瞳孔	眼球移动	反射	肌肉张力	脉搏、血压
诱导期	规则	正常	随意	存在	正常	脉搏、血压↑
兴奋期	不规则	扩张	不随意	存在	激动紧张	脉搏、血压↑
手术期						
轻度	深度↑ 速度↑	收缩	不随意或 固定不动	眼结膜 喉咽	轻微松弛	脉搏、血压正常
中度	正常	正常	固定不动	喉咽	中等松弛	脉搏、血压正常
深度	深度↓ 速度↓	轻微扩张	固定不动		极度松弛	脉搏不整齐、血压↓
过量	腹式呼吸	中等扩张	固定不动			脉搏微弱、 血压↓

注：↑表示升高；↓表示降低

六、人工通气

1. 人工通气

人工通气（artificial ventilation）是指利用手动压力装置或机械通气装置，将气体强制性地送入动物肺内的方法。在给动物实施胸廓切开术或给予肌肉松弛药时，必须给予人工通气。如果动物手术时间大于 2h，也可以利用人工通气来保证足够的气体交换。在人工通气中，吸气时是正压通气，呼气时是肺的弹性所致的被动过程。吸气时肺内压的增加使心输出量减少，为了将这种效应减到最小，吸气时间缩短，占一个呼吸循环 30%左右的时间即可。

尽管每种动物都有自己的通气需求，但通常 10～15 次/kg 体重的潮气量才能维持动物正常的呼吸功能。潮气量（tidal volume）通常是指在静息状态下每次吸入或呼出的气量，小鼠潮气量 0.5～1ml、大鼠 3～10ml、豚鼠 8～20ml、家兔 40～60ml。不同种动物的呼吸频率不相同，狗、山羊/绵羊、猪呼吸频率在 10～15 次/min，家兔 30～50 次/min、小鼠 100～130 次/min、大鼠 50～180 次/min。实验动物吸气时间、呼气时间的比例约为 1∶1.9。

使用机械人工通气时，必须注意通气压力，避免充气过度和气压伤。一般情况下，小动物充气压不应超过 10cm 水柱。为了获得良好的人工通气，可用 CO_2 分析仪测定呼出气体中的 CO_2 含量，将其维持在正常范围的 4%～5%。但也有许多 CO_2 分析仪并不能精确记录到体重低于 500g 的小动物呼出的 CO_2 浓度，因为其呼出的 CO_2 太少。

人工通气时，为使动物的体液量达到 10～15ml/(kg·h)基础代谢率，必须留置静脉导管，输入液体以补充血液的损失。

2. 气管内插管

当动物需要依赖人工通气来维持呼吸时，必须进行气管内插管，插管时必须先将动物麻醉。此外，当动物发生呼吸抑制时，即使动物有自主性呼吸，气管内插管也是一种有用的技术，因为它可以保持气道通畅，辅助通气。

不同动物的气管内插管技术是不同的。但是，只要能选择一种合适的喉镜，这种操作就比较容易。与人的气管内插管技术相似，实验动物宜选用适宜的商品化窥视片（协助气管插管的插入）和相应的有些差异的气管内插管技术。小型啮齿类实验动物很少实施气管内插管。

所有实施气管内插管操作的动物都要充分麻醉，扩张开其嘴巴，将其舌头向前拉出，这样可避免诱发咀嚼或吞咽反射。然后，插入喉镜，手术者可以看到会厌和声门裂。对于猫、猪、兔和非人灵长类动物，在进行气管内插管时，要先在其喉部喷洒局部麻醉药，以减少发生喉痉挛的危险。在插管插入气道之前，要先将气管插管外表涂抹上局部麻醉药凝胶。对小鼠、大鼠、地鼠和豚鼠进行气管内插管时，需要一种特制的喉镜，因其操作比较困难，可借助直径4mm的耳镜来进行。将动物置于俯卧位，用棉签蘸局部麻醉剂涂于口腔和喉黏膜，以使其对刺激不敏感，并将其头向后抬高，使之与桌面垂直，然后用棉签将舌头推出口腔，再将耳镜从口腔插入，此时应能看到会厌前侧。将导丝穿过耳镜，将软腭推向背侧，会厌会降低，露出声门裂。将导丝在声门裂间移动，并小心移去耳镜。然后将气管插管沿导丝插入，插入后将导丝移去。管子不能插得过深，以防导致单肺通气。

家兔可借助喉镜窥视片进行气管内插管，不必见到喉部也可以进行这项操作。家兔应置于俯卧位，头抬高并倾向后方，使下颌骨与桌面垂直。术者一手拇指与食指放于其上、下颌骨之间固定其头部，并使其嘴巴张开，将插管经软腭插入，当插管抵达喉部即将通过声带时，术者应倾听有无呼吸音。可在管子末端放一个小镜子或几根毛发来检查插管位置是否合适，当动物呼气时，镜子会变得模糊或毛发会被吹走。由于喉部易受损伤，所以操作时应特别小心，以免插管损伤喉部。否则，将会因喉部水肿或出血而导致气道阻塞，引起动物死亡。若插管难以实施，而且动物在术后不要求康复，可施行气管切开术。

对大多数鸟类和爬行动物施行气管内插管较容易，麻醉诱导后，扩开嘴巴，将管子插入气管即可。

3. 麻醉呼吸机

对动物供氧和吸入麻醉剂时，可以使用不同的呼吸机。任何呼吸机的基本要求是供应充足的O_2、排出足量的CO_2。输送氧气和麻醉气体最简单的技术是使用密闭的面罩。动物可以通过面罩或气管内插管与 T 形管相连。为了防止死腔空气的再吸入，使用这种系统时，从麻醉机中流出的新鲜气体的流速会提高到动物每分钟容气量的 3 倍。每分钟容气量是指 1min 吸入气体量，即 1 次呼吸量（潮气量，大约 15ml/kg 体重）乘以呼吸频率。当麻醉大型动物（体重大于 20kg）时，这种高新鲜气体流量可能不经济，可以使用带有 CO_2 吸收器的呼吸机。此外，维持一个充足稳定的麻醉深度亦需要丰富的经验。

图 11-1 是移动式小动物使用的麻醉机，可方便使用吸入麻醉剂麻醉小鼠、大鼠。

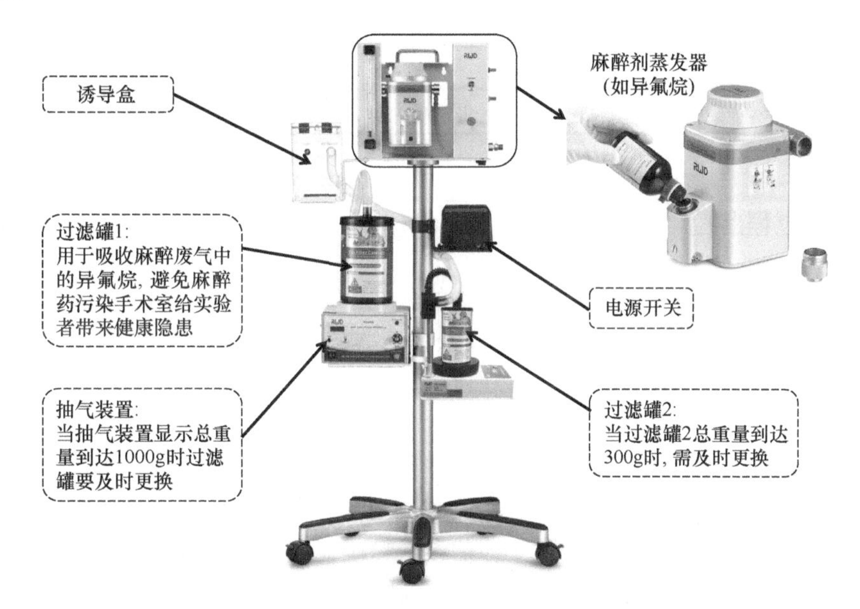

图 11-1　移动式小动物麻醉机（彩图请扫封底二维码）

4. 神经肌肉阻断剂

在特定情况下给动物使用气管插管时，为了使骨骼肌松弛，可使用动物神经肌肉阻断剂（肌肉松弛剂）。使用这些药物时，动物要完全固定不动，即使在意识恢复后对疼痛刺激做出反应也不能动。肌肉松弛剂应当在严格条件下由经验丰富的专业技术人员施用。在使用肌肉松弛药时，应随时监控动物的心率及血压。

常用的适用于大多数实验动物的肌肉松弛剂及使用剂量见表 11-7。泮库溴铵（pancuronium）、筒箭毒碱（D-tubocurarine）、加拉碘铵（gallamine）是常用肌肉松弛剂，纳洛酮（naloxone）为拮抗剂，使用时要详细了解这些药物的特性。

表 11-7 动物常用肌肉松弛剂和拮抗剂 （单位：mg/kg）

	小鼠	大鼠	豚鼠	兔	猫	犬	绵羊	山羊	猪
肌肉松弛剂									
泮库溴铵（pancuronium）		2	0.06	0.1	0.06	0.06	0.06	0.06	0.06
双烯丙毒马钱碱（alcuronium）					0.1	0.1			
阿曲可宁（atracurium）					0.5	0.5			
维库溴铵（vecuronium）					0.1	0.1			
加拉碘铵（gallamine）		1	0.1～0.2	1	1	1	1	4	2
筒箭毒碱（D-tubocurarine）	1	0.4	0.1～0.2	0.4	0.4	0.4	0.4	0.3	
拮抗剂									
纳洛酮（naloxone）	0.1	0.1	0.1	0.1	0.05～0.1	0.1	0.1	0.1	0.1

七、麻醉过程监控

整个麻醉过程中需要观察记录动物的一些生理指标，保证动物生理活动保持在正常范围内。观察监测动物生理的复杂程度取决于动物实验的种类和持续时间。动物基本状况的评估可以通过简单观察来进行。例如，黏膜颜色、呼吸模式和频率、心率和脉搏等。这些指标观察方法简单，适用于评估大多数动物的麻醉状态。但是，在实验过程中靠人工反复观察这些参数是非常困难的，有些指标，如血氧含量、终末 CO_2 浓度、体温等不能用简单的观察来获得。因此，使用电子监测仪器非常有用。监测设备也能让这些评估参数精确化。适用于实验动物电子监测的参数有：心电图和心率、心输出量、动脉、肺动脉和中心静脉压、CO_2 波形图（终末的 CO_2 浓度）、动脉血气和酸性基础环境（PaO_2、$PaCO_2$、pH、碱过剩、碳酸氢盐等）、动脉血氧饱和度、潮气量和呼吸频率、气道压力、体温、脑电图（脑活动）等。

麻醉过程的电子检测装置非常适用于动物麻醉的监测，特别是在麻醉的延伸阶段，能够合理地计算出动物吸入麻醉剂浓度和呼吸道的氧浓度。所选择的电子检测装置要在小型动物的监测过程中能够良好运行。例如，当心率超过 250 次/min，许多心率监测仪无法正常计数心率，而啮齿类动物在静息状态下心率常超过 250 次/min。

麻醉体重<10kg 的实验动物时，应特别注意维持动物体温。麻醉后小型动物的体温容易快速降低，这是引起死亡率增加的一个重要因素，因此，应该使用一些电热灯之类的设备，以维持麻醉动物的正常体温。

静脉输液可以补充动物从呼吸道丧失的水分及外科手术造成的失血。作为基础参考指标，当静脉输入普通生理盐水（0.9%）时，输液速度是 10～15ml/(kg·h)。

对于小型动物，可采取皮下或腹腔给药，但此法吸收较缓慢且对急性失液治疗效果不明显。输入动物血管的液体温度必须与体温接近，以防输液造成动物体温过度下降。

如果麻醉期间动物的眼睛仍然睁开，应该使用眼药膏或人工泪液防止角膜干燥，也可以将眼睑拉下盖住眼睛后固定眼睑。

在麻醉过程中，也可以通过肉眼观察初步判断动物麻醉状态。

呼吸。啮齿类动物在麻醉过程中会出现呼吸暂停数秒，然后又出现一深呼吸，表示麻醉过度。一般而言，胸式呼吸为浅麻醉，麻醉越深，越接近腹式呼吸；不规则的呼吸表示动物快要苏醒或麻醉过深。

黏膜颜色。正常麻醉状态下黏膜（口腔、肛门）为粉红色，表示氧气充足。如呈现紫色，则为发绀现象，表示缺氧。

微血管再充血时间。手指按压动物牙龈后放开，牙龈再恢复正常粉红色为止所需时间，正常要小于 2s，超过 2s 则显示心脏输出功能不佳。

脉搏。监测后肢股动脉、下腭动脉（大动物）、心跳数（啮齿类）。

反射。趾间痛觉反射皆可作为麻醉指标，口咽反射亦可作为使用气体麻醉时恢复的指标。

眼反射。眼球震颤表示麻醉过浅。麻醉初期兴奋时瞳孔放大，然后随着麻醉程度加深而缩小；麻醉过量时瞳孔会极度散大。

八、麻醉并发症

绝大多数麻醉剂都有许多药理副作用，少数情况下会引起严重的并发症。这是由于在某些极端情况下，重要器官的功能衰退引发了自动死亡程序，从而导致动物休克和死亡。

1. 呼吸抑制和停止

使用麻醉剂浓度过高时，就会发生自发性的通气功能衰退，从而导致组织缺氧和高碳酸血症（hypercapnia），血液中非氧合血红蛋白浓度增加，皮肤黏膜呈现蓝紫色。持续发展，动物呼吸停止和心脏停搏。出现这种情况时，如果使用的是吸入麻醉剂，应立即关闭挥发罐并使麻醉回路充满氧气。如果使用的是持续滴注的麻醉剂，应切断输液泵。如果能供给氧气，新鲜的气流速度应达到每分钟呼出气体量的 3 倍左右。对于无法插管的小型动物来说，可通过面罩给氧，并通过人工挤压胸部辅助通气。如果动物在麻醉中出现了呼吸抑制，人工通气需要持续到麻醉剂浓度代谢到一个安全水平以后再停止。当人工通气引起 CO_2 浓度降低时，则要停止人工通气。当 CO_2 浓度增加到正常水平时，动物就会恢复自主性呼吸。盐酸多沙普仑（doxapram）（5～10mg/kg）有时可以刺激通气功能。

把动物安置在一个非生理环境中，动物的肺灌注和通气就会受到影响，导致通气—灌注紊乱，造成动脉血中氧合作用降低和 CO_2 张力增加。

2. 心衰和低血压

低血压可以由血管扩张或麻醉剂造成的心肌收缩力不足引起，也可由失血或手术过程中组织缺血引起。毛细血管灌注降低、动脉压降低、心动过速及皮肤、黏膜组织颜色苍白等都是低血压的标志。通常用静脉液体输注来纠正低血压，更好的方法是用全血输注纠正大出血。交叉配血在动物中很难实现，应选择血液供体与受体动物必须是同种动物，具有相同的柠檬酸葡萄糖类型（acid citrate dextrose），血液应以每 30min 输入动物全血容量 10%的速度输入。但若有急性大出血，则应加快输血速度。如果没有条件进行输血，可用血浆增容剂（plasma volume expander）代替输血。例如，输入血浆代用品——尿素交联明胶（haemaccel）、血安定（gelofusion），甚至普通生理盐水。

3. 心律不齐和心脏停搏

如果没有使用心电监控系统监测心脏活动情况，心律不齐很难被发现和诊断。心律不齐可以引起严重的循环障碍，需要一些必需的治疗措施。深度麻醉过程中，低血压和迷走神经刺激均可以导致心动过缓。疼痛、低氧血症、高碳酸血症和血容量不足可以导致心动过速。如果动物出现心脏停搏，可以用体外心脏按压，犬每分钟按压胸腔 70～80 次，并辅以以上描述过的方法纠正呼吸困难。作为一种急救措施，肾上腺素（adrenaline）（0.1～0.2g/kg）可以通过深部气管和心内注射方式给药。

4. 反流（regurgitation）

犬、猫和灵长类动物在麻醉过程中可能会发生呕吐现象，还有可能将呕吐物吸入肺内，造成窒息。禁食 12～16h 能减少动物麻醉中的呕吐危险。反刍动物在麻醉过程中会发生食物反流，所以，对这些动物使用带有气囊的气管内软管是必要的。让这些动物禁食 16～24h 可能会有益于减少瘤胃内的气体积聚。

5. 体温过低（hypothermia）

麻醉过程中动物的体温可能会过低。人工通气、输液及血管舒张不但会导致体温调节紊乱，而且会增加体表热量丢失。因此，麻醉过程中，必须始终监测动物体温，必要时给动物提供热量。

九、麻醉后护理

术后的继续监护对于确定动物是否能很快康复十分必要。麻醉后动物体温调节中枢暂时失控，对于小动物可以使用保温箱、灯泡、加热垫、毛巾等措施维持动物的体温。小的初生动物应保持环境温度35～37℃，大动物25～30℃。大动物应提供加热垫和加热灯。定期检查体温，以确保所用方法充分有效。动物用的垫料应舒服、绝缘、绝热。锯屑和小木片不是理想的垫料，因为动物可能吸入锯屑粉末，锯屑中细末可以粘在动物的眼、嘴、鼻子等部分。

手术后的动物要放在一个容易观察、环境清洁、安静的笼舍中静卧。放置动物时颈部要伸直、侧卧，使呼吸道畅通。侧卧4h以上时，让动物翻转另一边侧卧，以免肺脏瘀血及重力性肺炎。手术用的插管应在动物吞咽反射恢复后立即取出，然后继续观察呼吸状况，直到动物清醒过来为止。如果动物呕吐，则将头部置于低于颈部和腹部的位置，以免造成窒息或吸入性肺炎。正常动物每日需40～80ml/kg液体，麻醉苏醒后，有些动物往往无法进食或喝水，此时必须以人工方式经口补液或静脉腹腔注射补充体液。实验动物的伤口易受粪、尿、垫料污染，必要时给予抗生素预防感染。术后随时观察动物及手术伤口，防止动物咬、舔、抓、挠伤口。

疼痛会引起动物一连串的生理反应，术后应该想办法减轻动物的疼痛。为了能够在合适的阶段提供合适镇痛剂，技术人员应当了解动物疼痛的程度。评估动物疼痛的程度比较困难，需要了解动物的正常和异常的行为变化。动物疼痛的重要表现是行为异常、姿势改变、食物和水摄入量减少和体重减轻（表11-1）。因为啮齿类动物白天活动少，所以在黑暗状态观察动物更能准确地估计健康状况。

可以给动物用一些镇痛剂，如吗啡（morphia）、丁丙诺啡（buprenorphine）、纳布啡（nalbuphine），或非类固醇抗炎药（non-steroidal anti-inflammatory drug，NSAID），如氟尼辛（flunixin）、卡洛芬（carprofen）等。实施局部麻醉也能减轻术后疼痛。一般来说，需要用阿片类药物控制术后疼痛。对于多种实验动物而言，丁丙诺啡的作用持续时间长（6～12h），能安全、有效地缓解疼痛。非类固醇抗炎药镇痛效果差一些，但氟尼辛、卡洛芬和一些新开发的镇痛剂显示出一些阿片类的药效（表11-8）。在许多例子中，在术后第一个24h内注射阿片类药物，接着再用非类固醇性抗炎药24h，能有效地缓解动物术后疼痛。一般而言，动物术后疼痛很少持续72h以上。

镇痛剂有副作用，可能干扰特定的原始实验结果。阿片制剂可以引起动物呼吸抑制、低血压和便秘，但是这些影响在动物身上几乎不具有临床意义。非类固醇抗炎药能降低前列腺素的合成，影响伤口愈合。这些镇痛剂还可能干扰血凝、影响肾功能。

表 11-8　动物术后使用的减轻疼痛的镇痛剂及剂量（mg/kg）、给药方式和药物持续时间

	小鼠	大鼠	豚鼠	兔	犬	猫	非人灵长类	猪	山羊/绵羊
阿司匹林（aspirin）	120, os/per, 4h	100, os/per, 4h	85, os/per, 4h	100, os/per, 4h	10, os/per, 6h	!	20, os/per, 6～8h	—	—
丁丙诺啡（buprenorphine）	0.05～0.1, sc, 12h	0.05～0.1, sc, 8～12h	0.05, sc, 8～12h	0.01～0.05, sc, iv, 8～12h	0.01～0.02, sc, iv, im, 8～12h	0.005～0.01, sc, iv, 8～12h	0.01, iv, im, 8～12h	0.01～0.05, im, 8～12h	0.005～0.01, im, 4～6h
布托啡诺（butorphanol）	1～5, sc, 4h	2, sc, 4h	—	0.1～0.5, iv, 4h	0.4, sc, im, 3～4h	0.4, sc, 3～4h	—	—	—
可待因（codeine）	60～90, os, 或 20, sc 4h	60, sc , 4h	—	—	0.25～0.5 与扑热息痛合用, os, 6h		—	—	—
氟尼辛（flunixin）	2.5, sc, im, 12h	2.5, sc, im, 12h		1.1, sc, im, 12h	1, os/per, 24h	1, sc, 1～5d	2.5～10, im, 24h	1, sc, 24h	1, sc, 24h
布洛芬（ibuprofen）	—	—	10, im, 4h	10, iv, 4h	5～10, os/per, 1～2d	—	—	—	—
吗啡（morphine）	2.5, sc, 2～4h	2.5, sc, 2～4h	2～5, sc, im, 4h	2～5, sc, im, 2～4h	0.5～5, sc, im, 4h	0.1, sc, 4h	1～2, sc, 4h	总剂量 20mg, im, 4h	总剂量 10mg, im, sc, 4h
纳布啡（nalbuphine）	4～8, im, 4h	1～2, im, 43h	—	1～2, iv, 4～5h	0.5～2, sc, im, 3～8h	1.5～3, iv, 3～8h	—	—	—
扑热息痛（paracetamol）	300, os/ per, 4h	100～300, os/per, 4h	—	—	—	!	—	—	—
喷他佐辛（pentazocine）	10, sc, 3～4h	10, sc, 4h	—	5, iv, 2～4h	2, im, 4h	8, ip, 4～6h	2～5, im, 4h	2, im, 4h	—
非那西丁（phenacetin）	200, os/per, 4h	100, os/per, 4h	—	—	—	—	—	—	—
哌替啶（pethidine）	10～20, sc, im, 2～3h	10～20, sc, im, 2～3h	10～20, sc, im, 2～3h	10, sc, im, 2～3h	10, im, sc, 2～3h	10, im, sc, 2～3h	2～4, im, 3～4h	2, im, 4h	总剂量 200mg, im, 4h

注：ip. 腹腔注射，iv. 静脉注射，im. 肌内注射，sc. 皮下注射，!. 不能使用；os/per. 口服

动物对疼痛的耐受性与人类不同，加上镇痛剂的副作用，动物术后是否要使用镇痛剂，有些人仍持保留意见。但从保护动物福利的立场出发，在不影响实验结果的前提下，建议在术后 24～72h，视状况给予镇痛剂，以减轻动物疼痛。如果全身性镇痛剂被禁止，手术外伤动物可以使用局部镇痛剂，如布比卡因浸润，提供 4～6h 短期镇痛。

（刘恩岐、卢德章）

第二节　实验动物安乐死

安乐死（euthanasia）是以科学、人道的理念和方式，使动物生理和心理痛苦最小化而采取的动物意识迅速丧失的处死过程。

动物实验结束得到实验结果后，或者需要收集动物组织器官进行研究，或者动物实际遭受痛苦达到或超过预设的仁慈终点，或者其他原因不适合继续饲养动物时，必须实施安乐死。

从动物伦理和福利角度出发，对实验动物实施安乐死时，需要遵守基本原则：安乐死方法必须经过所在机构实验动物管理和使用委员会（IACUC）批准；实施任何动物安乐死前，实验人员应接受适当培训，准确掌握安乐死技术，熟悉动物疼痛和痛苦体征，确认动物死亡方法；安乐死方法必须人道，使动物遭受最低痛苦、在最短时间失去知觉和意识而死亡；结合实验动物种类、年龄、体形、体重、数量、生理状态、温顺度等，选择合适安乐死方法；科学研究获得动物组织器官时，安乐死方法应该对利用动物组织器官研究没有影响；实施动物安乐死应选择远离其他动物的公共场所；不管在什么情况下，绝对不要在其他动物面前处死动物；实施安乐死后，操作人员要逐一确认动物是否已经死亡。

选择安乐死方法的考虑因素：最短时间使动物无痛苦、恐惧、焦虑和不安地失去知觉和意识，直至死亡；方法可靠、科学；操作过程不影响操作人员情绪、健康和安全；所用设备方便易得，且不影响环境卫生等因素。

常用实施安乐死方法可分为两大类：药物化学法（吸入性药物和注射药物）和机械物理法。

一、吸入性药物法

常见吸入性药物有 CO_2、CO、N_2、氟烷、异氟烷、甲氧氟烷、安氟烷等。其中，CO_2 是啮齿类动物最常用的吸入性药物，适用于小鼠、大鼠、地鼠和豚鼠等。实施时将动物置于封闭的安乐死装置中，释放 CO_2 使动物窒息而亡。操作简单、安全，费用低，是啮齿类动物和其他小型实验动物首选安乐死方法。

使用 CO_2 安乐死注意事项：

1）放入动物前，不可先灌注 CO_2 到安乐死装置内，否则会引起动物不适和痛苦。

2）放入动物后，提供新鲜空气，使其处于诱导期。然后，以每分钟替换安乐死装置内容积 10%～30%的速度持续增加 CO_2 浓度，直到动物出现呼吸、心脏骤停。

3）吸入 CO_2 可用于胎儿及新生啮齿动物安乐死。新生动物由于适应了在母体子宫里的缺氧状态，对缺氧有较强的忍耐力，必须要长时间吸入 CO_2 才能窒息、死亡。例如，新生小鼠需要 CO_2 处理 50min、新生大鼠需要 CO_2 处理 35min 才能够确保死亡。

4）CO_2 等吸入剂能诱发动物肺水肿，可能影响其后研究中对动物组织器官的利用。

5）使用 CO_2 安乐死时，安乐死装置内勿装入过多动物，避免造成拥挤。

6）不允许将不同种、不同品种动物同时放入一个容器内实施安乐死，以免造成动物死亡前窘迫。

二、注射药物法

常见注射药物是巴比妥类药物。过量注射这些药物可使动物死亡。注射方式有静脉注射、腹腔注射、心脏注射等。

戊巴比妥钠是最常见的安乐死制剂，它具有保质期长、反应快等优点。注射戊巴比妥钠可以使啮齿类动物迅速失去知觉。戊巴比妥钠安乐死剂量大约是麻醉剂量的 3 倍。

有报道称采用静脉或腹腔注射戊巴比妥钠可能会引起动物疼痛，可联合使用局部麻醉药和抗惊厥药，以帮助动物缓解疼痛。

三、机械物理法

机械物理法即采用颈椎脱臼、断颈、电击、头部击碎、放血等物理方法安乐死动物。机械物理方法多用于解剖性状适合使用的或其他安乐死方法影响动物实验结果的动物。

1）颈椎脱臼法（dislocation of cervical vertebra）：实验人员用右手抓住动物尾根部并将其提起，放在动物笼盖或其他粗糙物体表面，用左手拇指、食指用力向下按压动物头及颈部，右手抓住动物尾根部用力拉向后上方，造成颈椎脱臼，脊髓与脑干断离。动物 5～10s 丧失意识、死亡。颈椎脱臼法可用于体重低于 200g 的啮齿类动物、禽类及家兔。除非有特殊需求，可给予动物镇静剂，以减少动物的应激。该方法操作简单，动物组织不会被化学物质污染，但大量处置动物会给人带来不适感。

2）断颈法（decapitation）：实验人员用左手按住动物背部，拇指夹住动物右腋窝，食指和中指夹住左前肢，用剪刀或断头台，快速垂直剪断或切断动物颈部（切断延髓），使头颅与身体迅速分离，动物因脑脊髓断离且大量出血，5～30s 丧失意识、死亡。因实验需求无法使用化学药物或 CO_2 时，可使用断颈法。该方法主要用于啮齿目、兔形目、两栖纲、鸟纲、鱼纲等实验动物。此类方法容易对实验人员的心理产生负面影响。

为了更好地实施机械物理类方法，保障动物福利，可采用先对动物进行麻醉处理，再采用物理方法实施安乐死等措施，这样既避免了大量麻醉剂的使用，又减轻了动物的痛苦且避免了物理方法所需要的较高的技术要求。例如，因实验需要采集动物的全身血液或放血，需先麻醉待动物失去知觉后实施。

斑马鱼可以采用快速冷却 2～4℃方法进行安乐死，直到斑马鱼定向丧失、鳃动停止，随后在冰水中至少保持 10min。

常用实验动物推荐安乐死方法见表 11-9。

表 11-9　常用实验动物推荐安乐死方法

安乐死方法	＞14 天、体重＜200g 啮齿类动物	220～1000g 啮齿类动物/家兔	家兔	犬	猫	猴	猪	山羊、绵羊
巴比妥类药物（mg/kg 体重）	iv，ip≥150	iv，ip ≥150	iv ≥120 ip≥150	iv，ip ≥80	iv，ip ≥80	iv ≥80	iv ≥90	iv ≥90
CO_2	√	√	√					
清醒中颈椎脱臼	√							
麻醉后颈椎脱臼	√	√						
麻醉后断颈	√	√						
麻醉后放血	√	√	√	√	√	√	√	√

注：iv. 静脉注射；ip. 腹腔注射

四、安乐死分类

美国兽医协会（American Veterinary Medical Association，AVMA）（https://www.avma.org）将安乐死方法分为三大类：可接受方法（acceptable method）、附有条件可接受方法（acceptable with conditions method）和不可接受的方法（unacceptable method）。其中，附有条件可接受方法需要麻醉，或者借助相关设备才可使用。

可接受方法：注射药物法，即注射过量的药物（如巴比妥酸盐、巴比妥酸衍生物、联合分离麻醉剂等）使动物死亡。

附有条件可接受方法：采用吸入性药物法（氟烷、异氟烷、七氟烷、地氟烷、CO_2、CO、N_2O）、非吸入性药物法（三溴乙醇、乙醇）和机械物理法（颈椎脱臼法、断颈法、聚焦束微波照射）等实施动物安乐死。

不可接受的方法：采用吸入性药物（N_2 和氩气）及非吸入性药物（KCl、神经肌肉阻断剂、注射用巴比妥酸盐和神经肌肉阻断剂、阿片类药物、尿烷、α-氯醛糖）法等措施实施动物安乐死。

啮齿类动物对 N_2 或氩气表现出高度的厌恶感，不能作为安乐死吸入药物。水合氯醛属于一种催眠药，它不能保证手术过程的镇痛作用，并且过量注射会导致大鼠肠梗阻、腹膜炎及胃溃疡等严重副反应，所以，不能作为麻醉剂和安乐死药物。阿片类药物仅作为镇痛剂使用，不能用于实验动物安乐死。

（刘恩岐）

参考文献

刘恩岐, 尹海林, 顾为望. 2008. 医学实验动物学. 北京. 科学出版社.
中华人民共和国国家标准. 2021. 实验动物 安乐死指南（GB/T 39760—2021）.
Flecknell P. 2015. Laboratory Animal Anesthesia. 4th Edition. San Diego: Academic Press.
Leary S, Underwood W, Anthony R, et al. 2020. AVMA Guidelines for the Euthanasia of Animals: 2020 Edition. https://www.avma.org/KB/Policies/Documents/euthanasia.pdf[2024-3-6].

第十二章　动物实验技术

在生物医学教学和科研工作中，不论是从事基础医学还是临床医学都需要用实验动物开展研究，通过对实验动物进行观察和分析，以获得最初的实验数据或临床前资料。生物医学研究涉及多种多样的动物实验方法，但一些基本技术操作是通用的，如实验动物抓取、固定、给药、组织样本采集等，生物医学工作者应该掌握这些基本动物实验技术，以便更好地进行科学研究。

在动物实验研究中，没有充分理由或者没有被动物实验专业技术人员充分验证的技术不能直接用于动物实验，任何一项新技术应用在有意识的、活的动物身上之前，可以先在非生命模型、无意识或麻醉后动物、死亡动物身上练习，获得足够的信息后，在动物实验专业技术人员的指导下，才能应用于动物实验研究。同时，从事实验动物研究工作者必须经过专业的动物实验技术操作培训或在有经验的实验动物专家或动物技术人员的指导下，才能开展相应的动物实验操作。

本章将系统介绍动物实验基础知识和基本实验操作技能。

第一节　基本实验技术

一、动物的抓取和固定

在进行动物实验前，必须要抓取和固定实验动物，以限制动物活动，使动物处于安静状态，只有这样，才能进行实验中各种操作。抓取与固定动物时要保证实验人员的安全、防止动物意外损伤，禁止对动物采取突然、粗暴的动作。首先，要选择最正确的抓取和固定方法，带着爱护动物的原则接触动物。其次，胆大心细，快速完成抓取、固定。最后，还要知道在有危险的情况下如何防身。

一般来讲，在动物兴奋的时候不要抓取，要等待它安静下来。抓取的时候，不要突然触摸动物。要事先给动物一个暗示。例如，抓取大鼠和地鼠时，可以轻轻叩一下笼子，给动物一个信号，然后逐渐接近，再抓取、固定。

要根据受试动物的给药部位或采血方法的不同，事先确定好用手还是用固定器来固定，是一个人还是两个人固定。有手指被咬危险时，要戴上手套。在动物大腿中间固定时要穿上厚的工作裤。

（一）小鼠

小鼠属于小型啮齿类动物，性情比较温顺，一般不会主动攻击实验者。抓取时，用右手拇指和食指的指腹抓住尾部中央提起来（图 12-1）。如果只想移动动物，就用两手把它捧起来（图 12-2）。

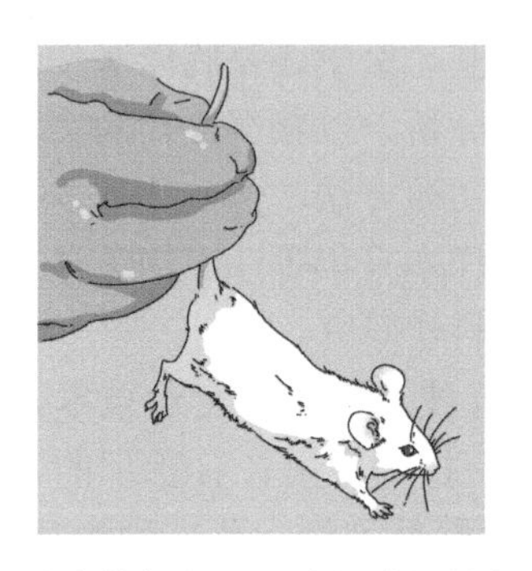

图 12-1 小鼠的抓取（1）（彩图请扫封底二维码）

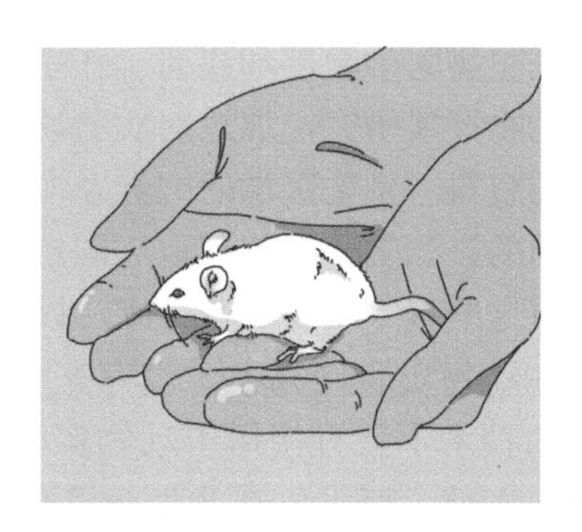

图 12-2 小鼠的抓取（2）（彩图请扫封底二维码）

1. 徒手固定

将小鼠拎放在粗糙的台面或饲养盒的盖子上，在小鼠向前挣扎的一瞬间，用左手的拇指和食指抓住颈背部到背中央的皮肤，使小鼠的头部不能扭动（图 12-3）。注意，过分用力抓会使小鼠窒息或颈椎脱臼，用力过小，小鼠的头部又能反转过来咬伤实验者的手。翻转抓住颈背部的左手，右手拉住小白鼠尾部再用左手的小指压住尾根部使小鼠整个呈一条直线，即可进行后续实验操作（图 12-4）。

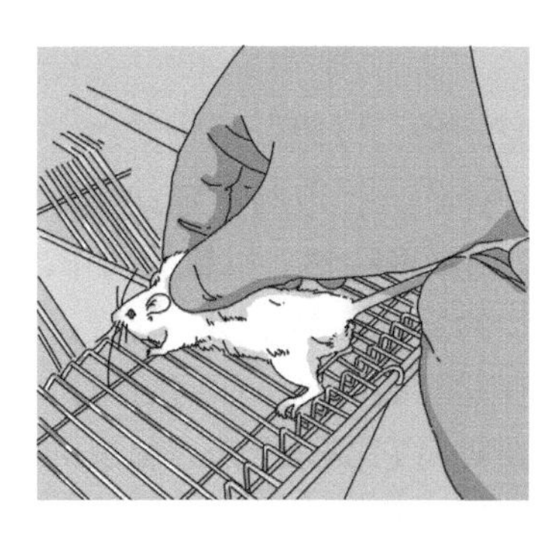

图 12-3 小鼠徒手固定（1）（彩图请扫封底二维码）

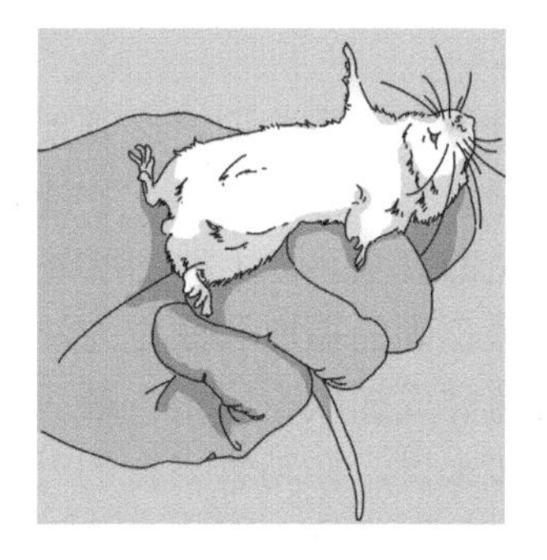

图 12-4 小鼠徒手固定（2）（彩图请扫封底二维码）

2. 固定器固定

1）需采尾尖血或者进行尾静脉注射时，可使用专用的小鼠固定器，使其尾巴露在固定器外，方便操作。目前市场上有玻璃或者金属制小鼠固定器（图 12-5）

出售，也有专用的小鼠尾静脉注射仪。

也可以倒放适当大小和重量的容器（如烧杯），将小鼠放在里面，只露出尾巴，这种容器能够压住尾部不让其活动。

2）需进行手术或其他操作时，一般使用固定板固定小鼠。固定板大小 15～20cm，材料可为木板或有机玻璃板，消毒后即可使用。将小鼠麻醉后，用长 20～30cm 的线绳，捆在小鼠四肢上。然后将线绳系到固定板对应的钉子上，并且在头部上腭切齿的地方牵一根线绳，也固定在钉子上，达到完全固定。也可用医用胶布将小鼠的四肢固定于有机玻璃板上（图 12-6），再进行后续实验操作。

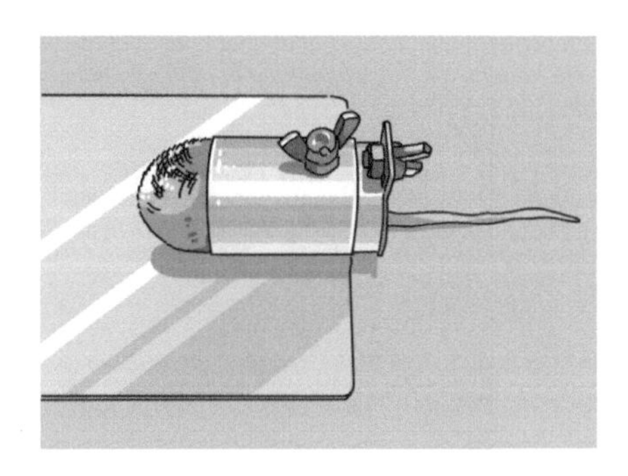

图 12-5　小鼠固定器固定（彩图请扫封底二维码）

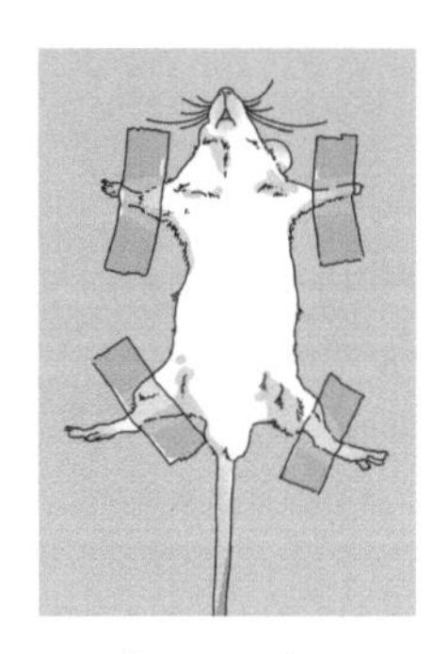

图 12-6　小鼠固定板固定（彩图请扫封底二维码）

（二）大鼠和地鼠

5 周龄以内的大鼠和地鼠，可以像小鼠一样抓住尾部提起来。日龄较大的大鼠因为尾部皮肤容易剥脱，不宜提尾巴。左手从背部中央伸到胸，按住抓起来的时候把食指放在颈、背部，拇指及其余三指放在胸部。食指和中指夹住左前肢，分开两前肢举起来。右手按住后肢固定（图 12-7）。给受试动物给药的时候，用左手的拇指和食指抓住颈背部皮肤，其余四指抓住背部牢牢固定（图 12-8）。

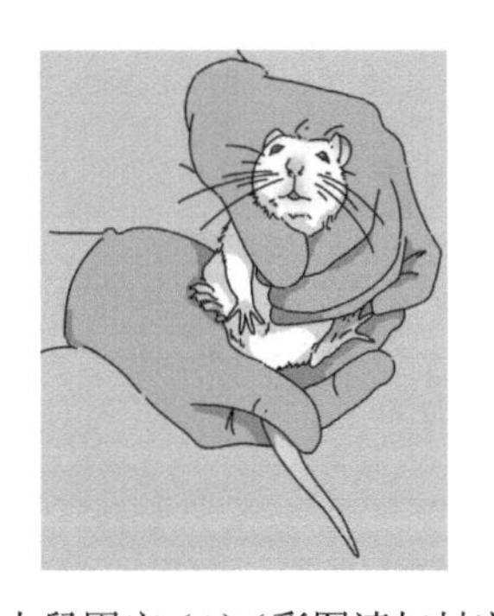

图 12-7　大鼠固定（1）（彩图请扫封底二维码）

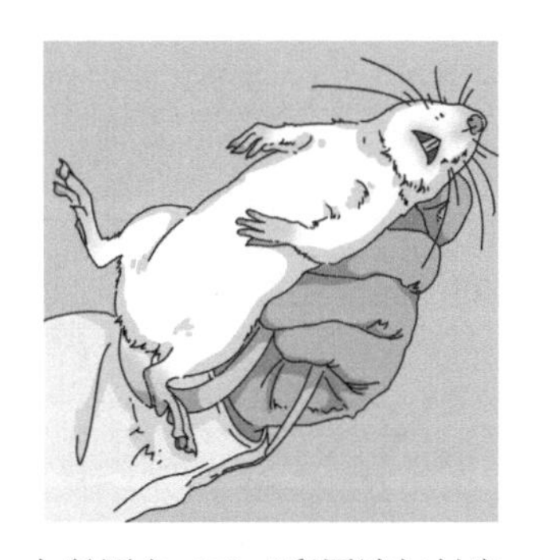

图 12-8　大鼠固定（2）（彩图请扫封底二维码）

像小鼠一样，也可使用木板、线绳或专用固定器固定。

（三）豚鼠

抓取幼小豚鼠时，用两手捧起来。成熟豚鼠则可以用左手大把抓起来。不必担心豚鼠咬人。固定时，实验者左手的食指和中指放在豚鼠颈背部的两侧，拇指和无名指放在胸部，分别用手指夹住左右前肢抓起来（图 12-9）。反转左手，用右手的拇指和食指拉住右后肢，用中指和无名指夹住左后肢使豚鼠整体伸直成一条直线（图 12-10）。一个人进行处置时，可以坐在椅子上，把用右手拿着的豚鼠的后肢夹在大腿处，用大腿代替右手夹住。

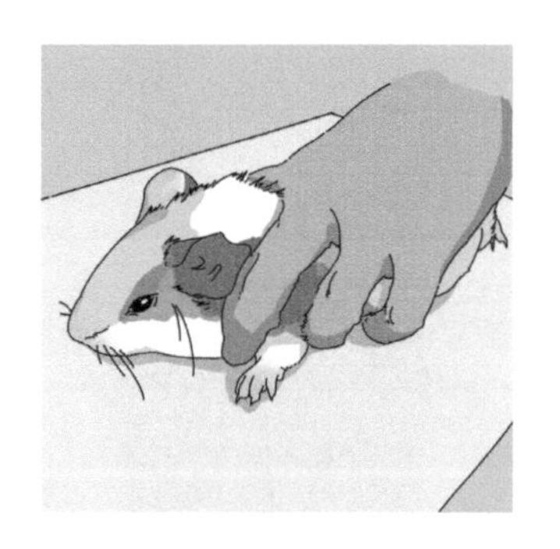

图 12-9　豚鼠的抓取　（彩图请扫封底二维码）

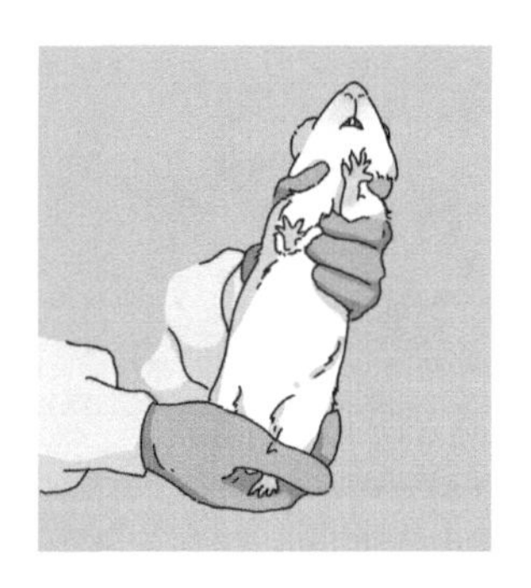

图 12-10　豚鼠的固定（彩图请扫封底二维码）

（四）兔

成年兔体重大于 2kg，四肢爪尖锐。抓取时不要鲁莽地直接伸手去抓，避免被抓伤。正确的抓取方法是：用一只手大把抓住颈、背部皮肤提起来，另一只手托住兔臀部从笼子里拿出来（图 12-11）。移动动物时，同样姿势抓着颈、背部抱着兔运送（图 12-12）。切记，不要抓取兔的耳朵，否则，可能会造成兔耳软骨损伤。

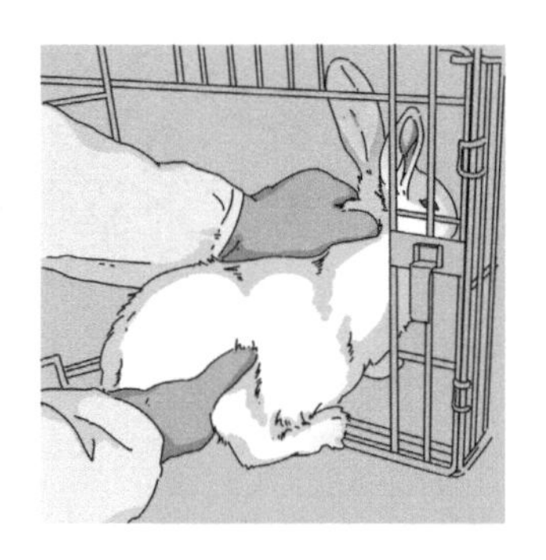

图 12-11　家兔的抓取（彩图请扫封底二维码）

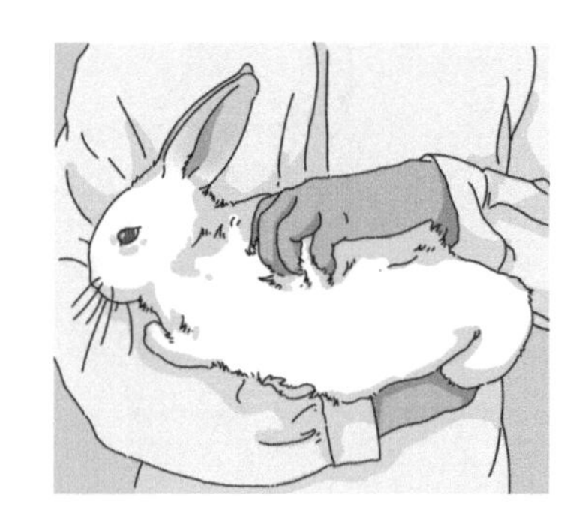

图 12-12　家兔固定（1）（彩图请扫封底二维码）

经口给药时，用手固定的方法是，坐在椅子上用一只手抓住颈背皮肤，另一只手抓住两后肢夹在大腿之间。实验者大腿夹住兔的下半身，用空着的手抓住两前肢固定之。抓住颈背部的手同时提着两个耳朵，不让头部动（图 12-13）。

兔用固定器的式样很多，耳静脉给药或采血时，可以使用金属制半圆桶形固定器。在颈动脉采血、手术等情况下，可用北岛式兔固定器。热原试验等情况下用首枷固定器。

半圆桶或方形兔固定器是把兔放在筒里面。只在前方露出头部，用转扭拧固定器固定动物（图 12-14）。专用兔固定器是让兔仰卧，用纱布依次将四肢捆在固定器两侧的固定杆上，把头部放在金属制的首枷和嘴环上固定。首枷固定器是兔在常态姿势下，把颈部放在首枷上固定。

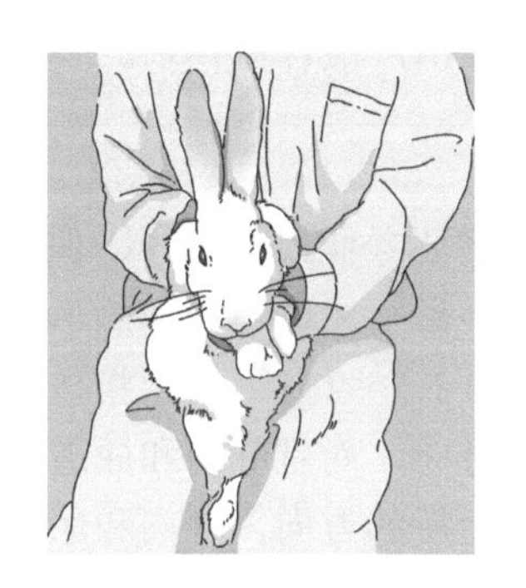

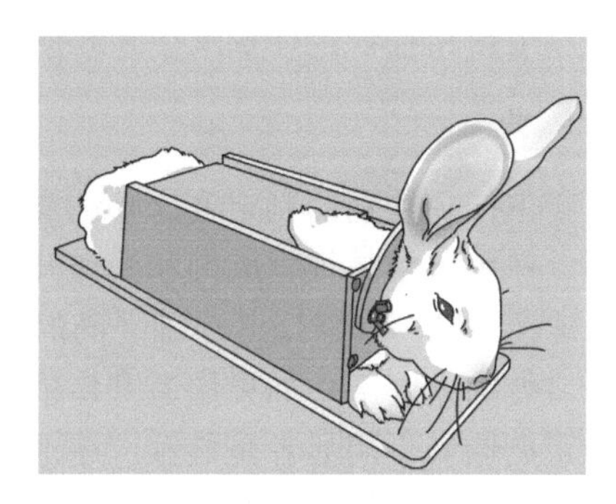

图 12-13　家兔固定（2）（彩图请扫封底二维码）图 12-14　家兔固定器固定（彩图请扫封底二维码）

还有一种简单的保定方法，就是用旧工作服把兔包起来，只露出两只耳朵，直接操作。

二、性别判定

1. 小鼠、大鼠、地鼠

根据外生殖器（阴蒂或阴茎）与肛门之间的距离判断这些动物新生仔鼠的性别。外生殖器与肛门间隔短的是雌性，间隔长的是雄性（图 12-15）。另外，雄性动物外生殖器阴茎比雌性的阴蒂大，据此判别需要有一定的经验。

成年动物很容易辨认，雌性动物有阴道口，雄性动物有膨起的阴囊和阴茎。

2. 豚鼠

豚鼠的妊娠时间长，产下仔鼠有被毛，眼睛能睁开，有恒齿。新生仔鼠的性别也容易通过外生殖器的形态来判定。雌性豚鼠外生殖器阴蒂突起比较小，用拇指按住这个突起，其余指拨开大阴唇的皱褶后可看到阴道口。但是，豚鼠的阴道

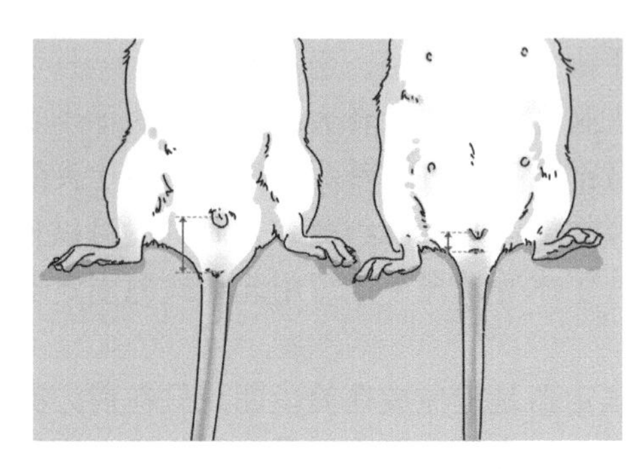

图 12-15　啮齿类实验动物性别判定（左.雄性，右.雌性）（彩图请扫封底二维码）

口（除发情期外）有闭锁膜关闭着。雄性豚鼠外生殖器处有包皮覆盖的阴茎的小隆起，用拇指轻轻按住包皮小突起的基部，龟头凸出，很容易判别。

3. 兔

新生仔兔性别的判定要比啮齿类动物困难，需要专业人员指导、训练后才能掌握。仔兔雌雄是根据肛门和尿道开口部之间的距离及尿道开口部的形态来判别的。雄性兔肛门和尿道开口部之间的距离是雌性的 1.5～2 倍。用手指按压靠近尿道开口处的下腹部，如果尿道开口依然指向肛门方向，而且肛门和尿道开口部之间的距离伸长不明显者是雌性；尿道开口与肛门相反的方向，肛门和尿道开口部之间的距离明显伸长者则是雄性。另外，关键的是根据尿道开口部的形状判定，雌性尿道口是裂缝、细长形，而雄性尿道口是圆筒形。

成年兔可根据阴道口或阴囊部膨胀及阴茎的存在，很容易区别雌雄。

三、动物的标记

在动物实验研究中，为了把动物区别开来，需要给动物个体做记号来识别，分为终生能识别的永久标记法和短期标记法两大类。

标记识别动物要选用对动物没有伤害、操作简单且能长期识别的方法。动物识别、编号方法没有一定规则，只要一个单位内部采用相同方法，不产生混乱即可。

替代动物标记方法之一是不在动物身上做记号，而是把饲养笼（盒）的号码作为动物个体的编号，这在一个笼子饲养一只动物时特别适用。

1．小鼠、大鼠、地鼠

短期标记法：在白色或淡色被毛的动物身上涂上不易褪色的生物染色剂。例如，用苦味酸 80%～90%酒精饱和溶液（黄色）涂在小鼠背上，能够保持 2～3 个月；也可用碱性品红、甲基蓝（蓝色）等染色剂标记。

现在市场上有售小动物标记专用的实验标记笔，使用更方便。优点是不用配制染色剂，而且颜色更丰富，染色后能保持 6～12 周，动物舔舐也不会掉色。缺点同样是不适合毛色深的品系使用。

在小鼠的头、背中及左右前、后肢涂上染色剂，可以标记 10 只动物。此外，动物被毛如果是有色的，短期标记可采用剃去局部的被毛，按上述位置标记。

永久标记法：在氟烷轻度麻醉下，可用专用工具（耳孔钳或耳号钳）在动物的左右耳朵上打耳孔或打上耳标，也可以用眼科剪在耳朵边缘剪成三角口，做成识别标记。用这种方法可标记 100 只左右的动物。

对于新生仔鼠，可以根据切断前肢 4 趾、后肢 5 趾的位置来标记。小鼠左后、右后脚趾依次标记为 1～10 号，左前、右前脚趾依次标记为 20～90 号。剪断相应的脚趾则代表对应的号码，逢整百数不做标记。例如，83 号小鼠标记为剪断对应的 80 号脚趾和 3 号脚趾（图 12-16）。

基于动物福利考虑，这种方法只适用于出生 7 天内的幼鼠。断趾时，应剪断其一段趾骨，不能只断趾尖，以防伤口痊愈后辨别不清。小鼠左右脚趾的定义为，当小鼠腹部面向操作者时，以操作者的左右为标准，在操作者左侧的为左，右侧的为右。

此外，最近研制的永久标记法是向动物的颈背部皮下埋植微型集成电路片，用特种读取仪器可以识别微型电路片，从而达到长期个体识别功能。目前，这种方法已在包括小鼠在内的多种动物身上使用。

2. 豚鼠、兔

单独饲养的动物，可利用饲养笼标记代替个体标记，但最好同时采用个体标记。

短期标记法：白色被毛的动物可按上述提到的方法用染色剂标记。

永久标记法：需要专门设备，常用方法有两种。一是用手动刻印或电动加墨器在动物耳内侧血管不密集的部位，用墨汁打印上数字，以区别标记；二是用专用耳号钳在动物耳朵上戴上有号码和记号的铝制耳环（图 12-17）。

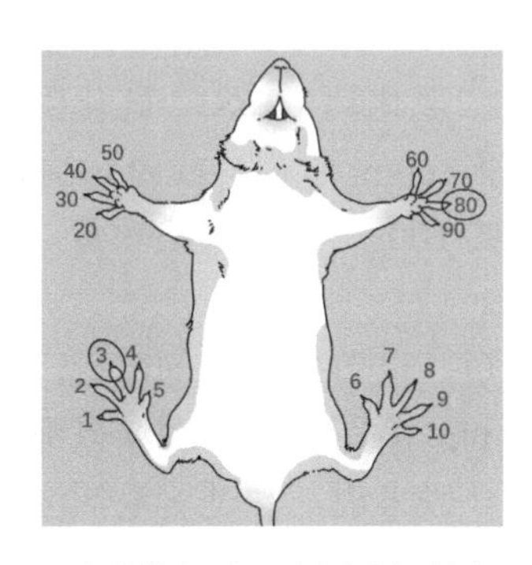

图 12-16　小鼠的标号（彩图请扫封底二维码）

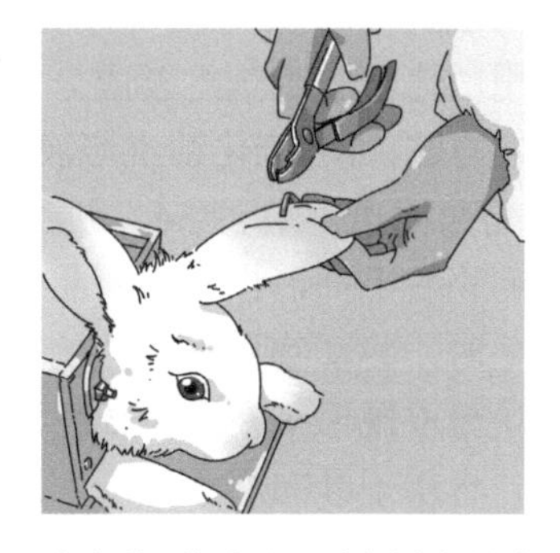

图 12-17　家兔的耳标标记（彩图请扫封底二维码）

四、动物被毛去除方法

被毛去除方法有拔毛法、机械法和化学法。机械法又分为剪毛法和剃毛法，前者需用弯头手术剪，后者需准备剃毛刀、电动剃刀或动物专用理发剪（类似人用机械理发剪）。化学法需预先准备好脱毛剂或商品化的医用脱毛膏。

1. 拔毛法

此法简单实用。给动物后肢皮下静脉注射、兔耳缘静脉注射或采血时常用。方法是将动物固定后，用拇指和食指将所需部位的被毛拔去即可。拔毛不但暴露了血管，而且刺激了局部组织产生扩张血管的作用，如兔耳缘静脉给药，就要拔去静脉表面的被毛。

2. 剪毛法

急性实验中最常用的方法。将动物固定后，先将剪毛部位用水湿润，将局部皮肤绷紧，用弯头手术剪紧贴动物皮肤依次将所需部位的被毛剪去。可先粗略剪去较长的被毛，然后再仔细剪去毛桩。注意不能用手提起动物的皮毛剪，这样容易剪破皮肤，影响下一步的实验。为避免被剪下的被毛到处乱飞，应将剪下的被毛放入盛有水的烧杯内，或将毛用吸尘器吸走。

3. 剃毛法

大动物做慢性手术时术前手术区域常采用剃毛法备皮，先用刷子蘸温肥皂水将需剃毛部位的被毛充分浸润透，然后用剃毛刀顺被毛方向进行剃毛。若采用电动剃刀或动物专用理发剪，则逆着被毛方向直接剃毛。

4. 脱毛法

常用于大动物无菌手术、局部皮肤刺激性实验、观察动物局部血液循环或其他各种病理变化。

常用的化学脱毛剂主要成分为硫化钠（Na_2S）、硫化钙（CaS）、硫化钡（BaS）等。配置方法：8%硫化钠水溶液（硫化钠 8g 溶于 100ml 水内）或硫化钠 8g、淀粉 7g、葡萄糖 4g、甘油 5g、硼砂 1g、水 75ml，共 100g，调成糊状软膏。上述均可作为动物脱毛剂，也可用商品化的医用脱毛膏。

脱毛时，将动物脱毛部位的被毛先用剪刀剪短，以节省脱毛剂用量，用棉球或纱布块蘸取脱毛剂在脱毛部位涂成薄层。2～3min 后，用温水洗涤该部位脱下的被毛，再用干纱布将水擦干，涂上一层油脂。一般来说，脱过被毛部位的皮肤很少发生炎症、出现皮肤充血等现象。

脱毛动物当天最好不要用于其他实验，需观察 24h 后，确认无炎症及其他不良反应后，才能用于正式实验中去。脱毛前动物的被毛不要用水洗，以免脱毛剂渗透入皮肤毛根里，刺激皮肤，引起皮肤炎症等变化。

（夏聪聪）

第二节　动物给药剂量和途径

给药（administration）是动物实验最重要的处理因素，包括给药剂量和给药途径。

一、给药剂量

为了便于说明问题，将实验动物给药量简单分为给药量体积（volume）和给药剂量（dose），一般前者用 ml/kg 体重、后者用 mg/kg 体重表示。

在动物实验研究中，动物给药量特别是给药剂量很难确定。一种新的药物在大规模动物实验研究之前，建议先开展体外研究和小规模动物预实验，初步确定动物给药量。

1. 给药体积

在常规给药途径下，基于公开发表数据，表 12-1 给出了常用实验动物参考给药体积。表中数值是单次或多次正常给药体积，括号内数值是最大给药体积，达到或超过这个数值可能会影响药物吸收或动物福利。

表 12-1　实验动物常规及最大给药体积（单位：ml/kg 体重）

物种	口服	皮下	腹腔	肌肉	静脉（1 次）	静脉（输液）
小鼠	10（50）	10（40）	20（80）	0.05（0.1）	5	（25）
大鼠	10（40）	5（10）	10（20）	0.1（0.2）	5	（20）
家兔	10（15）	1（2）	5（20）	0.25（0.5）	2	（10）
犬	5（15）	1（2）	1（20）	0.25（0.5）	2.5	（5）
小型猪	10（15）	1（2）	1（20）	0.25（0.5）	2.5	（5）
猕猴	5（15）	2（5）	?（10）	0.25（0.5）	2	?

注：①括号内为最大给药体积；②每天肌内注射部位不超过 2 个；③每天皮下注射部位不超过 3 个；④输液是指缓慢静脉给药；⑤“?”是指数据不详

2. 给药剂量

动物实验中关注的是给药的有效剂量（effective dose）。在新药安全评估动物实验阶段，通常的做法是使用有效剂量的倍数，如 2 倍、3 倍甚至 5 倍，以评估药物的安全性。在动物实验中给药剂量的确定，有时候来源于人类或其他动物的数据。如果按每千克体重将人类给药剂量换算成动物的给药剂量，即每千克体重动物给予人类相同剂量的药物，动物给药剂量则太少，往往无效；反过来，动物给药剂量按每千克体重换算到人类，则给药剂量太大，不良反应严重。

人类和动物或不同动物之间给药剂量的换算不能简单依靠体重，而应该依靠体表面积，即不同物种间、相同体表面积给予相同剂量的药物，这是目前公认的也是最常用的不同物种间给药剂量换算方法。

动物之间或者人类与动物之间给药剂量的换算可依照下面公式进行：

A 药量（mg/kg）× A Km 因子 ＝B 药量（mg/kg）× B Km 因子

式中，A 和 B 分别代表两种不同物种的动物（包括人类），不同动物有不同 Km 因子；Km 是动物体重（kg）与体表面积（m^2）的比值，通过计算或查阅资料获得动物 Km 值。有了 Km 数据和一种动物给药剂量，可以很容易计算出另一种动物有效给药剂量。

人和常见动物体重、体表面积、Km 因子见表 12-2。

表 12-2　人和常见动物体重、体表面积及 Km 因子

物种	体重（kg）	体表面积（m^2）	Km 因子
成年人	60	1.6	37
儿童	20	0.8	25
狒狒	12	0.6	20
犬	10	0.5	20
猴子	3	0.24	12
家兔	1.8	0.15	12
豚鼠	0.4	0.05	8
大鼠	0.15	0.025	6
地鼠	0.08	0.02	5
小鼠	0.02	0.007	3

二、给药途径

实验动物给药的常用途径有 3 种：皮肤（trans dermal）给药、胃肠（enteral）给药、胃肠外（parenteral）给药。

（一）皮肤给药

皮肤给药途径简单，所用药物的剂型一般是液体或软膏。给药时将药物直接涂抹在动物毛发已被剃去的皮肤或黏膜上。缺点是方法比较粗糙，不同动物（或同一动物不同部位）皮肤对药物的穿透性差异很大，而且涂抹的药物可能被动物舔食或摩擦后脱剥，当药物对皮肤或黏膜具有刺激性时，可能引起动物不适。

（二）胃肠给药

胃肠给药是指药物经口被送入胃肠道或使用栓剂经肛门被送入动物直肠的给药方法。经肛门给药途径对一些小型实验动物并不适用。最简单的胃肠给药是将药物添加到动物饲料或饮水中，伴随动物的正常饮食将药物服下。但是，对于一些口感很差的药物，这种方法通常不奏效，动物可能拒绝带有这种药物的食物和饮水。另外，通过饮水给药时，这种药物必须具有可溶性、化学稳定性。还有一个缺点就是，在不使用代谢笼饲喂动物时，通过这种方法很难测量出每个动物服用药物的准确剂量。

为了准确给药，避免出现给药事故，灌胃法（gavage）是最常用的给药方式，即通过灌胃针或插胃管（stomach tube）等方法强制灌胃给药，可以很精确地知道动物服用药物的剂量，记录出现症状的时间、经过。但在某些情况下，需要在给药前限制动物饮食。小鼠和大鼠在大剂量（如 40ml/kg 体重）灌胃给药时可能会使动物胃容量超载，药物立即进入小肠，如不禁食将影响药物吸收。禁食时间的长短取决于动物喂养方式、开始禁食时间、动物生理状况、给药时间长短等。另外，强制灌胃方式与添加给药方式相比，每天除给药消耗时间以外，还对动物造成一定程度的机械和心理影响。要减少这些不良影响，有必要充分掌握灌胃技术。

对小型实验动物（如小鼠、大鼠、地鼠、豚鼠）经胃肠给药时，推荐使用一种特制灌胃针（图 12-18）。具体操作方法为，按照图 12-19 所示，先估计灌胃针头插到胃内的位置。用手固定动物以后，把灌胃针头的前端放进动物口腔，顺着上腭部插入咽部；插的时候不要用力太猛，需轻轻拿着注射器，安静认真地进行；灌胃针头的前端通过喉部后有抵触感，轻轻移动灌胃针头的前端，沿着动物的纵轴平行插入；进入食道后没有抵抗感，然后把灌胃针头插入需要到达的位置，缓慢注入药液；注射完毕后，轻轻取出灌胃针头（图 12-20）。

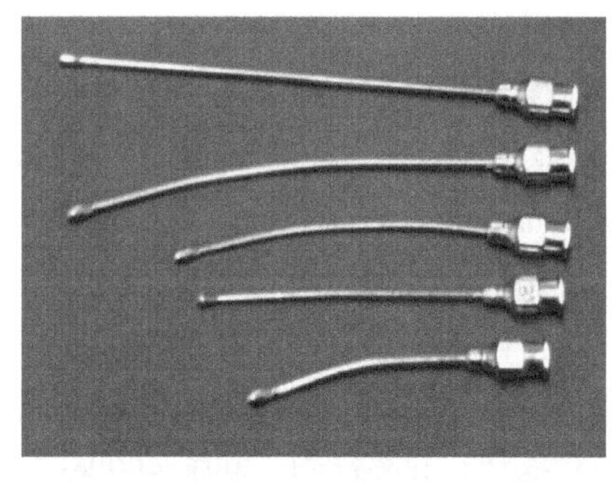

图 12-18　灌胃针（彩图请扫封底二维码）

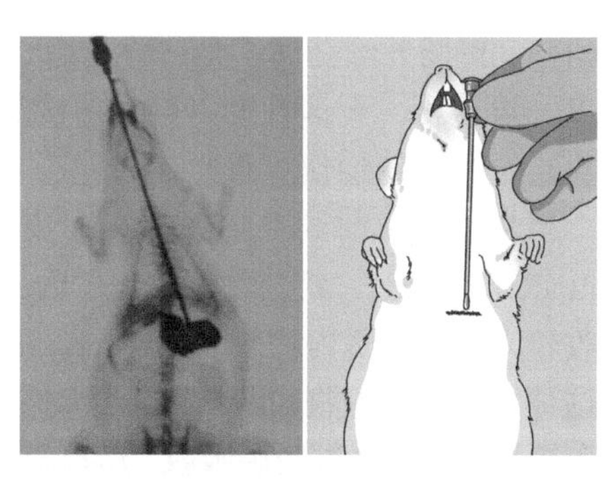

图 12-19　大鼠灌胃给药针头插入深度示意（彩图请扫封底二维码）

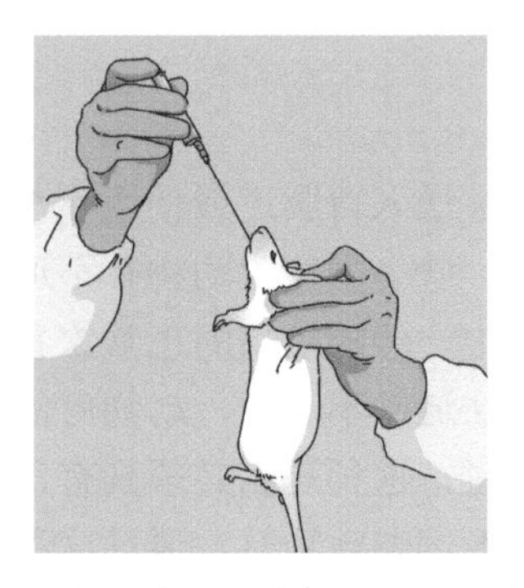

图 12-20　大鼠灌胃给药方法（彩图请扫封底二维码）

对于兔则需要使用胶皮胃管、开口器和注射器。具体操作方法如下：固定好兔后，实验者的拇指和中指在兔的两颊部从下腭处紧紧挤压，从两口角按向口腔内；用右手将开口器从一侧口角插入口腔，使兔咬住开口器；兔舌在开口器下方稍出来一点，使开口器接近口角，将开口器两端的布条绕过头后部捆在耳根部，固定开口器；事先将待插胃管泡在生理盐水中，这样容易插入而不损伤食道；插入胃管；注射器接胃管另一端，抽出内筒，确认有无空气进入后再注入药液；为了避免胃管内残留药液，需再注入 5ml 生理盐水，然后拔出胃管。然而，这种方法要求操作人员必须有经验，因为防止导管插入气管是很重要的。如果插入气管，动物会出现咳嗽，并且能感觉到导管触及气管软骨环。空气也会吸入或吹入导管。如导管恰好插入食管，就不会出现这种情况。

对于大型动物（如犬、猪、非人灵长类）则需要特殊器械保定，使用特殊外科工具。猫、灵长类和马最好使用鼻导管才能实施灌胃给药。

（三）胃肠外给药

胃肠外给药是指除以上两种方法以外的各种给药途径，其中，最主要的是注射给药。胃肠外给药时，要充分考虑给药体积和剂量、给药前后药物稳定性、pH、黏度、渗透压、无菌性和制剂的生物相容性等。另外，注射给药要尽可能使用小针头，这样对动物伤害最小。

最常用的注射给药途径包括：皮内注射（intracutaneous，ic）或真皮内注射（intradermal，id），将药物注入皮肤内；皮下注射（subcutaneous，sc），皮下药物的吸收较为缓慢；肌内注射（intramuscular，im），臀肌和背肌是最常用的注射部位，用这种方法药物吸收较快，但会给动物带来疼痛；腹腔注射（intraperitoneal，ip），注入腹腔内，因通过腹膜吸收，所以再吸收相对较快；静脉注射（intravenous，im），注入静脉内，这是一种最快最准确的途径。

表 12-3 总结了常用哺乳类实验动物给药方法、途径。

表 12-3　常用哺乳实验动物给药途径

	小鼠 20～25g	地鼠 25～30g	大鼠 250g	豚鼠 350g	兔 2.5kg	猫 4kg	犬 20kg	猪 50kg	非人灵长类 10kg	绵羊 60kg
口服	用钝头灌胃针沿动物纵轴平行插入食管				胃管、开口器	鼻管	胃管、开口器	胃管、开口器	鼻管	胃管、开口器
直径(mm)	1.0	1.0	2.0	2.0	5.0					
皮内注射	背部或腹部皮肤									
注射针头	26G									
皮下注射	颈、背部	颈、背部	颈、背部	颈部	颈、背部	颈、背、胸部	颈、背、胸部	颈部	颈部	颈、背、胸部
注射针头	26G	26G	25G	25G	21G	23G	21G	19G	23G	19G
肌内注射	臀肌				臀肌、背肌或胸肌					
注射针头	26G	26G	25G	25G	25G	25G	21～23G	20G	25G	20G
腹腔注射	正中线旁边、靠近肚脐					!	!	盆骨边缘、靠近肚脐	!	!
注射针头	25G	25G	24G	24G	21G					
静脉注射	尾静脉	舌下静脉 阴茎静脉	尾静脉、后肢静脉、 颈静脉、阴茎静脉	前、后肢静脉， 舌下、阴茎静脉	耳缘静脉	前肢静脉 后肢静脉	前肢静脉 后肢静脉	耳静脉 颈静脉	前肢静脉 后肢静脉	颈静脉
注射针头	25G	27G	23～25G	26～27G	21～23G	21～24G	21～24G	16～24G	21～25G	16～19G

注：①表中“地鼠”指叙利亚地鼠；②表中“直径”是指灌胃给药时灌胃针头或胃管的外径；③表中“注射针头”是指注射给药时针头大小，“G”为针头口径(gauge)，其中，19G=1.00mm，20G=0.90mm，21G=0.80mm，22G=0.70mm，23G=0.60mm，24G=0.55mm，25G=0.50mm，26G=0.45mm，27G=0.40mm；④表中“!”表示不能采用这种给药途径

（四）几种实验动物常用的给药方法

1. 静脉给药

（1）小鼠、大鼠尾静脉单次给药

用专用固定器固定动物，使其尾部露在容器外（图 12-21）；转动尾部使其侧面朝上，用玻璃容器压住尾部，尾部侧面的静脉由于玻璃容器的重压而扩张。给药时用拇指夹住尾端，用食指托住尾部下方，固定动物尾部。注射前，反复用酒精棉球擦尾部以达到消毒和使血管扩张的目的，玻璃容器固定时由于容器的重压血管充分扩张。选择靠近尾端扩张的部位，角度为 30°左右，对准血管中央，针尖轻轻抬起与血管平行刺入，不要拔注射针和注射器，用左手拇指和中指固定，确认有无回血。确认刺入血管后，慢慢注入药液（注射速度小于 3ml/min），如果针头没完全刺入血管内，不仅注射有抵抗感，局部也会膨起；注射完毕后马上拔出注射针，用手指、脱脂棉或纱布用力按压注射部位进行止血。

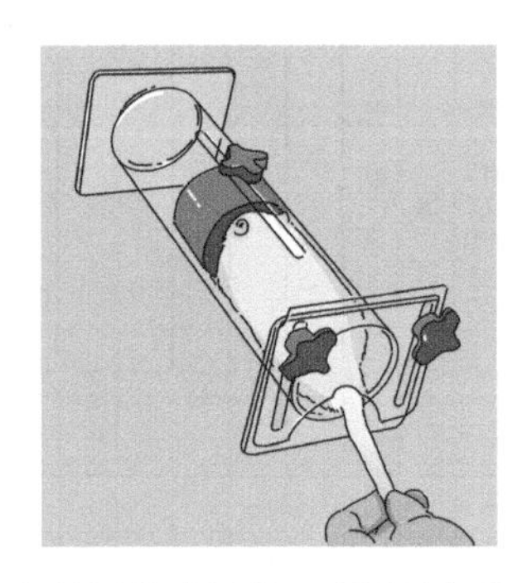

图 12-21　大鼠尾静脉给药（彩图请扫封底二维码）

（2）兔耳缘静脉单次给药

固定兔，把要注射用的兔耳的尖部放在手前，拇指与其余手指分别挤住兔耳的内外侧，轻拉兔耳，小指、中指和无名指紧靠血管的对侧；用酒精棉球消毒后，沿血管向耳根部方向进针；要确认是否刺入血管，用左手的拇指、食指和中指把注射针和耳一起固定，首先看有无回血；缓慢注入药液，注射完毕后局部用灭菌纱布或脱脂棉用力压迫止血。

（3）缓慢给药（输液）

由于药物溶解性、刺激性或给药体积、给药剂量较大，有必要考虑通过缓慢静脉注射给药。表 12-4 给出了每天 4h 和 24h 输液的推荐给药体积和给药速率。

缓慢给药量和给药速率取决于所给药物的性质和临床用药方式。一般来讲，2h 内单次输液给药最大体积要小于动物循环血量的 10%。

常用实验动物循环血量见表 12-5。

表 12-4　常用实验动物缓慢静脉给药量和给药速率

输液量/速率	时间	小鼠	大鼠	家兔	犬	小型猪	猕猴
每日输液量（ml/kg）	4h	?	20	?	20	?	?
	24h	96（192）	60（96）	24（72）	24（96）	24	60
输液速率[ml/(kg·h)]	4h	?	5	?	5	?	?
	24h	4（8）	2.5（4）	1（3）	1（4）	2.5	1

注：①括号内为每日最大给药量或最大输液速率；②“?”代表数据不详

表 12-5　常用实验动物循环血量　（单位：ml/kg 体重）

物种	平均值	范围
小鼠	72	63～80
大鼠	64	58～70
家兔	56	44～70
犬	85	79～90
小型猪	65	61～68
恒河猴	56	44～67
食蟹猴	65	55～75

2. 腹腔注射

动物腹部向上用手固定后，选择稍偏离正中线的左或右，用酒精棉球消毒；注射针与动物皮肤基本不保持角度，几乎平行刺入皮下；针尖刺入皮肤以后，在皮下进针 5mm 左右，针尖能自由活动则说明刺到了皮下；把针竖起 45°，穿过腹肌进入腹腔内，进入腹腔后因为完全没有抵抗感，再慢慢注入药液（图 12-22）。

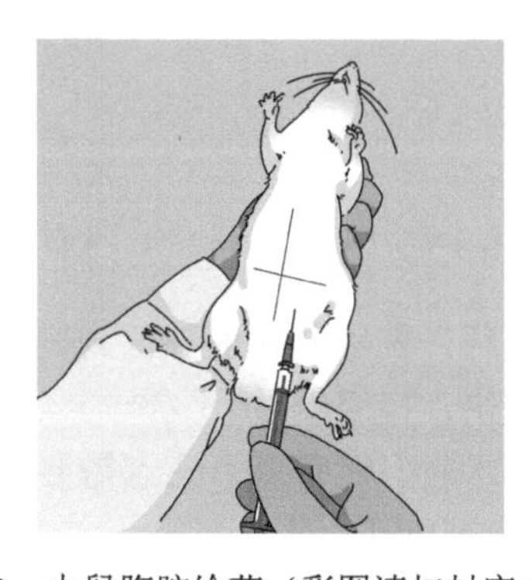

图 12-22　大鼠腹腔给药（彩图请扫封底二维码）

腹腔注射有可能将药物注射到肠道，另外药物刺激也可能会引起腹膜炎等并发症，注射时需要注意。

3. 皮下注射

用酒精棉球消毒需注射部位的皮肤。在颈背部皮肤（从头上看由于固定牵拉和躯干部形成的三角形部分）处沿纵轴从头部方向刺入皮肤，接着沿体轴方向将注射针推进 5～10mm。活动针尖（如果刺入皮下容易活动），确认刺入皮下，就可以注射药液。注射完毕后缓慢拔出注射针。为了避免药液从注射部位漏出，要稍微用手指按压一下注射部位（图 12-23）。

4. 皮内注射

在注射之前用推子等剪去注射部位及其周围的被毛，豚鼠及兔在剪毛后用硫化钡或脱毛膏除毛（除毛后要间隔 1 天以上方能给药）；用和皮下注射同样的方法固定，用酒精棉球消毒局部；让注射针头的横断面向上，与皮肤平行轻轻刺入，进针要浅，避免进入皮下；注射时感到有很大阻力，针尖如果完全进到皮内，则注射部位的局部形成皮丘，皮肤上的毛孔极为明显；如果注射完毕后马上拔针，药液会从针孔漏出，所以需注射完毕 5s 后再拔针。

5. 肌内注射

注射针穿过皮肤至臀部的皮下以后，再往深部刺入肌肉，此时针尖不能自由活动，回抽注射器内筒无血液，即可注射药液（图 12-24）。

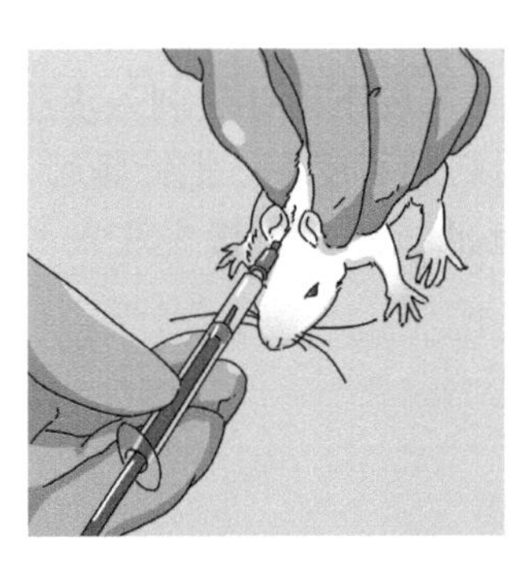

图 12-23　大鼠皮下给药（彩图请扫封底二维码）

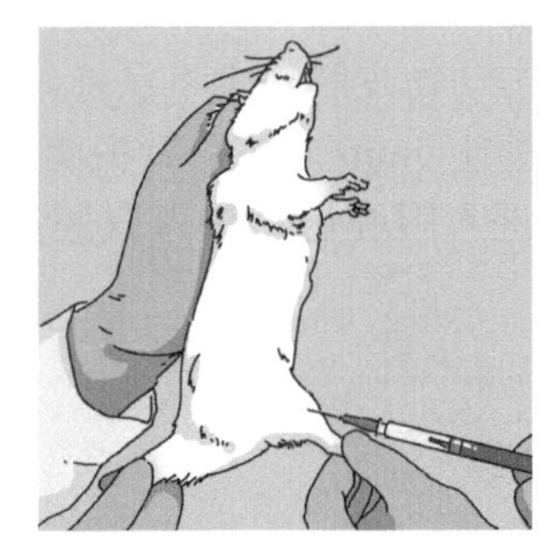

图 12-24　大鼠肌肉给药（彩图请扫封底二维码）

总而言之，通过血液循环，药物从注射部位到靶组织的速率，取决于给药途径，一般说来，静脉注射最快，口服缓慢。

当使用以上几种注射技术时，还有以下几点需要特别注意。

1）使用清洁、锋利、无菌针头。

2）用大小适合的注射针，细针痛感轻而且可以防止液体回流。但并不总是针越细越好，注射用针的大小取决于液体的黏度。使用特别细的针容易引起阻塞。

3）注射药物量不可超过该方法推荐的最大容量（表 12-1）。

4）避免注射液中有气泡，否则可能引起栓塞。

5）注射给药前，应该先将注射液预热至室温或体温，注射液温度太低，明显加重疼痛。

6）进行腹膜内注射要特别小心，避免损伤动物内脏。为了避免刺伤膀胱，进针位置应稍微偏离动物正中线。进针方向和动物腹壁既不能过于水平（避免注射在皮肤和腹壁之间），也不能过于垂直（可能会伤及肾脏），进针位置可定位于动物左腹部从后往前大约 1/4 处，只有这样才可能将刺伤动物肠道的机会减小到最小。另外，注射药物刺激也可能会引起腹膜炎等并发症，需要注意。

7）用短的针头，可以减轻对动物的损伤。

8）一些注射液能强烈刺激动物组织（如 pH 过高或过低），对这类注射液在使用前应当用生理盐水或无菌水稀释，减少对动物的刺激。当进行腹腔注射时，仍需要稀释，过度刺激可能引起腹膜炎和/或肠套叠。

9）动物需要输入大量液体时，大动物可使用静脉输液、缓慢给药，小动物可以通过腹腔输液。如果方便，经口给药也行，视动物实验具体情况而定。不管哪一种途径，输液速度要缓慢，尤其是当大量静脉给药时更要注意，避免引起动物疼痛或休克。

10）皮内给药通常用于评估免疫、炎症或致敏反应，不同动物皮肤厚度不同，给药量一般为 0.05～0.1ml。

11）药物溶剂的选择。应该充分溶解受试药物，不应影响药物性质，对动物没有毒性作用。用于注射药物的溶剂有等渗水溶液、缓冲溶液、助溶剂、悬浮液和油等。使用非水溶液的注射剂，应考虑再次给药前的吸收时间；使用悬浮液时，需要考虑溶剂黏度、pH 和渗透压；使用助溶剂时，要特别注意助溶剂本身是否具有一定生物学毒性。

6. 脑内注射

如果一种药物必须直接作用于大脑，那么将药物直接注射在脑脊液中是避开血脑屏障的好方法。在动物两耳连线和两眼前缘连线的中间，也就是在两眼窝后缘连线稍偏离正中线的头盖部，在麻醉状态下，将注射针垂直刺入 2～3mm（小鼠）深。缓慢注入药液，注意头盖骨很硬，脑组织非常软。

要将药物注射于脑部的某一具体位置，一套立体定位仪是必需的。将麻醉动物的头固定在仪器上，可通过特殊种类的坐标线准确显示注射的位置。

根据特殊研究需要，也可以将药物直接注入身体的某些特定部位，如关节腔或气管。注射技术需要在实验动物专业技术人员的指导下、经过培训后，才可以实施这项技术。

（刘恩岐）

第三节　动物体液的采集

实验动物体液标本主要包括血液、尿液、腹水、淋巴液、脑脊液及胆汁等。其中血液标本在生物医学研究中应用最多，因而血液标本采集（采血）是动物实验中应用最多的技术。

一、动物循环血量和采样量

1. 动物循环血量

采血最大量的计算依赖于动物体内循环血量（总血量），循环血量可以通过放射性标记的红细胞、转铁蛋白、血清清蛋白等技术测定，但因为技术手段、动物品系、性别等影响，很难获得准确数据，另外动物种群、个体间差异很大。表 12-5 是基于文献总结了常用实验动物循环血量估计值，采血时可以参考。

2. 血液采样量

不管什么情况下，采血前，要对动物健康状况和临床症状进行评估，必要时要请兽医或专业人员判断是否适合采血。目前科学界公认的观点是，当采血量较大或接近极限时，动物福利是首要考虑的因素，其次要考虑对动物生理活动及实验结果的影响。

总体而言，关于动物一次或多次采血后对动物健康影响的数据不多，有人 24h 内抽取大鼠循环血量的 40%，并在 2 周后重复采血，发现对动物心率、呼吸、激素水平和行为等没有造成严重的不良影响。但在另一项研究中，实验人员 24h 内从 250g SD 大鼠抽取 7.5%、10%、15%和 20%的循环血量，发现抽取 15%和 20%血液的大鼠，平均血球容积（MCV）和红细胞分布宽度（RDW）在 29 天后仍未恢复到采血前水平。

表 12-6 总结了实验动物一次或多次采血后动物恢复时间（估计值），等动物过了恢复期再采样，则不会对动物身体造成明显伤害。

建议实验动物单次采血不要超过 15%的循环血量，否则可能会导致低血容量休克（hypovolemic shock）或影响血液检测值。开展毒理学或药代动力学研究时，

表 12-6　实验动物采血量和恢复期

单次采血		多次采血	
循环血量	恢复期	循环血量	恢复期
7.5%	1 周	7.5%	1 周
10%	2 周	10%～15%	2 周
15%	4 周	20%	3 周

有时候可能需要对多个小样本进行连续多次采样，采血量达循环血量的 20%，这种情况是否影响血液检测值需要严格评估。表 12-7 总结了在不影响动物正常生理情况下常用实验动物采血量。

表 12-7　常用实验动物循环血液量（ml）和最大采血量（ml）

物种	血液总量	7.5%	10%	15%	20%
小鼠（25g）	1.8	0.1	0.2	0.3	0.4
大鼠（250g）	16	1.2	1.6	2.4	3.2
家兔（4kg）	224	17	22	34	45
犬（10kg）	850	64	85	127	170
小型猪（15kg）	975	73	98	146	195
恒河猴（5kg）	280	21	28	42	56
食蟹猴（5kg）	325	24	32	49	65

如果一次性采血量不足以开展一次检测，将小型啮齿类动物血浆或血清样本混样检测是可以接受的。

二、血液样本采集

在设计动物实验课题时，应该考虑选择什么样的血样采集方法。有很多种方法可从动物身体的不同部位采集到研究所需要的血样，从静脉、动脉或眼窝静脉丛、心脏穿刺采集均可。实验中选择什么样的采血方法需要根据研究目的来决定。是需要动脉血，还是静脉血，或者动静脉混合血；采血的持续时间、频率及是否是致死性实验等。有些物种的实验动物（如地鼠），采集足够的血只有在麻醉的情况下才能得到。当研究需要重复采血时，应当考虑在动物体内植入插管的方法。

表 12-8 比较了常用实验动物不同采血部位的优缺点，表 12-9 推荐了实验动物重复采血部位。

表 12-8 不同采血部位优点和缺点比较

采血部位	全身麻醉	组织损伤	重复采血	采血量	适合动物
颈静脉	否	小	是	+++	大鼠、家兔、犬
头皮静脉	否	小	是	+++	猴、犬
隐静脉	否	小	是	++	小鼠、大鼠、犬、猴
耳缘静脉	否或局麻	小	是	++	家兔、小型猪、豚鼠
股骨静脉	否	小	是	+++	猴
舌下静脉	是	小	是	+++	大鼠
侧尾静脉	否	小	是	++	小鼠、大鼠
中耳动脉	否或局麻	小	是	+++	家兔
颅腔静脉	否	小	是	+++	小型猪
尾尖采血	是	中等	有限重复	+	小鼠、大鼠
眼眶静脉丛	是	中等/大	是	+++	小鼠、大鼠
心脏采血	是	中等	否	+++	小鼠、大鼠、豚鼠、家兔

注：心脏穿刺一般要在实验终末时在麻醉状态下实施；“+”表示采血量的多少

表 12-9 常用实验动物重复采血推荐部位

物种	推荐重复采血部位
小鼠	隐静脉、侧尾静脉
大鼠	隐静脉、侧尾静脉、舌下静脉
家兔	耳缘静脉、中耳动脉、颈静脉
犬	头皮静脉、颈静脉、隐静脉
小型猪	颅腔静脉
恒河猴	头皮静脉、隐静脉、股骨静脉

即使采集小型实验动物血液，最好也在麻醉状态下进行，确保动物不乱动。如果在动物意识清醒状态下采集血液，实验者就应该考虑到，由于实施采血行为造成的紧张可能使动物的生理、生化参数偏离正常值。

下面简要介绍几种实验动物常用采血方法和注意事项。

1. 静脉穿刺采血

静脉穿刺是动物实验常用的采血途径，采血时应该选择那些离皮肤近且加压后容易扩张的血管。例如，最常采用的血管是颈部的静脉（颈静脉）、后腿中部或后部外侧跗关节静脉（隐静脉）和大小鼠常用的尾静脉等。对于兔、豚鼠、小型猪，耳缘静脉也是最常采用的血管，采用此法时，最好对采血部位局麻。

静脉穿刺采血时，采血部位的被毛应该被剪掉或剃掉，并用合适的抗菌剂擦净。加压使血管扩张后，用针刺破皮肤进入静脉血管中，血液能从针头直接流入试管、注射器或真空管中。在拔除针头前，应解除血管上的压力，温和地按压采血部位止血。

下面举例简述几种常见静脉穿刺采血方法。

（1）隐静脉采血

适合大鼠、小鼠、地鼠、沙鼠、豚鼠、雪貂、水貂和较大动物，一次可以抽取 5%的循环血量。不需要麻醉，特别适用于重复采血。隐静脉（saphenous）位于动物跗骨关节的外侧，当剃掉毛发并用酒精擦拭该区域时可以容易看到隐静脉。操作时保定动物，拉伸后腿，轻轻按压关节上方，暴露隐静脉，用针头穿刺血管，可以在不出血的情况下快速抽血。用血量不多时，刺穿后拔出针头，穿刺点出血形成一滴血，收集备用。采集完血后，按压该部位能阻止进一步出血。去除痂皮后可以进行连续采样（图 12-25）。

（2）耳静脉或动脉采血

耳缘静脉（marginal ear vein）或中耳动脉（central ear artery）采血适合兔、豚鼠、小型猪。采血前 20～30min 保定后局麻。用针刺入耳缘静脉，收集血液。需要血液量较大时，使用中耳动脉采血，但事后必须对其按压 2min 以上，防止出血和血肿。也可以使用留置针或插管从中耳动脉重复采血。

（3）舌下静脉采血

主要应用于大鼠等啮齿类动物，适合于频繁地大量（0.2～1ml）采血。大鼠被麻醉后，第一个人以仰卧姿势握抱大鼠，使其嘴巴张开，第二个人轻轻地用拇指和食指抓住大鼠舌头，用 23～25G 皮下注射针头在靠近舌尖的地方刺入其中一条舌下静脉（sublingual vein）（中线两侧各有一条），收集血液后，再用棉签按压，防止出血。行舌下静脉采血的动物需要麻醉（图 12-26）。

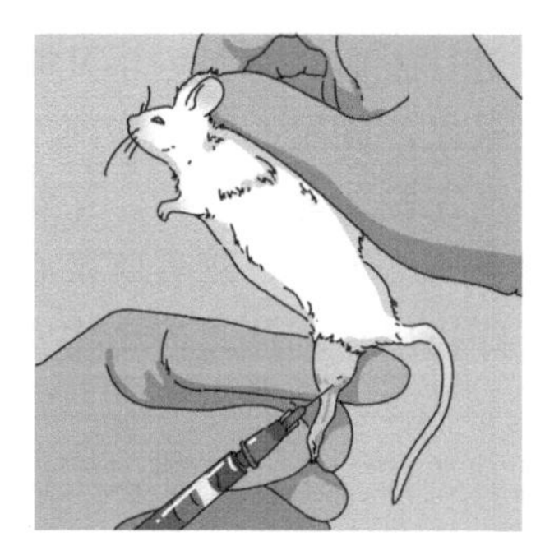

图 12-25　大鼠隐静脉采血（彩图请扫封底二维码）

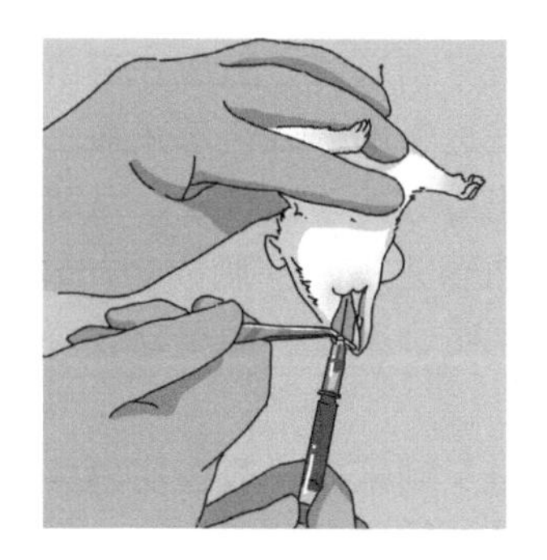

图 12-26　大鼠舌下静脉采血（彩图请扫封底二维码）

（4）侧尾静脉采血

适合小鼠、大鼠，小鼠采血量 0.1～0.15ml，加温扩张的大鼠侧尾静脉（lateral

tail vein）可以采到 2ml 血液。将动物保定后，将动物尾巴暴露在 37℃下 5～8min，然后从侧尾静脉穿刺采血。采用该法采血，动物不需要麻醉，但采取措施使侧尾静脉扩张是必要的。

2. 眼眶静脉丛（retrobulbar plexus）采血

小型啮齿类动物的颈静脉很细，很难被用于采集血样。因此，有时候选择从小动物（如小鼠、大鼠、沙鼠、豚鼠）眼眶静脉丛采血。采血时将动物麻醉，采血侧眼向上固定体位。紧紧捏住麻醉动物颈部背面的皮肤使颈静脉扩张，用一根合适的玻璃细管或巴斯德吸管放入眼睛的眼角，轻柔地向眼睑和眼球之间刺入，达到蝶骨深度，然后稍稍旋转，血通过毛细管虹吸作用被吸出。采血后，用消毒纱布压迫眼球止血 30s。间隔 3～7 日采血部位大致可修复，2 周后可重复采血。动物左右眼交替可以多次采血。

用这种方法不能采集到无菌的血样，血液中可能混有眼窝内的组织液和腺体分泌物，污染血样。研究表明，眼眶静脉丛采血一般不会影响动物昼夜节律，也不会造成眼眶严重或长期组织学损伤。但是，采血后按压眼睛可能导致角膜溃疡、角膜炎、球体破裂、视神经损伤，严重时引起眼出血、炎症和失明等，有统计数据显示眼眶静脉丛采血对动物损伤率为 1%～2%。另外，采血后眼眶后方出血可能会对一些人视觉上产生不愉快的感觉。鉴于以上这些原因，有些国家禁止使用这种方法。

3. 心脏穿刺采血

麻醉动物后可以用针直接刺入动物的心室采集心脏血。采用这种方法时，要避免将针刺入动物的心房，因为心房与心包膜连接，可能导致心跳停止，引起动物死亡。采血后需要动物存活时，不建议使用。

心脏穿刺采血一般应在麻醉状态开胸直视下进行采血，有时候不开胸，用穿刺的方法进行部分或全部采血。例如，豚鼠心脏采血，固定的豚鼠胸部消毒后用手指找出心脏搏动的位置。从确定好的位置正中经左侧肋骨间进针，穿刺针稍倾斜刺入 2cm 左右。穿刺成功，轻轻回针就有血液流出。然后，随着豚鼠心脏的搏动轻轻回吸、采血。如果动物躁动、不安，应立即拔出穿刺针，等动物安静后重新穿刺。

心脏穿刺采血一般在实验终末时实施，如果有替代方法，不建议用在需要恢复的活体动物身上，因为可能存在潜在痛苦和致命后遗症。

4. 尾尖采血

对于小型啮齿类动物，如小鼠和大鼠，用剪刀剪断尾尖，可以采集到 0.1～0.2ml 血液，可用于血涂片之类的研究。采血后用局部压迫、灼烧伤口等方法进行止血。采用这种方法时，建议先实施麻醉。剪尾只限制在尾巴尾端，每次截断 0.5～1mm，短期内可重复采血。但是，连续断尾采血导致尾巴缩短不允许超过 5mm。

5. 非哺乳动物血样的采集

在鸟类鸟冠上切一小口或翼静脉、颈静脉、心脏穿刺，可以采集到研究需要的血液标本。

6. 植入套管重复采血

采血时一般使用同样大小的静脉内给药的注射针头即可。大型动物可用套管针（trochar），这是一种大的中空的内含金属线的注射针。动物实验研究有时需重复采集血样。对于兔或更大一些的动物，可以用日常的静脉穿刺重复采血。小型啮齿类动物重复采血时，可在颈静脉到颅静脉腔之间或股骨静脉到尾静脉腔之间埋植套管（cannula），在颈部或背部皮下环状盘旋后，从头顶部或背部升出来，用螺栓和丙烯酸胶（acrylic glue）固定。导管的死腔用浸入含肝素的盐水中的聚乙烯吡咯烷酮（polyvinylpyrrolidone）填充。

7. 放血

为了得到实验需要最大量的血样，终末实验时在麻醉条件下，可以用剪刀对动物实施断头术或手术实施主动脉穿刺放血（exsanguination）。用这种方法每千克体重可采集到 30ml 血液，或者采集达到动物全身血量的 50%。麻醉下，小鼠和大鼠也可以通过摘除眼球及颈椎脱臼后从眼动脉采血的方法放血。

考虑动物福利，减少采血副作用，多次重复采血时，建议所有啮齿类动物常规采血选用侧尾静脉、舌下静脉和隐静脉；兔选耳中动脉、耳缘静脉和颈静脉采血；只有在其他采血方法不可行情况下，可选眼眶静脉丛采血法。再次强调一下，通过心脏采血只能在实验终末时、全身麻醉下实施。

三、粪便和尿液采集

1. 代谢笼

小型啮齿类动物的排泄物（如尿液和粪便）定量测定需要用特制的代谢笼（metabolic cage）来完成（图 12-27）。实验时将实验动物饲养在代谢笼上半部分，下半部分是一个漏斗，用于分离、收集动物粪便和尿液。

也可以用一种简单的强制排尿的措施收集小鼠、大鼠、地鼠、沙鼠和豚鼠少量的尿液，方法是按压动物骶骨两侧的腰背部或者轻轻压迫膀胱的体表部位，使动物排出少量尿液，收集到预先准备好的容器中。

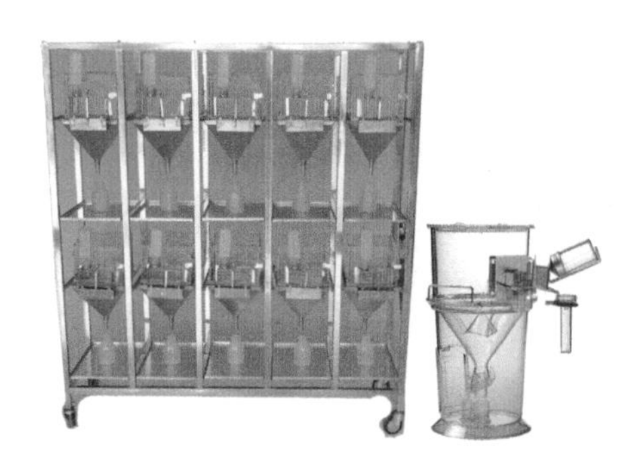

图 12-27　啮齿类动物代谢笼（彩图请扫封底二维码）

2. 导管插入术

有些动物可以通过尿道插管的方法收集尿液。将导尿管插入尿道并且往前进入膀胱，雄性动物相对要简单一些，因为雄性动物的尿道终止于阴茎。大多数的雌性哺乳动物的尿道开口于阴道而且不易看见。小鼠、大鼠、地鼠和豚鼠的尿道口与阴道口完全分开。如果导管插入术不得不用于雌性动物，需要事先比较详尽地了解该动物的解剖学知识。以兔为例，首先将兔仰卧固定，用甘油将导尿管润滑。对雄性兔，用一只手握住阴茎，另一只手将阴茎包皮向下捋，暴露龟头的龟裂，使尿道口张开，缓慢将导尿管从外尿道口插入，在尿道括约肌部有少许抵抗感。不要强行插入，轻轻地向膀胱内导入，尿自然流出。雌性时，外尿道口在阴道前庭的里面，从外面看不到，沿着阴道腹侧的阴蒂在阴道前庭腹侧壁将导尿管的先端插入，也就可以插入尿道口了。有些种类的动物（如猫）实施导尿管插入时，需要使用镇静剂。

实验动物所用导尿管的直径取决于实验动物的种类，如豚鼠 0.5mm，狗 3mm。

四、其他体液采集

其他体液包括脑脊液（cerebrospinal fluid，liquor）、胆汁（bile）、淋巴液（lymph fluid）和腹水（ascitic fluid）等。

1. 脑脊液

有两种途径可以收集到动物的脑脊液：穿刺位于头骨和第一颈椎之间的小脑、延髓腔（cerebello-medullary cistern）采集，或者穿刺位于最末腰椎和骶骨之间的腰骶间隙（lumbosacral space）。硬膜（dura mater）穿刺使用套管针在两椎骨之间进行，套管针含有管心针（maidrin）。穿刺后移去管心针，吸出脑脊液。此过程应在麻醉条件下进行。

2. 胆汁

胆汁的收集需要手术打开动物腹腔，将套管插入胆囊管。胆囊管一端位于肝脏的肝门区，另一端开口于十二指肠。胆汁的收集一般是终末实验，插入导管后，胆汁不再流入十二指肠中，影响动物消化食物的能力。如果进行慢性实验，又不想影响动物消化能力，可以使用“T”插管，除收集胆汁外，还可以使胆汁继续流入十二指肠，使肝肠循环重新恢复。

3. 淋巴液

采用将胸导管从腹部插入椎骨和大动脉（aorta）之间的方法，可采集到淋巴液。

4. 腹水

将杂交瘤（hybridoma）细胞移植到大鼠和小鼠的腹腔中，动物就产生腹水，腹水中就有杂交瘤分泌的单克隆抗体（monoclonal antibody）。收集腹水，纯化单克隆抗体。采集动物腹水的总量不能超过体重的 20%。穿刺收集腹水应在麻醉下进行。值得注意的是，穿刺收集腹水会使动物感到非常不适，要尽可能使用其他的方法替代利用动物腹水生产单克隆抗体。

（刘恩岐、夏聪聪、薛　莹）

第四节　动物外科操作

外科手术的教学、新的外科技术或新材料的检测、制作人类疾病动物模型（如肾动脉狭窄造高血压模型，或部分肝切除术诱导再生模型）等，都需要在实验动物身上实施外科手术。

显微外科（microsurgery）和介入（intervention）手术是近年来外科技术发展的特征之一。显微外科是指在显微镜下所进行的外科手术，利用显微外科技术，使得在小鼠和大鼠身上实施器官移植成为可能。介入手术是利用现代高科技手段进行的一种微创性手术，是在医学影像设备（如 C 形臂 X 线机）的引导和监视下，将特制的导管、导丝等精密器械引入模型动物，对体内疾病进行诊断和局部治疗。

动物外科操作需要专业技术，这些技术只有在设备先进的动物手术室，由专业人员指导、培训后才能进行，而且需要熟悉麻醉学和解剖学知识。每一次动物外科操作都要注意无菌，而且必要时进行抗菌处理，如使用抗生素防止感染。没有证据证明小型啮齿类动物比其他动物更能抵抗外科手术导致的感染。所以，对于这些动物，要求无菌下操作和必要的抗生素预防感染。

手术所需要的各种各样的外科器械、手术中的止血、伤口的缝合等专业知识这里不再赘述。

如果动物手术过程中失血或失液过多，应该进行液体补充治疗。小动物术后应在皮下给予温暖的生理盐水可以防止脱水。还要采取一定措施，避免低温。每天必须检查一次伤口。如果动物试图扯开缝线，应当使用外罩或颈套加以保护。一般来说，7～10 天后可拆除缝合线。

一、侵入性技术

1. 切除术

切除术（ectomy）是指去除动物的器官或部分器官，目的之一是制作出特殊的动物模型。在动物实验中常用该技术研究内分泌和免疫系统。

内分泌系统。包括垂体切除术（垂体），去除内分泌系统的控制中枢；甲状旁腺切除术（甲状旁腺），这些腺体位于颈部区域，个别动物去除这些腺体是很困难的；胰腺切除术（胰脏）；肾上腺切除术（肾上腺）；性腺切除术（性腺）。

免疫系统。包括胸腺切除术（胸腺，主要位于胸腔），自从有了裸小鼠、裸大鼠等先天胸腺缺乏动物以后，胸腺切除术就不再常用了；淋巴结切除术（淋巴结）；脾脏切除术（脾）。

其他系统切除术。包括肝切除术（肝），一般为一叶移除，也就是所谓的部分肝切除术；肾脏切除术（肾）；子宫切除术（子宫）；移除部分脑组织。

2. 瘘管

瘘管（fistulas）是在动物体内埋植的一个人工孔道，它的一端通常开口于胃肠、胆囊或膀胱，另一端接在体外。利用肠道瘘管，可以研究动物的消化、吸收和肠道分泌物。

3. 移植

近交系实验动物检测中最为常见的移植（transplantation）是异体皮肤移植，以检测动物的遗传背景。目前，肺、心、肝、肾和胰脏移植也在实验动物身上进行实验，显微外科手术的发展使得器官移植可以应用到大鼠这样的小型实验动物中。应用这些方法的目的是研究组织、器官的排异反应和评价抑制排异的药物。

异种移植（xenotransplantation）越来越受到青睐，是用手术的方法将某一种属个体的器官或组织移植到另一种属个体的某一部位。例如，2009 年，美国马里兰大学医学院将猪的肺移植给狒狒。2021 年，他们将基因修饰猪的心脏移植到患有终末期心脏病的成年人患者体内。

4. 植入

植入（implantation）就是将某些材料和组织埋入动物体内的过程。肿瘤组织的植入最为常见，是将人体的肿瘤细胞或肿瘤组织移植到免疫缺陷动物体内，建立人源肿瘤细胞系异种移植（cell derived xenograft）和人源肿瘤组织来源移植瘤（patient derived xenograft）模型，来观察研究人类肿瘤生物特性，进行药物筛选等。植入部位通常包括皮下、静脉、肾包膜或原位等。

另外一个常用的是微渗透压泵（osmotic pumps）植入，体积只有胶囊大小的渗透压泵可植入实验动物皮下或腹腔内，直接或通过导管以μl/h 级的速度持续准确地输注测试药剂。这种输注根据所使用的泵，可以在动物清醒无束缚条件下最长持续 6 周。

5. 动静脉瘘管

动静脉瘘管（shunt）是连接机体血管间的一种通路，它常常用于动脉和静脉之间的连接，如颈总动脉与颈总静脉之间的动静脉瘘管。也有静脉与静脉之间的瘘管，如门腔静脉瘘管建立在门静脉与尾侧腔静脉之间，可以使小肠的血液直接到达尾侧腔静脉。

二、立体定位技术

在大脑的研究中，立体定位技术（stereotactical）得到了广泛的应用。这种技术是将单电极或双电极放置在大脑的不同区域，通过这些电极，可以检测到大脑电位或者给予电脉冲刺激。利用这种方法也可向大脑中插入薄的插管，通过插管释放微量药物，观察这些药物是兴奋还是抑制大脑某些区域。

进行这些研究，需要了解动物立体定位图谱（stereotactical atlas）和特定的立体定位设备。根据颅骨可将大脑进行三维分类（three dimension classification）。动物的大脑有 3 个很明显的位面（plane）：水平（horizontal）面，是指通过外耳骨的中心位置和眼眶的边缘（小鼠、大鼠、豚鼠位于门牙之间的上颌骨边缘）；额（frontal）面，是指通过外耳骨的中心，垂直于水平位面；矢面（sagittal plane），是指通过颅骨的正中而垂直于水平面的面。

通过应用立体定位设备和立体定位图谱，电极和插管可以植入到大脑特定的区域。

三、灌注

灌注（perfusion）是指把液体灌入动物的身体或器官，用灌注液代替动物体内或器官内流出的血液。除非灌注个别器官（如肾脏），否则，实施动物将很难存活。在麻醉状态下，可以从周围组织把动脉和静脉分离出来，在动脉内插管、结扎固定后实施灌注。剪断进出器官动静脉，把动物的器官从身体分离开来，也可以实施灌注。

以小鼠灌注为例，对小鼠实施安乐死、小鼠停止呼吸后，立刻背朝下放平小鼠，小心剖开胸腔防止过多出血，小心并迅速切开肋骨，剪去横隔，暴露心脏。将吸有 PBS 的针管刺入左心室，剪开右心室排液，缓慢但持续将 8～10ml PBS 灌入心脏。如果灌流正常，血液丰富器官（如肝脏、脾脏和肾脏）将呈灰白色。拔去 PBS 的针管，将吸有 4%多聚甲醛固定液针管插入左心室同一进针处，以 8～10ml 定液缓慢灌流小鼠。灌流后，剖下器官或组织，放入盛有 4%多聚甲醛固定液的瓶中保存。

四、生物遥测

生物遥测（biotelemetry）是指不直接与动物的身体接触或进行创伤性实验，测量动物生理指标的一种技术。生物遥测对动物的刺激小，可测量在自由活动状态下实验动物的心率、心电图、血压和体温等生理参数。给动物实行麻醉后，将一种可植入的传感器（transmitter）埋植在动物的身体内，该传感器发射一种频率变化的信号，通过体外接收器收集处理数据，这些原始资料可被转存于计算机中。

（刘恩岐）

第五节　实验动物影像学检测技术

实验动物影像（imaging）技术研究是借助某种介质与机体的相互作用，把动物体内的组织器官的结构、密度以影像方式呈现出来。常用的方法包括：光学成像（optical imaging）、正电子发射型计算机断层（position emission computed tomography，PET）成像、磁共振成像（magnetic resonance imaging，MRI）、超声（ultrasound）探测和 X 线扫描等。通过这些影像技术可以连续、准确、无创观察动物体内疾病变化，推动动物模型体内检测由传统解剖、形态观察，向功能、代谢、受体和基因的分子水平发展，用于疾病动物模型建立、疾病治疗效果评价和药物代谢研究等。

近年来兴起的分子影像（molecular imaging）技术可以对活体动物的生理活动进行细胞和分子水平的定性和定量研究，反映出细胞或基因表达的空间和时间分布特征，从而了解活体动物体内的相关生物学过程、特异性基因功能和相互作用。

同时，能对同一研究个体进行长时间反复跟踪成像，提高数据的可比性。也可以利用特异性分子探针追踪靶目标并成像，用于疾病诊断、发病机制、药物评价和动物模型评价等。分子影像不同于传统的影像技术，重点关注基因、分子及蛋白质异常所致的初始变化，而不是最终的形态学改变，主要用于捕捉疾病发生、发展的早期变化，而不是后期组织器官改变。

一、实验动物分子影像技术

实验动物分子影像技术主要分为光学成像、光声成像（photoacoustic imaging）、PET、MRI、超声成像和计算机体层成像（computed tomography，CT）六大类。其中，光学、光声和 PET 成像主要是在生理、代谢和分子等水平的功能成像，MRI 成像具有很高的结构成像功能，也可进行生理和代谢的功能成像，超声成像和 CT 成像技术主要以结构成像为主。

1. 光学成像

活体动物体内光学成像主要采用生物发光（bioluminescence）与荧光（fluorescence）两种技术。哺乳动物生物发光一般是将萤火虫萤光素酶（firefly luciferase）或海肾萤光素酶（renilla luciferase）基因等整合到需观察细胞基因组中，制作能稳定表达萤光素酶的细胞株，当细胞分裂、转移、分化时，萤光素酶也会得到持续稳定的表达。标记后的萤光素酶只有在活细胞内才会产生发光现象，并且发光强度与标记细胞的数目呈线性相关。荧光成像采用荧光报告基因（如绿色荧光蛋白 GFP、红色荧光蛋白 RFP 等）或荧光染料（如小分子染料、荧光量子点等纳米材料）进行标记，通过激光激发荧光报告基因或荧光染料到达激发状态，而后产生发射光，最后在体外利用敏感的图像传感器 CCD 捕捉、形成图像。

生物发光首先不需要额外的激发光源，发光原理是基于酶与底物的相互作用，因此背景信号干扰较低，信噪比高于荧光成像。其次，萤光素酶插入基因中可以稳定表达，单个细胞发光强度稳定，可以精准定量。图 12-28 是通过萤光素酶（Luc）标记人肝癌细胞 Hep3B，按照 1×10^6 细胞数量（体积 100μl）接种裸鼠肝叶，构建人肝癌裸鼠原位移植模型，移植后 2 周进行活体成像的结果。但是，生物发光是基于萤光素酶的作用，应用范围有限。目前萤光素酶导入方法主要有病毒载体转导、质粒载体转染和绿色荧光转基因动物等。病毒载体转导比较烦琐，但是导入萤光素酶基因可以整合到细胞基因组中，高效稳定表达；质粒载体转染操作相对简单，但是随着细胞增殖，转入基因可能会被排出细胞外，不能稳定表达；萤光素酶转基因动物优势明显，但制作周期较长、费用也较大。

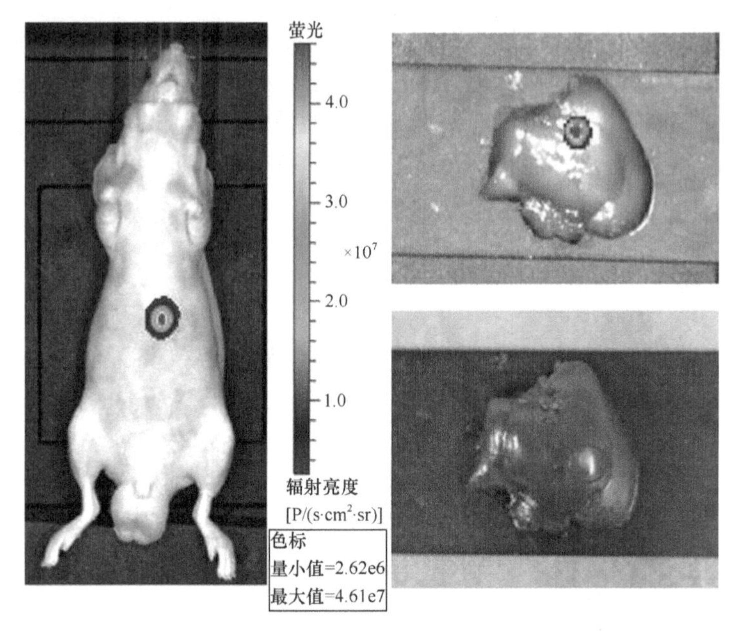

图 12-28 人肝癌裸鼠原位移植模型活体成像结果（萤光素酶标记肝癌细胞）（彩图请扫封底二维码）

荧光成像受诸多因素限制。首先，生物体多种物质（如毛发、血液、组织和残留食物等）受到激发光激发会产生非特异荧光，这些非特异荧光对信号干扰强，导致荧光成像的信噪低、成像灵敏度低。其次，由于生物体组织对激发光具有一定的吸收，光子的穿透深度有限，对于组织内部深层的目标靶点不容易成像。荧光信号水平的高低取决于激发光的强度、荧光材料的特性、发光细胞的数量、靶点深度、光线的吸收散射等多种因素，这使得荧光成像有时候很难定量。尽管荧光成像具有上述缺点，但是由于其方便、直观、实时、经济，仍被广泛应用。另外，大多数荧光染料的光谱范围仍处于紫外—可见光区，由于这一范围的荧光组织穿透能力较差，并且容易发生光反射和散射，只能局限于浅表组织的成像。近红外染料一般是含有多个苯环或双键结构的有机荧光染料，波长范围在 650～1700nm，包括近红外一区（650～1000nm）、近红外二区（1000～1700nm）。由于动物机体组织对近红外荧光的吸收较少，背景干扰小，而且可以明显增大对组织的穿透能力。荧光染料一般对细胞没有毒副作用，而且标记的信号也不会随着细胞的增殖逐渐消失，近年来应用日益增多。

除了生物发光和荧光两种技术外，化学发光（chemiluminescence）也是光学成像的一种方法。动物器官和细胞代谢会产生各种活性氧（如 H_2O_2），当可以与活性氧发生反应的化学发光底物被转运至目标器官或细胞附近时，底物会因为氧化反应产生光学信号。化学发光应用于小动物体内活性氧分布、浓度变化相关的生理病理学研究。

动物活体光学成像以其高敏感成像效果、操作简便及直观性等优点，已成为研究啮齿类动物模型最重要的工具之一，在肿瘤生长及转移、疾病发病机制、新药研究和疗效评估等方面显示出独特优势。例如，活体成像在不需要处死动物的情况下，对肿瘤微小转移灶的检测具有极高的灵敏度，在肉眼或者超声检测下尚不能观察到肿瘤时，荧光成像即可观察到肿瘤生长、转移情况；不涉及放射性物质，安全性高；操作简单、所得结果直观和灵敏度高。目前已广泛应用于生物医学研究及药物研发等方面。

光学成像检测时，将麻醉后的动物放入成像暗箱平台，将平台升降到一个合适的视野，开启照明灯（明场）拍摄第一次背景图。然后，关闭照明灯，在没有外界光源的条件下（暗场）拍摄由小鼠体内发出的特异光子。明场与暗场的背景图叠加后可以直观地显示动物体内特异光子的部位和强度，完成成像操作。需要注意的是荧光成像应选择合适的激发和发射滤片，生物发光则需要成像前体内注射底物激发发光。

2. 光声成像

普通光学成像由于光子的物理特性，穿透深度约 1mm 软组织之后就会散射出去，仅用于小鼠模型和浅表部位脏器成像。近年来发展起来的光声成像是将光学和超声这两种成像技术的优点有效结合，将组织深处的吸收光转变成声波，并依据光声信号来重建组织内光能量吸收分布的图像，从原理上避开光学散射的影响。

光声成像的原理是基于光声效应，光子在传递过程中会被不同介质吸收，在这个过程中，光子部分或全部能量转移到吸收体中，光学信号转换成热能，发生热弹性膨胀，这种膨胀作为光声成像的声波从而成像。由于超声波在不同介质中发生散射的概率要比光学信号低，因此光声成像在穿透深度和分辨率上要优于光学成像。有研究表明在体表 7cm 处光声成像仍然具有数百微米的空间分辨率。通过多种外源性（如亚甲蓝等）或内源性（肌红蛋白、血红蛋白、水、脂质、DNA 和 RNA、胆红素和黑色素等）光学吸收剂，光声成像可在多个研究方向进行高灵敏度成像。光声成像还具有可变的分辨率，在动物器官或细胞器等都可以凭借高对比度成像（图 12-29 显示了小鼠主要脏器光声图像效果）。另外，由于不同介质对光子的吸收不同，采用多波长的光声成像方法可以区分不同的组成成分，如可以区分人体的黑素细胞痣与其周围的皮肤微血管。

光声成像是利用生物体组织对光子的吸收不同形成特异性的图像。例如，尽管癌组织与癌旁组织成分不同，仅靠单纯的光声成像设备很难做到对肿瘤边界和转移灶进行研判，但是借助光声造影剂则有可能区分癌组织与癌旁组织。理想的造影剂应具有良好的生物相容性、近红外光吸收能力强、光热转换效率

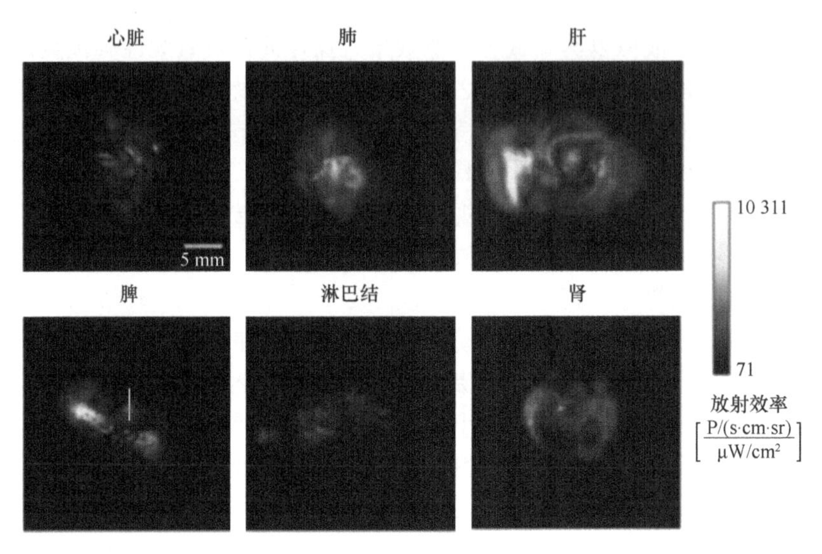

图 12-29　小鼠主要脏器光声图像（彩图请扫封底二维码）

高、光稳定性强及毒性低等特点。传统的光声造影剂包括内源性生色团（如水、血红蛋白、黑色素、脂肪等）、外源性小分子染料（如亚甲基蓝、吲哚菁绿、克酮酸和普鲁士蓝等）。目前，血红蛋白和黑色素作为光声造影剂已进入临床试验阶段，亚甲基蓝和吲哚菁绿已经被美国食品药品监督管理局（FDA）批准用于临床实践。内源性造影剂毒副作用小，但背景干扰较大，组织穿透能力弱，而且成像部位容易受到造影剂位置的限制。外源性小分子染料组织相容性较好，能快速从生物体内清除，但其滞留时间过短且抗光漂白能力差。近年来，无机纳米材料（如金纳米材料、石墨烯等）等新型造影剂也进入光声成像研究领域，日益满足科研实验需求。

目前，光声成像主要用于心血管系统（心脏、肾脏、外周血管）、肿瘤及其转移（如前列腺癌、乳腺癌、膀胱癌和卵巢癌等）、淋巴系统、脂肪组织等。光声成像利用血管中的血红蛋白，可以获取血管内斑块组织和炎症反应等疾病信息，除此之外，光声成像还可用于脑、关节、眼睛等多个方面的研究。

3. PET 成像

正电子发射体层成像（PET）原理是利用富含质子而不稳定的同位素作为分子探针，在参与人体的生理过程中合成放射性物质，作为 PET 成像的示踪剂。示踪剂中的同位素在衰变过程中发射正电子，这种正电子在组织中运行很短距离（<1mm）后，即与周围物质中的电子相互作用，发生湮没辐射，发射出方向相反、能量相等的两个光子。PET 显像是采用一系列成对的互呈 180°排列并与符合线路相连的探测器来探测湮没辐射光子，从而获得机体正电子同位素的断

层分布图。由于动物病变部位和正常组织对放射性示踪剂的代谢能力不同，病变区域放射线一般要强于正常区域，基于此可以显示病变的位置、形态、大小和代谢功能。

PET 成像常用的正电荷同位素包括 ^{18}F、^{11}C、^{64}Cu 等，其中 ^{18}F 被广泛用于标记葡萄糖、氨基酸、核苷、配体等分子作为显像剂，^{18}F-FDG （2-fluorine-18-fluoro-2-deoxy-D-glucose，2-氟-18-氟-2-脱氧-D-葡萄糖）是应用最广泛的显像剂。其主要原理是，由于肿瘤细胞代谢旺盛，对葡萄糖需求增加，静脉注射葡萄糖类似物 ^{18}F-FDG 后，大多数肿瘤组织会表现为对 ^{18}F-FDG 的高摄取，因此，应用 ^{18}F-FDG 探针通过 PET 显像，可发现早期全身肿瘤原发及转移病灶。小动物 PET 的分辨率可达到 1mm 左右，能够清楚辨别大小鼠丘脑、纹状体、皮层等脑内结构，使用 ^{18}F-FDG 显像剂也可以研究阿尔茨海默病、帕金森病等动物模型的大脑糖代谢变化。

图 12-30 为将 1×10^6 个兔 VX2 肿瘤细胞直接移植兔的肝脏，建立的兔肝癌原位移植模型，当注射 ^{18}F-FDG 后进行 PET 成像获得的实验结果。

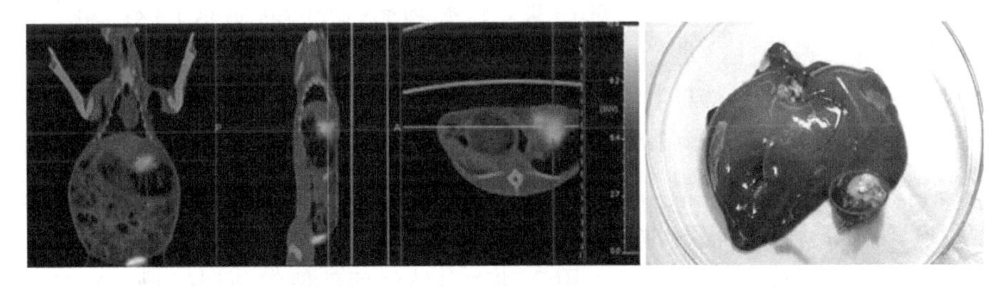

图 12-30　兔肝癌原位移植模型注射 ^{18}F-FDG 后 PET 成像结果（彩图请扫封底二维码）
右侧为离体肝肿瘤

可以利用同位素标记各种药物或化合物，注射到动物体内进行功能代谢信息成像，从而实现从体外无创、定量、动态地观察生物内的生理、生化变化，检测标记药物在生物体内的轨迹。同位素成像中示踪剂是关键，主要是通过物理、化学或生化方法将发射正电子的同位素标记在核酸、受体、酶、基因探针等分子中。

PET 技术已经成为动物模型研究的强有力工具，可提供生物分布、药代动力学等多方面的丰富信息，准确反映药物在动物体内摄取、结合、代谢、排泄等动态过程。小动物 PET 技术是能够无创伤地、动态地、定量地从分子水平观察生命活动变化特点的一种定量显像技术。该技术能实现绝对定量，不受组织深浅的影响，深部组织成像结果可以与浅部组织成像结果进行比较，可用于观测动物体内示踪分子的空间分布、数量及其时间变化。

4. 核磁共振成像

小动物磁共振成像（MRI）是研究小动物在体生物学过程的良好成像方法。相对于CT，小动物MRI具有辐射损害小、软组织分辨能力强，以及无须使用对比剂即可显示血管结构等的独特优点。MRI成像的原理是基于原子核在强磁场内发生共振，利用共振产生的信号进行图像重构。MRI仅发生于含有非配对螺旋的原子核内，如氢元素，而氢在生物体中含量十分丰富，因此动物对磁共振有较高的敏感性，可以得到高信噪比的图像。由于MRI的相互作用是在原子核水平的，对外层电子没有影响，所以MRI在使用上比CT安全。

MRI技术的最大优势在于可以得到解剖学级别的分辨率，但是相对不灵敏则是其最大的缺点，造影剂的出现可以很好地解决这个问题，造影剂不能直接被MRI识别，但是它可以影响水中氢元素的信号，增强图像对比度来突出显示成像部位的解剖学特征。常用的造影剂有Gd^{3+}或Mn^{2+}螯合物及类似的顺磁性复合物。但是标准的基于氢元素的磁共振技术灵敏度太低，通常需要使用更高浓度的造影剂，这可能会导致毒性问题，因此需要寻找氢元素以外的其他原子核，如^{13}C具有较好的核磁共振特性，是当前最有前途的成像元素。

MRI磁场的单位是特斯拉（tesla，T）。临床使用的MRI磁场强度一般在0.15～3.0T，目前最先进的小动物MRI场强在4.7～13T，可检测到纳摩尔级代谢物。MRI对软组织对比分辨率最高，具有高的空间分辨率，但时间分辨率有限，且灵敏度较低。MRI无电离辐射性损害，无骨性伪影，能多方向（横断、冠状、矢状切面等）和多参数成像，几乎可以用于动物身体任何部位的断层扫描。MRI靶向探针成像技术在实验动物模型中也得到了广泛应用。利用MRI成像技术并借助磁共振对比剂的生化特征可直接或间接显示生物体内靶点的情况，该技术核心是报告基因、分子探针。例如，以Gd^{3+}为基础的分子探针，其原理是利用抗原-抗体特异性或配体-受体特异性结合，同时携带大量的钆螯合物到达靶点。

MRI可应用于神经系统疾病检测，包括出血、梗死、先天畸形、变形等的检测，也可用于急性脑血管病变、脑损伤、阿尔茨海默病、帕金森病、癫痫、颅脑肿瘤、脑白质损伤、精神分裂症和抑郁症等神经系统疾病动物模型的发病机制与疾病进程研究，以及肿瘤的检测分析。图12-31是将1×10^6人脑胶质瘤细胞U87通过立体定向仪注射裸鼠脑部构建的原位移植模型，通过MRI扫描获得脑部肿瘤部位。对于心脏大血管、腹部盆腔脏器、泌尿系统、胆道系统和关节软组织病变的发现，MRI早于X射线和CT，而脊髓脊椎的病变如脊椎的萎缩、变性、肿瘤、外伤椎间盘病变等，MRI往往是首选的成像检测方法。虽然MRI分辨率极高，却对动物没有损伤。但是，由于核磁不能像CT那样一层一层地扫描，可能会漏掉一些病变部位，而且成像时间长、价格昂贵、特异性低。

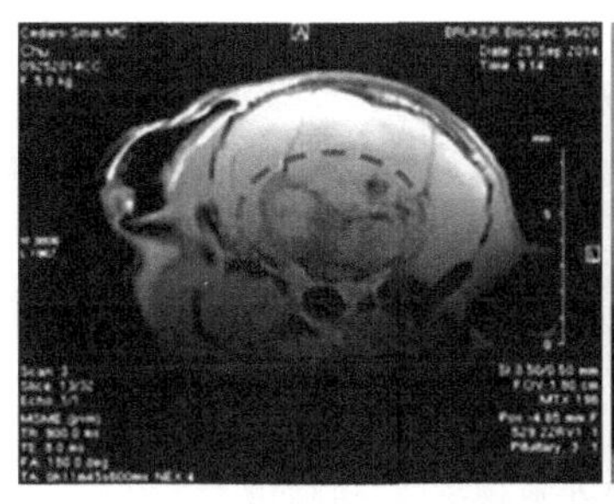
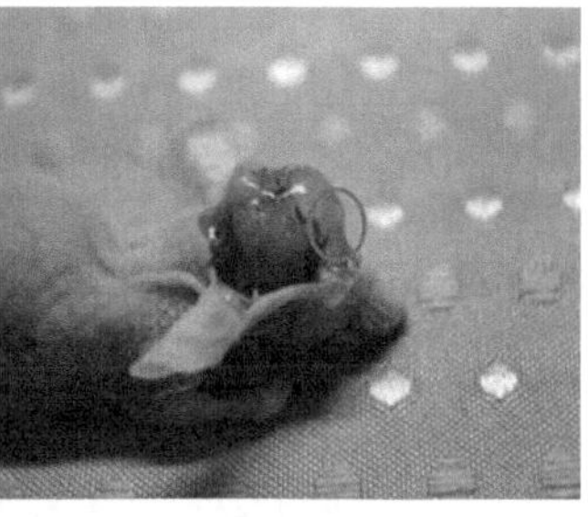

图 12-31　人脑胶质瘤细胞原位移植裸鼠后 MRI 结果（彩图请扫封底二维码）
左侧为 MRI 成像，右侧为裸鼠解剖后肿瘤发生部位

5. 超声成像

超声是指振动频率每秒在 20 000 赫兹（hertz，Hz）以上，超过人耳听觉上限的声波。超声检查是利用超声波对动物器官组织的声学特征进行成像，通过接受和处理载有机体组织或结构性质特征信息的回波，从而获得机体组织性质与结构的可见图像。图像通常由分布不均匀的斑点组成，超声信号越强斑点密度就越高，信号越弱斑点密度就越低，因此超声图像往往不均匀，再加上不同介质对超声信号通常会有反射、折射、散射等多种效益，使得超声图像可能出现伪影（artifact），加大了分析难度，因此，超声检测对操作人员的专业性要求较高。

超声检测具有实时、安全和经济的优点。超声按照成像方式可分为 A 型超声成像（A 超）、B 型超声成像（B 超）、M 型超声成像（M 超）、D 型超声成像（彩超）和 3D 或 4D 超声成像等。其中，B 超最为人们熟知，获得的是二维图像，可以直观、真切检测疾病。

由于大动物扫描需要较大的穿透深度，所以常规的超声扫描频率范围在 2～15MHz。而对于小鼠、大鼠等小动物的成像则较少受到扫描深度的限制，因而可以采用高频超声波（20～100MHz）从而获得 30～100μm 的高空间分辨率。由于小动物用的高频超声具有很高的空间分辨率，所以通常称为显微超声（micro-ultrasound）。显微超声影像技术是为利用疾病动物模型进行医药研究而开发的专用设备，其特点是分辨率高，可以分析小鼠、大鼠、家兔等心血管、肝脏、肾脏等多种器官相关的疾病。显微超声影像技术在心血管病诊断和研究方面应用得最为广泛，常用于心肌病、高血压、动脉粥样硬化、心肌梗死等疾病的小鼠、大鼠模型研究。并能通过 B 型、M 型超声及多普勒检测心脏的运动、心室壁厚度、心脏的大小、瓣膜的活动、血流的速度等一系列反映心脏功能的指标。图 12-32 为心肌梗死小鼠模型超声心动图。

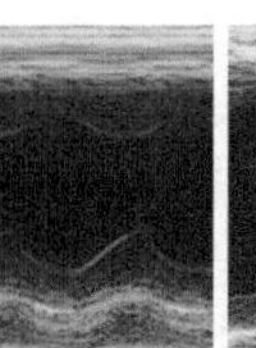

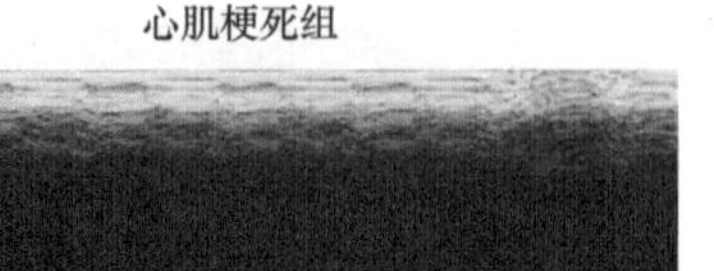

图 12-32 心肌梗死小鼠模型超声心动图

EF. 左心室射血分数；FS. 左心室短轴缩短率

通过对动物实质组织中的微血管进行超声可以评估肿瘤的灌注情况，从而反映肿瘤的大小和性质，或者通过超声造影的动态图像进行分析处理，得到有关血流灌注的参数，反映病灶部位血流灌注情况。但是常规超声对肿瘤的良性和恶性鉴别有一定的困难。近年来，超声造影剂的出现，显著提高了超声诊断的分辨力、敏感性和特异性。不同的应用，需要不同的造影剂。例如，目前广泛应用的微气泡造影剂（直径<100μm），微气泡经动物外周静脉注入后，能自由通过肺循环，再到体循环，可以轻松通过动物体内最微小的毛细血管，到达靶器官或组织，但不能穿过血管内皮进入组织间隙。这些微气泡给超声波“引路”，通过超声造影剂可以实时动态观察组织病变。也可以在超声造影剂的表面结合特异性组件（如配体或抗体），当静脉注射具有靶向性的微泡造影剂后，微泡通过血液循环能够到达靶器官或靶组织，通过配体-受体相互作用原理，在体内与需要 X 成像的靶组织特异性结合，产生特异性显影，显著提高超声成像的敏感性和特异性。

6. CT

小动物 CT 又称为 Micro-CT，是一种 3D 成像技术，可以在不破坏样本的情况下清楚地观察到样本内部复杂的三维图像。临床 CT 采用的是扇形 X 射线束，而 micro-CT 使用的是锥形 X 射线束，锥形 X 射线束可以对样本进行 360°以上不同角度的成像，因此 micro-CT 的优点在于扫描速度快、辐射剂量低、X 射线利用率高。另外，micro-CT 图像分辨率极高，可以达到微米级别，具有很好的显微成像作用。通过软件可以将图像数据进行重建和重组，形成 3D 图像，样本每个截面的信息都可以被观察到，从而进行后续的数据分析。

动物不同组织对 X 射线的吸收能力不同，X 射线透过组织会发生光电吸收和康普顿效应（Compton effect），从而使 X 射线能量被吸收减弱。旋转的 X 射线探测器采集吸收值（CT 值），再经数/模转换，使个体中不同的 CT 值变成相应像素的不同灰度。CT 的出现解决了 X 射线图像投影重叠的问题，其扫描部分主要由 X 射线管和不同数目的控测器组成，用来收集信息。采集的数据既可作常规图像显示，也可在工作站进行后处理，完成 3D 立体重建、多层面重建、器官表面重建等。

由于骨对 X 射线的衰减远大于周围软组织，这使得 micro-CT 成为骨科学研究的重要技术手段，通过骨小梁结构、数目、骨表面积、骨密度和骨容积比等数据精确分析骨组织的 3D 结果。可应用在牙齿及牙周组织研究、生物材料（如仿生材料生物支架的孔隙率、强度等）、疾病机制研究（如疾病状态对骨骼发育、修复的影响）、新药开发（如骨质疏松症及疗效评价）等领域。

与骨不同，血管在 CT 中的图像对比度过低，传统 CT 无法成像。但是，近年来随着各种血管造影剂的出现，micro-CT 在血管解剖信息方面又有很多新的应用，可以观察大鼠心脏、肝脏的血管分布。例如，碘造影剂可人为增加组织对 X 射线的吸收差别，从而提高 CT 图像的对比度；金属胶体铋-碘偶合物，通过血管内皮细胞靶向配体修饰，用于检测血管标记物，检测血管瘤生成；通过 BaS、碘美普尔等注射造影剂，可检测小鼠全身血管和肿瘤微血管变化；利用碘普罗胺造影剂，可以观察小鼠动脉瘤、颈动脉和颅骨内微血管。除此之外，CT 影像诊断在中枢神经系统疾病和头颈部、胸部等疾病诊断中也具有较高的应用价值。例如，通过增强扫描可清晰显示小鼠纵隔、肺门肿块及淋巴结增大等情况，对于中晚期癌细胞的诊断及转移、浸润等情况，均可通过图像显现出来。总而言之，micro-CT 对实质性器官的成像效果较为理想。图 12-33 为人前列腺癌的骨转移模型，主要特征为下肢骨转移，通过 micro-CT 扫描可呈现骨缺损的程度。

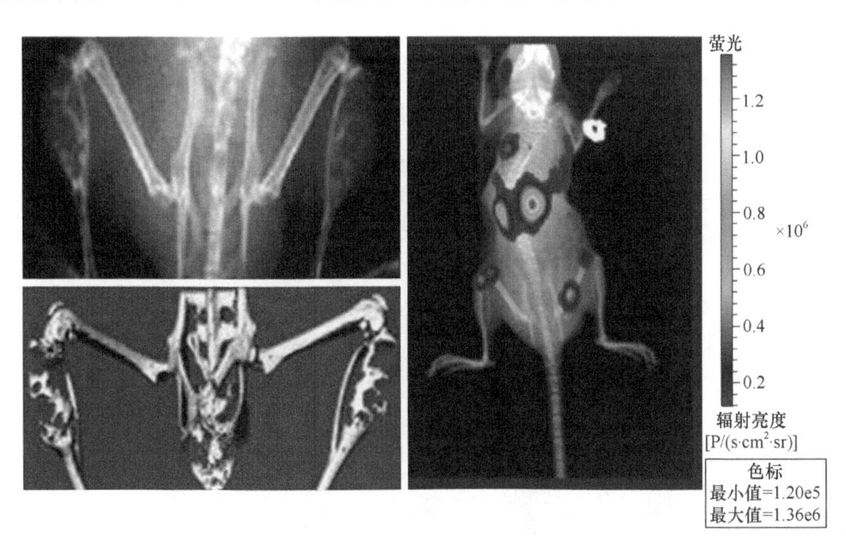

图 12-33　裸鼠心脏注射人前列腺癌细胞形成的下肢骨转移模型 micro-CT 扫描结果（左）和该转移模型生物发光活体成像结果（前列腺癌细胞标记萤光素酶信号）（右）（彩图请扫封底二维码）

二、未来分子影像发展趋势

分子影像在实验动物疾病模型监测、诊断与治疗等方面均展现出巨大的应用前景，但是单一的成像技术或多或少在分辨率、灵敏度、探测深度及特异性等方面存在一些不足，理想的分子影像技术应该能够同时提供生物过程中解剖结构、功能代谢、生理病理和细胞、分子信息等，但目前没有一种成像技术能够同时具备上述功能。整合多种分子影像技术优势形成的多模态融合分子影像不仅可以提供功能图像，而且能够呈现解剖结构，提高了传统影像定位、定性的准确性，已成为分子影像研究领域的热点和发展趋势。通常使用的双模态探针是通过结合两种成像技术的优点，实现“1+1>2”的效果，获得更全面的信息。随着分子生物学、纳米材料科学等技术的发展，多种新型双模态探针（如 PET-MRI、PET-CT、PET-光学及 MRI-光学等）的研究受到了越来越多的关注。

PET-MRI 是将 PET 和 MRI 技术进行整合，所得的图像既有 PET 成像高灵敏度、分子水平成像的特点，又有 MRI 高分辨率、高对比度的优势，可以实现解剖结构显像与功能成像的完美统一。迄今多数 PET-MRI 双模态探针仍处于实验阶段，因双模态探针可以提供多维度的信息，应用前景广阔。例如，PET-MRI 双模态显像可观察小鼠肿瘤血管生成及细胞凋亡等程度，实现对肿瘤发生的早期监测，还可以对前哨淋巴结进行定位，有望观察肿瘤复发、转移情况。PET-MRI 在心肌缺血、心肌炎、心肌梗死等检测中也具有独特优势，如 PET-MRI 在动脉粥样硬化斑块大小、组成、稳定性检测中已显现出优势。PET-MRI 在神经退行性疾病的早期诊断和鉴别诊断方面也具有巨大的开发潜力，新型的 PET 示踪剂（如放射性同位素与 β-淀粉样蛋白、tau 或 α-突触核蛋白聚集体结合）将为 PET-MRI 的结合提供更多可能。图 12-34 为皮肌炎模型 PET-MRI 扫描图像显示病变的分布情况。

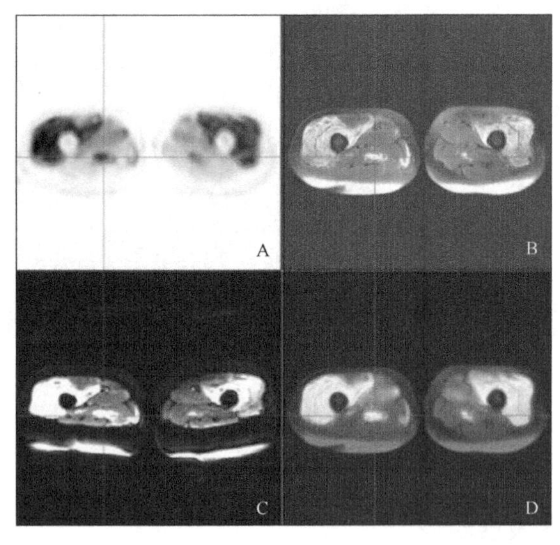

图 12-34　皮肌炎 PET-MRI 扫描图像病变分布情况（彩图请扫封底二维码）

A. PET 横断面图像；B. MRI 轴位 T2 脂肪抑制序列图像；C. MRI 轴位 DWI 序列图像；D. PET-MRI 融合图像

随着分子影像学与其他学科的交叉发展，对于多模态探针的研究已逐渐从动物实验研究向临床实践转化，其中基于纳米颗粒的PET-MRI双模态技术更是当前研究的热点。但依旧面临诸多的困难和挑战，首先，纳米颗粒的安全性是影响其临床转化的关键问题，潜在的毒性及滞留时间还需要深入研究；其次，纳米探针的制备过程较复杂，如何巧妙地将两种成像探针结合形成一个纳米颗粒，如何改善探针的生物相容性、尺寸、水溶性等还需进一步解决；最后，不同成像基团在体内具有不同的代谢过程和体内半衰期，特别是一些短半衰期放射性同位素与纳米颗粒在体内的药代动力学不匹配，如何精准调控它们的体内行为、实现协同发挥效能还面临巨大挑战。

（师长宏）

第六节　病理解剖及病理组织学材料的选取

病理解剖是动物实验研究的重要组成部分，其目的是观察动物器官组织的病理变化，研究疾病的发生发展规律。

在临床实践中，通过剖检，一方面，可以检验对动物生前疾病的诊断是否正确，及时总结经验，提高诊疗工作的质量。另一方面，对一些群发性疾病，如传染病和寄生虫病，通过剖检可以及早做出诊断，及时采取有效的防治措施。此外，病理解剖也是积累动物各种疾病资料的主要途径。

实验动物解剖前，应先了解动物实验及动物疾病的基本情况，包括临床化验、检体和临床诊断等。此外，还应仔细检查动物的体表特征及天然开口、黏膜、被毛、皮肤等有无异常等，剖检人员应特别注意这些检查项目。

解剖记录是剖检报告的重要依据，也是进行综合分析研究的原始资料。记录的内容要力求完整详细，如实反映动物的各种病理变化，且要对检查过程进行详细记录。不可凭记忆事后补记，以免遗漏或出错。解剖记录应与剖检顺序一致。

完整翔实的剖检记录应包括各系统器官的病理变化，这些变化互相联系。有时肉眼观察到的某种不明显的、不重要的病理变化可能是诊断疾病的重要线索。如果未作解剖记录，就可能造成诊断困难。详细的剖检记录才能反映疾病的全貌。另外，为了识别病变，首先应对各器官的正常状态有明确认识，因为不可能使用患病动物，所以可用幻灯来观看典型病变，并与正常状态相比较。动物剖检时，需提前备好解剖器械，包括剪子、镊子、酒精棉等。病理组织取材器械包括灭菌剪子和镊子、灭菌玻璃平皿、吸管、小试管、标本瓶等，化学试剂包括麻醉药品、福尔马林、灭菌生理盐水（或PBS）等。

以剖检小鼠为例加以说明。

1）观察动物临床症状。包括外观状态（精神状态有无异常）、呼吸系统（鼻音、鼻孔有无污垢）、消化系统（肛门有无污物附着）、体表（有无脏毛、痂皮，毛发的光泽度，有无肿瘤等），测量体重。

2）麻醉和安乐死。详见第十一章内容。

3）采血。详见本章第三节内容。

4）采取气管拭子。用灭菌剪刀沿颈前中线切开颈部皮肤，暴露气管。在无菌的气管上剪开小洞，把用灭菌生理盐水或 PBS 湿润的棉棒伸入气管腔内拭取。

5）胸腔、腹腔的切开。用灭菌的剪刀沿前中线从颈部到下肢部切开皮肤。然后向四肢方向剥皮并用固定针别住，沿肋软骨部切开取出胸骨暴露胸腔，再沿腹中线切开暴露腹腔。

6）病理学检查、取材。观察测量记录各器官及其病变。选取要观测的器官包括病变组织，置于 10%福尔马林溶液标本瓶中浸泡。取样要全面而具有代表性，能显示病变的发展过程。取组织材料时，应包括病灶及其周围正常组织、器官重要结构的一部分。例如，所取胃、肠材料，应包括病灶及其周围正常胃壁、肠壁各层组织（从黏膜到浆膜）；肾脏应包括皮质、髓质和肾盂；心脏应包括心房、心室及瓣膜各部分。对于较大而重要的病变处，可在不同部位取材，以便观察各处病变。

组织块的大小通常宽 1～1.5cm，厚度为 0.2cm 左右。必要时组织块的大小可增大到 1.5～3cm。但厚度不宜超过 0.5cm，以便固定。

组织块固定时，应将病例编号用铅笔写在小纸片上，随组织块一同投入固定液里。同时将所用固定液、组织块数、编号、固定时间等写在瓶签上。

组织块固定 24h，即可进入病理切片制作程序，随后再进行显微镜下观察。

（刘恩岐、徐长福）

第七节　实验动物快速扩繁和资源种质保存

在引进实验动物新品种、制作新模型、接受他人赠予品系动物时，通常数量较少，此时若使用传统自然交配法以期取得大量纯合子，则需要花费大量的时间成本。在某些时候，由于实验动物数量的限制，只能分批实验，这对于实验结果的标准化控制无疑是困难的。在这一背景下，快速扩繁技术应运而生。

快速扩繁的核心与生物净化一样，一般采用体外受精（*in vitro* fertilization，IVF）技术，将活化后的精子与卵母细胞进行体外受精并移植入假孕母鼠体内，获得子代动物。简单来讲，快速扩繁是超数排卵、体外受精和胚胎移植技术的结合。

一、IVF 技术方法

下面以小鼠为例，简要介绍 IVF 技术和方法。

1. 小鼠体外受精

（1）供体雌鼠超数排卵

向供体雌鼠腹腔注射 7.5IU PMSG（孕马血清促性腺激素，无菌生理盐水溶解），间隔 46～48h 后腹腔注射 7.5IU HCG（人绒毛膜促性腺激素，无菌生理盐水溶解），13～17h 后形成输卵管膨大部。

（2）制作受精皿

在 35mm 培养皿中制作 200μl HTF （human tubal fluid，人输卵管培养液）微滴，在微滴上覆盖矿物油，将受精皿在培养箱（37℃，5% CO_2）中预平衡 6h。

（3）制作精子获能皿

在 35mm 培养皿中制作 c-TYH（精子获能液）微滴，在微滴上覆盖矿物油，将精子获能皿在培养箱（37℃，5% CO_2）中预平衡 0.5h。

（4）采集雄鼠精子

处死雄鼠后，打开腹腔分离出附睾尾和输精管，将附睾尾上的脂肪和血液尽可能去除，用无菌滤纸将组织表面的血液和其他液体吸干，将附睾尾内的精液挤出轻轻放入精子获能皿的微滴中获能。

（5）采集供体雌鼠卵子

处死雌鼠后，取出两侧输卵管，用显微镊将输卵管膨大部撕破，使卵丘-卵母细胞复合体 （cumulus-oocyte complex，COC）流出，轻轻拨入受精皿微滴中。

（6）精子卵子共培养

将获能皿从培养箱中取出，吸取活力好的精子悬液适量（通常约 3μl）加到含有 COC 的受精滴中，精卵混合后，继续把培养皿置于培养箱（37℃，5% CO_2）中孵育。

（7）收集胚胎

培养 24h 后的受精卵做镜检，统计 2-细胞胚胎、未受精卵及异常卵。2-细胞胚胎和未受精卵形态正常，具有完整的透明带，不含空泡和碎片，胞质明亮均一，属于质量好的卵；挑出正常发育的 2-细胞胚胎，移植备用。

2. 小鼠胚胎移植

（1）见栓 0.5 天的受体雌鼠（假孕鼠）准备

前一天下午，将适龄结扎雄鼠与雌鼠合笼，当天早上挑选阴栓阳性雌鼠，称重，麻醉，将手术区域备毛、75%酒精消毒。

（2）移植胚胎准备

术前半小时将M2放在培养箱预热，在35mm皿中做M2微滴，用移卵管将胚胎转移20～40枚放入M2微滴。

（3）找到输卵管膨大部

切开皮肤，在卵巢上方钝性分离肌肉，用钝镊子夹住脂肪体，从切口拉出，再用血管夹夹住脂肪体，继而将卵巢、输卵管轻轻拉出体腔并沿背中下垂。

（4）吸取需要移植的胚胎

使用口吸管将胚胎及尽可能少的M2培养液吸入移植管，在移植管末端吸入小气泡，以帮助确定胚胎位置。

（5）将胚胎植入双侧输卵管膨大部

将小鼠轻轻移入体视显微镜下，在显微镜下找到输卵管壶腹部，左手用显微镊固定输卵管，右手用一个针头在壶腹膨大部前端拐弯处刺开一个小口（打孔移植法），把吸有胚胎的移植管插入壶腹部开口处，轻轻吹入胚胎，若在输卵管内看到气泡说明移植成功。

（6）缝合肌肉层、表皮并做好标记

松开血管夹，用钝镊子夹起脂肪垫，将子宫、输卵管、卵巢放回体腔，缝合线缝合。重复上面的步骤，将胚胎移植到另一体侧输卵管。75%酒精消毒伤口处皮肤。

把受体鼠放置在热台上至苏醒，19～21天后，可以产下仔鼠。

3. 快速扩繁优点

（1）快速获得大量后代

1～2只雄鼠即可获得大量后代。

（2）繁育周期缩短

传统自然繁殖的雌鼠需生长到6周龄性成熟后才能交配，而IVF超排的雌鼠仅需3～5周龄即可，自然繁育一代的周期为3个月，而使用IVF法最快仅需45天左右。

（3）降低误差

体外受精技术相当于雄鼠和大量雌鼠在体外同时交配，移植的胚胎为1.5日龄的2-细胞，根据小鼠的妊娠周期，加上19天左右即可推算出小鼠的出生日期，保证了出生小鼠年龄的一致性。

（4）辅助生殖

IVF本身就是一种辅助生殖技术，它甚至可以用冷冻精子复苏或尝试帮助自然条件下体外无法生育的雄鼠繁育。

（5）提升质量

假孕母鼠（受体）符合SPF，后代质量有保证。

二、实验动物资源种质保存

实验动物资源是支撑国家科技创新与经济发展的基础性、公益性的战略资源。各国都投入大量经费，建设各种强大的实验动物种质资源库。

美国 Jackson 实验室（https://www.jax.org/）提议建立的“国际小鼠品系资源库（International Mouse Strain Resource，IMSR）”（www.findmice.org），受到国际社会的认可。至 2022 年初，IMSR 资源库已保存 52 530 种精子和 217 418 种 ES 细胞系、18 622 种胚胎资源。2006 年，美欧共同发起“国际小鼠基因剔除联盟”，该项目在 2011 年扩大成为“国际小鼠表型分析联盟（International Mouse Phenotyping Consortium，IMPC）”（https://www.mousephenotype.org），截至 2021 年 10 月，IMPC 完成了 8457 个基因敲除小鼠的制作和基本表型分析。

我国也顺势而为，建立了 8 个国家级实验动物资源中心：国家啮齿类实验动物种子中心、国家遗传工程小鼠资源库、国家禽类实验动物种子中心、国家兔类实验动物种子中心、国家犬类实验动物种子中心、国家非人灵长类实验动物资源库和国家实验动物数据资源中心。这些国家种子中心负责引进、收集和保存实验动物品种品系，研究实验动物保种新技术，培育实验动物新品种品系，为国内外用户提供标准的实验动物种子。

实验动物资源的种质保存有两种方式：活体保种和冷冻保种。这两种方式有机结合、互为补充，保持种源的基因型和表型不变，保证遗传完整性，符合遗传质量标准和寄生虫、微生物质量标准，以期保证实验资源不丢失，实验动物标准化使用和永续利用。

1. 实验动物活体保种

活体保种即活体繁殖传代。活体保种一般由三级保种与繁殖体系构成：核心群、血缘扩大群、生产群。

近交系动物活体保种体系为，核心群全同胞姐妹交配，扩大群同胞姐妹交配 5～7 代，生产群随机交配，繁殖 4 代后换种。核心群维持在隔离器，扩大群维持在 IVC 中饲养，生产群维持在屏障设施。坚持从核心群到扩大群再到生产群的单向流程。核心群和扩大群必须有严格的谱系记录，生产群只作世代记录。为确保安全，核心群一般用两个隔离器，并且做好遗传物质冻存。核心群采用 5 笼保种法。计算生产指数，选出生产指数较高的谱系作为备用种子。在使用活体保种的同时，利用冷冻保存技术，有效地控制逐渐积累产生的遗传漂变，保证近交系动物的遗传稳定性。

远交系动物活体保种体系为，核心群维持25对以上，扩大群维持50对以上。为保持育种种群的基因杂合性和多态性，避免近交系数上升，可定期采用生产群返回扩大群、扩大群返回核心群的循环方式，所有参与循环的种子都必须经过生物净化达到SPF标准。

对于基因突变动物来说，活体保种方案根据表型不同而不同。例如，裸小鼠、*db/db* 小鼠等纯合子繁殖性能低或不育，一般采用杂合子交配方式或纯合雄性与杂合雌性交配。例如，BALB/c裸鼠保种群采用纯合子（无毛，*nu/nu*）♂×BALB/c（有毛，+/+）♀交配，将杂合子（有毛，*nu*/+）子一代自交产生子二代，再选用子二代纯合子（无毛，*nu/nu*）♂×BALB/c（有毛，+/+）♀交配，如此循环。生产群多选用纯合子（无毛，*nu/nu*）♂×杂合子（有毛，*nu*/+）♀、1♂∶2♀交配方案繁殖，这种交配方法，其后代将出现表现型正常的仔鼠（有毛，*nu*/+）和裸鼠（无毛，*nu/nu*），比例为1∶1。

基因修饰动物活体保种一般经过筛选鉴定后，可以得到纯合子的基因修饰小鼠，但当目的基因有毒性、致畸或胚胎致死性，则有可能无法得到首代基因修饰小鼠。或纯合后基因毒性增加，导致后代健康状况差、丧失生育能力或存活期短等问题。

基因修饰动物在保种时首先要确认品系的特性，如是否致死、有无生殖表型、繁育是否异常等。若小鼠繁育正常，可直接采用纯合配纯合的保种方式；若纯合雄性或纯合雌性小鼠存在生殖表型，可采用单性别纯合配杂合或野生保种；若纯合小鼠存在致死表型或繁育异常，可采用杂合配杂合或野生保种；若是基因修饰小鼠，由于导入的外源基因拷贝数不确定，为保证基因型的稳定遗传，阳性配阴性的保种方式是最佳选择，但每次繁殖都需要经过繁杂的筛选。

2. 冷冻保种

冷冻保种即遗传物质超低温冻存（cryopreservation）。实验动物遗传物质冷冻保种，是指将小鼠的遗传物质与冷冻液装入麦管（冻存管）中，经过一定的降温方式使遗传物质保存在–196℃的液氮中。超低温保种技术是低温生物学和生殖工程技术的有机结合。将遗传物质冷冻在密闭的液氮罐中，不仅可以节省大量的笼位空间，省去活体饲养成本，避免微生物感染、基因漂变和污染，实现保种的长久化，同时也便于运输，为国际种质资源的共享交流提供了便利。

相对于慢速冷冻法，玻璃化冷冻技术（vitrification）使细胞本身及冷冻溶液在冷冻时，呈现黏稠而不产生冰晶的玻璃化状态。玻璃化冷冻中高浓度冷冻保护剂与细胞间经一定时间平衡后，细胞体积可因脱水而减少30%～50%，再直接投入液氮中使细胞瞬间玻璃化，在无冰晶形成下保存，以减少细胞内结冰造成伤害。是目前保存实验动物遗传物质的主要方法。

遗传物质低温冻存主要包括：胚胎冷冻、精子冷冻、卵母细胞冷冻、生殖器官冷冻等。超低温冷冻保种能够建立胚胎（精子）库，有效保存品种资源，保种的动物未感染致病微生物，防止遗传漂变和基因丢失，便于运输及国内国际的交流，降低活体保种的成本，有利于 3Rs 原则（替代、减少、优化），发生灾难时将作为备份。

（1）胚胎冷冻保存

1972 年，Whittingham 等首次冷冻成功保存小鼠胚胎。胚胎冷冻是利用合适的冷冻保护剂和适宜的降温措施及冷冻技术将动物的早期胚胎冷冻并长期保存在超低温环境下，当需要生育时再将冷冻胚胎解冻，移植入母体（受体）内生育。

操作流程（玻璃化冷冻）程序：

1）在冻存管上标记动物品系名、冷冻胚胎枚数、冷冻日期、冷冻方法，放入冰盒中平衡。将配好的玻璃化溶液（如 EFS20、EFS40）从–20℃取出放于冰盒中缓慢融化。将冻存管架提前放入液氮罐中预冷。

2）将移液器吸入 50μl EFS40，移到冻存管底部。取一个新的 35mm 培养皿，并用 EFS40 做一个液滴，EFS20 做若干个 50μl 液滴。

3）在高倍镜下用移卵针收集正常发育的 2-细胞胚胎，放入预先准备好的 EFS20 的滴中，计时 2min。

4）2min 时间快到时，用移卵针先吸入少许 EFS40，做气泡，再吸入少许 EFS40，接着吸入放在 EFS20 中平衡的所有胚胎，并轻轻地吹入冻存管底部，计时 1min。

5）1min 时间一到，立即将冻存管从冰盒中取出，放入冻存管架，再放入液氮罐里，冷冻过程结束。

胚胎冷冻的优势：节省饲养空间，减少遗传漂变，防止自发突变导致的遗传性状改变，保证珍贵的品系不会因疾病、意外的发生而造成太大的损失，便于运输。

（2）精子冷冻保存

精子不同于动物其他细胞，仅含有少量的细胞质与水分，相对来说在冷冻过程中，细胞能发生足够的脱水和皱缩，在极低的温度下不形成过多的细胞内冰晶。

操作流程（玻璃化冷冻法）程序：

1）精子悬浮皿的制作。取两个培养皿，从培养箱中取出平衡半个小时以上的精子冷冻保存液（如 gCPA），分别在每个培养皿中制作两个液滴，分别用于清洗和悬浮精子，并用矿物油覆盖放于 37℃热台上。

2）精子采集。迅速处死雄鼠，快速无菌分离双侧附睾，先用滤纸去除附睾上的血液。再将附睾放于用来清洗的培养皿中，置于体视显微镜下，用显微镊和显微剪小心清除血液和脂肪组织。再将两侧附睾转移至另一个精子冷冻保存液液滴中，用显微剪在每侧附睾尾上剪出切口，将培养皿在37℃热台上放置3min。

3）精子冷冻。3min后，在热台上将精子悬浮液分成10个10μl的小滴。取10根麦管，小心地在每个麦管中吸入一定体积HTF、15mm左右的空气柱、10μl的精子悬液，然后预留空气到顶。制作完10根麦管，热压封口后，将麦管放在事先在液氮中预冷的浮漂上，在低温蒸汽中预冷10min后将麦管投入液氮中，冷冻结束。

精子冷冻优势：无须使用供体雌鼠，需要动物数量较少；更省液氮罐的位置空间；得到的胚胎为新鲜胚胎，拥有更好的移植生仔率。

（3）卵母细胞冷冻保存

卵母细胞是胚胎工程技术研究中重要的实验材料，但相比于胚胎冷冻，卵母细胞冻存效果还不理想，冷冻损伤仍是主要障碍。

（4）卵巢冷冻保存

卵巢冷冻移植不仅能够保存生殖功能，也有望保存内分泌功能。目前卵巢冷冻保存技术逐渐成熟，无须控制供体的生殖周期及取卵，可用于保存濒危动物或受意外伤害的人或动物的卵母细胞，为性成熟前失去生殖能力的动物或人提供生殖保险及增加卵母细胞的来源，并可用于建立生殖细胞（卵母细胞）的冷冻库。

（5）睾丸冷冻保存

可以保存睾丸组织细胞的完整性和内分泌功能，雄性睾丸中存在有精原干细胞，它是雄性生殖能力保存和恢复的保障。在实验动物资源领域，有价值的动物在未成年前死亡所造成的资源缺失也是一个严重的问题，睾丸组织移植与冷冻保存有望使死亡动物的睾丸重新获得产生精子的能力。

卵巢和睾丸冷冻保存效率比胚胎、精子冷冻保存效率低，因而在实验动物保种中应用较少。

在某些特殊时期，因隔离管控，几乎所有的动物实验都将受到影响，实验动物资源种质保存显得尤为重要！在实验动物生产和动物实验实践活动中，采取遗传物质冻存和活体少量保种相结合的方式，可最低成本地保证品系保种，再结合快速扩繁技术，后续又可迅速恢复实验需求的繁育规模，效率最高，经济成本最低。

（薛　莹）

参考文献

刘恩岐, 尹海林, 顾为望. 2008. 医学实验动物学. 北京. 科学出版社.
秦川, 魏泓. 2015. 医学实验动物学. 第2版. 北京: 人民卫生出版社.
申宝忠. 2010. 分子影像学. 北京: 人民卫生出版社.
田捷. 2010. 光学分子影像技术及其应用. 北京: 科学技术出版社.

Diehl K H, Hull R, Morton D, et al. 2001. A good practice guide to the administration of substances and removal of blood, including routes and volumes. J Appl Toxicol, 21(1): 15.

Leary S, Underwood W, Anthony R, et al. 2020. AVMA Guidelines for the Euthanasia of Animals: 2020 Edition. https://www.avma.org/KB/Policies/Documents/euthanasia.pdf[2024-3-6]

Parinaz F, Hailey J, Dinabandhu S, et al. 2019. Biodegradable biliverdin nanoparticles for efficient photoacoustic imaging. ACS Nano, 13(7): 7690.

Takeo T, Nakagata N. 2010. Combination medium of cryoprotective agents containing L-glutamine and methyl-β-cyclodextrin in a preincubation medium yields a high fertilization rate for cryopreserved C57BL/6J mouse sperm. LabAnim, 44(2): 132.

Wu J B, Shi C, Chu G C, et al. 2015. Near-infrared fluorescence heptamethine carbocyanine dyes mediate imaging and targeted drug delivery for human brain tumor. Biomaterials, 67: 1.

Zhang C, Zhao Y, Zhang H, et al. 2017. The application of heptamethine cyanine dye HC and indocyanine green for imaging and targeting in xenograft models of hepatocellular carcinoma. Int J Mol Sci, 18(6): E1332.

Zhang C, Zhao Y, Zhao N, et al. 2018. NIRF optical/PET Dual-modal imaging of hepatocellular carcinoma using heptamethine carbocyanine dye. Contrast Media Mol Imaging: 4979746.